临床神经病学
Clinical Neurology

第 10 版

人民卫生出版社

·北 京·

图书在版编目（CIP）数据

临床神经病学 /（美）罗杰·P. 西蒙
（Roger P. Simon）原著；王维治，王化冰主译 . —北
京：人民卫生出版社，2021.6
　　ISBN 978-7-117-31047-5

Ⅰ.①临… Ⅱ.①罗… ②王… ③王… Ⅲ.①神经病
学 Ⅳ.①R741.04

中国版本图书馆 CIP 数据核字（2020）第 248459 号

人卫智网	www.ipmph.com	医学教育、学术、考试、健康，购书智慧智能综合服务平台
人卫官网	www.pmph.com	人卫官方资讯发布平台

图字：01-2018-8770 号

临床神经病学
Linchuang Shenjingbingxue

主　　译：王维治　王化冰
出版发行：人民卫生出版社（中继线 010-59780011）
地　　址：北京市朝阳区潘家园南里 19 号
邮　　编：100021
E - mail：pmph @ pmph.com
购书热线：010-59787592　010-59787584　010-65264830
印　　刷：北京顶佳世纪印刷有限公司
经　　销：新华书店
开　　本：787×1092　1/16　印张：33
字　　数：760 千字
版　　次：2021 年 6 月第 1 版
印　　次：2021 年 7 月第 1 次印刷
标准书号：ISBN 978-7-117-31047-5
定　　价：258.00 元

临床神经病学
Clinical Neurology
第 10 版

原著　Roger P. Simon

　　　Micheal J. Aminoff

　　　David A. Greenberg

主译　王维治　王化冰

译者（按姓氏笔画排序）

王小姗　王化冰　王维治　王丽华　卢晓宇　付　锦

曲悠扬　朱延梅　朱雨岚　刘卫彬　孙　威　杨春晓

肖兴军　张　莹　陈红媛　陈　莉　岳卫东　所　芮

郑姣琳　俞春江　黄湘楠　焦　虹

人民卫生出版社

·北　京·

敬告

　　本书的作者、译者及出版者已尽力使书中的知识符合出版当时国内普遍接受的标准。但医学在不断地发展,随着科学研究的不断探索,各种诊断分析程序和临床治疗方案以及药物使用方法都在不断更新。强烈建议读者在使用本书涉及的诊疗仪器或药物时,认真研读使用说明,尤其对于新的产品更应如此。出版者拒绝对因参照本书任何内容而直接或间接导致的事故与损失负责。

　　需要特别声明的是,本书中提及的一些产品名称(包括注册的专利产品)仅仅是叙述的需要,并不代表作者推荐或倾向于使用这些产品;而对于那些未提及的产品,也仅仅是因为限于篇幅不能一一列举。

　　本着忠实于原著的精神,译者在翻译时尽量不对原著内容做删节。然而由于著者所在国与我国的国情不同,因此一些问题的处理原则与方法,尤其是涉及宗教信仰、民族政策、伦理道德或法律法规时,仅供读者了解,不能作为法律依据。读者在遇到实际问题时应根据国内相关法律法规和医疗标准进行适当处理。

第 10 版译者序

我们翻译的《临床神经病学》(Clinical Neurology)第 8 版在 2015 年出版,已经过去了 5 个年头。本书第 10 版于 2018 年出版,仍沿用第 8 版的 13 章结构。这一版篇幅虽然与第 8 版大致相当,但有一个重要调整是,删去了每章后面的参考文献,这等于增补了大约 30 页的正文内容,插图也增加了大约 20 幅。国外医学专著每章附有参考文献,已是不成文的惯例。在本书出版已经整整 30 年之际,出版到第 10 版之时,却一反常规,不再附注参考文献,作者是何良苦用心,颇令人费心思索。

《临床神经病学》从一开始,作者就是按照教科书的模式设计和编写的。本书因其内容简明实用,篇幅适宜,以症状体征为导向,符合于临床实践思维,而受到医学生、研究生的普遍欢迎。此外,它作为神经病学临床参考书,也得到神经科医生和临床学家的青睐。由于国外医学生或研究生一般没有规定教材,通常是自由选择或由教授推荐。因此,教材的选择一定会面临激烈的竞争,我以为,作者必定期望把它打造成为一本教科书的经典。

临床教科书的概念,应该是为医学生和临床医生提供临床思维的基本方法和临床实践的基本技能。例如,神经科医生需要掌握的神经系统检查法、神经疾病定位诊断,以及各种疾病的临床表现、病因病理、诊断和治疗等。这些基础知识和实践能力,包括训练一名合格的神经科医生具备的知识与技能,必然是临床教科书的核心或精髓。如果能够灵活掌握这些知识和技能,并能够举一反三,通过不断积累经验,就可以运筹临床复杂问题,处理常见和少见的疾病。著作者可能正是基于这样的考虑,期望引导临床医生和医学生专注于本书的核心内容,不期望引导广泛涉猎其他著作,意在使之掌握扎实的基础知识,兼备训练有素之技能,从而胜任于临床工作。

此外,本书作为教科书的定位与担当,还表现在它对全书篇幅的坚守,从 2002 年第 5 版到 2018 年第 10 版,只增加了两章,包括增加上百幅插图和表格,但仅增加了 40 页。本书的设计一直坚持基本的内容、简明的描述和吝啬的篇幅,正是教科书编写之要素。目前它采用全书套色,使标题层次更清晰,彩图更生动,体现了作者精益求精的追求。这使我想到有些教科书一味地扩展体量,这样就必然会增加学生负担,由于内容过多而不得要领,这实在有悖于教科书的要义。

我们一直很看重本书的优势,强调它与国内教科书的不同。本书不以疾病为主线,而是以症状导向来认识和理解疾病,包括诊断、鉴别和治疗等。我们须了解,以疾病单元编写相对比较轻松,以症状导向编写则相对复杂,颇费思索,需要在不同章节中反复涉及一种疾病,既要分出轻重主次,以其主要表现在相关章节重点描述,又要在不同章节中展示它的其他症状表现方面,全面体现临床思维和诊断思路。因此,我们建议把国内教科书与本书对照阅读,从两个途径、两种思维来学习领会临床医学,或许会相得益彰,避免死记硬背,让知识的认识过程更符合和回归于自然规律。

　　在本书翻译过程中,得到了人民卫生出版社编辑的支持和协助,在此谨表谢意。我科孙威和曲悠扬医生,在本书翻译中负责与译者沟通,并核对译文和插图,也一并致谢。最后,我们非常期望读者对译文中的错误和不妥之处给予批评指正。

王维治

2020 年 12 月 1 日

第 8 版译者序

时光荏苒，不觉间离我们上次翻译介绍 Greenberg 等编著的《临床神经病学》(*Clinical Neurology*)第 5 版已经过去 8 年了。本书的第 8 版在 2012 年出版，尔来经历了三次再版，唯有这次对内容做了大幅度更新与补充，由第 5 版至第 7 版沿用的 11 章结构已增加到 13 章。目录顺序做了重新调整，显得更集中与连贯。各章内容都有不同程度增补，原文篇幅增加约 40 页，彩图和表格更加丰富。因此，将这一版翻译介绍给我国同行实为一大乐事。

《临床神经病学》第 8 版修订后更使之成为名副其实的精品，内容既简明又全面，无疑是一本经典的教科书。这本书的最大特点，也是它与国内的教科书的不同之处在于，它不是以疾病为单元，而是以神经系统疾病的症状和体征为轴线，来打通诊断的路径。

本书铺设 9 条轴线，包括：①昏迷(第 3 章)；②意识模糊状态(第 4 章)，常与卒中、脑炎、脑病、脑肿瘤、中毒、癫痫及发作后状态等重症疾病有关；③痴呆及遗忘症(第 5 章)，涉及各种神经变性病痴呆、血管性痴呆、脑和系统性疾病导致的痴呆，以及急性、慢性遗忘症等；④头痛和面部疼痛(第 6 章)，分为：急性头痛，代表是蛛网膜下腔出血、脑膜炎；亚急性头痛，代表是颅内占位病变、三叉神经痛；慢性头痛，代表是偏头痛、紧张性头痛；⑤新增章节神经眼科疾病(第 7 章)，包含神经疾病导致的视觉症状和眼球运动障碍以及相关病变；⑥平衡障碍(第 8 章)，包括导致周围性前庭疾病、中枢性前庭疾病、小脑疾病及感觉性共济失调的各种疾病；⑦运动疾病(第 9 章)，包括脊髓、前角细胞、神经根及神经丛、周围神经疾病、神经肌肉传递障碍，以及相关疾病；⑧感觉障碍(第 10 章)，包含周围神经病变、多发性神经病、嵌压性神经病、神经根和神经丛病变、脊髓病、疼痛综合征，以及相关疾病；⑨运动障碍(第 11 章)，包括异常运动类型及各种运动障碍疾病。此外，对卒中(第 13 章)和癫痫(第 12 章)等重要疾病自成一章全面系统地阐释。第 1 章介绍神经系统疾病的临床基本方法，第 2 章是关于辅助检查。

本书描述从医生接触患者开始，收集病史和进行神经系统检查。这 9 条轴线的章节分析症状体征，对重症患者应急处理，进行针对性辅助检查，作出临床诊断和制定治疗方案等。这种以"症状取向"为主的临床径路完全符合医生的临床思维过程，因此它又可以作为临床医生的工具书。由于许多疾病的症状、体征在这 9 条轴线上反复交错，形成若干个结点，让你从不同视角审视疾病，在脑中将每种疾病构成有机实体，而不是去死记一些条条框框。

假如你要精研本书，不妨将浏览与细读结合，浏览时了解和把握各章的条理脉络，亦即疾病的临床思路；细读时体味其中的重点精髓，你会发现本书字里行间处处不乏精辟之论述。例如，在第 3 章昏迷中论及瞳孔变化的意义时指出：幕上的占位病变引起颞叶沟回疝时产生动眼神经受压体征，即同侧瞳孔扩大，随之出现意识丧失；幕下的结构性病变通常突然起病，出现昏迷伴脑干功能障碍的局灶性体征，瞳孔功能及眼外肌运动异常最能提示幕下的结构性病变的所见，如中脑病变引起中等大小无反应性瞳孔，脑桥出血或梗死产生针尖样瞳孔等;如果临床表现其他脑干功能受损而瞳孔反应正常是诊断代谢性脑病,诸如低血糖症和药物中毒的"金标准"。仅此一个瞳孔体征,就将幕上、幕下及代谢性脑病等三大组疾病的诊断与鉴别要点统揽在胸。总之,书中的许多观点都值得我们在临床中认真琢磨和推敲;只是我们在研读过程中应当留心这些结论性箴言或许是散在于不同的段落之中,要善于提取和比较,这样消化吸收的东西才能融入脑海,铭记不忘,随时运用。余以为至少要经历浏览,细读,再浏览,再细读这样的两个回合,再加上几年的临床实践磨砺,定会让你获益匪浅,诊治神经系统疾病,你就会感觉游刃有余。

当今神经病学飞速进展,我国神经病学临床实践也紧跟世界的脚步,我们的神经科医生正在认识越来越多的疾病,掌握越来越多的诊断技术和疗法。近年来我国医学教育的精品课程建设也成绩斐然,包括不同层次的教材设计。然而,这些教材基本上都是遵从"以疾病为中心"的同一模式,颇有规行矩步之感,只是内容繁简不同耳。我们再次翻译本书,深感本书的"症状取向"的编写模式颇值得借鉴,因为它符合人们认识事物的规律,在运用中也会收到好的效果。对于这些有益的东西,我们不应该拒绝,现在暂且"拿来"应用,在应用中体会、琢磨与思索,以期我们的教材或专著也会有所演进,推动我国医学教育和临床神经病学的进步。为了让读者在阅读与应用中能够理解本书的优势,译者们深感自己沉重的担当。在本书翻译过程中,我们力求深入理解原文,反复推敲,尽量在"信、达而外,求其尔雅"。我们对此的要求是,要对应原文准确传达,不可随意增加或删减文字,文字读来流畅顺达,没有译文的痕迹。我们虽已尽力为之,实难完全达到预期,但这是我们永远的追求。最后译者诚挚地期望,读者对译文中的错误和不妥之处给予批评指正。

在本书即将付梓之际,我非常感谢人民卫生出版社姬放主任对我们的翻译工作给予的信任与支持。

王维治

2013 年 11 月 25 日

第 5 版译者序

由 David A. Greenberg 等编著的《临床神经病学》(*Clinical Neurology*)是国外出版的临床神经病学简明版本中的精品,既可以作为医学生和研究生的教科书,也可作为临床医生的工具书。早在 2000 年人民卫生出版社就购买了该书第 4 版在中国大陆的英文原版版权,并与国外同步发行,2002 年底又出版了第 5 版的英文原版,将本书的英文原版介绍给我国读者。目前本书已经引起国内神经病学界专家和医生的广泛关注和欢迎,也确使我们从中获益匪浅。然而,阅读英文原文对我们一些基层的临床医生来说,毕竟受到外语水平和理解水平的限制,会感到力不从心。因此,我们萌生了把该书译成中文的念头,也希望把它作为认真研读和学习的过程。

本书的可取之处是:

1. 它是一本"问题取向"的神经病学,按照临床常见的症状体征,如意识障碍、头痛、运动功能缺损、躯体感觉障碍和癫痫发作等为径路进行讨论。书中许多新鲜内容和新的概念是国内神经病学著述中没有的,对启发临床思维和解决临床问题颇有裨益。例如,对重症肌无力表现眼外肌、咽喉肌和呼吸肌无力,提出斑片状肌无力分布的概念,简明生动,利于应用。紧张性头痛与偏头痛虽为不同的疾病,但有许多共同点,把它们看成一个临床疾病谱相对的两极可能更正确。提出直立性低血压包括特发性直立性低血压和 Shy-Drager 综合征两种神经源性病因,前者主要与节后交感神经元变性有关,不伴其他神经病理改变;后者似乎与节前交感神经元变性有关,常合并帕金森病,锥体束、小脑或下运动神经元体征;而通常将两者等同看待,这可能值得我们在临床中琢磨和推敲。如此等等,不一而足。

2. 这是一本简明神经病学,包括意识障碍、头痛及面痛、平衡障碍、视力障碍、运动功能缺损、躯体感觉障碍、运动障碍、癫痫发作和晕厥、卒中、昏迷和神经系统辅助检查等 11 章内容,与经典的教科书章节命题差异颇多。本书不是系统地叙述一个疾病,而是在上述题目下从不同的角度反复讨论一种疾病,从而更深入地阐述主要的临床问题,从一个全新的视角审视,令人耳目一新,并具有明显的临床实用性。

3. 介绍了目前通行的诊断原则和治疗方案,也包括神经病学领域中的最新进展,如神经系统疾病的分子基础和近年来疾病治疗学创新等。因此,这既是一本临床神经病学的基础参考书,又具有知识的前卫性,反映了当前临床神经病学的发展趋势。本版中的关键概念(key concept)既展示每一章的明晰脉络,也突显出要点,对理解本书的主旨颇有裨益。

本书原文概念明晰、行文流畅也是一大特色。在翻译的过程中,我们力求深入理解和忠实地传达原意,规范译文结构和文思,尽量达到"信、达、雅"的意境。然而,这并非是可以完全达到的目标,可能是需要永远追求的理想。读者如发现译文中的错误和不妥之处,请给予批评和指正。

现代医学的发展日新月异,我国的医学也在前进。然而,我们必须清醒地认识到,在世界的医学宝库中还有许多需要我们认真学习的东西,这是于我们有益的营养,不要拒绝这些东西,应当"拿来"为我所用。医学著作的翻译和介绍是我们向世界学习的重要媒介和桥梁,我们介绍和学习的愈多,收获的启迪和教益定会愈多,我们热切地期望这一初步的尝试会推动我国临床神经病学的进步。

在参考本书时最需要注意的是,对书中各种疾病推荐的药物治疗剂量,必须考虑到用药剂量和耐受性的种族差异,广泛地参考和采用国内文献的推荐剂量。

王维治

2004 年 10 月 8 日

前　言

　　四十年前,作为加州大学旧金山分校医学院的临床教师,我们确定需要有一本新的教材,将神经病学的基础与临床方面结合起来。在一次午餐会后,兰格医学出版公司(Lange Medical Publications)的杰克·兰格(Jack Lange)同意在兰格教材系列中增加一本临床神经病学教科书。当我们之中的一位(RPS)提出在两年后交稿时,他笑了,因为显然当时还没有人编写过教科书。在两位合著者(MJA 和 DAG)的共同努力下,大约十年后,《临床神经病学》的书稿终于完成,并于 1989 年出版了第 1 版。随着第 10 版的出版和 8 种语言的翻译,我们的教材文本也通过纸质版(购买或租用)、电子书以及访问医学网站等方式,向美国和世界各地的医学生连续提供了近三十年的神经病学教学参考。

　　与每一部新的版本一样,我们保留和提炼了与神经系统在健康和疾病中功能相关的核心教学材料,并增加了新的和不断发展的诊断和治疗资料,采用全彩图诠释关键概念。多年来,这本书涵盖了神经病学治疗方法的进展,特别是癫痫和头痛,以及最近的脱髓鞘疾病。这一版继续记载神经系统疾病诊断和治疗方法的扩展。对于那些仍然认为神经病学治疗选择有限的人们,我们希望目前的这本书有助于说服他们。就在去年,分子生物学和免疫学的进步使得治疗多发性硬化[阿仑单抗(Alemtuzumab)]、脊髓性肌萎缩症[诺西那生钠(Nusinersen)]、肌萎缩侧索硬化[依达拉奉(Edaravone)]和亨廷顿舞蹈症[氘代丁苯那嗪(Deutetrabenazine)]的新药获得批准。这些以及其他治疗进展都包含在新版中。

　　多年以来,许多同事提出了修订建议,提供了图表和放射学资料,并阅读了该书的部分内容。在这方面,感谢加州大学旧金山分校、匹兹堡大学、俄勒冈健康与科学大学、埃默里大学帮助过我们的教学人员,以及出版商麦格劳 - 希尔(McGraw-Hill)当前和过去的工作人员,特别是安德鲁·莫耶(Andrew Moyer)和克里斯蒂·纳格利里(Christie Naglieri)对这一最新版本的协助。特别感谢玛莎·约翰逊(Martha Johnson)博士对整个第 10 版的精心审稿,以及 McGraw-Hill 公司为优化可访问性,提供了新的索引。

Roger P. Simon
Michael J. Aminoff
David A. Greenberg

目　　录

神经系统病史和检查
Neurologic History & Examination

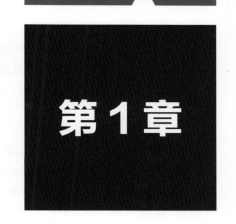

病史

从具有神经系统主诉的患者处采集一份病史,基本上与获取任何病史是一样的。

▶年龄

年龄可能成为神经系统疾病病因的线索。例如,癫痫、多发性硬化以及亨廷顿病通常在中年发病,而阿尔茨海默病、帕金森病、脑肿瘤以及卒中等主要影响老年人。

▶主诉

主诉(chief complaint)的表述应尽可能地清晰,因它将指导评估朝向或背离正确的诊断。目的是让患者用一个词或短语描述问题的本质。

常见的神经疾病主诉包括意识模糊、头晕、无力、抖动、麻木、视物模糊和发作等。

其中的每一个术语对不同的人来说都有不同的含义,所以弄清患者想表达的意思是很重要的。

A. 意识模糊

意识模糊(confusion)可能是由患者或家族成员报告的。症状可能包括记忆障碍、迷路、难以理解或生成口头或书面语言、数字问题、错误判断、人格改变,或者这些的组合。意识模糊的症状可能是难以描述的,因此应该寻找具体的例子。

B. 头晕

头晕(dizziness)可能意味着**眩晕**(vertigo)(自身或环境运动的错觉),**不平衡**(imbalance)(由于锥体外系、前庭、小脑或感觉功能缺失导致不稳),或**晕厥前期**(presyncope)(脑灌注降低所致的头晕)。

C. 无力

无力(weakness)是神经科医生用来表示由于影响中枢或周围神经系统运动通路或骨骼肌引起的**力量丧失**(loss of power)的术语。然而,患者有时用这个词来表示全身疲劳、无精打采,甚至感觉障碍等。

D. 抖动

抖动(shaking)可能代表不正常的动作,诸如震颤、舞蹈、手足徐动、肌阵挛,或束颤等(见第 11 章,运动障碍),但患者不太可能使用这些术语。正确的分类取决于在询问时观察患者的动作,或如果它们在采集病史时没有出现,要求患者去展示它们。

E. 麻木

麻木(numbness)可以指任何的感觉障碍,包括**感觉减退**(hypoesthesia)(敏感性减低)、**感觉过敏**(hyperesthesia)(敏感性增加)或者**感觉异常**(paresthesia)(针刺感)。患者偶尔也用这个词来表示无力。

F. 视物模糊

视物模糊(blurred vision)可能代表**复视**(diplopia)(视物双影)、眼球振荡(ocular oscillation)、视力下降,或者视野缺损(visual field cut)。

G. 发作

发作(spell)意味着发作性和经常复发的症状,诸如**癫痫**(epilepsy)或**晕厥**(syncope)[昏厥(fainting)]。

▶ 现病史

现病史(history of present illness)应提供对主诉详细的描述,包括如下的特征。

A. 症状的性质和严重程度

某些症状,诸如疼痛,可能有明显的特征。神经病理性疼痛(neuropathic pain)是由于神经的直接损伤所致,可能被描述为极其不愉快感[不适感(dysesthetic)],以及可能伴随对疼痛[痛觉过敏(hyperalgesia)]或触觉[感觉过敏(hyperesthesia)]敏感性增加,或将通常无害的刺激感知为疼痛的[异常疼痛(allodynia)]。描述时还应确定症状的严重程度。虽然寻求医疗关注的阈值因患者而异,但要求患者根据过去的问题对目前的主诉进行排序通常是有用的。

B. 症状的定位

应该鼓励患者尽可能精确地定位他们的症状,因为部位对神经学诊断来说是至关重要的。无力、感觉减退或疼痛的分布有助于指示神经系统的一个特定部位[解剖学诊断(anatomic diagnosis)]。

C. 时间进程

重要的是要确定症状是什么时候开始的,它是突然出现的还是隐袭发病的,以及它随后的病程是否表现出改善、加重,或者

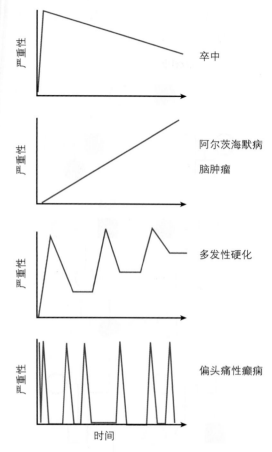

▲**图1-1** 神经系统疾病的时间模式和每一种的实例

图中曲线标注：卒中、阿尔茨海默病 脑肿瘤、多发性硬化、偏头痛性癫痫；纵轴为"严重性"，横轴为"时间"。

恶化与缓解的特征 (**图1-1**)。对于发作性疾病，诸如头痛或痫性发作，还应确定个别发作的时间过程。

D. 诱发、加重以及缓解因素

一些症状可能看起来是自发的，但在其他情况下，患者会意识到促发或加重症状的因素，以及他们可以避免的因素，或者阻止或缓解症状的因素。

E. 相关症状

相关症状可以辅助解剖学或病原学诊断。例如，颈部疼痛伴下肢无力提示颈部脊髓病（脊髓疾病），而在头痛时的发热提示脑膜炎。

▶**既往病史**

既往病史可能为神经系统主诉的病因提供线索。

A. 疾病

已存在疾病可能对神经系统疾病有易患性，这些包括高血压、糖尿病、心脏病、癌症，以及人类免疫缺陷病毒（HIV）疾病等。

B. 手术

心脏直视手术可导致卒中或意识模糊状态。影响上肢或下肢的嵌压性神经病（entrapment neuropathy）（由于局部受压引起的周围神经疾病）可发生于围手术期。

C. 孕产史

妊娠可能加重癫痫，部分原因是抗惊厥药物的代谢改变，并可能增加或减少偏头痛的发作频率。妊娠对特发性颅内压增高 [脑假瘤（pseudotumor cerebri）] 是一种易感状态，对于嵌压性神经病，特别是**腕管综合征**（carpal tunnel syndrome）[正中神经病（median neuropathy）] 以及**感觉异常性股痛**（meralgia paresthetica）[股外侧皮神经病（lateral femoral cutaneous neuropathy）] 也是如此。创伤性神经病可能因分娩时胎头压迫或产钳的施压所致，会影响闭孔神经、股神经或腓神经。**子痫**（eclampsia）是一种妊娠期间危及生命的综合征，在子痫前期（高血压伴蛋白尿）合并全面性强直 - 阵挛发作。

D. 用药

许多药物都会引起神经系统的不良反应，包括意识模糊状态或昏迷、头痛、共济失调、神经肌肉障碍、神经病以及癫痫发作等。

E. 免疫

疫苗接种可预防神经系统疾病，诸如脊髓灰质炎、白喉、破伤风、狂犬病、脑膜炎球菌或流感嗜血杆菌脑膜炎以及日本脑炎等。罕见的并发症包括疫苗接种后自身免疫性脑炎、脊髓炎或神经炎(脑、脊髓或周围神经的炎症)。

F. 饮食

维生素 B_1(硫胺素)缺乏是酗酒者患**韦尼克 - 科萨科夫综合征**(Wernicke-Korsakoff syndrome)和多发性神经病的病因。维生素 B_3(烟酸)缺乏可引起以痴呆为特征的糙皮病(pellagra)。维生素 B_{12}(钴胺素)缺乏通常是由吸收不良引起,伴有恶性贫血,并导致**联合系统疾病**(combined systems disease)(脊髓的皮质脊髓束和后索变性),以及痴呆[巨幼红细胞性癫狂(megaloblastic madness)]。维生素 E(生育酚)摄入不足也可导致脊髓变性。相反地,维生素 A 过多症会引起颅内压增高[**脑假瘤**(pseudotumor cerebri)]伴头痛、视力缺损和癫痫发作等,而过度摄入维生素 B_6(吡多辛)是多发性神经病的病因之一。过度食用脂肪是卒中的危险因素之一。最后,食用含肉毒毒素的不适当储存的食物会引起**肉毒毒素中毒**(Botulism),表现为下行性瘫痪。

G. 烟草、酒精和其他毒品使用

吸烟与肺癌有关,这可能会转移至中枢神经系统或引起副肿瘤性神经综合征。酒精滥用(alcohol abuse)可以导致戒断性癫痫发作、多发性神经病,以及神经系统营养障碍。静脉注射毒品可能提示艾滋病、感染或血管炎等。

▶ 家族史

家族史应包括配偶和一级(双亲、兄弟姐妹及子女)以及二级亲属(祖父母及孙子)的过去或目前的疾病。一些神经系统疾病表现为孟德尔遗传,诸如亨廷顿病(Huntington disease)(常染色体显性遗传)、威尔逊病(Wilson disease)(常染色体隐性遗

传),以及杜兴(Duchenne)肌营养不良症(X-连锁隐性遗传)(**图 1-2**)。

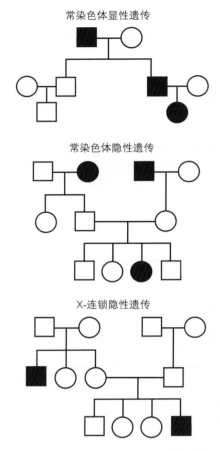

▲图1-2 单纯的孟德尔遗传模式。方块代表男性,圆圈代表女性,实心标志患病的个体

▶ 社会史

关于患者的教育和职业信息,有助于确定认知能力是否与患者的背景相符。性历史可能表明,影响神经系统的性传播疾病的风险,诸如梅毒或艾滋病。旅行史可以记录接触流行于特定的地理区域的感染。

▶ 系统回顾

在系统回顾中引出的非神经系统主诉可能指出神经系统疾病的全身性病因,描述如下:

1. **一般情况**:体重下降可能提示一个

潜在肿瘤,而发热表明感染。

2. 免疫系统:获得性免疫缺陷综合征(AIDS)可能导致痴呆、脊髓病、神经病、肌病,或者感染(如弓形体病)或肿瘤(如淋巴瘤)影响神经系统。

3. 血液系统:红细胞增多症(polycythemia)和血小板增多症(thrombocytosis)可能易患缺血性卒中,而血小板减少症(thrombocytopenia)和凝血障碍(coagulopathy)与颅内出血有关。

4. 内分泌系统:糖尿病增加卒中和多发性神经病的风险。甲状腺功能减退会导致昏迷、痴呆或共济失调。

5. 皮肤:特征性皮肤病变见于某些影响神经系统的疾病,诸如神经纤维瘤病和疱疹后神经痛。

6. 眼、耳、鼻和喉:颈强直是脑膜炎和蛛网膜下腔出血的常见特征。

7. 心血管系统:缺血性或瓣膜性心脏病和高血压病是卒中的主要危险因素。

8. 呼吸系统:咳嗽、咯血或盗汗可能是结核病或肺肿瘤的表现,二者均可转移至神经系统。

9. 胃肠道系统:呕血、黄疸,以及腹泻等可提示肝性脑病是意识模糊状态的原因。

10. 生殖泌尿系统:尿潴留、尿失禁,以及阳痿等可能是周围神经病或脊髓病的表现。

11. 肌肉骨骼系统:肌肉疼痛和触痛伴随多发性肌炎的肌病表现。

12. 精神状态检查:精神错乱、抑郁症以及躁狂等可能是一些神经系统疾病的表现。

▶ **小结**

完成了病史采集后,检查者应该对主诉有一个清晰的理解,包括疾病部位与时间进程,并熟悉与主诉可能有关的既往病史、家族史及社会史,以及系统性回顾等。这些信息应该帮助指导全身体格检查和神经系统

检查,这些检查应集中于病史提示的区域。例如,对于一例表现突发的轻偏瘫和偏身感觉缺失的老年患者,病变可能由于卒中所致,全身体格检查应强调心血管系统,因为各种心血管疾病容易诱发卒中。另一方面,如果一个患者主诉手部疼痛和麻木,大部分检查应致力于评估受影响的上肢的感觉、肌力和反射等。

全身体格检查

对于神经系统主诉的患者,全身体格检查应专注于寻找通常与神经系统障碍有关的系统性异常。

▶ **生命体征**

A. 血压

升高的血压可能表明长期的**高血压**(hypertension),它是卒中的一个危险因素,而且也见于高血压脑病、缺血性卒中,或者脑出血或蛛网膜下腔出血等急性情况。当一个患者从卧位变换为直立位时,血压下降≥20mmHg(收缩压)或≥10mmHg(舒张压)意味着**体位性低血压**(orthostatic hypotension)(**图 1-3**)。如果血压下降伴随着脉搏代偿性增加,提示交感性自主反射是完好的,其可能的原因是血容量减少。然而,缺乏代偿性反应应符合中枢性(如多系统萎缩)或周围性(如多发性神经病)交感功能障碍或交感神经阻滞药(如抗高血压药)的效应。

B. 脉搏

快速或不规则的脉搏,特别是**心房颤动**(atrial fibrillation)的不规则不规律的脉搏,可能指示心律失常是作为卒中或晕厥的原因。

C. 呼吸速率

呼吸速率可能提供与昏迷或意识模糊

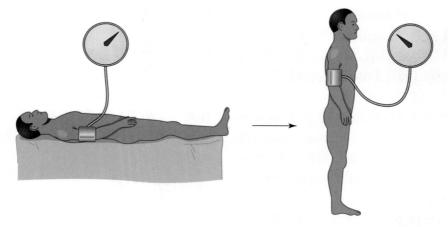

▲图 1-3 体位性低血压试验。患者在卧位时(左图)和随后站立 5 分钟后(右图),每分钟测量收缩期与舒张期血压以及心率。收缩压下降≥20mmHg 或舒张压下降≥10mmHg 表明体位性低血压。当自主神经功能正常时,如低血容量时,有心率代偿性增加,没有这种增加表明自主神经功能衰竭

状态有关的代谢障碍原因的线索。快速呼吸(呼吸急促)可见于肝性脑病、肺疾病、败血症或水杨酸中毒;呼吸抑制见于肺功能紊乱和镇静药物中毒。呼吸急促也可出现于神经肌肉疾病影响膈肌。异常的呼吸模式也见于昏迷中:潮式呼吸(Cheyne-Stokes breathing)(交替性深呼吸,或呼吸深快和呼吸暂停)可能发生在代谢性疾病或在半球损伤时,而长吸气的(apneustic)、丛集性的(cluster)或混乱的呼吸(ataxic breathing)(见第 3 章,昏迷)意味着脑干功能障碍。

D. 体温

发热[体温过高(hyperthermia)]出现在脑膜(脑膜炎)、脑(脑炎)或脊髓感染(脊髓炎)时。低体温(hypothermia)可见于乙醇或镇静药中毒、低血糖、肝性脑病、韦尼克脑病,以及甲状腺功能减低时。

▶皮肤

黄疸(jaundice,icterus)提示肝病是作为意识模糊状态或运动障碍的病因。粗糙的干性皮肤、干燥的脆性毛发,以及皮下水肿等是甲状腺功能减低的特征。在脑膜炎球

菌性脑膜炎可见瘀点(petechiae),而瘀点或瘀斑(ecchymosis)可能提示凝血障碍是硬膜下、颅内或椎旁出血的原因。细菌性心内膜炎是卒中的一个病因,它可能产生各种皮肤病变,包括裂片状(指甲下)出血,奥斯勒结(Osler node)(手指远端的痛性肿胀),以及詹韦病变(Janeway lesion)(手掌和足跖的无痛性出血)。热的干性皮肤伴发于抗胆碱能药物中毒。

▶头、眼、耳和颈

A. 头

头部检查可发现创伤的体征,诸如头皮撕裂伤或挫伤。颅底骨折可能产生耳后血肿[**耳后瘀血斑(Battle sign)**]、眶周血肿[**浣熊眼(raccoon eye)**]、鼓室积血,或者脑脊液耳漏或鼻漏(**图 1-4**)。叩诊硬膜下血肿的颅骨可能引起疼痛。在颅骨上听到血管杂音与动静脉畸形有关。

B. 眼

巩膜黄染(icteric sclerae)见于肝病。色素性(Kayser-Fleischer,K-F)角膜环是 Wilson病因铜沉积产生的,通过裂隙灯检查最容易

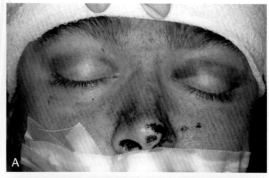

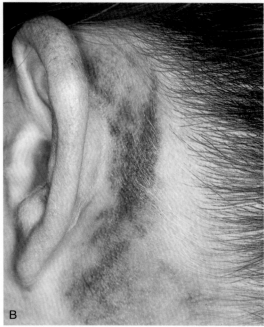

▲ **图 1-4** 头部损伤的体征包括眶周 (浣熊眼,A) 和耳后的 (Battle 征,B) 血肿,每一种都提示颅底骨折 (承蒙同意,引自 Kevin J Knoop (A) and Frank Birinyi (B); from Knoop K, Stack L, Storrow A, Thurman RJ. *Atlas of Emergency Medicine*. 4th ed. New York, NY: McGraw-Hill; 2016).

看到。视网膜出血 (retinal hemorrhage) [罗斯点 (Roth spot)] 可能出现在细菌性心内膜炎,它可能引起卒中。突眼见于甲状腺功能亢进、眶部或眶后的占位,以及海绵窦血栓形成等。

C. 耳

在中耳炎耳镜检查中,显示鼓膜的膨胀、不透明和发红,可能蔓延产生细菌性脑膜炎。

D. 颈部

脑膜刺激征 (meningeal sign) (**图 1-5**),诸如在被动屈曲时颈部僵硬,或颈部屈曲时出现大腿屈曲 [**布鲁津斯基征** (Brudzinski sign)],见于脑膜炎和蛛网膜下腔出血时。颈部侧向运动受限 (屈曲或旋转) 可能伴发于颈椎病 (cervical spondylosis)。颈部听诊可能发现颈动脉杂音,这可能是卒中的一个危险因素。

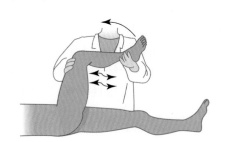

A 克氏征

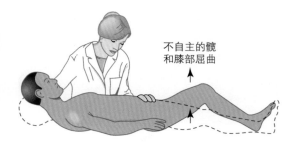

B 布氏征

▲ **图 1-5** 脑膜刺激征。Kernig 征 (**A**) 是髋部屈曲时对膝部被动屈曲的抵抗。Brudzinski 征 (**B**) 是髋和膝部屈曲时,对被动屈曲颈部的反应 (承蒙同意,引自 LeBlond RF, DeGowin RL, Brown DD. *DeGowin's Diagnostic Examination*. 9th ed. New York, NY: McGraw-Hill; 2009.)

▶胸部和心血管

呼吸肌无力的体征,诸如肋间肌收缩和辅助肌的使用,可能发生在神经肌肉疾病。心脏杂音可能与瓣膜性心脏病和感染性心内膜炎有关,它们都容易诱发卒中。

▶ **腹部**

腹部检查可能提示肝病，对于新发腰背痛患者来说，始终是很重要的，因为腹腔内病变，诸如胰腺癌或主动脉瘤可能出现向腰背部放射的疼痛。

▶ **四肢和背部**

髋部屈曲时对膝部被动屈曲的抵抗[**克尼格征**（Kernig sign）]（图 1-5）见于脑膜炎。患者仰卧抬举伸展的下肢[**直腿抬高试验**（straight leg raising test）或**拉塞格征**（Lasègue sign）]牵拉 L4~S2 神经根和坐骨神经，而俯卧位患者抬举伸展的下肢[**反直腿抬高试验**（reverse straight leg raising）]牵拉 L2~L4 神经根和股神经，并可能重现影响这些结构的病变的神经根性疼痛（**图 1-6**）。叩

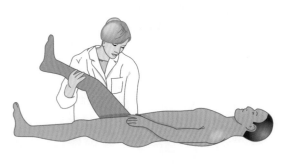

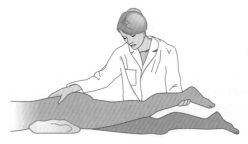

▲ **图 1-6** 腰骶神经根刺激征。直腿抬高或 Lasègue 征（上图）是仰卧位患者对抬举伸展的下肢引起 L4~S2 神经根或坐骨神经分布区疼痛反应。反直腿抬高征（下图）是对抬举俯卧位患者伸展的下肢在 L2~L4 神经根或股神经分布区疼痛反应（承蒙同意，引自 LeBlond RF, DeGowin RL, Brown DD. *DeGowin's Diagnostic Examination.* 9th ed. New York, NY：McGraw-Hill, 2009.）

击脊椎引起的局限性疼痛可能是脊椎或硬膜外感染的体征。脊柱听诊可能发现由脊髓血管畸形出现的杂音。

▶ **直肠和骨盆**

直肠检查可以提供胃肠道出血的证据，这是肝性脑病的一种常见突发事件。直肠或骨盆检查可能发现导致腰背部疼痛的占位病变。

神经系统检查

神经系统检查应根据患者特定的主诉而定。检查的所有部分，如精神状态、脑神经、运动功能、感觉功能、协调性、反射以及姿势和步态等都应该被包括在内，但侧重点有所不同。病史应该提出了一些问题，此时的查体可以解决。例如，如果主诉无力，检查者就要设法确定无力的分布和严重程度，以及是否伴有其他方面的缺陷，诸如感觉和反射等。目标是获得产生解剖学诊断所需要的信息。

▶ **精神状态**

精神状态检查要解决两个关键性问题：①**意识水平**（level of consciousness）（觉醒或警觉性）正常或异常？②如果意识水平允许更详细的检查，**认知功能**（cognitive function）是否正常，如果不正常，异常的性质和程度是怎样的？

A. 意识水平

意识是对内部与外部世界的感知，意识水平是根据患者明显的清醒状态和对刺激反应来描述的。意识水平正常的患者是**清醒的**（awake）（或很容易被唤醒）、**警觉的**（alert）（对视觉或语言信号做出适当反应），以及**有定向力的**（oriented）（知道他或她是谁，在哪里，以及大概的日期和时间）。

不正常的（下降的）意识代表一种连续的分级，从轻度困倦到不能唤醒的无反应性

[昏迷(coma)](见第 3 章,昏迷)。意识水平下降而没有昏迷有时被称为意识模糊状态(confusional state)、谵妄(delirium)或昏睡(stupor),但在观察到的刺激 - 反应模式方面应更精准地描述特征。渐进性更严重的意识损害需要不断增强的刺激来引出越发原始的(非目的性或反射性的)反应(图 1-7)。

B. 认知功能

认知功能涉及许多活动领域,有些被认为是局部的,而其他的分散在整个大脑半球。检查认知功能的策略是评价一系列特殊的功能,如果发现异常,就要评估这些异常是归因于某个特定的脑区还是需要脑部更广泛的参与。例如,语言[失语症(aphasia)]和记忆[遗忘症(amnesia)]的分离性障碍通常被确定在一个局限的脑区,而认知功能的较全面的衰退,如在痴呆所见的,意味着弥漫性或多灶性疾病。

1. 双额叶或弥漫性功能:注意力(attention)是指专注于某一特定的感官刺激而排除其他感官刺激的能力,**专注**(concentration)是持续的关注。注意力可通过让患者立即复述一系列数字来测试(正常人可正确地重复 5 至 7 个数字),专注可以通过让患者从 100 递减 7 来测试。**洞察力**(insight)和**判断**(judgment)的抽象思维过程可以通过让患者说出物品之间的相似性与差别(如苹果和橘子),解释谚语(过于具体的解释表明抽象能力受损),或描述他或她在一个需要判断的假想情况下会做什么(例如,在街上捡到一封写有地址的信封)。**知识的储备**(fund of knowledge)可以通过询问患者的年龄和文化背景的普通人应该拥有的信息来测试(如总统、运动明星或其他名人的名字,或新闻重大事件)。这些不是为了测试智力,而是为了确定患者在最近的时间里是否吸取了新的信息。**情感**(affect)是内在情绪的外在表现,可以表现为健谈或不爱说话、面部表情,以及姿势等。与患者交谈可能会发现思维内容的异常,诸如**妄想**(delusions)或**幻觉**(hallucinations),这些通常与精神疾病有关,但也可能存在于意识模糊状态(如酒精戒断)。

2. 记忆(memory):记忆是记录、存储和检索信息的能力,可被弥漫性皮质或双侧颞叶疾病所损害。记忆是通过测试**即时回忆、近记忆和远期记忆**来评估的,这些记忆大致对应于记录、存储和检索。**即时回忆**(immediate recall)测试与注意力测

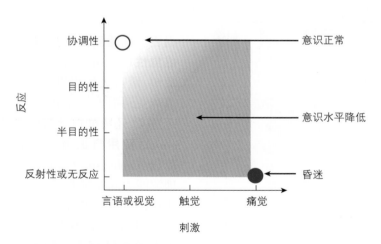

▲图 1-7　评估患者对刺激反应有关的意识水平。意识正常患者对视觉或语言刺激协调地反应,而意识受损患者需要不断地增加刺激强度,并出现更原始的反应

试相似(见前面的讨论),包括让患者立即复述一组数字或物品。为了测试**近记忆**(recent memory),可以要求患者在 3 到 5 分钟后重复一遍项目列表。**远期记忆**(remote memory)是通过询问患者在过去几年里可能了解的事实,诸如个人或家族数据或重大历史事件来测试。意识模糊状态通常损害即时回忆,而记忆障碍[**遗忘症**(amnesia)]是以近记忆受影响为主要特征,远期记忆保留到晚期。个人的记忆和带有强烈情感的记忆倾向于优先被保留,而**心因性遗忘**(psychogenic amnesia)则恰好相反。一个清醒的和警觉的患者不能记起自己的名字强烈地提示患有一种精神疾病。

3. **语言**(language):语言的关键元素是理解、复述、流畅、命名、阅读以及书写等,当被怀疑语言障碍[**失语症**(aphasia)]时,所有的这些功能都应进行测试。失语综合征有多种类型,每一种都以一种特定的语言受损模式为特征(**表 1-1**),通常与特定病理部位相关(**图 1-8**)。**表达性**[也被称为非流利性(nonfluent)、运动性(motor)或布洛卡(Broca)]**失语症**的特征是缺乏自发性语言,以及产生的无语法和电报样性质的短小语言。语言

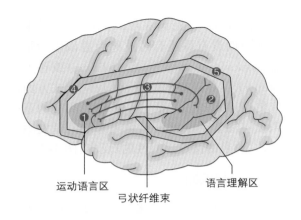

运动语言区　　弓状纤维束　　语言理解区

▲图 1-8　涉及语言功能的脑区包括语言理解(Wernicke)区、运动语言(Broca)区,以及弓状纤维等。许多部位的病变产生的失语症有不同的表现:①表达性失语;②感受性失语;③传导性失语,尽管弓状纤维的作用仍有争议;④经皮质表达性失语;以及⑤经皮质感受性失语。也见表 1-1(修改自 Waxman SG. *Clinical Neuroanatomy*. 26th ed. New York,NY:McGraw-Hill;2010.)

表达的测试是通过倾听这些异常进行的,因为患者会自发地说话并回答问题。罹患这一综合征的患者也不能正常地书写或复述(用内容贫乏的短语诸如 "no ifs,ands,or buts" 测试),但他们的语言理解力是完整的。因此,如果嘱患者做一些不需要语言表达的事情(如"闭上你的眼睛"),患者都能够做到。患者通常意识到这种障碍并对此感到沮丧。在**感受性**[也被称为流利性(fluent)、**感觉性**(sensory)或**韦尼克**(Wernicke)]**失语症**中,语言表达得以保留,但理解和复述能力却受到损害。说出了大量的语言,但是缺乏意义,还可能包含错语性错误(paraphasic error)**(使用与正确单词发音相似的词)**和**新语**(neologism)**(新造的词)**。书面语言的理解能力同样很差,复述也有缺陷。患者不能执行口头或书写指令,但是当用一个手势提示时,就可以模仿检查者的动作。这些患者通常没有意识到他们的失语,因此不会被他们的失语症所困扰。**全面性失语症**(global aphasia)结合了表达性与感受性失语

表 1-1　失语综合征

类型	流利性	理解	复述
表达性(Broca)	−	+	−
感受性(Wernicke)	+	−	−
全面性	−	−	−
传导性	+	+	−
经皮质表达性	−	+	+
经皮质感受性	+	−	+
经皮质全面性	−	−	+
命名性	+	+	+

+,保留;−,受损
解剖关系见图 1-8。
修改自 Waxman SG. *Clinical Neuroanatomy*. 26th ed. New York,NY:McGraw-Hill;2010.

的特征,患者既不能表达、理解,也不能复述口头或书面语言。其他类型的失语包括**传导性失语症**(conduction aphasia),在这种失语症中,复述是受损的,而表达和理解是完好的;**经皮质性失语**(transcortical aphasia),其中出现表达性、感受性或全面性失语症,但是复述完好;以及**命名性失语**(anomic aphasia),是一种选择性命名障碍。语言与**口语**(speech)不同,口语是语言的口头表达的最后一步。口语障碍(speech disorder)[**构音障碍**(dysarthria)]可能很难与失语症区分,但它总是保留口头和书面语言的理解和书写表达。

4. **感觉整合**(sensory integration):感觉整合障碍是由顶叶病变所致,导致对病灶对侧躯体的感觉刺激的错误感知或忽视,尽管其初级感觉模式(如触觉)是完整的。顶叶病变患者可能表现出各种体征。**实体觉缺失**(astereognosis)是指不能通过触觉识别放在手中的物体,如硬币、钥匙和安全别针等。**图形觉缺失**(agraphesthesia)是无法通过触觉识别写在手上的数字。**两点辨别觉**(two-point discrimination)缺失是不能区别单个刺激和两个同时给予的、相邻但又分离的刺激,这些刺激可以被一个正常人(或在身体对侧)区分开来。例如,把两个笔尖一同放在指尖上,然后逐渐分开,直到它们被感受为分离的物体,把可以分辨的距离记录下来。**感觉异位**(allesthesia)是对触觉刺激的定位错误(通常更靠近近端)。**感觉忽略**(extinction)是指当施加双侧的视觉或触觉刺激时不能感受到该刺激,尽管在刺激单侧时可以被感受到。**忽视**(neglect)是不能注意到空间或运用身体一侧的肢体。**病觉缺失**(anosognosia)是没有意识到神经功能缺失。**结构性失用症**(constructional apraxia)是不能画出外部空间的准确表现,诸如在一个钟面上填充数字或者复制几何图形(图 1-9)。

5. **运动整合**(motor integration):运用

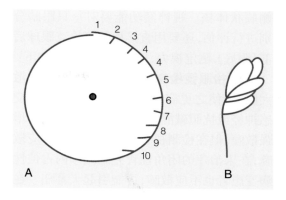

▲图 1-9　在一例右侧顶叶病变患者单侧(左侧)的忽视。要求患者填上钟面的数字(A)和画一朵花(B)(承蒙同意,引自 Waxman SG. *Clinical Neuroanatomy*. 26th ed. New York, NY: McGraw-Hill; 2010.)

(praxis)是运动学习的应用,**失用症**(apraxia)是在运动和感觉功能完好的情况下,无法执行以前习得的任务。失用症的测试包括让患者模拟使用钥匙、梳子或叉子。单侧失用症通常由对侧的额叶前运动皮质病变引起。双侧失用症,诸如步态失用,可见于双侧额叶或弥漫性大脑病变。

▶**脑神经**

A. 嗅(Ⅰ)神经

嗅神经(olfactory nerve)传递嗅觉(sense of smell, olfaction),通过让患者辨别常见的气味来测试,诸如咖啡、香草、薄荷或丁香等。如果患者察觉到气味,即使无法识别,也可以假定嗅觉功能正常。每个鼻孔分别地测试。不应使用如酒精等刺激性物质,因为它们可被作为伤害性刺激,不通过嗅觉感受器被检测到。

B. 视(Ⅱ)神经

视神经(optic nerve)从视网膜传递视觉信息,通过视交叉(来自两侧视网膜的鼻侧或内侧纤维,传递来自两侧视野颞侧或外侧半的信息,交叉),然后经由视束到丘脑的外侧膝状体核。视神经功能要对每只眼睛分别进行评估，还要用直接检眼镜检查眼球后部(眼底)，测定视力，以及绘制视野图如下：

1. **检眼镜检查**：应在暗室内进行，以散大瞳孔，使之更容易看到眼底。散瞳(拟交感神经或抗胆碱能的)滴眼液有时被用于增强散瞳，但在检测视力和瞳孔反射前不应散瞳，在未治疗的闭角性青光眼或颅内占位性病变患者也不应散瞳，可能引起天幕疝。在后一种情况下，测试瞳孔反应能力对监测临床进展是必要的。正常的**视盘**(optic disk)(**图1-10**)是位于眼球后极鼻侧的一个微黄色的卵圆形结构。视盘的边缘和穿过它的血管应该是边界清楚的，而静脉应显示自主的搏动。**黄斑**(macula)是一个比视网膜的其他部分苍白的区域，位于距视盘颞侧缘约 2 倍的视盘直径的颞侧，通过让患者看检眼镜的光线可被观察到。在神经系统疾病患者中，要识别的最重要的异常是视盘肿胀，是由**颅内压增高**(increased intracranial pressure)所致[**视乳头水肿**(papilledema)]。在早期视乳头水肿(**图1-11**)，可见视网膜静脉充盈，没有自发的静脉搏动。视盘可能充血，边缘有线性出血。视盘边缘变得模糊，最初是在鼻侧缘。在完全形成的视乳头水肿中，视盘抬高到视网膜的平面之上，穿过视盘边缘的血管变得模糊。视乳头水肿几乎总是双侧的，除了盲点扩大，一般不会损害视力，也不会疼痛。另一种异常，**视盘苍白**(optic disk pallor)是由视神经萎缩引起的。它可能见于**多发性硬化**(multiple sclerosis，MS)或其他视神经障碍患者，并伴有视力、视野或瞳孔反应缺失等。

2. **视力**(visual acuity)：视力测试时应纠正屈光不正，因此戴眼镜的患者应戴上眼镜检查。每只眼的视力分别测试，使用一种斯内伦视力表(Snellen eye chart)，在约离开 6m(20ft，1ft≈0.30m)远处测试远视力，或者使用罗森鲍姆袖珍视力表(Rosenbaum pocket eye chart)在离开约 36cm(14in，1in≈2.54cm)

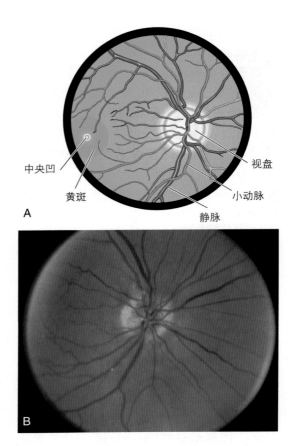

▲图 1-10　正常的眼底。示意图(**A**)显示相应于照片(**B**)的标志(摄影者 Diane Beeston；承蒙同意，引自 Vaughan D，Asbury T，Riordan-Eva P. *General Ophthalmology*. 15th ed. Stamford，CT：Appleton & Lange；1999. Copyright © McGraw-Hilll.)

测试近视力。可以被读取的最小行被记录下来，而视力用一个分数表示，分子是正常视力的人能读取一行文字的距离，分母是它能被患者读取的距离。因此，20/20 表示视力正常，随着视力变差分母变大。更严重的损伤可以根据患者能够数手指、辨别手部运动的距离，或感知光线来分级。红绿色觉经常因视神经病变不成比例地受损，可以用彩色笔、帽针或用彩色视力板(color vision plate)进行测试。

3. **视野**(visual field)：分别测试每只眼睛的视野，最经常采用**面对面**(confrontation)方法(**图1-12**)。检查者站在距离患者大约

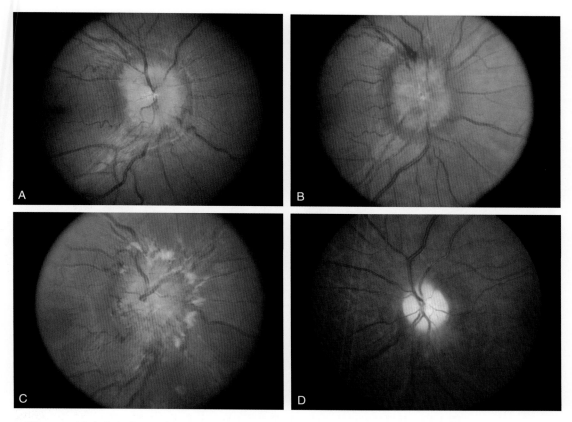

▲图1-11 视乳头水肿的眼底表现。A. 在早期视乳头水肿，由于进入视乳头的神经纤维层增厚，视乳头的上界与界是模糊的。B. 中度视乳头水肿伴视盘肿胀。C. 在完全形成的视乳头水肿，视盘肿胀、抬高和充血，以及视网膜静脉明显扩张，可看到肿胀的神经纤维（白色斑片）和出血。D. 在慢性萎缩性视乳头水肿，视盘苍白和轻度抬高，并有边缘模糊（承蒙同意，照片引自 Nancy Newman）

一臂远的地方，患者未被测试的眼睛和检查者与之相对的眼睛要闭上或被遮盖，并指示患者盯住检查者睁开的眼，使患者与检查者的单眼视野重叠起来。用任何一只手的示指来定位患者视野外周边界，然后检查者在所有的方向上缓慢地向内移动手指，直至患者发现它。患者位于视野颞侧半的中心暗点[盲点（blind spot）]的大小也可以与检查者的大小加以比较。面对面法测试的目的是要确定患者的视野是否与检查者的范围相等还是比检查者的更加受限。另一种方法是使用帽针头作为视觉的目标。让患者比较呈现在视野不同部位的彩色物体的亮度，或者用一个红头帽针作为目标来测量，可以检测出细微的视野缺损。当检查者的

手指从不同的方向移向患者的眼睛时，通过判断他们是否眨眼，可以在不完全警觉的患者中发现明显的异常。在某些情况下（例如，随着功能缺失的进展或消退过程），使用如切线屏（tangent screen）或自动视野测试法（automated perimetry testing）等视野检查技术，视野应被更精确地绘制出来。常见的视野异常及其解剖学的关联如图 1-13 所示。

C. 动眼（Ⅲ）神经、滑车（Ⅳ）神经和展（Ⅵ）神经

动眼（oculomotor）、滑车（trochlear）和展神经（abducens nerve）三对神经控制眼内肌（瞳孔括约肌）和眼外肌的活动。

1. 瞳孔（pupil）：应确定瞳孔在环境光

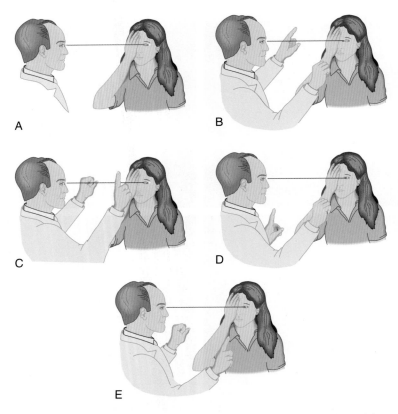

▲图1-12　视野的对诊法测试。A. 患者的左眼与检查者的右眼对齐。B. 鼻侧上象限检测。C. 颞侧上象限检测。D. 鼻侧下象限检测。E. 颞侧下象限检测。随后的步骤是重复检测患者的另一只眼

条件下的直径和形状，及其对光和调节的反应。正常的瞳孔在一个光线好的房间里平均直径约为 3mm，但在儿童可以从大约 6mm 到老年人的 <2mm 之间变化，而且一侧与另一侧瞳孔的大小可有约 1mm 的不同 [**生理性瞳孔不等**（physiologic anisocoria）]。瞳孔在形状上应该是圆形和规则的。正常的瞳孔对直接光照反应迅速收缩，而对于对侧瞳孔的光照反应稍差（交感性反应），当光源被移去时，瞳孔又迅速散大。当两眼会聚而聚焦于一个更近的物体，如他本人的鼻尖时 [**调节**（accommodation）]，正常的瞳孔收缩。瞳孔收缩 [**瞳孔缩小**（miosis）] 是由起源于中脑的副交感神经纤维调节的，并与动眼神经一起到达眼球。阻断这一通路，诸如由半球的占位病变产生昏迷和压迫从脑干走

出的动眼神经时，产生扩大的（ ≈7mm）无反应性瞳孔。瞳孔散大是由 3 个交感神经元的中继控制的，从下丘脑，经过脑干到脊髓 T1 水平，到颈上神经节，再到眼球。这一途径的病变导致缩小的（ ≤1mm）无反应性瞳孔。其他常见的瞳孔异常列于**表 1-2**。

2. **眼睑**（eyelid）和**眼眶**（orbit）：眼睑应在患者睁眼时检查。上睑与下睑之间的距离 [**睑间裂**（interpalpebral fissure）] 通常大约为 10mm，而且双眼近于相等。上睑通常覆盖 1~2mm 的虹膜，但因**睑下垂**（ptosis）而增加，它由提上睑肌病变或支配它的动眼神经（Ⅲ）或交感神经病变引起。在**霍纳综合征**（Horner syndrome）中，眼睑下垂与瞳孔缩小同时出现 [以及有时前额出汗少或**无汗症**（anhidrosis）]。眼球从眼眶的不正常突出（眼

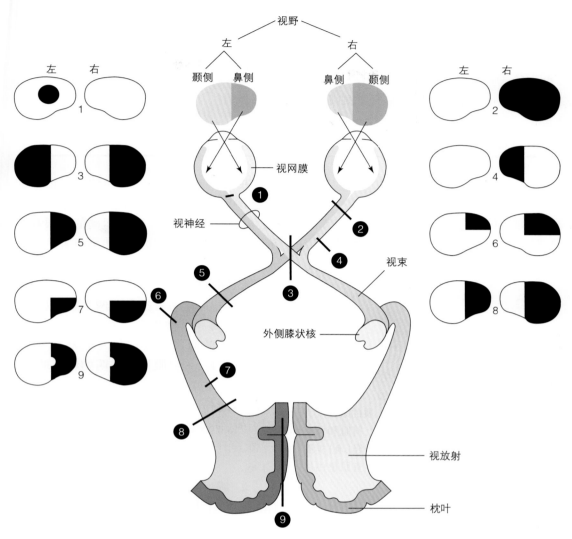

▲图1-13 常见的视野缺损及其解剖学基础。1. 中心暗点（central scotoma）由视乳头（视神经炎）或视神经（球后视神经炎）的炎症引起。2. 右眼全盲由于右侧视神经完全性损伤。3. 双颞侧偏盲因垂体肿瘤压迫在视交叉上引起。4. 右鼻侧偏盲由视交叉周围病变所致（如颈内动脉钙化）。5. 右侧同向性偏盲由于左侧视束的病变所致。6. 右侧同向性上象限盲由于左侧颞叶（Meyer 襻）病变使视辐射部分受累所致。7. 右侧同向性下象限盲由于左侧顶叶病变使视辐射部分受累所致。8. 右侧同向性偏盲由于左侧视辐射的完全性损伤所致（相似的视野缺损也由病变9所致）。9. 右侧同向性偏盲（伴黄斑回避）由于大脑后动脉闭塞所致。缺损用黑色表示

球突出或突出），如**眼球突出**（exophthalmos）或**突眼**（proptosis）最好站在坐着的患者后面并向下看患者的眼睛。

　　3. **眼球运动**（eye movement）：眼球运动是由连接在每个眼球的6条肌肉的活动完成的，它们作用于眼球移动到六个主要的注视位置（**图1-14**）。这些肌肉在静止状态下相同和相反的作用，使眼球处于中间或初始位置（直视前方）。当一条眼外肌的功能被破坏时，眼球就不能向受累肌肉作用的方向上移动[**眼肌麻痹**（ophthalmoplegia）]，可能会因为其他眼外肌不受对抗的运动而偏向

表 1-2　常见的瞳孔异常

名称	外观	光反应	调节反应	病变部位
Adie(强直性)瞳孔	一侧大瞳孔	缓慢迟钝的	正常	睫状神经节
Argyll-Robertson 瞳孔	双侧小瞳孔,不规则瞳孔	无	正常	中脑
霍纳(Horner)综合征	一侧小瞳孔和眼睑下垂	正常	正常	眼的交感神经支配
Marcus-Gunn 瞳孔	正常	间接 > 直接	正常	视神经

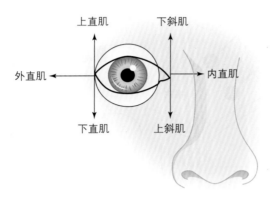

▲图 1-14　测试眼球运动的六个主要的凝视位置。眼球靠内直肌内收和靠外直肌外展。内收的眼因下斜肌而提高和因上斜肌而压低;外展的眼因上直肌而提高和因下直肌而压低。除了上斜肌和外直肌以外的所有的眼外肌都是由动眼神经(Ⅲ)支配的,上斜肌是由滑车神经(Ⅳ)支配,外直肌是由展神经(Ⅵ)支配

相反的方向。当双眼这样被错开时,被感知物体的视觉影像就会落在每个视网膜的不同位置,产生双影或复视(diplopia)的错觉。眼外肌是受动眼神经(Ⅲ)、滑车神经(Ⅳ)和展神经(Ⅵ)的支配,眼球运动的缺陷可由肌肉或神经病变引起。动眼神经(Ⅲ)支配除了上斜肌和外直肌以外所有的眼外肌,上斜肌是由滑车神经(Ⅳ)支配,外直肌是由展神经(Ⅵ)支配的。由于眼外肌由不同的神经支配,在病理的情况下眼肌受影响的模式可能有助于区分眼肌本身的病变和影响脑神经的病变。

眼球运动是通过让患者看向举在每个主要的凝视位置的手电筒进行测试的,观察两眼在每个方向上是否充分和以一种匹配[共轭(conjugate)]方式移动。在正常的共轭凝视时,来自手电筒的光恰好落在两个眼角膜的同一点上。眼球运动的受限和任何不共轭性均应予注意。如果患者主诉复视,通过让患者凝视影像分离最大的方向应能够识别责任性无力眼肌。然后依次覆盖每只眼睛,并让患者报告这两个影像(近的或远的)哪一个消失了。在凝视方向上偏移得更远的影像通常被归因于无力的眼。另一方法是,一只眼用半透明的红色玻璃、塑料板或玻璃纸覆盖,这就能识别出对每个图像起作用的眼睛。例如,左侧外直肌无力时,向左侧凝视时复视最大,而当左眼被覆盖时,可见这两个图像中最左侧图像消失。

4. **眼振荡**(ocular oscillation):**眼球震颤**(nystagmus)或眼球的节律性振荡可见于正常受试者在极度的自主凝视时。然而,在其他的情况下,它也可能由于抗惊厥药或镇静剂引起,或反映影响眼外肌或其神经支配的疾病,或者影响前庭或小脑通路。最常见的形式,**急动性眼球震颤**(jerk nystagmus),是由一个慢相运动和随后的一个相反方向的快相运动组成的(图 1-15)。要检测眼球震颤,应在初始位置和每个凝视的主要位置观察两眼。如果观察到了眼球震颤,应在出现眼震的凝视部位、方向及其幅度(精细的或粗大的)方面加以描述,以及促发因素,诸如头位改变和伴发症状如眩晕等。按照惯例,急跳性眼震的方向是快相的方向(如向左跳动性眼震)。急跳性眼震通常随着向快相的方向凝视而增大幅度[亚历山大(Alexander)

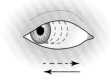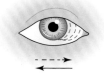

A 终末位眼震　　　　B 初始位眼震

▲图1-15　眼球震颤。两眼缓慢漂移远离注视的位置(用虚线箭头指示)被一个快速的反向运动所纠正(实线箭头)。眼震的方向是根据快相决定的。从初始位置的眼震比从终点位置的眼震更可能是病理性的(承蒙同意,引自 LeBlond RF, Brown DD, DeGowin RL. *DeGowin's Diagnostic Examination*. 9th ed. New York, NY: McGraw-Hill; 2009.)

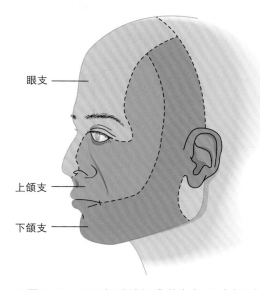

眼支 ——

上颌支 ——

下颌支 ——

▲图1-16　三叉(Ⅴ)神经感觉分支:眼支(V₁),上颌支(V₂)和下颌支(V₃)(承蒙同意,引自 Waxman SG. *Clinical Neuroanatomy*. 26th ed. New York, NY: McGraw-Hill; 2010.)

定律]。一种不太常见的眼震形式是**摆动性眼球震颤**(pendular nystagmus),它通常是在婴儿期开始,在两个方向上速度相等。

D. 三叉(Ⅴ)神经

三叉神经(trigeminal nerve)从面部传递感觉纤维和传递运动纤维到咀嚼肌。面部的触觉和温度觉通过碰触和通过将音叉凉的表面放在面部的三叉神经每一分支分布区,即**眼支**(ophthalmic)(V_1、前额)、**上颌支**(maxillary)(V_2、颊部)以及**下颌支**(mandibular)(V_3、下颏)进行测试(**图1-16**)。询问患者两侧的感觉是否相同,若不相同,哪一侧的刺激感觉不太好或不太凉。为了测试**角膜反射**(corneal reflex),用一缕棉絮从眼睛的外侧面(从受试者的角度看)轻轻掠过覆盖于虹膜的角膜,而不是周围的白色巩膜。正常的反应是通过一个反射弧调节的,表现为两侧眨眼,它依赖于三叉(V_1)神经感觉功能和面(Ⅶ)神经运动功能。三叉神经功能受损时,两只眼睛都不眨眼,而一侧眨眼意味着在不眨眼一侧的面神经损伤。三叉神经的运动功能是通过观察张嘴和闭嘴的对称性测试的,闭嘴时无力侧的下颌下落更快和更远,使得面部看上去有些歪斜。

通过让患者紧咬牙关和尝试用力张开下颌的测试可能发现较轻微无力,正常的下颌肌力不能被检查者克服。

E. 面(Ⅶ)神经

面神经(facial nerve)支配面肌和传递来自舌前约2/3的味觉(**图1-17**)。要测试面部的肌力,应观察在静止时睑裂和鼻唇沟是否对称。让患者蹙额、紧闭双眼(观察睫毛露出程度的对称性),以及微笑或示齿等。检查者再观察是否对称。周围性(面神经)损伤时,整个一侧面部无力,眼睛不能完全闭合。中枢性(如半球的)损伤时,前额不会受到损伤,也保留了一定的闭眼能力。这种差别被认为是由于上面部双重的皮质运动输入的结果。双侧的面肌无力不能通过对比来判断。取而代之的是,要求患者紧闭双眼,紧闭双唇,然后鼓腮。如果肌力正常,检查者就不能扒开眼睑,强行分开嘴唇,或者通过挤压脸颊迫使口中漏气。面部无力可能伴有构音障碍,在发 *m* 音时是最明显的。如果患者通常能吹口哨,这一能力可能因面

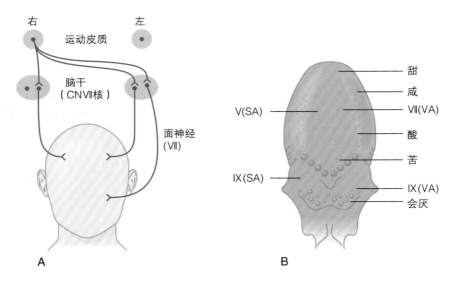

A   B

▲图1-17 　面（Ⅶ）神经。A. 面部的中枢性和周围性运动神经支配。前额接受来自两侧半球的运动投射，下面部（眼和以下）只接受来自对侧半球的投射。B. 通过三叉神经（Ⅴ）、面神经（Ⅶ）、舌咽神经（Ⅸ）支配的舌体感传入（somatic afferent, SA，触觉）和内脏传入（visceral afferent, VA，味觉）（承蒙同意，引自 Waxman SG. *Clinical Neuroanatomy.* 26th ed. New York, NY: McGraw-Hill; 2010.）

部无力而丧失。为了测试味觉，将棉签浸入甜、酸、咸或苦的溶液中，然后放在伸出的舌头上，让患者识别味道。

F. 前庭耳蜗（Ⅷ）神经

前庭耳蜗神经（vestibulocochlear nerve）有两个分支，听神经和前庭神经，它们分别参与听觉和平衡。检查应包括耳镜检查耳道和鼓膜，评估每只耳朵的听觉敏锐度，以及用512Hz的音叉作 Weber 和 Rinne 试验。听觉敏锐度可以通过在距离每只耳朵大约2英寸处捻搓拇指与示指粗略地测试。如果患者抱怨听力丧失或听不到手指摩擦，应探究听力缺陷的性质。为了测试**林内（Rinne）**试验（**图1-18**），将一个轻轻振动的音叉柄置于颞骨乳突部，直到听不到声音为止；然后再把音叉移外耳道的开口附近。对于听力正常或感音神经性听力丧失的患者，在听道内传导的空气听起来比骨导更好，仍能够听到声音。对于传导性听力丧失，患者听到骨传导的声音，把音叉放在乳突上，比他们听

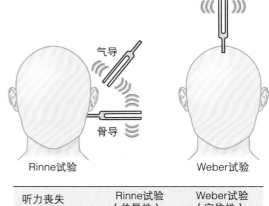

▲图1-18 　听力丧失的测试

听力丧失	Rinne试验 （传导性）	Weber试验 （定位性）
无	气导>骨导	中线
神经感音性	气导>骨导	正常耳
传导性	骨导>气导	患侧耳

到气导的声音要长。在**韦伯（Weber）**试验中（见图1-18），把振动音叉柄置于前额中间。传导性听力丧失时，在受影响的耳中声音会更大；感音神经性听力丧失时，正常耳朵的声音会更大。

在主诉位置性眩晕的患者,Nylen-Bárány 或 Dix-Hallpike 手法(图 1-19)可被用于重现诱发的情况。患者坐在检查台上,头和两眼朝前,然后迅速放低到仰卧位,并使头超出检查台缘,低于水平 45 度。重复这个测试,使患者的头和眼向右侧旋转 45 度,然后头和眼再向左侧旋转 45 度。观察两眼的眼球震颤,并要求患者注意眩晕的发作、严重程度和停止(如果出现的话)。

G. 舌咽神经(Ⅸ)和迷走神经(Ⅹ)

舌咽神经(glossopharyngeal nerve)和迷走神经(vagus nerve)支配参与吞咽和发音的咽肌和喉肌。舌咽神经还传递来自舌后 1/3、扁桃体、鼓膜、耳咽管的触觉,以及舌后 1/3 的味觉。迷走神经含有来自喉、咽、外耳道、鼓膜以及后颅窝脑膜的感觉纤维。

这些神经的运动功能是通过让患者张

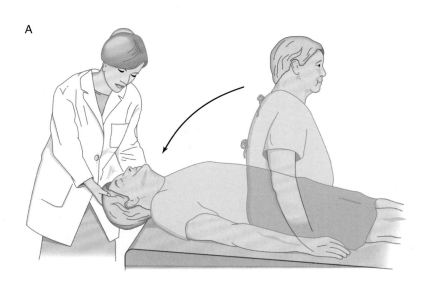

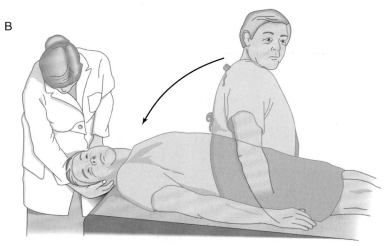

▲图 1-19　测试位置性眩晕和眼震。患者坐在检查台上,头和两眼朝前(A),然后迅速放低为仰卧位,使头超出检查台缘,低于水平 45 度。然后观察患者两眼的眼球震颤,并嘱患者报告是否有眩晕。使患者的头和眼向右侧旋转 45 度(B),而后头和眼再向左侧旋转 45 度分别重复以上的测试

嘴说"啊"并观察软腭抬举是否完全与对称性进行测试的。一侧无力时,受累侧的软腭不能抬举;两侧无力时,任何一侧都不能上抬。软腭无力的患者也可能表现出构音障碍,特别影响发 k 的音。感觉功能可以通过咽反射(gag reflex)来测试,用一个压舌板或棉签涂药器依次刺激每一侧的舌头后部,注意作呕反应大小的不同。

H. 脊髓(Ⅺ)副神经

脊髓副神经(spinal accessory nerve)支配胸锁乳突肌和斜方肌。胸锁乳突肌(sternocleidomastoid)测试是让患者对抗检查者置于患者下颌的手施加的阻力旋转头部。胸锁乳突肌无力导致偏离无力侧转头能力下降。斜方肌测试让患者对抗阻力耸肩并注意任何不对称。

I. 舌下(Ⅻ)神经

舌下神经(hypoglossal nerve)支配舌肌。测试方法是要求患者把舌头抵在面颊内侧,同时检查者在面颊外侧按压。单侧舌肌无力时,舌压向对侧面颊的能力减小。向无力一侧伸舌也可能有偏斜,尽管面部无力可能导致试验假阳性。舌肌无力也会产生构音障碍,发唇音(l)音明显的含糊。最后,舌的失神经支配可能伴有废用[萎缩(atrophy)]以及颤搐[肌束震颤(fasciculation)]。

▶运动功能

运动功能受上运动神经元与下运动神经元的支配。**上运动神经元**(upper motor neuron)起自大脑皮质和脑干,并投射到脑干和脊髓前角细胞的下运动神经元。它们包括从皮质到脊髓的投射[**皮质脊髓束**(corticospinal tract)],以及在延髓交叉的皮质脊髓束的部分[**锥体束**(pyramidal tract)]。运动检查包括肌肉容积、张力和肌力的评估。**下运动神经元**(lower motor neuron)从脑干和脊髓发出,经由运动神经支配骨骼肌。

无论上运动神经元或下运动神经元的病变都会导致无力。如后面所讨论的,上运动神经元病变还引起肌张力增高、腱反射亢进以及巴宾斯基征,而下运动神经元病变产生肌张力减低、腱反射减弱、肌萎缩以及肌束震颤等。

A. 肌容积

肌肉应检查以确定其肌容积是否正常或减少。肌容积减少(**萎缩**)通常是由于下运动神经元(脊髓前角细胞或周围神经)病变的失神经支配的结果。不对称性肌萎缩可通过目测或通过用一个卷尺测量,比较两侧的单个肌肉的容积来检测。肌萎缩可能会伴有**肌束震颤**(fasciculation),在皮下可见的自发的肌肉抽搐。

B. 肌张力

肌张力是肌肉对关节被动运动的阻力。张力正常时,几乎没有这样的阻力。异常减低的张力[**张力减低**(hypotonia)或**弛缓**(flaccidity)]可能伴随肌肉、下运动神经元或小脑疾病。张力增高采取**强直**(rigidity)的形式,表现为在关节的运动范围内张力增高是持续的,或者表现为**痉挛状态**(spasticity),表现为在运动范围内张力增高与速度有关和可变的。强直经典地是与基底节疾病有关,而痉挛状态与影响皮质脊髓束的疾病有关。测量肘部张力可用一只手在肘部托住患者的手臂,然后检查者用另一只手屈曲、伸展、旋前和旋后前臂。手臂应该向各个方向上平稳地移动。腕部张力是用一只手握住前臂,用另一只手前后摆动手腕来测试。张力正常时,手应该在手腕处以 90° 的角度静止;张力增加,这个角度大于 90°。测量腿部的张力时,患者要仰卧放松。检查者将一只手放在膝盖下,然后突然向上抽出。在张力正常或减低时,患者的足跟仅瞬间抬离床面或在上抬时仍与床面接触。在张力增高时,腿部完全从床上抬起。轴向的肌张力可以通过被动旋转患者的头部来测试，观察是否肩部也活动，这表明张力增高，或者轻轻地但稳定地屈曲与伸展颈部，并注意是否遇到阻力。

C. 肌力

肌肉力量（muscle strength）或肌力（power）是根据肌肉可以克服的力量加以分级的：5级，正常肌力；4级，肌力减弱但仍能抵抗重力加上附加的阻力运动；3级，能抵抗重力但不能附加阻力运动；2级，只能在消除重力的情况下移动（即水平移动）；1级，轻微的动作；0级，没有可见的肌肉收缩。对于年轻人来说的正常肌力，不能指望体弱的老年人达到，这在肌力的分级中必须考虑到。通过让患者执行一个涉及单个肌肉或肌群的运动测试肌力，然后施以逐渐增加的对抗力，确定患者的运动是否可以克服（**图1-20**）。在可能的情况下，应该用同样大小的肌肉来施加反作用力（如手臂近端肌肉和手指的远端肢体肌肉）。重点应该鉴别一侧与另一侧、近端与远端肌肉之间，或由不同神经或神经根支配的肌群之间的差异。在**锥体束性无力**（pyramidal weakness）（由于

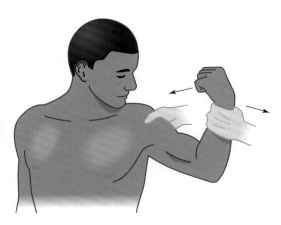

▲图1-20　测试肌力的方法。在实例中显示（股二头肌），患者屈曲手臂，检查者试图克服这一运动（承蒙同意，引自 LeBlond RF，Brown DD，DeGowin RL. *DeGowin's Diagnostic Examination*. 9th ed. New York，NY：McGraw-Hill；2009.）

影响皮质脊髓束的病变），上肢有伸肌和外展肌优先无力，而在下肢屈肌优先无力。**精细的手指动作**（fine finger movement），诸如快速地将拇指与示指一起敲击可能会变慢。当伸展双臂，手掌向上和闭上眼睛时，受累侧手臂缓慢下落，并且手内旋［**旋前肌漂移**（pronator drift）］。双侧对称性**远端无力**（distal weakness）是多发性神经病的特征，而双侧对称性**近端无力**（proximal weakness）则见于肌病。选定的单个肌肉的肌力测试在附录中加以说明。

▶感觉功能

躯体感觉是通过大的感觉纤维实现的，这些纤维从外周到丘脑，在脊髓的后柱和脑干内侧丘系中走行，而小的感觉纤维在脊髓丘脑束中上行到丘脑。轻触觉是由这两个途径传递，振动觉和位置觉通过大纤维通路，痛觉和温度觉通过小纤维通路传递。由于大多数感觉障碍影响远端部位要比近端明显，筛查应从远端（即脚趾和手指）开始，再继续检查近端，直至达到任何感觉缺失的上界。如果患者主诉在一个特定的区域感觉缺失，感觉测试应从这个区域的中心开始和向外进行，直到感觉正常为止。比较躯体两侧感觉的强度或阈值对检测偏侧的感觉缺失是有用的。当感觉缺失较局限时，诸如影响单一的肢体或躯干的节段，它们的分布应与脊神经根和周围神经分布比较（见第10章，感觉障碍），以确定是否特定的神经根或神经受累可以解释观察到的感觉缺失。躯体感觉功能的某些测试在**图1-21**中加以说明。

A. 轻触觉

触觉的感知是通对闭眼的患者皮肤施加一种轻的刺激，诸如一缕棉花、棉签挑出的尖端，或指尖的刷动来测试，让患者指出哪里感知到刺激。如果怀疑一侧感觉缺失，可要求患者比较触觉刺激施加于身体两侧

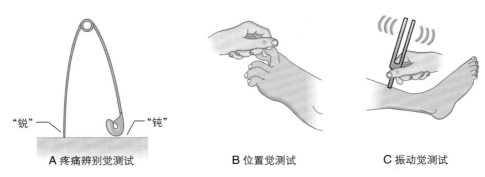

"锐"　　"钝"

A 疼痛辨别觉测试　　　　B 位置觉测试　　　　C 振动觉测试

▲图1-21　躯体感觉功能的测试。**A.** 触觉（用手指或大头针的钝头）和痛觉（用大头针的尖头）。**B.** 关节位置觉。**C.** 振动觉（用 128Hz 的音叉）（修改自 LeBlond RF，Brown DD，DeGowin RL. *DeGowin's Diagnostic Examination.* 9th ed. New York，NY：McGraw-Hill；2009.）

的同一部位时感受的强度如何。

B. 振动觉

振动觉（vibration sense）测试是通过敲击一个低音（128Hz）音叉，并将音叉柄稳固地置于一个骨性隆起如关节处，检查者握音叉的手指用作正常振动觉的对照。嘱患者指出是否感觉到振动，如果感觉到的话，振动觉何时消失。测试从远端，在足趾和手指开始，从关节到关节向近端进行，直到感觉正常为止。

C. 位置觉

为了测试关节位置觉（joint position sense），检查者抓住手指或脚趾远端指趾骨的侧面，轻微地上下移动关节。患者闭上眼睛，让他报告任何感受的位置变化。正常的关节位置觉是极为敏感的，患者应检测最微小的动作。如果远端关节位置觉减弱，就要检查更近端的肢体关节，直至出现正常位置觉为止。位置觉的另一测试是让患者闭上眼睛，伸展双臂，而后触摸两手示指的指尖。

D. 痛觉

用一次性的大头针以足够的力刺痛（但不刺破）皮肤，产生轻微的不适感。询问患者感觉刺激是否尖锐。如果使用安全别针，

其圆头可用来向患者展示准备用的尖锐刺激与钝性刺激之间的区别。根据情况，检查者应比较一侧到另一侧、远端到近端，或皮节与皮节的痛觉，并从感觉缺失区向正常区域进行比较。

E. 温度觉

温度觉可通过用一个凉的音叉或其他凉的物体平面的一侧进行测试。检查者应首先确定患者在推测可能正常区域检出冷感的能力。然后比较两侧的冷感，自远端向近端移动，一个皮节到下一个皮节，从异常区域到正常区。

▶协调性

协调障碍[**共济失调**（ataxia）]，通常是由影响小脑或其联系的病变所致，可能会影响眼球运动、言语、肢体或躯干等。一些协调测试如**图1-22**中所示。

A. 肢体共济失调

肢体远端的共济失调可通过让患者执行快速的交替动作进行检测（例如，在患者的另一只手上交替地拍打手心和手背，或者在检查者的手上拍打足底），并注意连续性动作的速率、节律、幅度或力度的不规则性。在**指鼻试验**（finger-nose test）中，患者在

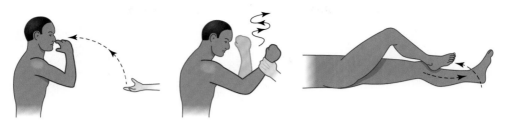

▲图1-22 小脑功能的测试。指鼻试验（finger-to-nose）（左）反跳试验（中）以及跟-膝-胫试验（heel-keen-shin）（右）（承蒙同意，引自 LeBlond RF，Brown DD，DeGowin RL. *DeGowin's Diagnostic Examination*. 9th ed. New York，NY：McGraw-Hill；2009.）

他的鼻子与检查者的手指之间来回移动示指；共济失调可能伴有**意向性震颤**（intention tremor），它在每个动作的开始和终止时最明显。经常可以发现检查肌肉收缩力的能力也受到损害。当患者被要求快速举起手臂到一定高度时，或者在身体前方手臂外展外伸时被突然的力量所取代，可能有反击[**回弹**（rebound）]。这可以通过让患者在肘部用力地屈曲手臂抵抗阻力，然后突然地移除阻力来证明。如果肢体有共济失调，没有阻力的持续收缩可能引起手击打到患者。下肢的共济失调可以通过**跟-膝-胫试验**（heel-keen-shin test）证明。让仰卧的患者将足跟放在对侧的胫骨上，从踝部到膝部平稳地上下移动。共济失调产生不稳定和不准确的运动，使得患者不能保持足跟与胫骨接触。

B. 躯干共济失调

为了检查躯干的共济失调，要求患者坐在床的一侧或坐在没有扶手的椅子上，并注意任何向一侧倾斜的趋势。

▶反射

A. 腱反射

腱反射（tendon reflex）是通过叩击肌腱使肌肉受到被动牵张的反应，并取决于传入与传出的外周神经的完整性以及它们受到下行性中枢通路抑制。在影响反射弧任何部位的疾病中，腱反射减低或消失，以多发性神经病最为常见；在皮质脊髓束损伤时腱反射亢进。腱反射是根据收缩力或引出反应所需要的最小力量来分级的：4级，非常活跃，通常伴有节律性反射收缩[**阵挛**（clonus）]；3级，活跃而正常；2级，正常；1级，减低；0级，消失。在某些情况下，腱反射很难被引出，但通过让患者紧握未被检测的一侧的拳头或扣紧两手的手指并试图将它们拉开却可能引出。反射测试的主要目的是检测反射缺失或不对称性。对称性无腱反射提示多发性神经病，对称性腱反射亢进可能表明双侧大脑或脊髓疾病。通常检测的腱反射和与神经根包括：肱二头肌和肱桡肌反射（C5~C6），肱三头肌反射（C7~C8），股四头肌反射（L3~L4），以及跟腱反射（S1~S2）。引出这些腱反射的方法如**图1-23**所示。

B. 浅反射

浅反射（superficial reflex）是通过刺激皮肤而不是肌腱引出的，在影响皮质脊髓束的疾病中发生改变或消失。浅反射包括**跖反射**（plantar reflex），反射表现从足跟附近沿足底外侧缘向大趾方向划足底通常导致足趾的跖屈。在皮质脊髓束损伤时，姆趾背屈[**巴宾斯基征**（Babinski sign）]，可伴其余足趾的扇形分开、踝部背屈，以及股部屈曲等（**图1-24**）。一些通常出现在婴儿期的浅反射，随后会消失，随着老龄或额叶功能障碍可能再出现。**手强握反射**（palmar grasp reflex）通过用检查者的手指划患者手掌皮

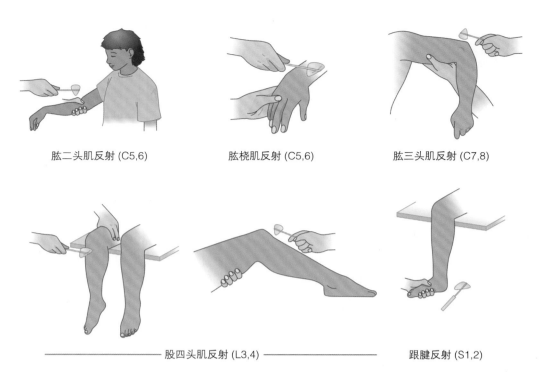

肱二头肌反射 (C5,6)　　　肱桡肌反射 (C5,6)　　　肱三头肌反射 (C7,8)

股四头肌反射 (L3,4)　　　　　　　　跟腱反射 (S1,2)

▲**图1-23** 引出腱反射的方法。显示在坐位与仰卧位的患者引出股四头肌反射的方法(承蒙同意，引用且修改自 LeBlond RF，Brown DD，DeGowin RL. *DeGowin's Diagnostic Examination*. 9th ed. New York，NY：McGraw-Hill；2009.)

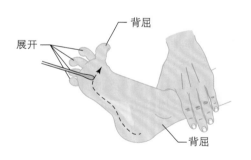

展开　　背屈　背屈

▲**图1-24** 伸性跖反射(巴宾斯基征)该反射是在足底外侧缘用力划引出的(修改自 LeBlond RF，Brown DD，DeGowin RL. *DeGowin's Diagnostic Examination*. 9th ed. New York，NY：McGraw-Hill；2009.)

肤，引起患者手指紧握住检查者的手指。**足底抓握反射**(plantar grasp reflex)是对刺激足底的反应，包括足趾屈曲与内收。**掌颏反射**(palmomental reflex)是通过搔抓手掌被引出，并导致同侧下颏(颏肌)与口周肌(口轮匝肌)收缩。**吸吮反射**(suck reflex)包括刺激嘴唇后出现不自主吸吮动作。**噘嘴反射**(snout reflex)是通过轻轻地叩击嘴唇引出，并导致噘嘴。在**觅食反射**(rooting reflex)，刺激嘴唇引起嘴唇向刺激物靠近。**眉间反射**(glabellar reflex)通过重复叩击前额被引出，正常人眨眼仅在对最初的几次叩击起反应，而持续瞬目是一种异常反应[**迈尔逊征**(Myerson sign)]。

▶**姿势和步态**

应要求患者双足并拢站立，眼睛睁开，以检测因小脑性共济失调的不稳定。随后让患者闭上眼睛，在闭眼而非睁眼时出现的不稳定[**昂白征**(Romberg sign)]是感觉性共济失调的体征。然后应观察患者正常行走，用足跟、用足尖以及**接踵**(tandem)(一只脚直接放在另一只脚的前面)行走，以识别任何以下的经典步态异常(图1-25)。

1. **偏瘫步态**(hemiplegic gait)：受累的下

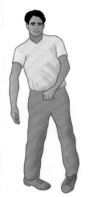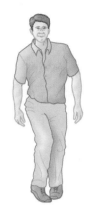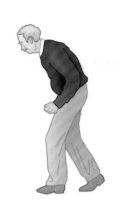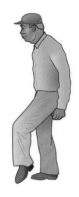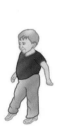

▲图1-25　步态异常。自左至右：轻偏瘫步态，截瘫步态，帕金森病步态，跨阈步态，肌营养不良步态（承蒙同意，引用并修改自 *Handbook of Signs & Symptoms*. 4th ed. Ambler，PA：Lippincott Williams & Wilkins；2009.）

肢保持伸展与内旋，足内翻和跖屈，腿在髋部作划圈运动（环行运动）。

2.　**截瘫步态**（paraplegic gait）：步态缓慢而僵硬，双腿在前面交叉（剪刀式）。

3.　**小脑性共济失调步态**（cerebellar ataxic gait）：步态为宽基底，并可伴有摇晃或蹒跚，就像喝醉了一样。

4.　**感觉性共济失调步态**（sensory ataxic gait）：步态为宽基底，双脚拍击到地面上，患者可能盯着两脚。

5.　**跨阈步态**（steppage gait）：不能足背屈，通常由于腓神经损伤，导致髋部和膝部过度抬高，使脚在行走时能抬离地面。

6.　**肌营养不良步态**（dystrophic gait）：骨盆肌无力产生一种脊柱前凸的、摇摆步态。

7.　**帕金森病步态**（Parkinsonian gait）：屈曲的姿势，起步缓慢，步伐小和拖曳，手臂摆动减少，可出现不自主加速（慌张步态）。

8.　**舞蹈样步态**（choreic gait）：步态不平稳和东倒西歪，但跌倒却极其罕见。

9.　**失用步态**（apraxic gait）：额叶疾病可能导致执行以前习得动作能力的丧失（失用症），在此情况下是丧失行走能力。患者开始行走有困难，可能看似被粘在地面上。一旦开始行走，步态是缓慢和拖曳的。然而，当患者躺下和两腿不负重时完成同样的腿部动作却没有困难。

10.　**防痛步态**（antalgic gait）：一条腿比另一条腿更愿意用，尽量避免把重量加在受伤的腿上而引起疼痛。

特殊情况神经系统检查

尽管神经系统检查总是根据患者的具体情况而定，但两种特殊情况足够独特，值得被提到：昏迷患者的检查以及没有神经系统主诉患者的筛查。

▶昏迷

昏迷的患者不能配合进行完整的神经系统检查。然而，幸运的是，大量的信息可以从极其有限的检查中得到，集中于三个要素：**瞳孔对光反应**（pupillary reaction to light），由头眼（转头）或眼前庭（冷热水试验）刺激诱发的**眼球运动**（eye movement），以及**对疼痛的运动反应**（motor response to pain）等。昏迷患者的检查在第3章，昏迷中详细讨论。

▶筛查性神经系统检查

1.　**精神状态**（mental status）：观察患者是否清醒和警觉、意识模糊或不能唤醒。测试对人物、地点和时间的定向力。通过

要求患者重复 "no ifs, ands, or buts" 筛查失语症。

2. **脑神经**(cranial nerves)：检查视盘有无视乳头水肿。采取对诊法(confrontation)测试视野。确认患者在 6 个主要的凝视方向上协同地活动眼球的能力。让患者闭上眼睛，示齿来评估面部肌力。

3. **运动功能**(motor function)：比较两侧手指精细运动的速度、上肢伸肌的肌力以及下肢屈肌的肌力，来检测皮质脊髓束病变。

4. **感觉功能**(sensory function)：让患者勾画出任何感觉缺失的区域。测试足部的轻触觉和振动觉，如果受损的话，应确定双下肢与上肢损伤的上界。

5. **反射**(reflex)：比较两侧的肱二头肌、肱三头肌、股四头肌、跟腱反射，以及跖反射的活跃性。

6. **协调性、站姿和步态**(coordination, stance and gait)：观察患者站立和行走，并注意姿势或步态的任何不对称或不稳定性。

诊断公式

▶ 诊断原则

一旦完成了病史和检查，对一个神经问题的评估就开始形成一个临时诊断(provisional diagnosis)。这分为两个阶段：解剖学诊断与病因学诊断。诊断过程应始终遵循**简约原则**(law of parsimony)或**奥卡姆剃刀**(Occam's razor)(即奥卡姆剃刀定律—译者注)：最简单的解释最可能是正确的(the simplest explanation is most likely to be correct)。这意味着应该找到单一的、统一的诊断，而不是多种诊断，每个诊断都解释了患者疾病的不同特征。

▶ 解剖学诊断：病变在哪里？

解剖学诊断利用神经解剖学原则在空间上定位病变。定位的精确程度各不相同，

但它始终至少能说明可能产生正在考虑的临床表象的病变所处的神经系统的最高和最低水平。

A. 中枢性与周围性神经系统

做出中枢与周围的区分通常是解剖学诊断的第一步。许多症状和体征都可能通过中枢与周围性病变过程产生，但有些症状和体征是更明确的。例如，认知异常、视野缺损、反射亢进或伸性跖反射(巴宾斯基征)表明中枢神经系统病变，而肌萎缩、肌束震颤或反射消失通常是由周围神经系统紊乱引起的。

B. 瓦尔萨瓦学说

瓦尔萨瓦学说(Valsalva doctrine)表明，一侧脑部病变通常产生躯体的反侧(对侧的)症状和体征。这一学说有助于定位大多数局灶性大脑病变。然而，也会有例外。例如，引起经天幕疝的半球的占位性病变可能压迫对侧中脑的大脑脚，产生占位病变同侧的轻偏瘫。脑干病变可能产生交叉性功能缺失，伴同侧面部与对侧肢体的无力和感觉缺失。因此，一侧的脑桥病变由于面神经(Ⅶ)核受累可引起同侧面部无力，伴有对侧手臂和腿部无力，是由于影响在延髓交叉(锥体交叉)以上的下行性运动通路所致。Wallenberg 综合征，通常是由于延髓外侧的卒中引起，它会伴有同侧面部的痛温觉受损(由于三叉神经下行束和核受累)，并有对侧肢体的痛温觉受损(由于阻断脊髓丘脑侧束)。小脑半球的病变产生同侧的症状和体征(如肢体共济失调)，部分原因是与对侧的大脑皮质联系。最后，脊髓副神经(Ⅺ)接受来自运动皮质的双侧输入，以同侧的输入为主，因此皮质病变可引起同侧胸锁乳突肌无力。

C. 受累的解剖学模式

通过识别不同部位疾病特征性受累模

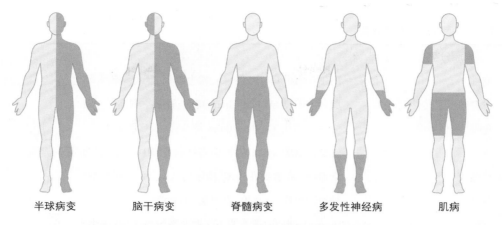

| 半球病变 | 脑干病变 | 脊髓病变 | 多发性神经病 | 肌病 |

▲图1-26　由影响神经系统不同部位的疾病导致的解剖学受累模式

式可能会对神经系统病变的解剖学诊断有所帮助（**图1-26**）。对侧面部、上肢和下肢的运动和感觉功能缺失以及认知和视野异常提示**半球病变**（hemispheric lesion）。出现交叉性功能缺失（在一侧面部与对侧的上下肢运动或感觉受累）或者脑神经麻痹（如眼麻痹）应怀疑**脑干病变**（brainstem lesion）。**脊髓病变**（spinal cord lesion）产生病变水平以下的功能缺失，除了高颈髓病变影响三叉神经（Ⅴ）脊髓束与核外，不影响面部。上运动神经元、下运动神经元以及各种感觉通路的相对受累取决于脊髓病变在水平断面上的部位和程度。**多发性神经病**（polyneuropathy）产生远端的对称性感觉缺失和无力，这通常影响下肢重于上肢，并伴有反射消失。**肌病**（myopathy）（肌肉的疾病）产生近端无力，它可能影响面部和躯干以及肢体，没有感觉缺失。

▶**病因学诊断：病变是什么？**

A. 重温病史

一旦得到了解剖学诊断，下一步就是确定病因。患者以前的病史通常包含这些线索。先前存在的疾病，诸如高血压病、糖尿病、心脏病、癌症，以及艾滋病等，每种疾病都与一系列神经系统并发症有关。许多药物治疗和滥用的药物（如酒精）都有神经系统副作用。家族史可能指向一种遗传性疾病。

B. 考虑疾病的一般分类

神经系统疾病可以由引起其他器官系统疾病的同一种病理过程产生（**表1-3**）。一旦一个神经问题被定位，这些分类可被用来建立一个可能病因的列表。

C. 时间进程是寻找病因的线索

疾病的时间进程是其病因的重要线索（见图1-1）。例如，只有少数过程产生的神经症状是在数分钟内演变的，典型的是缺血、痫性发作或晕厥等。相比之下，肿瘤和变性的过程引起进行性、不间断的症状和体征，而炎症性和代谢性紊乱可能会呈消长变化。

D. 常见的疾病是常见的

解剖学综合征有时是非常有特点的，因其病因是显而易见的。然而，更常见的是，一种解剖学综合征可能有多种病因。在这种情况下，重要的是要记住，常见的疾病是常见的（common diseases are common），而且，即使常见疾病的不常见的表现也要比罕见的疾病的经典表现更常出现。**图1-27**展示

表 1-3   神经疾病的病原学分类

病原分类	实例
变性	阿尔茨海默病、亨廷顿病、帕金森病、肌萎缩侧索硬化
发育性或遗传性	肌营养不良、Arnold-Chiari 畸形、脊髓空洞症
免疫	多发性硬化、Guillain-Barré 综合征、重症肌无力
感染	细菌性脑膜炎、脑脓肿、病毒性脑炎、HIV- 相关性痴呆、神经梅毒
代谢	低血糖 / 高血糖性昏迷、糖尿病性神经病、肝性脑病
肿瘤	神经胶质瘤、转移癌、淋巴瘤、副肿瘤综合征
营养	Wernicke 脑病(维生素 B_1)、联合系统性疾病(维生素 B_{12})
中毒	酒精相关性综合征、娱乐药物中毒、处方药的副作用
创伤	硬膜下 / 硬膜外血肿、嵌压性神经病
血管性	缺血性卒中、脑出血、蛛网膜下腔出血

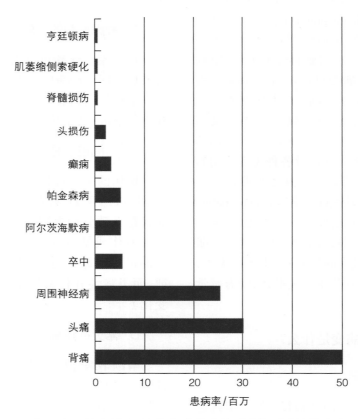

▲ 图 1-27   特定神经系统疾病的患病率(美国)(数据来自 Ropper A, Samuels M. *Adams and Victor's Neurology.* 9th ed. New York, NY: McGraw-Hill; 2009.)

了某些神经系统疾病的相对患病率。了解各种疾病有多么普遍,以及这些疾病是否不成比例地影响特定的人群(即年龄、性别或种族群体)是有帮助的。例如,多发性硬化通常发病年龄在 20~40 岁,女性的发病率通常高于男性,而且优先地影响北欧血统的个体。

实验室检查

在采集病史,完成全身体格检查和神经系统检查,并提出了初步诊断之后,通常就要进行实验室检查,以获取额外的诊断信息。这些检查在第 2 章,辅助检查中叙述。

(王化冰 译 王维治 校)

辅助检查
Investigative Studies

腰椎穿刺

适应证

1. 诊断脑膜炎、其他感染性或炎症性疾病、蛛网膜下腔出血、肝性脑病、脑膜恶性肿瘤、副肿瘤性疾病或疑似颅内压异常等。

2. 评价脑膜炎、感染性或炎症性疾病的治疗反应。

3. 鞘内药物治疗用药或注射放射对比剂。

4. 为了降低脑脊液（CSF）压力（罕见情况）。

5. 在专科中心评估某些变性疾病的生物标记物，特别是克雅病（Creutzfeldt-Jakob disease，CJD）和阿尔茨海默病（Alzheimer disease），以及发作性睡病等。

禁忌证

1. **可疑的颅内占位性病变**。腰椎穿刺可能加速初期的小脑幕疝。

2. 在穿刺部位的**局部感染**。应改行颈椎或脑池穿刺代替。

3. **凝血病**（coagulopathy）。腰穿前纠正凝血因子缺乏或血小板减少症（血小板计数低于 50 000/μl 或快速下降），减少出血的风险。

4. **可疑的脊髓占位性病变**。在这种情况下，只采取少量的脑脊液，以避免造成梗阻部位上下的压力差，从而增加脊髓受压。

准备

A. 人员

如果患者合作，一个人就可以做腰椎穿刺术。当患者不合作或害怕时，助手可以帮助摆好患者的体位和处理标本。

B. 器械及备品

以下物品通常包括在事先准备的托盘中，并且必须是无菌的：

1. 手套
2. 消毒皮肤用的含碘溶剂
3. 棉签
4. 孔巾
5. 利多卡因（1%）
6. 注射器（5ml）
7. 针头（22 号和 25 号）
8. 带针芯的腰椎穿刺针（最好是 22 号）
9. 三通开关
10. 测压计
11. 收集标本的试管
12. 胶带

C. 体位

通常采取侧卧位（**图 2-1**），患者沿床边而卧，背对着临床医生。让患者最大限度地弯曲腰椎，张开椎间隙。使脊柱与床面平行，髋部和肩部与垂直的平面保持一致。

当必须取坐位时，让患者坐在床边，弯

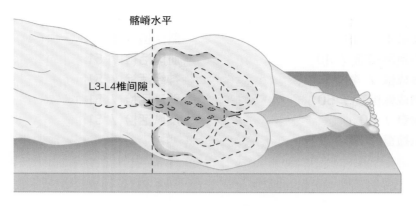

▲图 2-1　侧卧位腰椎穿刺

腰趴在放在床头桌的一个枕头上，然后医生从床对面越过床进行操作。

D. 穿刺部位

大多数情况下，穿刺是在 L3~L4（髂后上棘水平）或 L4~L5 椎间隙，因为成人脊髓（圆锥）就终止于大约 L1~L2 水平之上。因此，在这个水平以下穿刺，就不会有穿刺到脊髓的危险。

操作步骤

1. 要想比较血和脑脊液的葡萄糖水平，应抽取静脉血测定糖含量。理想情况下，应在患者禁食至少 4 小时后，同时采取血和脑脊液标本。

2. 把需要的器械及用品要放在易取到的地方。

3. 戴上口罩和无菌手套。

4. 将含碘溶液涂在海绵上，并擦拭椎间隙周围的广泛区域。随后，再用干净的海绵擦拭溶液。

5. 在围绕消毒术野区域覆盖孔巾。

6. 用一个 5ml 注射器和一个 25 号针头，用利多卡因（Lidocaine）麻醉穿刺部位的皮肤。然后，用 22 号针头将底层组织用 Lidocaine 麻醉。

7. 将针固定好后，将腰椎穿刺针刺入椎间隙的中点。保持针与床面平行，并向头部略呈角度，或朝向脐部的方向。保持针的斜面朝上，对向操作者的面部。

8. 缓慢地进针，直到感觉刺入黄色韧带时发出砰的一声。拔出针芯，检查 CSF 流出针筒，表明进入 CSF 间隙。如果没有 CSF 流出，重新放入针芯，将针再向前推进少许距离，直至 CSF 出现为止。如果针头进不去，可能碰到了骨头。可将针拔出一些，使之与床面保持平行，然后再以稍微不同的角度重新进针。

9. 当获取 CSF 后，再插入针芯。让患者伸直双腿，将止动阀（三通）开关和测压计接到穿刺针上。转动止动阀让 CSF 流入测压计，并测定初始压力。压力应随着呼吸的阶段而波动。

10. 转动止动阀收集 CSF，并注意脑脊液外观（透明度和颜色）。根据所安排测试的需要留取 CSF 的量及试管数的多少。通常 5 支试管各收集 1~2ml，检查细胞计数、糖及蛋白测定，测定 CSF/ 血清白蛋白比值（血脑屏障的测试）和 IgG 指数（排除神经炎性疾病），性病研究实验室（Venereal Disease Research Laboratory，VDRL）测试梅毒、革兰氏染色，以及细菌培养等。要做其他检查可能要收集额外的标本，诸如隐球菌抗原、其他真菌和细菌抗体检测、单纯疱疹病毒及其他病毒的聚合酶链反应、寡克隆带（当考虑中枢神经系统炎症时）、谷氨酰胺（如果怀疑肝性脑病）、克雅病（Creutzfeldt-Jakob disease）（14-3-3 蛋白水平增高）和阿尔茨海默病的生物标志物（Aβ42 水平低和 tau 蛋白总量或磷酸化 tau 水平增高）、下视丘泌素（hypocretin）（在发作性睡病伴猝倒时非常低或缺失），以及细胞学检查等。如果 CSF 看似含血，则收集另外的脑脊液，这样就可以用收集的最后一管标本重复做细胞计数。细胞学检查至少需要 10ml 脑脊液。

11. 重新接通止动阀和测压计，记录终压。

12. 取下穿刺针，并在穿刺部位贴敷胶带。

13. 在此之前，指导患者在术后俯卧或仰卧 1 或 2 小时，以减少腰穿后头痛的风险。目前的证据表明，这是不必要的。

并发症

A. 穿刺失败

有些情况，诸如明显的肥胖、脊柱退行性疾病、以前的脊柱外科手术、近期腰椎穿刺及脱水等，可使腰椎穿刺难以操作。当腰穿在侧卧位不能进行时，让患者在坐姿下尝试这一操作。如果穿刺再次不成功，让有经验的神经科医生或神经放射科医生采用一种倾斜的入径、影像引导或在影像指导下进行侧颈椎或脑池穿刺。

B. 动脉或静脉穿刺

如果穿刺针进入血管而不是脊髓的蛛网膜下腔，应将针拔出，并用一个新的穿刺针，尝试在不同的水平穿刺。患有凝血病或服用阿司匹林或抗凝药患者应仔细观察由脊髓硬膜下或硬膜外血肿导致的脊髓受压的体征（见第 9 章，运动疾病）。

C. 腰穿后头痛

在腰椎穿刺后，患者可能有轻微的头痛，在直立位时加重，但在卧位时减轻。这通常会在数小时至数日内自发地消退。这一并发症的发生频率与腰椎穿刺针的大小有直接关系，但与放出的液体的体积无关。腰穿后大量补液或让患者卧床休息 1 或 2 小时并不减少头痛的可能性。头痛通常对非甾体抗炎药（NSAIDs）或咖啡因（Caffeine）有反应（见第 6 章，头痛和面部疼痛）。严重的和迁延性头痛可以用自体血凝贴片（autologous blood clot patch）治疗，应由有经验的人员使用。应用一种无创性腰椎穿刺针可减少腰椎穿刺后头痛的发生率。

结果分析

A. 外观

当脑脊液从腰椎穿刺针流出时，注意其透明度和颜色，以及在穿刺过程它的外观的任何变化。CSF 通常是透明无色的。当白细胞计数约超过 200 个 /μl 时，CSF 可能看起来不清或混浊，但细胞计数低至约 50 个 /μl 时，当把试管举起来对着阳光照射时，可能由悬浮细胞引起光散射［廷德耳效应（Tyndall effect）］效应。有血红蛋白（粉色）、胆红素（黄色）或罕见的黑色素（黑色）可能使 CSF 带有颜色。

B. 压力

成人在侧卧位时，腰区 CSF 压力正常是在 60 与 180~200mm 水柱之间。在儿童，第 90 百分位的初压为 280mm 水柱。患者在坐位进行腰穿时，在测定 CSF 压力之前应让患者变为侧卧位。CSF 压力增高可以由肥胖、激越或与姿势有关的腹内压增加所致（这在记录初压前通过让患者伸直双腿和伸直背部可以消除）。与 CSF 压力增高有关的病理情况包括颅内占位性病变、脑膜脑炎、蛛网膜下腔出血，以及脑假瘤等。

C. 显微镜检查

显微镜检查可由腰穿操作者或在临床

实验室进行,它总是包括细胞总数和分类。细菌革兰氏染色、分枝杆菌抗酸染色,以及肿瘤细胞的细胞学检查也是检查的指征。CSF 通常每微升最多含有 5 个单个核白细胞(mononuclear leukocyte)(淋巴细胞或单核细胞),没有多形核细胞,也没有红细胞,除非是腰椎穿刺创伤。正常的 CSF 是无菌的,因此在没有中枢神经系统(CNS)感染时,用上述的各种染色都不应发现病原体。

D. 血性脑脊液

区别 CNS 出血与穿刺针损伤是至关重要的。如果放出更多的 CSF 而血液变清,可能是穿刺损伤。这通过比较采集的第一管与最后一管 CSF 的细胞数就可以确定,红细胞数明显减少支持损伤所致。

标本还应迅速进行离心并检查上清液。腰穿损伤时上清液是无色的。与之相反,CNS 出血后,血红蛋白被酶降解为胆红素使上清液呈黄色(黄变)。黄变(xanthochromia)可能是轻微的。目测观察需要与一个无色标准(装水试管)进行对比,最好用胆红素的分光光度计定量来评定。

表 2-1 概述了蛛网膜下腔出血后 CSF 颜色变化的时间进程。损伤性腰椎穿刺后 CSF 中血液通常在 24 小时内消失,不会凝结;而蛛网膜下腔出血后血液通常会持续至少 6 天,并可能发生凝固。红细胞皱缩(干皱)没有诊断价值。除了源于红细胞血红蛋白的破坏,CSF 黄变的其他原因包括黄疸伴血清胆红素水平超过 4~6mg/dl,CSF 蛋白浓度大于 150mg/dl,以及罕见的情况,存在胡萝卜素色素(carotene pigment)。

蛛网膜下腔出血后或损伤性腰椎穿刺后早期见于 CSF 中的白细胞是由血液循环的全血渗漏所致。如果红细胞比容和外周白细胞计数在正常范围内,每 1 000 个红细胞就大约有 1 个白细胞。如果外周的白细胞计数增高,这一比例就会增加。此外,CSF 中每出现 1 000 个红细胞将使其 CSF 蛋白浓度增加约 1mg/dl。

操作记录

描述腰椎穿刺的说明应记录在患者的病历中,包括:

1. 施行的日期和时间。
2. 执行操作者的姓名(或两人)。
3. 适应证。
4. 患者的体位。
5. 使用的麻醉药。
6. 进针的椎间隙。
7. 脑脊液初压。
8. CSF 的外观,包括操作期间外观的变化。
9. 放出的液量。
10. 脑脊液终压。
11. 安排的检测,例如:试管 1(1ml),细胞计数;试管 2(1ml),葡萄糖和蛋白含量;试管 3(1ml),微生物染色;试管 4(1ml),细菌、真菌及分枝杆菌培养。
12. 由操作者所做的任何检查结果,诸如微生物染色。
13. 并发症(如果有的话)。

▼ 电生理学检查

脑电图

放置在头皮上的电极记录脑的电活动。脑电图(EEG)是易于操作的,相对便宜,并在某些不同的临床环境中都有帮助(图 2-2)。

表 2-1 蛛网膜下腔出血后 CSF 的着色

	出现	最明显	消失
氧合血红蛋白(粉红色)	0.5~4h	24~35h	7~10d
胆红素(黄色)	8~12h	2~4d	2~3 周

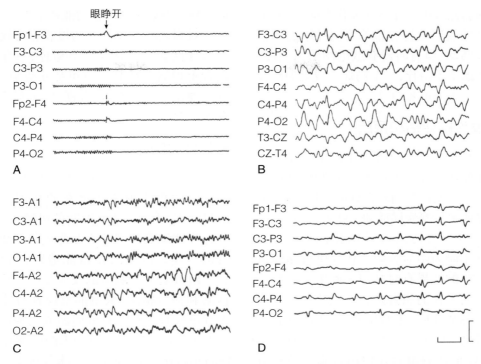

▲图 2-2　A. 正常脑电图,后置 9-Hz α 节律,随着睁眼而减弱。B. 反应迟钝的脑炎患者,异常脑电图显示不规则弥漫性慢活动。C. 右顶叶神经胶质瘤患者,在弥漫的慢背景下,右侧中央区有不规则的慢活动。D. 克雅病患者,每秒出现一次周期性复合波。水平标定:1 秒;垂直校准:A 图 200μV,其他面板 300μV(承蒙同意,引自 Aminoff MJ,*Aminoff's Electrodiagnosis in Clinical Neurology*. 6th ed. Oxford:Elsevier;2012. Copyright © Elsevier.)

电极位置指示在每个面板的左侧,如下所示:A,耳垂;C,中央;F,额极;Fp,前额叶;P,顶叶;T,颞叶;O,枕叶。右侧位置用偶数表示,左侧位置用奇数表示,中间位置用 Z 表示。

疑似癫痫的评估

　　EEG 在评估疑似癫痫患者中是有用的。在不确定性质的行为障碍期间,出现 EEG 痫性活动(突发突止的异常、节律性脑电活动和表现一种进展模式)即可毫无疑问地确定诊断。在癫痫发作时通常不可能获得 EEG,因为这些的发生不可预测。然而,发作间期(当患者没有临床发作时)的 EEG 可能是不正常的,因此在诊断上仍是有用的。发作间期存在癫痫样活动(包含一些尖波放电的异常阵发性活动)对评估很有帮助。从未有过痫性发作患者偶尔会出现这种电活动,但癫痫患者出现这种电活动的几率要比正常受试者高。发作性行为障碍患者的脑电图癫痫样活动,准确代表其在临床上出现癫痫发作的可能性显著更高,从而支持临床诊断。

癫痫发作的分类

　　EEG 表现可能帮助癫痫发作疾病分类,从而选择适宜的抗癫痫药物治疗。例如,在癫痫小发作的典型失神患者中(见图 12-3,癫痫和晕厥),EEG 以发作期和发作间期都出现发作性广泛棘波活动为特征(见图 12-3)。与之相反,由局灶性癫痫引起的外部意识受损发作,可能是正常的或表现为发作期间局灶性癫痫样放电。在癫痫发作期间,可能出现局灶的或广泛性分布的不同频率的异常节律性活动,但有时没有脑电图的相关性。如果考虑手术治疗,一个局灶性或偏侧性致癫痫源是尤为重要的。

癫痫发作的评估和预后

EEG 可以指导预后判断,并已被用于追踪癫痫发作障碍的过程。正常的 EEG 意味着对痫性发作控制较良好的预后,而异常的背景或大量癫痫样活动意味着预后不良。然而,对于头外伤、卒中或脑肿瘤患者,EEG 表现并不能为随后癫痫发作提供可靠的指导。EEG 的结果有时被用来确定连续数年没有癫痫发作的患者是否可以停用抗癫痫药物。尽管 EEG 正常的患者更有可能顺利地停药,但这些表现只能提供一般性指导,EEG 正常的患者在停用抗癫痫药物治疗后可能会再次发作。相反地,尽管 EEG 出现持续的干扰,患者也可能不再有癫痫发作。

癫痫状态的管理

脑电图在控制强直 - 阵挛性癫痫状态中几乎没有帮助,除非患者接受了神经肌肉阻滞剂,以及是由药物治疗诱发的昏迷。EEG 在指示麻醉水平和判断癫痫发作是否持续方面是有用的。癫痫状态是以反复的脑电图的痫性发作或持续的癫痫样(棘波)活动为特征。惊厥状态控制后可能出现非惊厥状态。在非惊厥性癫痫持续状态下,EEG 表现提供了唯一的方法,使得做出有自信的诊断和区分两种主要类型。在失神持续状态,可以看到持续的棘波活动,而在局灶性癫痫状态,可见反复的脑电的痫性发作。

其他神经障碍的诊断

某些神经障碍会导致 EEG 出现特征性而非特异性的异常,有助于提示、确定或支持诊断。例如急性大脑功能紊乱患者,在一侧或双侧颞叶出现反复的慢波综合提示单纯疱疹性脑炎的诊断。类似地,急性痴呆患者出现周期性复合波可提示克雅病、亚急性硬化性全脑炎,或者锂、巴氯芬或铋中毒等。

意识变化的评估

脑电图会随着意识的降低而减慢,这在一定程度上取决于潜在的病因。脑电图显示癫痫活动提示诊断的可能性(例如非惊厥性癫痫持续状态),否则它可能会被忽略。连续的记录使得能追踪预后和病程。EEG 对外界刺激的反应是一个重要的诊断和预后指南,脑电的反应性意味着昏迷程度较轻。在没有低体温或药物过量的情况下,在技术上足够的记录中,脑电静息(electrocerebral silence)意味着新皮质的死亡。在一些看似昏迷的患者中,意识实际上是保留的。虽然有四肢瘫以及面肌和延髓肌的核上性麻痹,EEG 通常正常,并有助于指示闭锁综合征(locked-in syndrome)。

脑磁图

脑电活动的磁场可以用专门的设备记录下来。脑磁图(magnetoencephalogram,MEG)对产生于皮质沟(cortical sulci)的活动比 EEG 更敏感,而 EEG 检测起源于皮质表面的活动最好。MEG 具有更好的空间分辨率,能比 EEG 更准确地定位活动。它用于定位癫痫时异常的大脑活动以及癫痫或脑肿瘤患者术前计划手术时的中心裂。

诱发电位

对某些传入通路的非侵入性刺激会引出脊髓或大脑的电位,这可以用来监测这些通路功能的完整性,但不能表明任何涉及它们的损伤的原因。与背景 EEG 活动(噪音)相比,这些反应非常小,与刺激的时间没有关系。因此,对许多刺激的反应被记录下来,并用计算机均衡化以消除随机噪音。

诱发电位的类型

A. 视觉型

单眼的棋盘图案的视觉刺激引起视觉诱发电位(visual evoked potential),它是从头皮的正中枕区被记录下来。临床上最相关的成分是 P100 反应,一个潜伏期约为100ms 的正向波峰。要注意反应的存在和潜伏期。虽然它的幅度也可以测量,但幅度的变化对识别病理变化没有那么大帮助。

B. 听觉型

用反复的咔哒声单耳刺激会引起脑干听觉诱发电位(brainstem auditory evoked potential),在头皮的顶点被记录。在听觉刺激后的前 10ms 被诱发一系列电位,代表了皮质下听觉通路中各种结构的顺序激活。基于临床的目的,注意要针对于前 5 个正向电位的存在、潜伏期和峰间间隔。

C. 体感型

对周围神经的电刺激被用于引发体感诱发电位(somatosensory evoked potential),它被记录在头皮和脊柱上。它们的图形配置和潜伏期取决于被刺激的神经。

适应证

A. 多发性硬化病变检测

诱发电位可以检测和定位中枢神经系统(CNS)病变。这在多发性硬化(MS)中尤为重要,MS 的诊断取决于检测多灶的 CNS病变。当患者只有一个单一病变的临床证据时,在其他部位电生理识别的异常有助于确立诊断。当疑似 MS 患者出现不明确的主诉时,适当的传入通路的电生理异常表明症状的器质性基础。尽管磁共振成像

(MRI)在检测病灶方面更有用,但它是对诱发电位检查的补充而不是替代。诱发电位检查监测传入通路的功能而不是解剖的完整性,而且有时可能发现 MRI 没有检测到的异常(反之亦然)。诱发电位的成本也低于 MRI。在确诊的多发性硬化患者中,诱发电位表现有时被用于追踪疾病的病程或对治疗的反应,但它们在这方面的价值尚不清楚。

B. 其他中枢神经系统障碍病变检测

诱发电位异常发生在多发性硬化以外的疾病,多模式诱发电位异常在某些脊髓小脑变性、家族性痉挛性截瘫、Lyme 病、获得性免疫缺陷综合征(AIDS)、神经梅毒及维生素 E 或 B_{12} 缺乏中可能会遇到。因此,它们的诊断价值取决于它们被发现的背景。尽管这些发现可将病变局限于中枢神经系统的广泛区域,但精确的定位也许不可能,因为许多成分生成来源是未知的。

C. 中枢神经系统创伤或缺氧后的评估和预后

在创伤后或缺氧后的昏迷中,双侧体感诱发电位的皮质生成成分缺失意味着认知功能将无法恢复;当一侧或两侧存在皮质反应时,预后较为乐观。这类检查可能对疑似脑死亡患者特别有用。体感诱发电位也被用于确定创伤性脊髓损害的完全性,刺激脊髓损伤平面以下的神经后,反应的存在或早期恢复表明损伤不完全,因此暗示预后比其他情况更好。

D. 术中监测

在手术过程中,某些神经结构的功能完整性可以通过诱发电位来监测,以便及早识别任何功能障碍,从而使损伤变得最小。当功能障碍与手术操作有关时,可以通过改变操作来预防或减少任何永久性的神经功能缺损。

E. 视力或听力的评估

对于因年龄或精神状态异常而不能配合行为测试的患者,可以通过诱发电位检查来评估视力和听力。

肌电图和神经传导检查

肌电图

在可触及肌肉的离散区域内的电活动可以通过插入一个针电极来记录。在静息时和活动期间,肌肉电活动的模式[肌电图(electromyogram,EMG)]都是具有特征的,而且异常与运动单位不同水平的紊乱有关。

A. 静息电活动

在松弛的正常肌肉除了神经肌肉接头所在的终板区外,不操作自发的电活动,但在病变的肌肉自发地出现各种类型的异常电活动。**纤颤电位**(fibrillation potential)和**正锐波**(positive sharp wave)(反映肌纤维兴奋性)通常在失神经支配的肌肉很常见,但并非总是如此。它们有时也出现于肌病性障碍中,特别是炎症性疾病诸如多发性肌炎。虽然在正常肌肉中偶尔会遇到反映个别运动单位自发性电活动的**肌束震颤电位**(fasciculation potentials),它们是神经病性障碍的特征,特别是主要影响前角细胞的疾病(如肌萎缩侧索硬化)。**肌强直性放电**(myotonic discharge)(由肌肉纤维产生的高频放电,有波幅和频率消长)最常见于诸如强直性肌营养不良或先天性肌强直等疾病,以及偶尔见于多发性肌炎或其他较罕见的疾病。其他类型的异常自发性活动也会出现。

B. 自主肌肉收缩时的电活动

肌肉轻微的自主收缩激活少量的运动单位。由个别运动单位的肌纤维产生的电位可以在针电极的检测范围内被记录到。

正常的运动单位电位有明确的持续时间、振幅、结构和放电速率的限制。这些界限取决于检查中的肌肉。在许多**肌病性障碍**(myopathic disorder)中,受累肌肉有小的、短程的、多相运动单位的发生率增加,并可为一定程度的自主活动而激活过多的运动单位。在**神经病性障碍**(neuropathic disorder)中,运动单位丢失,因此在最大收缩期间激活的运动单位数量会减少,而且运动单位点火比正常情况下快。此外,电位的形态及大小可能是不正常的,取决于神经病过程的剧烈程度和是否出现神经再支配(**图2-3**)。个别的运动单位电位的形态及大小的变化是**神经肌肉传递障碍**(disorder of neuromuscular transmission)的特征。

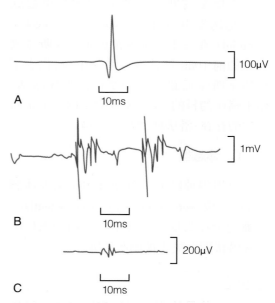

▲图2-3　用同心针电极记录的运动单位动作电位。A. 正常电位。B. 长程多相电位(显示2次)。C. 短程、低波幅多相电位(承蒙同意使用,引自 Aminoff MJ. Electromyography in Clinical Practice. 4th ed. New York, NY: Churchill Livingstone; 1998. Copyright © Elsevier.)

C. 临床效用

当神经成分受到影响时,病理过程可能是在前角细胞水平或在轴突长度的某一点,包括轴突经过神经根、四肢神经丛以及周围神经,然后分支成为它的终末分支。肌电图可以检测运动单位的紊乱,并可以指示潜在病变的部位。当由于病情轻微或患者配合不佳,或出现疼痛等其他症状使临床评估困难,临床检查未得到结果时,神经肌肉疾病可能被肌电图识别。肌电图检查结果本身并不能达到病因诊断,它们必须与临床表现及其他实验室检查结果相关联。肌电图的表现可以为预后提供指导。例如,在周围神经或脑神经的急性病变中,失神经支配的肌电图证据意味着恢复的预后比未发生失神经支配的差。与针式肌电图相比,表面记录的肌电图的临床效用还没有确定。

神经传导检查

A. 运动神经传导检查

刺激肌肉沿它的运动神经通路的两点或多点,把肌肉的电反应记录下来(**图 2-4**)。这使得能确定在刺激点之间传导最快的运动纤维的传导速度。

B. 感觉神经传导检查

当感觉纤维在某一点受到刺激并在沿这一神经通路的另一点上记录它的反应时,就可以测定这些纤维的传导速度和动作电位波幅。

C. 适应证

神经传导检查可以证实周围神经损伤的存在和程度。当临床检查很困难时,它们特别有帮助(如儿童患者)。神经传导检查在以下情况下是有用的:

1. 确定感觉症状是否由后根神经节近端或远端的病变引起的(在后一种情况下,受累纤维的感觉传导检查将会是异常的),以及神经肌肉功能障碍是否由周围神经疾病引起的。

2. 检测单神经病患者其他周围神经的

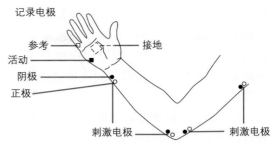
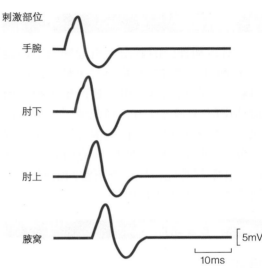

▲图 2-4　尺神经的运动传导研究安排。用表面电极记录在不同部位小指展肌对神经超强刺激的反应(承蒙同意使用,引自 Aminoff MJ. Electromyography in Clinical Practice. 4th ed. New York,NY:Churchill Livingstone;1998. Copyright © Elsevier.)

亚临床受累。

3. 确定单神经病患者的局灶性病变部位,并提供预后指导。

4. 鉴别多发性神经病与多数性单神经病。这一点很重要,因为这些疾病的病因不同。

5. 阐明多发性神经病患者的残疾程度与叠加的局灶性压迫性神经病的关系,这是常见的并发症。

6. 追踪周围神经疾病的进展及其对治疗的反应。

7. 表明周围神经疾病的主要病理改变。在脱髓鞘性神经病,传导速度通常明显减慢并可能出现传导阻滞;在轴索性神经病(axonal neuropathy),传导速度通常正常或仅轻度减慢,感觉神经动作电位变小或缺如,肌电图显示受累肌肉失神经支配的证据。

8. 在遗传和流行病学研究中发现周围神经的亚临床遗传性疾病。

F- 反射检查

对运动神经的刺激会引起冲动**逆向地**(向脊髓)以及**顺向地**(向神经末梢)传导,并引起一些前角细胞放电。这产生一种小的运动反应(F 波),比由神经刺激引出的直接肌肉反应要晚得多。在周围神经系统近端部分,如神经根病变时 F- 波有时是不正常的。在常规神经传导检查正常的情况下,F-波检查可能有助于检出异常。

神经重复电刺激

概述

肌肉对其运动神经超强电刺激的电反应大小与被激活的肌肉纤维的数量有关。神经肌肉的传递是通过记录(用表面电极)肌肉对其运动神经的超强刺激的反应来测试的,刺激可以是重复或单次的电击,或者是在一次最大的自主性收缩后选择的时间间隔内一连串的电击。

正常反应

在 10Hz 或以下的运动神经重复刺激后,在 10 秒的自主肌肉收缩后每隔一段时间或给予一次刺激或一系列刺激,正常受试者复合肌肉动作电位的大小几乎没有变化。在接头区先前的活动影响乙酰胆碱释放的量,从而影响由刺激引出的终板电位的大小。尽管在最大的随意活动后释放乙酰胆碱的量会短暂地增加而后又减少,但通常会比需求释放更多的乙酰胆碱,以使得运动终板电位达到产生肌纤维动作电位的阈值。

神经肌肉传递障碍反应

A. 重症肌无力

重症肌无力(myasthenia gravis)患者的运动神经元重复放电后,乙酰胆碱的释放减少,阻碍了神经肌肉接头耗竭的突触后乙酰胆碱受体(acetylcholine receptor)的代偿。因此重复性刺激(特别是在 2~5Hz 的刺激)可能导致神经肌肉传递的减低,伴有从受累肌肉记录的复合肌肉动作电位**递减**(decrement)。类似地,在一个 10 秒周期的最大自主活动后,立即对运动神经电刺激可能引出比以前稍微大一些的肌肉反应,表明更多的肌纤维正在做出反应。这种神经肌肉传递的后活化促进作用之后是一个较长的抑制期,在调节期后 2~4 分钟最大,并持续长达大约 10 分钟。在此期间,复合肌肉动作电位减低。

B. 肌无力综合征和肉毒中毒

在兰伯特 - 伊顿肌无力综合征(Lambert-Eaton myasthenic syndrome),在神经肌肉接头乙酰胆碱的释放缺陷,导致单一刺激引出非常小的复合肌肉动作电位。以高达 10Hz 的速率重复刺激时,最初的一些反应可能波幅降低,但随后的反应增加,它们的波幅最终要比最初的反应大数倍之多。肉毒毒素中毒(Botulism)患者对重复刺激表现出一种相似的反应,但表现有更大的变化,而且不是所有的肌肉都受到影响。在 Lambert-Eaton 肌无力综合征和肉毒中毒用高频刺激时**递增反应**(incremental response)是较显著的,并可能由于钙在运动神经末梢进行性蓄积促使乙酰胆碱释放引起的。

自主神经功能测试

自主神经和小纤维功能测试评估心率、血压和出汗的控制。交感和副交感神经通路都进行评定。五项心血管反射的简单、非侵入性测试可能足以评估糖尿病性（以及可能其他的）自主神经病：心率对瓦尔萨尔瓦手法（Valsalva maneuver），站立，以及深呼吸的反应；血压对站立，以及持续的握手的反应。在两个或以上的测试出现异常表明确定的自主神经病（autonomic neuropathy）。出汗是分别测试的。在体温调节的排汗测试中，用热辐射床架使患者体温增加1℃，而皮肤上覆盖一层在潮湿时变色的粉末。这使得出汗的出现和分布都表现出来。这种交感神经的皮肤反应，也就是在一次电刺激后皮肤表面的电压变化也可以被记录下来。这取决于由汗腺产生的电活动，以及在有害刺激后皮肤的电阻降低。定量的泌汗运动神经轴突反射测试（quantitative sudomotor axon reflex testing，QSART）定量评估节后交感神经功能，但需要复杂和昂贵的设备。

多导睡眠图

概述

睡眠障碍的检查需要在睡眠和清醒时记录多个生理学变量，通常包括脑电图、颏下肌电图、眼球运动、呼吸活动、鼻腔或口腔气流、氧饱和度，以及心电图等；还需要给患者做一段录像记录。其他的变量，诸如阴茎肿胀，可以根据检查的原因来决定是否测量。

适应证

1. 睡眠相关的呼吸障碍的诊断及其对各种治疗手段的反应。

2. 疑似发作性睡病（narcolepsy）患者的评估和诊断。还需要进行多次睡眠潜伏期测试，评估入睡所需要的时间，并包括在2小时间隔内有5次小睡机会。

3. 睡眠周期性肢动（periodic limb movements of sleep）的评估。

4. 失眠（insomnia）或不明原因的嗜睡症（hypersomnia）的评估。

5. 癫痫或神经肌肉疾病患者的睡眠相关症状的评估。

6. 勃起功能障碍（erectile dysfunction）的器质性病因的评估。

颅脑成像检查

计算机断层扫描

概述

计算机断层（CT）扫描是检查解剖结构的一种无创性计算机辅助的放射学手段（图2-5）。它可以精确、快速和便利地检测颅内的结构异常。因此，它特别适用于评估进行性神经疾病或疑似有结构性病变的局灶性神经功能缺失，痴呆或颅内压增高，以及疑似卒中或头部创伤。静脉注入碘造影剂提高了检出和确定血管性病变以及与血脑屏障功能障碍有关的病变。在已知或疑似原发性或继发性脑肿瘤、动静脉畸形（AVMs）、动脉瘤、脑脓肿、慢性等密度的硬膜下血肿或脑梗死患者中，造影增强扫描可提供比未增强扫描更多的信息。由于造影剂对肾脏可能有不良反应，它们的应用应有所区别。常用的造影剂的其他不良反应是疼痛、恶心、热的感觉，以及过敏样反应，包括支气管痉挛和死亡。

适应证

A. 卒中

由于CT可以区分梗死与颅内出血，对发现颅内血肿尤其敏感（见图13-20），它的定位可能为确定病因提供指导。CT扫描偶可证实患者临床功能缺失的非血管性病因，

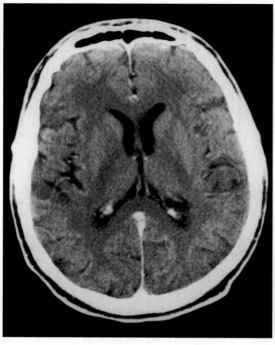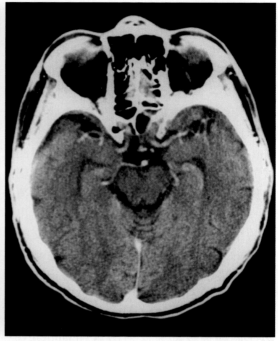

▲图 2-5　一例 62 岁男性的造影剂增强的 CT 脑扫描,显示正常的解剖结构。影像是在侧脑室(左侧)和中脑(右侧)的水平(与图 2-6 为同一患者)

诸如肿瘤或脓肿等。

B. 肿瘤

CT 扫描可能指示脑肿瘤的部位、周围任何水肿的程度、病灶是囊性还是实体性,以及它是否使中线或其他正常的解剖结构移位;也能证明任何急性出血性成分。

C. 创伤

CT 扫描对检测外伤性颅内的(硬膜外、硬膜下、蛛网膜下腔或脑内的)出血以及骨创伤都是很重要的。与 X 线片相比,它们还提供了更精确的相关性骨折的描述。

D. 痴呆

CT 扫描可能表明有肿瘤或脑积水(脑室扩大)的存在,伴或不伴有脑萎缩。在痴呆的患者中,出现脑积水不伴脑萎缩提示正常压力或交通性脑积水。脑萎缩可能出现于痴呆的或正常老年人身上。

E. 蛛网膜下腔出血

在蛛网膜下腔出血(subarachnoid hemorrhage, SAH)患者中,CT 扫描通常指示在蛛网膜下间隙内存在血液,甚至可能提示出血的来源(见图 6-5)。如果 CT 扫描的结果是正常的,尽管临床表现提示蛛网膜下腔出血,应检查脑脊液以排除出血或脑膜炎。CT 血管造影(见后面)可能会证明潜在的血管畸形或动脉瘤。

磁共振成像

概述

磁共振成像(magnetic resonance imaging, MRI)不涉及电离辐射。患者躺在一个大磁体中,使体内的一些质子沿着磁体的轴线排列。质子在受到射频能量的刺激时会发生共振,产生足以被探测到的微小回声。这些射频脉冲发射的位置和强度由计算机记录和绘制。信号的强度取决于组织中运动的氢核的浓度［或核自旋密度（nuclear-spin density）］。自旋 - 晶格（T_1）和自旋 - 自旋（T_2）弛豫时间是导致不同软组织信号强度相对差异的主要原因，这些参数对生物组织中水的状态很敏感。脉冲序列对 T_1 和 T_2 有不同的依赖性，选择性地改变软组织之间的对比（图 2-6）。

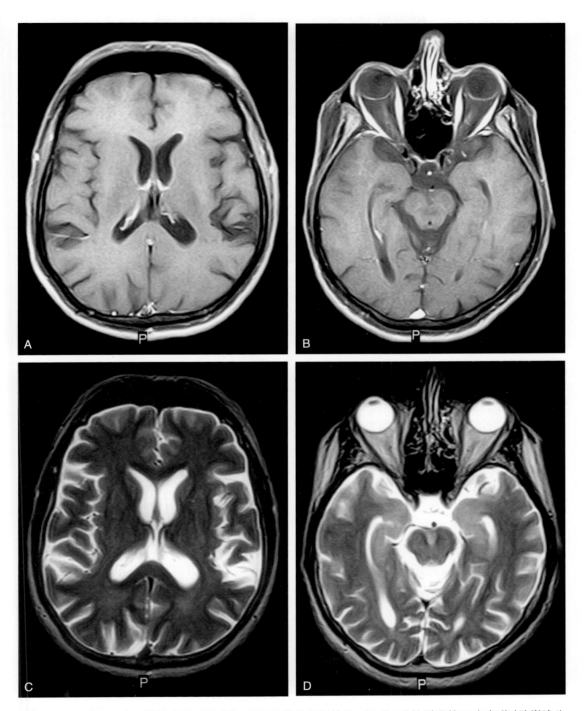

▲图 2-6　一例 62 岁男性的脑磁共振成像，显示正常的解剖结构。（A 和 B）钆增强的 T_1 加权像（脑脊液为暗色）；（C 和 D）T_2 加权像（脑脊液为白色）。影像是在侧脑室（A 和 C）和中脑（B 和 D）水平

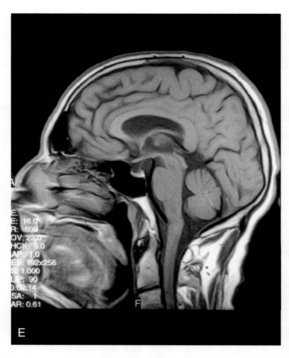

▲图 2-6（续）（E）显示正中矢状位 T$_1$ 加权像。脑成像来自图 2-5 的同一患者

　　MRI 可获得的软组织对比度使之在检测某些结构病变中比 CT 扫描更敏感。MRI 提供了比 CT 扫描更好的脑灰白质间的对比度。它对于后颅窝和脊髓的异常有优异的显示效果，用于检测亚急性和慢性出血，以及与多发性硬化或引起癫痫发作有关的病变。除了较高的敏感性，它还没有骨的伪影，并无需变换患者的体位即可获得多维层面的图像（轴位、矢状位和冠状位）。由于没有已知的危险作用，如果必要的话，MRI 检查可以连续的方式重复进行。偶有患者由于幽闭恐惧症（claustrophobia），在没有镇静的情况下不能耐受检查操作。

　　钆喷酸葡胺（Gadopentetate dimeglumine）（钆 -DPTA）是一种有效的增强 MRI 造影剂，稳定且静脉注射耐受良好。它在识别小的肿瘤方面很有用，因为肿瘤与正常大脑组织类似的弛豫时间，在非增强的 MRI 检查中可能被忽略。它还有助于区分肿瘤与周围的水肿，识别软脑膜的疾病，以及提供有关血脑屏障的信息。对于肾功能不全的患者，钆与肾源性系统性纤维化（nephrogenic systemic fibrosis）有关，因此在这种情况下应慎用。

适应证及与 CT 扫描比较

A. 卒中

　　在血管闭塞的几小时内，脑梗死就可能被 MRI 检测到。血脑屏障破坏（脑缺血发病后数小时）使得血管内成分溢出到细胞外间隙。这可以通过 T$_2$ 加权像和**液体衰减反转恢复**（fluid-attenuated inversion-recovery，FLAIR）序列来检测。弥散加权 MRI（diffusion-weighted MRI，DWI）在卒中的早期评估中也有着重要的作用（见后文讨论），而 CT 扫描可能在长达 48 小时才能显示病变。此后，MRI 除了能检测到较小的病变，以及提供后颅窝的优质成像以外，超越 CT 扫描的优势就减少了。

　　然而，为了快速确定是否发生了出血，非增强的 CT 扫描通常是急性卒中早期检查之首选。然而,血肿超过 2~3 天以上的时间通过 MRI 可以更好地显示出来。虽然 MRI 可以检测和定位血管畸形,但血管造影在确定它们的解剖学特征和计划有效治疗方面是必要的。在无法解释的血肿的情况下,3 个月后获取随访的 MRI 可能揭示潜在的病因,当血肿消退时,它有时会显示出来。

B. 肿瘤

CT 扫描和 MRI 都有助于发现脑肿瘤,MRI 是首选的技术,因为它具有更强的软组织敏感性,在颅顶部或后颅窝没有骨伪影,并且能够使用先进的成像技术,如磁共振波谱分析以及弥散和灌注成像技术,可以更好地描述病变。MRI 或 CT 扫描可能会检测到肿瘤的继发效应诸如脑疝等,但 MRI 提供了更详细和更敏感的解剖学信息。然而,这两种技术都不能确定肿瘤的类型。

C. 创伤

在头部创伤后的急性期,CT 扫描比 MRI 更为可取,因为它只需要很短的时间,对检测颅内出血更有优势,并可以显示骨损伤。类似地,脊椎 MRI 不应该用于对脊髓外伤患者的初步评价,因为通常不能看到非移位的骨折。然而,为了随访的目的,MRI 对检测脑或脊髓的实质性病理变化是有帮助的。

D. 痴呆

对于痴呆患者,CT 扫描或 MRI 都可以帮助证明可治疗的结构性病因,但是 MRI 在显示异常的白质信号和相关萎缩方面更敏感。

E. 多发性硬化

大脑白质或颈髓的病变最好通过 MRI 检测,因为病变在 CT 扫描中可能无法显示。然而,MRI 上的病变可能具有与缺血性病变相似的信号特征,因此临床相关性总是必要

的。钆增强 MRI 可以区分不同阶段的病变。这种能力可支持多发性硬化的诊断,存在不同阶段的病变表明多相性疾病,而相似阶段的病灶提示一种单相性疾病,诸如急性播散性脑脊髓炎等。

F. 感染

MRI 在检测白质水肿方面很敏感,而且很可能比 CT 扫描更早地识别出大脑炎(cerebritis)及脓肿形成的病灶区域。弥散 MRI 特别有助于发现弥散减弱的区域,以及典型的化脓性脓肿和脑炎。

禁忌证

MRI 的禁忌证是存在颅内铁磁性动脉瘤夹、眼部金属异物、需求模式心脏起搏器,以及耳蜗移植物等。许多植入装置也是 MRI 的禁忌证。如果可能的话,对需要密切监护的患者最好是做 CT 检查。此外,对于患有幽闭恐惧症、极度肥胖、难以控制的运动障碍,或者呼吸疾病患者,需要辅助通气或有任何呼吸暂停风险者,难以进行 MRI 检查。然而,MRI 兼容的机械通气机、心脏起搏器,以及监护设备的进步,目前使得许多危重症患者被安全地进行扫描。

弥散加权磁共振成像

弥散加权磁共振成像(diffusion-weighted magnetic resonance imaging)技术,它的图像内的对比度是基于组织中水质子的微观运动,提供了在标准 MRI 或 CT 上无法获得的信息。它在卒中的评估中尤为重要,因为它能区分细胞毒性水肿(发生在卒中)与血管源性水肿(见于其他类型的大脑病变),因而早期显示大脑的缺血,并具有高度特异性。弥散加权 MRI(diffusion-weighted MRI,DWI)可以在发病后最初几小时内可靠地鉴别出急性脑缺血,在标准 MRI 可发现之前。这是很重要的,因为它可以在应用溶栓药物治疗之前显示梗死的真实体积。然而,因为弥

散加权成像在任何原因的(如脑脓肿、高分化细胞瘤)细胞毒性水肿的情况下都会是阳性的,因此始终需要联系临床。当在常规 MRI 上发现超过一个梗死灶时,弥散加权 MRI 可以通过病灶信号强度的相对增强来区分急性与陈旧性梗死。

弥散张量磁共振成像

弥散张量核磁共振成像(diffusion tensor magnetic resonance imaging)技术通过测量组织中水的弥散产生神经束成像。它在确定头部创伤后大脑受影响严重性和程度,脑肿瘤的定位,以及计划手术治疗程序上是非常重要的。可以检测到在常规 MRI 上看不到的白质变化。

灌注加权磁共振成像

灌注加权磁共振成像(perfusion-weighted MRI,PWI)通过注射造影剂(如钆)或一种内源性技术(用患者自身的血液提供对比),可以测量流经脑的血流。脑血流的异常可以被识别,并可确定治疗后组织的早期再灌注。脑缺血可以在临床发病后很快被发现。通过对弥散加权与灌注加权 MRI 检查结果的比较,可能有一种预后的作用,目前正在研究之中。在这方面,可逆性与不可逆性缺血性损伤的鉴别是很重要的。灌注加权成像也有助于区分不同类型的脑肿瘤,诸如神经胶质瘤与转移瘤。

正电子发射断层扫描

正电子发射断层扫描(positron emission tomography,PET)是一种利用正电子发射的放射性药物成像技术,诸如 ^{18}F-氟 -2-脱氧 -D-葡萄糖或 ^{18}F-左旋多巴来绘制脑生物化学和生理学图像。因此 PET 可以补充主要提供解剖学信息的其他影像学方法诸如 CT、MRI 等,并在结构性异常可以检出以前可能证实脑功能性异常。PET 已被证明在某些临床背景下是有用的,目前已与 CT

或 MR 扫描仪结合在混合的机器中。当药物难治性癫痫患者要考虑手术治疗时,PET CT 扫描可能识别颞叶低代谢区病灶,可能是痫性发作的起源部位。PET 在痴呆的鉴别诊断中也可能是有用的,因为常见的痴呆性疾病诸如阿尔茨海默病和额颞痴呆等表现出不同的脑代谢异常模式。应用 PET 在体内成像 β-淀粉样蛋白(β-amyloid,Aβ)促使阿尔茨海默病的早期诊断,并为轻度认知障碍患者提供预后信息。PET 可以帮助鉴别临床上相似的运动障碍疾病,诸如帕金森病和进行性核上性麻痹,并可能为早期亨廷顿病提供确认证据。PET 在神经胶质瘤的分级、选择肿瘤活检部位,以及区分复发性肿瘤与放射诱发的脑坏死等也可能是有价值的。PET 在研究不同的大脑区域执行行为和认知任务的功能参与中是一种重要的工具,并经常被用于疑似肿瘤转移性疾病患者。然而,PET 比 MR 或 CT 更昂贵,需要使用放射性同位素,因此使受试者暴露于辐射中。

单光子发射计算机断层扫描

在单光子发射计算机断层扫描(single-photon emission computed tomography,SPECT)中,通过静脉注射或吸入含有同位素的化学物质,该物质发射单光子使脑部成像。SPECT 已被特别地用于测量灌注、检查以及受体分布,以及检测如在痫性发作的代谢增强区域等。

功能性磁共振成像

功能性磁共振成像(functional MRI,fMRI)是一种脉冲序列,其信号强度随着静脉血氧浓度的变化而变化[血氧浓度依赖 -fMRI(blood oxygen level-dependent[BOLD]-fMRI)],这与局部的脑活动相关。检查先在受试者安静时进行,然后在活动程序结束后进行,所以信号强度变化反映了活动过程对局部脑血流的影响(图 2-7)。检查

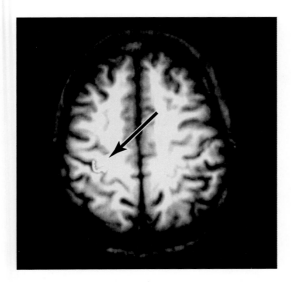

▲图2-7　一例患者在左手快速叩击时获得的功能性磁共振脑成像。显示在右侧运动带区域相对血流量增加（箭头），并叠加在 T_1 加权的 MR 扫描上（承蒙同意使用，Waxman SG. Correlative Neuroanatomy. 23rd ed. Norwalk，CT：Appleton & Lange；1996. Copyright © McGraw-Hill.）

也在没有刺激的情况下进行（静息状态功能磁共振），以探究脑的功能结构。fMRI 检查适用于评估脑肿瘤患者，以及癫痫或血管畸形的一些病例术前的感觉运动区和语言区的功能定位。

磁共振波谱分析

　　磁共振波谱分析（magnetic resonance spectroscopy）提供有关组织化学成分的信息。质子磁共振波谱分析（proton magnetic resonance spectroscopy，^{1}H-MRS）可以检测 N-乙酰门冬氨酸（神经元特有的）或胆碱、肌酐和乳酸（神经胶质及神经元）的水平。测定这些代谢产物的脑浓度可能有助于检测 Alzheimer 病或其他神经退行性疾病的特定组织丢失；区分脑肿瘤与非肿瘤病变如脓肿，以及对脑肿瘤分类；确定某些先天代谢错误和脑白质营养不良；预测缺氧 - 缺血性脑损伤；并定位颞叶癫痫发作的来源。磷磁共振波谱（phosphorus magnetic resonance

spectroscopy，^{31}P-MRS）在评估代谢性肌肉疾病中可能是有用的。

动脉造影术

概述

　　动脉造影术（arteriography）最能直观地观察到颅内的循环，通过动脉或静脉导管注射造影剂后，到头部的主要血管变得不透明并拍摄 X 线片。具体来说，将一支导管插入股动脉或肱动脉，并进入一支主要的颈部血管。然后通过导管注入一种不透放射线的造影剂，使得血管（或其起始部）可被看到。用一个导管进入颅内的血管也能够施行某些疗法。这一技术通常是通过 CT 扫描或 MRI 无创性成像后进行的，有确定的（约 1%）与之相关的发病率和致死率，也涉及接触大量的放射线。这在造影剂过敏的患者中是禁忌的。卒中可能是动脉造影术的一种并发症。此外，在操作后可能发生穿刺部位出血，而插导管的动脉（通常为股动脉）可能发生闭塞，导致远端的缺血性并发症。因此，必须对穿刺部位和远端循环进行监测。

适应证

　　大脑动脉造影术的主要适应证是：

　　1. **颅内动脉瘤、动静脉畸形**（AVMs）或**动静脉瘘**的诊断。虽然这些病变通过 CT 扫描或 MRI 可能被观察到，但其细节的解剖及其供血、引流的血管，或与之相关的血管不能通过这些其他方法可靠地确定。此外，动脉造影对介入手术，诸如栓塞术、注射闭塞性多聚体，或者放置可膨胀式球囊或治疗某些血管畸形的弹簧圈都是需要的。

　　2. 在被认为是良好的手术候选者的**蛛网膜下腔出血**患者，发现并确定潜在的病变（见第 6 章，头痛和面部疼痛）。

　　3. 蛛网膜下腔出血后血管痉挛的发现和管理。

　　4. 在大血管闭塞引起的缺血性卒中情

况下的紧急栓子清除术（embolectomy）。此外，如果考虑到诸如颈动脉内膜剥脱术等手术治疗，动脉造影术可能确定**短暂脑缺血发作**或**卒中**患者的血管病变。

5. 当考虑为血管炎时，对小血管进行评价。

6. 大脑**静脉窦血栓形成**的诊断。

7. 对**颅内占位性病变**的评估，特别是不能做 CT 扫描或 MRI 检查时。在血管造影图像上可能有正常血管结构的移位，而在一些肿瘤中，新生血管结构可产生一种泛红或染色。脑膜瘤是从颈外动脉循环中得到供血。某些肿瘤的术前栓塞术可以减少其血液供应，并降低切除时大出血的风险。

磁共振血管造影

通过磁共振成像来观察血管的一些成像技术依赖于流动血液的物理特性，从而在不使用静脉造影剂的情况下，使得血管系统可视化。这些特性包括血液供应到成像区域的速率，它的速度和弛豫时间（relaxation time），以及没有湍流流动等。磁共振血管造影（magnetic resonance angiography，MRA）是一种无创性技术，比传统的血管造影术更便宜、风险更小。它观察颈动脉和颅内循环的近端部分是最有用的，因为它的血流相对较快。这些图像被用于筛查血管狭窄或闭塞，以及大动脉粥样化病变。它在筛查静脉窦闭塞时有特别的实用性。它的分辨率低于常规的血管造影，在血流缓慢的血管中可能无法识别闭塞性疾病。此外，颅内的 MRA 可能被磁饱和或易感性伪影所破坏，这些物质会导致靠近骨骼的血管信号强度不规则或不连续。虽然目前的技术可以显示直径 3mm 以上的动静脉畸形和动脉瘤，但常规的血管造影术仍然是"金标准"。最后，MRA 可能显示大血管的夹层：狭窄是由夹层产生的，而横断面图像显示出假腔是一种新月形的异常信号强度，紧邻血管流动的空隙。

CT 血管造影

CT 血管造影术（CT angiography，CTA）是一种微创性操作，它需要一个 CT 扫描仪，在静脉注射一个剂量造影剂后能够快速地获取大量的薄层叠加的断面。因为这些图像是在 5~10 秒内被获取的，因此 CTA 要比 MR 血管造影术不太容易受患者活动的影响。采用这一技术可使大范围的血管被显像。

颈动脉分叉部的 CT 血管造影术被愈来愈多地用于疑似颈动脉疾病患者。它也可能被用于颅内成像，并可检出狭窄性或动脉瘤性病变。然而，对小于 3mm 的动脉瘤敏感性下降，而且该方法在患者的术前评估中不能充分确定动脉瘤的形态。它在肉眼观察 Willis 环的解剖、前循环和后循环的血管结构，以及颅内血管阻塞性病变方面是敏感的，但它可能不会显示斑块溃烂或小血管疾病。它是对 MR 血管造影术的一种可靠的替代选择，但这两种技术都不如传统的血管造影术那么敏感。

在急性卒中患者中，CT 血管造影术为常规的 CT 扫描检查提供重要的补充信息，显示血管闭塞的部位和长度，以及闭塞远端的造影剂增强的动脉作为侧支循环血流的反映。CT 灌注到一个脑区的相对血流量作为随时间推移流过的碘化造影剂被加以测量，可能提供在此背景下关于梗死组织缺血比例的额外信息。

脊髓成像检查

X 线片

脊柱的 X 线片（plain X-ray）可以显示先天性、创伤性、退行性或肿瘤性骨异常或椎管狭窄。随年龄的增长，退化性变化变得越来越普遍，而它们临床的关联取决于它们被发现的背景。

脊髓造影术

将碘化造影剂注入蛛网膜下腔可以清楚地呈现部分或全部脊髓的蛛网膜下腔系统。脊髓和神经根可以被造影剂呈现出轮廓,被间接地显示出来。脑脊液漏可被证明和定位。该操作相对安全,但也有头痛、血管迷走神经反应、持续性脑脊液漏、恶心和呕吐等风险。意识模糊和癫痫发作极少发生。其他罕见的并发症包括由于技术差而诱发的创伤性椎间盘突出和神经根损伤等。

造影剂从 CSF 被吸收和经由肾脏排泄,大约 75% 在最初的 24 小时排出。虽然目前的水溶性造影剂不引起蛛网膜炎,但当大量造影剂流入颅腔时,有时出现强直 - 阵挛性发作。造影剂脊髓造影后,当造影剂仍原处时可随之做脊柱的 CT 扫描。这显示在脊髓内和脊髓周围的软组织结构,并为脊髓造影提供补充的信息(见下文)。

脊髓造影术(myelography)在很大程度上已被 MRI 和 CT 扫描所取代,但它有时仍被施行,特别是在有脊柱金属附件患者不能做有用的 MRI 检查,以及疑似脑脊液漏的患者。

计算机断层扫描

在髓鞘造影后进行 CT 扫描已成为一种常规的程序,当脊髓造影不能显示任何异常或对感兴趣的区域提供的影像不清晰时,它特别有帮助。例如,当存在一个横向放置的椎间盘突出时,脊髓造影图像可能是正常的,在这种情况下,造影剂增强的 CT 扫描可能会显示病变。它还有助于更充分地显示蛛网膜下腔几乎完全阻塞的上方或下方区域,并为脊髓肿瘤患者提供进一步的信息。

CT 扫描对确定脊柱的骨骼解剖是最有帮助的。当脊柱损伤在临床的基础上不能被排除时,它在创伤后常规进行检查,以排除颈椎骨折。CT 扫描可能显示颈椎病患者的神经孔或椎管的骨赘性狭窄,并可能发现神经源性跛行(neurogenic claudication)患者

椎管狭窄或间盘突出。然而,在神经功能缺失患者中,MRI 通常是首选的,因它提供有关椎管、神经孔和脊髓更有用的信息。

磁共振成像

脊髓的 MRI 是观察椎管及其内容物最好的方法,在绝大多数情况下,它提供以前提供脊髓造影术获取的信息。MRI 的椎管成像是直观的和无创性的。

脊髓的 MRI 检查适用于紧急评估疑似脊髓压迫症的患者。它可使实质性与囊性髓内病变得以鉴别。MRI 是观察脊髓空洞形成以及检测颅颈交界区任何相关异常的首选的成像方法。通过 MRI 也很容易早期观察到与脊椎闭合不全(spinal dysraphism)相关的先天性异常。在退行性间盘疾病患者中,MRI 是检查脊髓或神经根受压的一种重要手段(图 2-8)。然而,在无症状的受试

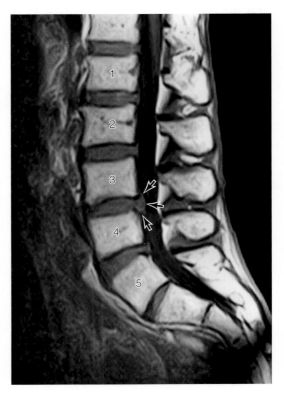

▲图 2-8　脊髓 MRI 显示在 L3~L4 水平间盘突出(箭头示)

者中,特别是在中老年人,在腰椎和颈椎异常的 MRI 发现是很常见的,因此,在将背痛等症状归因为可能是巧合的解剖异常时,必须加以注意。发现腰椎和颈椎的 MRI 异常是常见的,因此将如腰痛等症状归因于可能与之一致的解剖学异常时必须审慎地把握。当怀疑脊髓的动静脉畸形(AVM)而 MRI 未显示时,脊髓造影术有时是有帮助的,但脊髓血管造影经常是在没有进行脊髓造影的情况下进行的。

神经肌肉成像检查

周围神经的 MRI 和超声成像可能对临床检查和电诊断检查提供补充性信息,例如,在神经嵌压综合征(nerve entrapment syndromes)或神经损伤后,但这些成像检查的临床意义仍有待于确定。肌肉体积和组成以及水肿的 MRI 测量也正在研究之中,也在研究它们在肌肉疾病患者中的临床应用。肌肉超声对于确定化学去神经法手术的具体肌肉是有帮助的,而它在其他临床背景中的作用还在研究中。

超声波检查

在二维(2D)B 型超声波检查术(B-mode ultrasonography)中,从解剖结构反射的回声被绘制在二维图形的示波器屏幕上。在每一点上产生的亮度反映成像结构的密度。这项技术已被应用于颈动脉及其颈部分叉的成像,使得能评估颅外血管疾病的程度。动脉内的血液流动并不反射回声,因此血管腔呈现黑色。然而,动脉壁可以被看到,并可以检出动脉粥样硬化病变。须注意在颈内动脉严重狭窄或完全闭塞时,就可能无法看到颈动脉分叉部。

通过**多普勒超声检查**(Doppler ultrasonography)可以测定流经动脉的血流速度。在一定的频率范围内的声波会被红细胞反射回来,而回声的频率为血流速度提供了指南。频率的任何偏移都是与红细胞速率和声波束的角度成比例的。当动脉管腔狭窄时,流速增加,因而多普勒超声记录的频率增加。多普勒频率的光谱分析也被用于评价颈动脉的解剖状态。

经颅多普勒(transcranial Doppler)检查可被用于检测颅内动脉病变或血管痉挛(例如,蛛网膜下腔出血后),以及评价颈动脉的颅外疾病的血流动力学后果。

双导仪(duplex instruments)将 B 型超声成像与多普勒超声检查二者结合,因此,以一种彩色 - 编码格式同时提供有关循环结构和血流动力学的信息。该技术通常用于筛查无症状的颈动脉疾病的高危患者。根据检查的质量,CT 血管造影对确认疾病的程度和严重性可能是必要的。疑似有症状的颈部颈动脉的动脉粥样硬化病变患者,最好通过磁共振血管造影术(MRA)或计算机断层扫描血管造影术(CTA)检查,来确定是否是颈动脉内膜剥脱术(carotid endarterectomy)适应证。双导超声对于颈动脉内膜剥脱术随访或支架植入术后测试复发性狭窄也都是有用的。目前正在研究超声在前面提到的神经肌肉疾病中的作用。

活体组织检查

脑活检

当侵袭性较小的方法,诸如成像检查不能提供诊断时,脑组织的活组织检查(biopsy)有时是有用的。最适合活检的脑病变是通过成像检查可以被定位的病变,是位于表面的,手术可达到的部位,而不涉及关键性脑区,诸如脑干或影响语言或运动功能的大脑皮质区域。通过活检可被诊断的大脑疾病包括原发性或转移性脑肿瘤,炎症性疾病诸如血管炎或结节病,感染性疾病诸如脑脓肿,以及某些变性疾病如克雅病

(Creutzfeldt-Jacob disease)，尽管 MRI 在诊断这种疾病时已基本上取代了活组织检查。

肌肉活检

无力肌肉的活检标本的组织病理学检查可能指示无力是神经源性或肌源性的。在神经源性疾病中，萎缩的肌纤维成组出现，伴邻近的成组较大的未受累的纤维。在肌病中，萎缩以随机的模式出现，肌细胞核可能是居于中心，而不是正常的位于周边，还可能发现纤维化或脂肪浸润。肌肉活检标本检查也可能使得某些炎症性肌肉疾病，诸如多发性肌炎得到识别和治疗。

在某些疑似肌病的患者，尽管肌电图的所见是正常的，但肌肉活检标本检查揭示了潜在疾病的性质。相反地，提示肌病的肌电图异常有时在患者的组织学或组织化学检查中发现不能确定肌病的诊断。因此，这两种方法是互补的。

神经活检

要确定周围神经病的诊断是不需要神经活检的。然而，任何神经病理学异常的性质有时可能提示潜在的病因，诸如代谢性贮积病（metabolic storage disease）[例如，法布里（Fabry）病、丹吉尔（Tangier）病]，感染（如麻风病），炎症性改变、血管炎或肿瘤的影响等。这些发现并不总是具有诊断意义，而神经活检本身只能在可获得的神经上进行。它很少在一个以上的场合进行。

动脉活检

在疑似巨细胞动脉炎患者，颞动脉活检可能帮助确认该诊断，但是病理学异常通常是斑片状分布。因此，检查结果正常不应排除诊断或导致退出治疗。

皮肤活检

在疑似小纤维神经病（small-fiber neuropathy）患者中，可以进行穿孔皮肤活检（punch skin biopsy）以确定表皮中小神经纤维的数量、密度和长度。最常见的活检部位是外侧小腿，它已建立了规范的价值。

（卢晓宇 译　王化冰 校）

昏迷
Coma

昏迷(coma)是一种睡眠样状态,患者对周围环境没有目的性反应,也不能从这一状态中被唤醒。两眼是闭合的,不能自动地睁开。患者不说话,也没有面部和肢体的目的

性动作。言语刺激没有反应。疼痛刺激可能不引起反应,或是通过脊髓或脑干通路传递的无目的性反射动作。昏迷是由中部脑桥以上的**脑干网状激活系统**(brainstem reticular activating system）或**双侧大脑半球**（both cere-bral hemispheres）的功能障碍所致（**图 3-1**）。

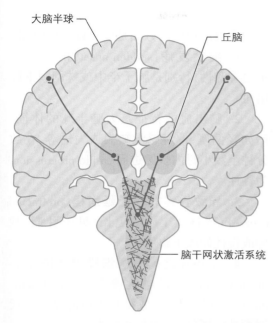

大脑半球

丘脑

脑干网状激活系统

▲图 3-1　昏迷的解剖学基础。意识是由中部脑桥以上的脑干网状激活系统及其至丘脑和大脑半球的双侧投射的正常功能维持的。昏迷是由影响网状激活系统或双侧大脑半球病变引起的

▼诊断路径

　　昏迷患者的诊断路径包括：首先采取紧急措施以稳定患者病情，并治疗推测某些可能威胁生命的疾病，随后努力确立病因学诊断。

急救处理

　　1. 保证气道的通畅以及充分的通气和循环（**表 3-1**）。**通气**（ventilation）充足可以通过没有发绀、呼吸频率 8 次 /min 以上、胸部听诊存在呼吸音，以及动脉血气检测结果等确定。如果其中任何一项提示通气不足，患者应进行机械通气。脉搏和血压的测定对**循环**状况提供快速评估。循环系统的紊乱应通过静脉补液、升血压药，以及抗心律失常药物来治疗。

　　2. 插入静脉导管和采血，测定血糖和电解质，肝肾功能测试，凝血酶原时间，部分凝血活酶时间，全血细胞计数，以及药物筛选等。

　　3. 开始静脉输液，并给予葡萄糖、维生素 B_1 和纳洛酮（Naloxone）。每例昏迷患者应静脉注射**葡萄糖** 25g，通常为 50% 葡萄糖溶液 50ml，以治疗可能发生的低血糖昏迷（hypoglycemic coma）。由于在硫胺素缺乏患者，单独给予葡萄糖可能促发或加重韦尼克脑病（Wernicke encephalopathy）（见第 4 章，意识模糊状态），因此所有昏迷患者也应通过静脉途径输入**硫胺素**（Thiamine）100mg。

表 3-1　昏迷患者的急救处理

即刻处理	下一步处理	最后处理
确保气道、通气及循环通畅	若有脑膜刺激征（图 1-5），作 LP 排除脑膜炎，如可能即采集病史	心电图
采血测试血糖、电解质、肝及肾功能、PT、PTT 及 CBC	进行详细的全身体格检查及神经系统检查	纠正高体温或低体温
IV，输入葡萄糖 25g，维生素 $B_1$100mg 和纳洛酮 0.4~1.2mg	如病史或检查提示结构性病变或蛛网膜下腔出血，可行头部 CT 扫描	纠正严重的酸 - 碱和电解质异常
采血测定动脉血气		胸部 X 线检查
治疗痫性发作（见第 12 章）		血、尿毒理学检查，脑电图

　　CBC，全血细胞计数；IV，静脉注射；LP，腰椎穿刺；PT，凝血酶原时间；PTT，部分凝血活酶时间。

为了治疗可能的阿片类药物过量，昏迷患者还应常规地给予阿片类拮抗剂纳洛酮（Naloxone）0.4~1.2mg，静脉注射。当苯二氮草类过量引起昏迷时，静脉给予苯二氮草类拮抗剂**氟马西尼**（Flumazenil）1~10mg 可能是有用的。然而，它不要应用于有癫痫发作、长期苯二氮草类滥用病史，或者怀疑服用了三环类或四环类抗抑郁药患者。后者如果在心电图显示窦性心动过速心率在 130 次/分或以上，QTc 间隔 >0.5 秒，以及 QRS 间期 >0.1 秒应被怀疑。

4. 采取动脉血测定血气及 pH 值。除了协助评估通气状态，这些检查可能为昏迷的代谢性病因提供线索（**表 3-2**）。

表 3-2　代谢性昏迷：通过酸 - 碱异常鉴别诊断

呼吸性酸中毒
镇静药中毒
肺性脑病
呼吸性碱中毒
肝性脑病
水杨酸盐中毒
败血症
代谢性酸中毒
糖尿病酮症酸中毒
尿毒症性脑病
乳酸性酸中毒
甲醇中毒
乙烯乙二醇中毒
异烟肼中毒
水杨酸盐中毒
败血症（终末期）
代谢性碱中毒
昏迷罕见

资料来自 Plum F, Posner JB. *The Diagnosis of Stupor and Coma.* 3rd ed. Vol 19: *Contemporary Neurology Series.* Philadelphia, PA: FA Davis; 1980.

5. 如果有癫痫发作，应着手治疗。昏迷患者持续性或复发性癫痫发作应被认为代表癫痫状态，并根据在第 12 章，癫痫发作和晕厥中的描述治疗（特别参见表 12-6）。

病史和检查

病史

病史最重要的方面是发生昏迷的时间。

1. **突然发病**（sudden onset）的昏迷提示血管源性，特别是脑干卒中或蛛网膜下腔出血。

2. 脑出血的特征是大脑半球的体征，诸如轻偏瘫、偏身感觉缺失或失语等，在数分钟至数小时内**快速进展**（rapid progression）为昏迷。

3. 导致昏迷的较**迁延病程**（protracted course）（数日至 1 周或更长）见于肿瘤、脓肿或慢性硬膜下血肿。

4. 在昏迷之前有**意识模糊状态**（confusional state）或**激越性谵妄**（agitated delirium），没有偏侧体征或症状很可能是由于代谢紊乱或感染（脑膜炎或脑炎）。

全身体格检查

▶ 创伤的体征

1. 头部望诊可能发现**颅底骨折**（basilar skull fracture）的征象，包括以下的：

A. **浣熊眼**（raccoon eye）：眶周的瘀斑（见图 1-4）。

B. **耳后瘀血斑**［**巴特尔征**（Battle sign）］：耳后乳突骨肿胀和变色（见图 1-4）。

C. **鼓室积血**（hemotympanum）：鼓膜后的血液。

D. **脑脊液鼻漏或耳漏**（CSF rhinorrhea or otorrhea）：脑脊液从鼻或耳漏出。CSF 鼻漏必须与其他原因的鼻漏，诸如变态反应过敏性鼻炎区分。葡萄糖浓度不能可靠地区分脑脊液与鼻黏液，但 β-2 转铁蛋白（transferrin）是一种可靠的脑脊液标志物。然后使用高分辨率扫描进行定位。

2. 头部触诊可以证实创伤部位的**压缩性颅骨骨折**（depressed skull fracture）或软组

织肿胀（swelling of soft tissue）。

►**血压**

慢性高血压患者血压超过 250/150 毫米汞柱；它可能在儿童或早期血压正常的患者（如急性肾衰竭）急性血压升高后较低。血压升高也可能是导致昏迷的一系列过程，如脑出血或蛛网膜下腔出血，或脑干卒中（很少）。昏迷患者血压升高可能反映长期的高血压，易于引起脑出血或卒中。在罕见的高血压脑病情况下，长期高血压患者血压超过 250/150mmHg，它可能在儿童或以前血压正常患者（如急性肾衰竭）急性血压升高后较低。血压升高也可能是导致昏迷过程的后果，如脑出血或蛛网膜下腔出血时，或者罕见地，脑干卒中。

►**体温**

体温过低（hypothermia）发生于由乙醇或镇静药中毒、低血糖、Wernicke 脑病、肝性脑病、黏液水肿和暴露引起的昏迷。昏迷伴有过度高热（hyperthermia）见于中暑、癫痫持续状态、与吸入麻醉剂有关的恶性高热、抗胆碱能药物中毒、脑桥出血，以及某些下丘脑病变等。

►**脑膜刺激征**

脑膜刺激征（signs of meningeal irritation），如颈强直或 Brudzinski 征（见图 1-5）在及时诊断脑膜炎或蛛网膜下腔出血方面可能非常重要，但这些体征在深昏迷时消失，因此它们的缺失并不除外这些疾病。

►**眼底**

眼底（optic fundi）检查可能发现视乳头水肿（papilledema）或视网膜出血，与慢性或急性高血压，或颅内压增高相一致的（见图 1-11）。成人的透明膜下（浅表视网膜）出血强烈提示蛛网膜下腔出血（见图 6-3）。

神经系统检查

神经系统检查对昏迷患者病因学诊断至关重要。瞳孔的大小和反应、反射性眼球运动（头眼和眼前庭反射），以及对疼痛的运动反应等应予详细评估（**图 3-2**）。

►**瞳孔**

1. **正常瞳孔**（normal pupils）：正常瞳孔直径通常为 3~4mm（儿童较大，老年人较小），两侧大小相等，它们对光线的反应是迅速而对称地收缩。正常情况下，昏迷患者的反应性瞳孔是代谢性病因的特征。

2. **丘脑性瞳孔**（thalamic pupils）：稍小的（不足 2mm）反应性瞳孔，出现在丘脑（间脑的）占位病变压迫的早期阶段，可能由于下行性交感神经通路的中断。

3. **固定的散大瞳孔**（fixed, dilated pupils）：瞳孔直径大于 7mm 和固定的（对光无反应）通常是由动眼（Ⅲ）神经（以及相关的交感神经、瞳孔散大神经纤维）在其从中脑至眶部径路的任何部位受压所致，但也可能见于抗胆碱能或拟交感性药物中毒。昏迷患者固定的散大瞳孔最常见的病因由于幕上肿块使内侧颞叶经小脑幕疝出。

4. **固定的中等大小瞳孔**（fixed, midsized pupils）：直径大约 5mm 的固定瞳孔，是中脑水平脑干损伤的结果，这阻断了交感神经、瞳孔散大肌和副交感神经、瞳孔括约肌神经纤维。

5. **针尖样瞳孔**（pinpoint pupils）：昏迷患者针尖样瞳孔（直径 1~1.5mm）通常表明阿片类药物过量，或者不太常见的，脑桥的局灶性结构病变，伴有相关的水平性眼球运动受损，这通常伴随于脑桥病变。除非是用放大镜观察，针尖样瞳孔对光线可能没有反应。结构性与阿片类的病因可以通过给予纳洛酮来区分（见上文）。针尖样瞳孔也可能由有机磷中毒、缩瞳滴眼液或神经梅毒［阿吉尔 - 罗伯逊瞳孔（Argyll-Robertson

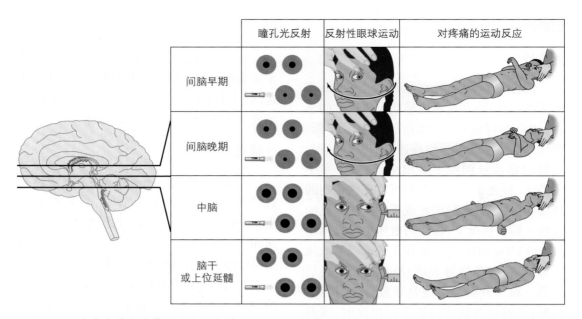

	瞳孔光反射	反射性眼球运动	对疼痛的运动反应
间脑早期			
间脑晚期			
中脑			
脑干或上位延髓			

▲图3-2　昏迷合并小脑幕下疝的神经体征。在间脑早期,瞳孔小(直径约2mm)和有反应,反射性眼球运动完好,对疼痛的运动反应是有目的的或半目的的(局部的),经常是不对称的。间脑晚期有相似的表现,除了疼痛刺激导致去皮质(屈肌)姿势,这也可能是不对称的。中脑受影响时,瞳孔固定,中等大小(直径约5mm),眼球反射性内收功能受损,疼痛诱发去大脑(伸肌)姿势。病情进展影响脑桥或延髓也产生固定的中等大小瞳孔,但这些瞳孔伴随着眼球反射性外展以及内收消失,对疼痛刺激无运动反应或仅有腿部屈曲。应注意,尽管局限于脑桥的病变由于破坏下行性交感(瞳孔散大肌)径路的结果,产生针尖样瞳孔,但脑桥水平的下行疝伴有中等大小瞳孔。发生这种情况的原因是,脑疝也阻断了动眼神经(Ⅲ)中的副交感神经(瞳孔括约肌)纤维

pupils)〕引起。

6. **不对称性瞳孔**(asymmetric pupils):瞳孔大小不对称(瞳孔不等),直径相差1mm或更小,是一种正常的表现,出现在20%的人群中。在这种生理性瞳孔不等,每个瞳孔对光的反应呈相似程度的收缩,眼外肌运动没有受损。相比之下,一侧瞳孔收缩速度没有对侧瞳孔迅速或收缩程度较小,通常意味着影响中脑、动眼神经或眼球的结构性病变。

► **眼球运动**

1. **测试的路径**:通过测试眼球运动检查神经元的路径,它开始于脑桥延髓交界〔前庭(Ⅷ)神经和核〕,在脑桥尾端发生突触(水平性凝视中枢和展〔Ⅵ〕神经核),经过脑干网状激活系统的中央轴(内侧纵束)

上行,到达对侧中脑(动眼〔Ⅲ〕神经核和神经)(图3-3)。

2. **测试方法**:昏迷的患者,通过被动地转动头部〔头眼反射(oculocephalic reflex)或玩偶头手法(doll's-head maneuver)〕,或用冰水灌注对鼓膜较强刺激〔眼前庭反射(oculovestibular reflex)或冷热水试验(cold-water caloric testing)〕,刺激前庭系统(中耳的半规管)来测试眼球运动(见图3-3)。

玩偶头(头眼)手法是通过水平旋转头部引出水平性眼球运动,以及垂直旋转头部引出垂直性眼球运动来完成的。两眼应朝着头旋转的相反方向运动。然而,这可能是不足以刺激诱发眼球运动,而且这种反射可能会被有意识的患者所克服。

冷热水(cold-water caloric)(**眼前庭的**)刺激是一种更有效的刺激,是通过用冰水灌

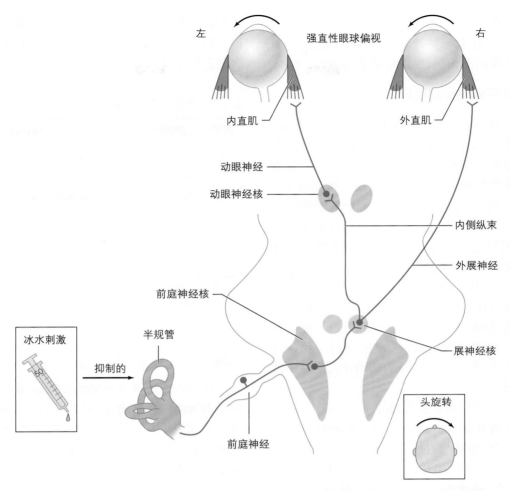

左　强直性眼球偏视　右

内直肌　外直肌

动眼神经

动眼神经核

内侧纵束

外展神经

前庭神经核

冰水刺激　半规管

抑制的

展神经核

头旋转

前庭神经

▲图 3-3　调解反射性共轭性水平眼球运动的脑干通路。在脑干功能完好的昏迷患者,用冰水灌注鼓膜抑制前庭眼通路显示,导致双眼向灌注侧的强直性偏斜,头部旋转引起眼球偏离旋转的方向

注鼓膜完成的。在做这一操作之前应进行耳镜检查,因为如果耳膜穿孔这是禁忌的。在神志清醒的患者中,单侧冷水灌注产生眼球震颤,快速期偏离灌注侧。在脑干功能完整的昏迷患者中,单侧冷水灌注导致两眼向灌注侧强直性偏斜。对 50ml 冰水的冷热水刺激反应缺失或受损表明周围性前庭疾病,涉及后颅窝(小脑或脑干)的结构性病变,或者镇静药中毒。

3. 正常运动:脑干功能完整的昏迷患者有充分的共轭性水平性眼球运动,它或自发地出现[漫游眼球运动("roving eye movements")]或在做玩偶头手法时,或者在

冷热水试验时两眼向冷水灌注侧的强直性共轭偏斜。昏迷患者完全的水平性眼球运动排除脑干结构性病变是昏迷原因,并提示或为非结构性(如代谢性)病因,或者不太常见的双侧半球病变。

4. 异常运动

a. 由于病变影响动眼(Ⅲ)神经或核,如半球的占位病变在中脑水平引起小脑幕下疝(见图 3-2),冷热水试验不能产生同侧眼的内收,而同侧眼外展正常。

b. 昏迷患者对冷热水试验完全无反应,意味着或是影响在脑桥的脑干结构性病变,或主要是影响脑干的代谢紊乱,如镇静

药中毒。

c. 对于一侧冷热水试验,反应是一眼或两眼向下偏斜,也提示镇静药中毒。

▶对疼痛的运动反应

对疼痛的运动反应是通过对眶上嵴、胸骨或甲床施加强压力来进行评估。对这些刺激的反应可以表明,引起昏迷的状态是否对称性影响脑部(通常是代谢性和其他弥漫性疾病)或非对称性(如在一侧的结构性病变)。对疼痛的运动反应也可以帮助定位脑功能障碍的解剖水平(图3-2)或提供昏迷深度的指南,如下所述:

1. 当脑功能障碍仅为中等程度时,患者通过接近刺激部位可能定位不愉快刺激。尽管这种"半目的性的"局部反应可能很难与下面描述的屈曲/去皮质反射性反应区分开来,但涉及肢体外展的动作几乎从不代表反射运动。

2. 对疼痛的**去皮质**(decorticate)反应(肘部手臂屈曲、肩部内收,以及腿和踝部伸展与内旋)通常与直接影响丘脑的病变或从上方压迫丘脑的半球大的占位病变有关。

3. **去大脑**(decerebrate)反应(肘部伸展、肩部和前臂内旋,以及腿部伸展)往往出现在脑功能障碍已下降到中脑时。因此,去大脑姿势通常意味着比去皮质姿势更加严重的脑功能障碍,虽然这两种反应都不能精确地定位功能障碍的部位。

4. 双侧对称性姿势可能见于结构病变和代谢紊乱。

5. 单侧或不对称性姿势提示对侧大脑半球或脑干的结构性疾病。

6. 在脑桥和延髓病变患者中,通常没有对疼痛的反应,但偶见可见膝部有些屈曲(一种脊髓反射)。

▶格拉斯哥昏迷量表

前面描述的瞳孔、眼球运动,以及运动反应有时被转变为一种数字量表,这样随着时间的推移,检查中的变化(也就是数字分值)可能更容易被发现,并在不同的检查者之间进行比较(表3-3)。

表3-3 格拉斯哥昏迷量表

评分	睁眼	语言反应	运动反应
1	无	无	无
2	对疼痛	对声音而非语言	伸性
3	对声音	对语言而非对话	屈性
4	自发性	对话但失定向	逃避疼痛
5	—	定向	定位疼痛
6	—	—	服从指令

改编自 Teasdale G, Jennett B. Assessment of coma and impaired consciousness. A practical scale. *Lancet.* 1974;2: 81-84.

病理生理学评估

评价昏迷患者最重要的步骤是,确定病因是否为结构性脑病变(对它可能需要神经外科的紧急干预),还是由于代谢紊乱、脑膜炎或癫痫发作引起的弥漫性障碍(对它可能需要立即内科治疗)。

▶幕上结构病变

当昏迷是由幕上的占位病变所致时,病史和病程早期体格检查表现通常指向一个大脑半球的功能障碍。症状和体征包括对侧轻偏瘫、对侧偏身感觉缺失、失语症(在优势侧,通常是左侧半球病变),以及失认症(不关心或否认功能缺损,由于损伤非优势半球)。

当肿块扩展时(通常由于伴发的水肿),由于对侧半球或丘脑受压,患者变得越来越嗜睡。昏睡进展为昏迷,但检查时的表现往往还是不对称的。随着脑损伤的首-尾端(向下)进展,丘脑、中脑、脑桥和延髓依次受到累及,而神经系统检查显示在连续较下部解剖水平的功能障碍(见图3-2)。这种首-尾受累的节段性模式有力地支持幕上的占位伴小脑幕下疝的诊断(图3-4),并提示神经

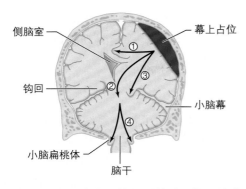

▲图 3-4　脑疝综合征的解剖基础。扩展的幕上占位病变可能引起脑组织被移位到邻近的颅内的腔室，导致①镰下扣带回疝；②小脑幕下行（中心）疝；③钩回疝越过小脑幕切迹；或④小脑扁桃体疝进入枕骨大孔。当②，③或④引起脑干受压时产生昏迷并最终死亡

外科干预的必要性。在完全发展到中脑水平（中等大小，反应迟钝的瞳孔），没有严重神经功能受损的存活机会迅速减少，特别是在成年人。一旦达到了脑桥水平的功能障碍（无反应瞳孔，没有水平眼球运动），致命的后果是不可避免的。

幕上占位病变可能引起颞叶的内侧部（钩回）越过小脑幕缘疝出（见图 3-4）。这对上位脑干施以直接的压力，并产生动眼（Ⅲ）神经和中脑受压的体征，诸如同侧瞳孔扩大和眼球内收受损[钩回综合征（uncal syndrome）]，这可能是意识丧失之前的症状。如果要使功能恢复，就必须在发生动眼神经受累的早期进行神经外科减压。

▶幕下结构性病变

突发性昏迷伴脑干功能障碍的局灶性体征强烈地提示幕下结构性病变。瞳孔功能异常和眼球运动受损是幕下结构性病变最明显的表现，特别是如果这些异常是不对称的。中脑病变引起瞳孔功能丧失，如瞳孔中等大小（直径约 5mm），对光无反应。脑桥出血、脑桥梗死，或因邻近的小脑出血和梗死引起脑桥受压导致针尖样瞳孔（pinpoint

pupils）。脑干也可能伴发共轭凝视偏离病灶侧（和朝向轻偏瘫侧）（见图 7-17），或者非共轭性眼球运动，诸如核间性眼肌麻痹（图 7-15）（眼内收选择性受损）。运动反应通常对区分幕下与幕上病变没有帮助。与幕下病变相关的通气模式异常而多变，并可能是共济失调性或叹息样呼吸（图 3-5）。由于幕上占位病变引起小脑幕疝的完全发展的综合征以广泛的脑干功能障碍为特征，它与原发性幕下病变可能难以鉴别，除非依据病史来鉴别。

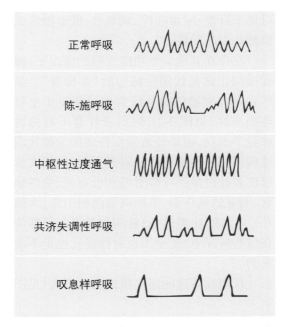

▲图 3-5　昏迷的通气模式。陈 - 施呼吸和中枢性过度通气见于代谢紊乱以及不同部位脑的结构病变。因此它们对引起昏迷疾病的解剖定位是没有帮助的。共济失调性或叹息样通气模式最常见于桥 - 延部病变

▶弥漫性脑病

导致昏迷的弥漫性脑病（diffuse encephalopathy）[通常称为代谢性昏迷（metabolic coma）]不仅包括代谢紊乱，诸如低血糖症和药物中毒，也包括其他弥漫性影响脑的过程，诸如脑膜炎、蛛网膜下腔出血，以及癫痫发作等。

弥漫性脑病的临床表现与占位病变不同。通常没有局灶性体征,诸如轻偏瘫、偏身感觉缺失或失语症等,除了一些蛛网膜下腔出血的病例,意识只是在进展性嗜睡或激越性谵妄期后逐渐丧失的。

对称性神经系统检查是一般准则,虽然低血糖症、高渗性非酮性高血糖症和肝性脑病有时可能伴有局灶性体征,诸如轻偏瘫,它可以从一侧到另一侧交替。昏迷前的扑翼样震颤、肌阵挛和震颤是提示代谢性疾病的重要线索。对称性去皮质或去大脑姿势可见于肝性、尿毒症性、缺氧性、低血糖性或镇静药引起的昏迷。

在存在其他脑干功能受损的情况下,瞳孔反应正常是代谢性脑病的"金标准"。虽然昏迷伴完整的瞳孔反射也可能见于小脑幕疝早期(见图 3-2),但后者伴有不对称性神经学表现,诸如轻偏瘫。昏迷的少数代谢性病因也可能损害瞳孔对光反射,包括大量巴比妥盐过量伴呼吸暂停和低血压、急性缺氧、明显的低体温,抗胆碱能药物中毒(大瞳孔),以及阿片类过量(针尖样瞳孔),但即使在这些情况下,完全无反射性瞳孔也是不常见的。

代谢性昏迷的通气模式变化很大(见图 3-5),但测定动脉血气及 pH 值可能有助于确定病因学诊断。昏迷时动脉血气异常情况列于表 3-2。

▶小结

表 3-4 总结了神经系统体征与昏迷的病理生理学的相互关系。检查瞳孔大小和反应性,以及测试反射性眼球运动和对疼痛的运动反应,有助于确定脑功能是在不连续的解剖水平(**结构性损伤**)还是以弥漫性的方式(**代谢性昏迷**)被破坏。

幕上结构病变以一种有序的方式损伤脑部,在逐步较低的解剖水平上产生功能障碍。在代谢性昏迷患者中,这种定位是不可能的,而是可能见到散在的、解剖上不一致的表现。代谢性昏迷特征性解剖学上不一致表现中令人印象深刻的例子是,镇静药过量后瞳孔反应保留,而其他方面脑干功能受到抑制,包括眼球运动麻痹、呼吸抑制、肌张力弛缓,以及对疼痛刺激无反应等。由幕上占位病变引起相同程度的下位脑干功能障碍,在影响控制眼球运动和通气的下位脑干中枢之前,会首先损害位于更首端的中脑结构,它负责调节瞳孔反应。

表 3-4　昏迷患者的病理生理评估

	幕上结构病变	幕下结构病变	弥漫性脑病 / 脑膜炎
瞳孔大小和光反应	通常正常大小(3~4mm)和反应,小脑幕疝变大(>7mm)和无反应性	中脑病变时中等大小(约 5mm)和无反应;脑桥病变呈针尖样(1~1.5mm)和无反应	通常正常大小(3~4mm),有反应;阿片类为针尖样(1~1.5mm),有时无反应;抗胆碱能药瞳孔大(>7mm),无反应
反射性眼球运动	正常(可能出现向病灶侧的凝视优势)	中脑病变时内收受损;脑桥病变内收和外展均受损	通常正常;镇静剂中毒或 Wernicke 脑病时受损
运动反应	通常不对称,小脑幕疝形成后可以是对称的	不对称(一侧病变)或对称(双侧病变)	通常对称;低血糖、高渗性非酮性高血糖或肝性脑病可偶有不对称

昏迷的病因

幕上结构病变

硬膜下血肿

　　硬膜下血肿(subdural hematoma)是在硬脑膜与蛛网膜之间的硬膜间隙聚集的血液。由于硬膜下血肿是可切除的,在任何可疑幕上占位病变的昏迷患者都必须始终及早考虑到。硬膜下血肿在老年患者中更常见,因为脑萎缩会牵拉桥接硬膜下间隙的皮质静脉,使它们更容易因剪切损伤撕裂或自发性破裂。

　　外伤是最常见的原因,在头部创伤后急性期,局灶性神经功能缺失通常是明显的。随着年龄增长,造成硬膜下血肿所需的损伤程度变小。在大约25%的病例中,没有外伤史。

　　最常见的临床体征是头痛和意识改变,但症状和体征可以不存在、非特异性或非定位性,特别是在受伤数月或数年后出现的慢性硬膜下血肿(**表3-5**)。体征和症状消长变化的经典病史发生的频率太低,以致不能依赖它做出诊断。如果存在轻偏瘫,在大约70%的病例是在病灶对侧。当存在瞳孔扩大时,在大约90%的病例是在病灶同侧。双侧血肿的频发可能使临床定位困难,同样可能伴有脑挫伤。

　　诊断是通过电子计算机断层(CT)扫描或磁共振成像(MRI)做出的(**图3-6**)。

　　硬膜下血肿引起昏迷的治疗是采用手术清除术。

硬膜外血肿

　　硬膜外血肿(epidural hematoma)通常是由头部创伤合并外侧颅骨骨折,以及脑膜中动脉和静脉撕裂所致。患者起初可能会失去知觉,也可能不会。在昏迷开始前,通常有几个小时的中间清醒期,在此期间可能

表3-5　硬膜下血肿的临床特点

	急性[1] (82例)/ %	亚急性[2] (91例)/ %	慢性[3] (216例)/ %
症状			
意识水平下降	100	88	47
呕吐	24	31	30
无力	20	19	22
意识模糊	12	41	37
头痛	11	44	81
口语障碍	6	8	6
癫痫发作	6	3	9
眩晕	0	4	5
视觉障碍	0	0	12
体征			
意识水平下降	100	88	59
瞳孔不等大	57	27	20
运动不对称	44	37	41
意识模糊和记忆丧失	17	21	27
失语症	6	12	11
视乳头水肿	1	15	22
偏盲	0	4	3
面肌无力	0	3	3

[1] 外伤3天以内。
[2] 外伤后4~20天。
[3] 外伤后20天以上。

资料引自 McKissock W,Richardson A,Bloom WH. Subdural hema toma,a review of 389 cases. *Lancet*. 1960;1: 1365-1370.

会出现头痛、呕吐、反应迟钝、痫性发作,以及局灶性神经体征。诊断是根据CT扫描或MRI做出的(见图3-6),成像经典地显示高密度的双凸透镜状占位压迫大脑半球。及时手术清除血肿对防止致命的后果是必要的。

脑挫伤

　　脑挫伤(cerebral contusion)是头创伤所致的脑部挫伤。它可能伴有患者从初期的意识不清中恢复。挫伤周围的水肿可能

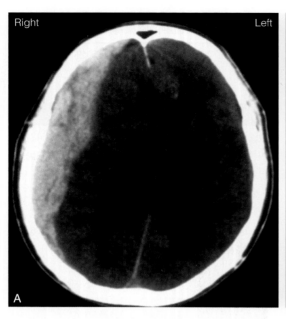
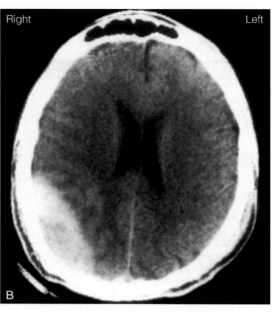

▲图 3-6　A. 硬膜下血肿。非增强的 CT 扫描显示,右侧大脑半球一个大的高密度新月形肿物,伴侧脑室移位超越中线。B. 硬膜外血肿。非增强的 CT 扫描显示,右侧顶枕区一个大的高密度透镜状肿块。在骨窗上可见枕骨骨折

会导致意识水平的波动,并可能发生癫痫发作和局灶性神经体征。患者必须被认真监测与进展性水肿和脑疝有关的神经症状恶化。

　　腰椎穿刺是不必要的,而且有潜在的危险。CT 扫描或 MRI 是首选的诊断程序。与硬膜下和硬膜外血肿不同,脑挫伤极少需要手术治疗。

脑出血

▶病因

　　非外伤性脑出血最常见的病因是长期的高血压。这与其他病因在第 13 章,卒中里有更详细的讨论。

▶临床表现

　　脑出血(intracerebral hemorrhage)通常发生在患者醒着的时候。出血前不会出现短暂的前驱症状,诸如通常伴发于脑梗死的短暂性缺血发作(TIAs)(见 13 章,卒中)。

　　头痛发生在许多病例中,可能是中度至重度。如果出现,头痛可能位于出血的部位或者是全头痛。恶心和呕吐是常见的。意识改变可能在数分钟至数小时稳定地进展到昏睡或昏迷。

　　在检查时,患者几乎总是高血压(血压 170/90mmHg 或更高),即使是在小脑幕疝的晚期。眼底镜检查通常显示与慢性高血压相关的血管改变。颈强也很常见。可能发生凝视偏斜(gaze deviation),朝向壳核或脑叶出血一侧,或者在丘脑出血向下和向内侧凝视。轻偏瘫是常见的,因为常见的出血部位,诸如基底节和丘脑邻近内囊,它传输从大脑皮质下行的运动纤维。

　　在大约 10% 的病例出现癫痫发作,而且经常是局灶性的。神经功能缺失不会自发地波动。

▶辅助检查

　　没有造影剂的脑部 CT 扫描或 MRI 显示脑实质内的血液,并确定诊断(见图 13-20)。

▶治疗

1. **血压**:收缩压应被降至≤140mmHg或以下,以限制血肿扩大,但应避免过度的血压下降,因为这可能会危害出血附近脑组织的血流。

2. **脑水肿**:脑出血的占位效应通常会混杂进展性脑水肿,水肿在大约24小时变得最明显,并在5~6天内达到最大值。脑水肿可以用甘露醇或高渗生理盐水静脉注射来治疗(表3-6),但如有手术指征的话,通常只是术前的临时措施,因为单独应用极少会改变最终的转归。

3. **外科治疗**:在出血位于大脑半球表浅部位和产生占位效应的情况下(约10%),凝血块清除术可能是适宜的。然而,大多数出血是在脑内的深部,很难接受手术。

▶预后

脑出血的早期死亡率很高,约有25%的患者在72小时内死亡。然而,当血凝块在数周至数月的时间里消退时,那些存活的患者可能令人吃惊地仅遗留轻微功能缺失。

脑脓肿

脑脓肿(brain abscess)是一种不常见的疾病,仅占颅内占位的2%,但在免疫抑制的患者中更为常见。

▶病因

易于感染脑脓肿的常见疾病,按照发生频率的近似顺序,是从远隔的全身性(特别是肺)感染的血源性转移,从脑膜旁部位(中耳炎、颅骨髓炎、乳突炎或鼻窦炎)直接扩展,来源不明,伴发于最近或远期的头部创伤或颅骨切开术的感染,以及与发绀型先天性心脏病有关的感染等。

最常见的培养微生物是链球菌(Streptococcus)(30%)、葡萄球菌(Staphylococcus)(20%)(耐甲氧西林葡萄球菌的局部发生率差异很大),以及革兰氏阴性肠细菌属(15%)。神经外科手术或头部创伤患者脓肿形成更可能是葡萄球菌,而促进连续传播的感染(中耳炎、鼻窦炎)更常见的是链球菌。大多数脓肿中存在多种病原体。免疫功能低下合并HIV感染患者易罹患刚地弓形虫

表3-6 脑水肿的药物治疗

药物	剂量	途径	适应证及备注
糖皮质激素			
地塞米松	10~100mg,然后4mg/次,4次/d	静脉注射或口服	首选地塞米松因其盐皮质激素作用最小。适用于抗酸剂治疗。对脑肿瘤或脑脓肿引起的水肿有效,不适用于脑出血或梗死。
泼尼松	60mg,然后25mg/次,4次/d	口服	
甲泼尼龙	60mg,然后25mg/次,4次/d	静脉注射或口服	
氢化可的松	300mg,然后130mg/次,4次/d	静脉注射或口服	
渗透性利尿剂			
甘露醇	1.5~2g/kg,30分钟至1小时	20%静脉注射液	效应强烈。对正常组织主要是脱水作用,渗透效应短暂,2个静脉剂量很少起效。高渗盐水兼有渗透和血管调节作用。
高渗盐水	3%持续输入,或23.4%或29.2% 20ml团注	静脉用药	连续输注3%的高渗盐水,血清钠达到145~155mmol/L目标值;高渗盐水团注可能比其他渗透剂更有效。

（*Toxoplasma gondii*）和结核性脓肿，实体器官或干细胞移植患者易患真菌性脑脓肿风险，主要是曲霉菌（*Aspergillus*）和念珠菌属（*Candida*）。

▶临床表现

该病程是一种扩大的占位病变，患者意识清楚，通常出现头痛和局灶性神经功能缺失，症状持续时间平均约为一周。25% 的患者出现癫痫发作。昏迷可能是在几天中发生，而很少在几个小时。通常出现的体征和症状如在**表 3-7** 中所示。重要的是要注意到，可能缺少常见的感染的关联：40% 的患者体温正常，而 20% 外周血白细胞计数低于 10 000/μl。

表 3-7　123 例脑脓肿的表现特征

发热	58%
头痛	55%
意识障碍	48%
轻偏瘫	48%
恶心、呕吐	32%
颈强	29%
构音障碍	20%
痫性发作	19%
败血症	17%
视觉障碍	15%

资料来自 Lu CH，Chang WN，Lin YC，et al. Bacterial brain abscess：microbiological features，epidemiological trends and outcomes. *Q J Med*. 2002；95：501-509.

▶辅助检查

根据在 CT 扫描或 MRI 上发现占位病变具有造影剂强化的边缘，或在血管造影上的无血管肿物，都有力地支持诊断。弥散加权 MRI 区分脓肿与肿瘤。单发的脓肿，最常见于额叶或颞叶，发生在 80% 的患者。CSF 检查显示 75% 的患者初压升高，CSF 检查淋巴细胞增多，白细胞 25~500 个 /μl 或更多（取决于脓肿靠近脑室表面及其被包裹的程度），大约 60% 的患者蛋白含量增高（45~500mg/dl）。在四分之一的病例中，脑脊液和血液培养均呈阳性。脑脓肿患者腰椎穿刺后可能出现明显的临床恶化，因此，如果基于其他的检查疑诊脑脓肿时，就不应进行腰椎穿刺。

▶治疗

化脓性脑脓肿的治疗可以单独应用抗生素，也可以联合手术引流术。当有显著的占位效应或脓肿靠近脑室表面时，因为可能会发生灾难性破入脑室系统，应果断地考虑手术治疗。

单独内科治疗适于手术难以接近的、多发的或早期的脓肿。如果病原体不明，是使用广谱抗生素的指征。北美的一线药物推荐是第三代头孢菌素加甲硝唑。如可疑葡萄球菌感染，应加用万古霉素（Vancomycin）。糖皮质激素（见表 3-6）通常用于减轻脓肿周围的水肿。对药物治疗反应应根据临床检查及连续的 CT 扫描或 MRI 检查进行评估。当药物治疗的患者没有改善时，就需要针刺抽吸脓肿检查以确认存在的病原菌。

卒中（脑梗死）

一侧颈动脉的栓塞或血栓性闭塞并不直接引起昏迷，因为意识丧失需要双侧半球的病变。然而，大面积半球梗死后脑水肿可能压迫对侧的半球或引起小脑幕疝，而上述任何一种情况都可能产生昏迷。脑水肿在梗死后 48~72 小时内达到高峰，并可能引起最初的神经功能缺失的进展，并最终出现昏睡和昏迷。脑出血通过 CT 扫描或 MRI 检查可予排除。

使用糖皮质激素和脱水剂治疗伴发于卒中的脑水肿并没有产生明显的益处。卒中在第 13 章，有更详细讨论。

脑肿瘤

▶临床表现

原发性或转移性脑肿瘤(见第6章,头痛和面部疼痛)极少于昏迷发病,虽然当发生出血破入肿瘤或肿瘤诱发癫痫发作时可能出现昏迷。昏迷更多出现于脑肿瘤临床病程的晚期,并有头痛、局灶性神经功能缺失,以及意识改变的病史。有25%的病例会出现视乳头水肿的体征。

▶辅助检查

如果怀疑脑肿瘤,应进行头部CT扫描或MRI检查。仅凭肿瘤的影像学表现可能确定肿瘤的性质,也可能不能确定,可能需要活检。胸部X线片或CT扫描是有用的,因为肺癌是颅内转移最常见的来源,也因为转移到脑部的其他肿瘤通常首先累及肺部。

▶治疗

与皮质类固醇在对脑缺血引起的细胞毒性水肿缺乏疗效不同,它对减轻肿瘤伴发的、由毛细血管渗漏引起的血管源性脑水肿通常非常有效(见表3-6),并使得相关的神经功能缺失改善。肿瘤治疗的特殊途径包括切除、放疗和化疗,这取决于病变的部位和性质。

幕下结构病变

基底动脉血栓性或栓塞性闭塞

▶临床表现

这些相对常见的血管性综合征(在第13章卒中有更详细讨论)由于阻碍到脑干网状激活系统的血流而导致昏迷。患者通常是中年到老年人,通常有高血压、动脉粥样硬化性血管疾病或短暂性缺血发作(TIAs)的病史。血栓形成通常影响基底动脉的中间部分,而栓塞性闭塞影响基底动脉的顶部。几乎所有的患者都有一些意识改变,50%的患者是以昏迷起病。局灶性神经体征从一开始就存在。

瞳孔异常随着病变的部位而不同,包括中脑受累的中等大小的固定瞳孔,以及脑桥病变的针尖样瞳孔(pinpoint pupils)。垂直性眼球反向偏斜(skewed deviation of the eyes)是常见的,而在玩偶头或冷热水试验时水平性眼球运动可能缺如或不对称。共轭性眼球偏视(conjugate eye deviation),如果存在的话,是背离病灶侧和朝向轻偏瘫侧(见图7-17)。垂直性眼球运动可能受损或完好无损。对称或不对称的长束体征,诸如轻偏瘫、反射亢进和巴宾斯基征等可能存在。脑脊液中没有血。

▶治疗和预后

常规治疗包括抗血小板药物或抗凝治疗,针对进展性次全基底动脉血栓形成,尽管没有明确的证据表明这两种方法有效。预后直接取决于脑干损伤的程度,表现为意识减退或昏迷的深度。符合条件的患者应接受静脉滴注t-PA治疗。对于完全性闭塞,应考虑血管内取栓术(endovascular thrombectomy),一些症状延长(甚至超过6小时)患者可能会受益,特别是如果症状进展或波动的情况下。

更多的讨论可见第13章,卒中。

脑桥出血

脑桥出血(pontine hemorrhage)几乎只发生在高血压患者中,但只有大约6%的高血压性脑出血发生在这个部位。突然发生的"中风样"昏迷是这种综合征的特征。体格检查发现许多基底动脉梗死的表现,但并不发生之前的短暂性缺血发作。特别提示脑桥受累的特征包括针尖样瞳孔、水平性眼球运动丧失,以及眼球浮动(ocular bobbing)

等(眼球的自发性快速周期性,主要是共轭性向下运动,较缓慢回到初始眼位)。高热,体温升至 39.5℃（103°F）或更高,出现于大多数存活超过几小时的患者。诊断是通过 CT 扫描或 MRI 检查做出的。脑脊液是肉眼血性,压力增高,但腰椎穿刺不是适应证。没有有效的治疗方法。脑桥出血在第 13 章中有更详细的描述。

小脑出血或梗死

小脑出血或梗死(cerebellar hemorrhage or infarction)的临床表现可以从突然起病的昏迷迅速进展到死亡,到头痛、头晕、呕吐和不能站立,在数小时甚至数日进展到昏迷的综合征不等。急性恶化可能在没有征兆的情况下发生,这强调对所有的患者进行仔细观察和早期治疗的必要性。CT 扫描或 MRI 检查可证实诊断。

手术减压可能使症状产生戏剧性缓解,只要适当的手术治疗,嗜睡或甚至昏睡患者可能存活下来,残留很轻的或不遗留功能缺失,而且智力完好无损。目前的治疗指南强调,血肿抽吸术用于潜在可挽救的患者,这包括那些深度昏迷患者。可挽救性可能随着昏迷时间的延长而降低。

关于这些疾病的其他讨论可参见第 13 章,卒中。

后颅窝硬膜下和硬膜外血肿

这些非常不常见的病变具有相似的临床表现,重要的是要识别,因为它们是可治性的。枕部外伤通常发生在脑干受累前数小时至数周。体格检查结果是由脑干的轴外(外部的)压迫引起的,并包括共济失调、眼球震颤、眩晕、呕吐,以及进行性迟钝等。颈强直可能存在,较慢性病例可能会有视乳头水肿。颅骨的 CT 扫描经常显示跨越横窦或乙状窦的骨折线。血肿的来源是这些血管的外伤性撕裂。脑脊液检查是没有帮助

的。治疗采用外科减压术。

弥漫性脑病

脑膜炎和脑炎

脑膜炎和脑炎(meningitis and encephalitis)可能表现为急性意识模糊状态(第 4 章)或昏迷,而且特征性伴有发热和头痛。在脑膜炎时,通常也存在脑膜刺激征,并应细致地检查,以便于能够及时进行腰椎穿刺、诊断和治疗。这些体征包括颈部对完全前屈的抵抗,被动屈曲颈部时膝关节屈曲,以及被动抬举伸直的腿时颈部或对侧膝关节屈曲等(见图 1-5)。在脑炎没有累及脑膜的患者,发生在极高龄的脑膜炎,深昏迷或免疫功能低下患者中,可能没有脑膜刺激征。神经系统检查的所见通常是对称性的,但在某些感染中可能见到局灶性表现,诸如单纯疱疹性脑炎或细菌性脑膜炎合并血管炎等。脑脊液的检查结果和治疗,在第 4 章,意识模糊状态中讨论。如果存在脑膜刺激征,不应为了作 CT 扫描而延误脑脊液检查。

蛛网膜下腔出血

蛛网膜下腔出血(subarachnoid hemorrhage,SAH),在第 6 章,头痛和面部疼痛中有详细讨论,症状突然发生,而且几乎总是包括头痛,它通常是严重的,但并非总是如此。起病时通常有意识丧失,或短暂的或持久的。此时可能会出现去大脑姿势,或者罕见地发生癫痫发作。除了动眼(Ⅲ)或展(Ⅵ)神经麻痹,突出的局灶性神经体征不常见,虽然双侧伸性跖反射经常会发生。蛛网膜下腔的血液引起脑膜刺激征和脑膜体征。眼底检查可能显示由于颅内压突然升高的急性出血,或者更典型的浅表玻璃体下出血(subhyaloid hemorrhage)(见图 6-3)。脑脊液是血性的,脑 CT 扫描显示蛛网膜下腔中的血液(见图 6-5)。

低血糖

▶病因

低血糖脑病（hypoglycemic encephalo-pathy）和昏迷通常是由胰岛素过量引起的，其他病因包括酒精中毒、严重的肝病、口服降糖药、胰岛素分泌性肿瘤（胰岛瘤），以及大的腹膜后肿瘤等。

▶临床表现

随着血糖水平下降，出现交感神经系统活动过度的体征（心动过速、出汗和焦虑等），有可能警告患者发生低血糖。然而，这些前驱症状在糖尿病性自主神经病患者中可能缺如。低血糖的神经系统表现包括痫性发作，可能交替出现的局灶性神经体征，谵妄、昏睡，以及昏迷等。进行性低血糖是常见的。

▶辅助检查

在血糖水平与症状之间没有确切的关联，因此，30mg/dl 的血糖水平可能在一例患者伴发昏迷，在第二例患者出现谵妄，在第三例患者出现轻偏瘫而意识保留。据报道，昏迷、昏睡及意识模糊的血糖浓度分别为 2~28mg/dl、8~59mg/dl 和 9~60mg/dl。

▶治疗

如果通过静脉、口服或经鼻胃管迅速给予葡萄糖，可能避免低血糖引起的永久性脑损伤。因为低血糖很容易治疗，而且由于治疗延误可能会造成灾难性后果，每一例出现意识改变（急性意识模糊状态、昏迷或精神症状）患者都应采血随之测定血糖，并立即给予 50% 葡萄糖 50ml 静脉注射。这使得在不延误治疗的情况下进行血液检验。

▶预后

导致永久性脑损伤的低血糖持续时间是不同的。低血糖昏迷可耐受 60~90 分钟，但是一旦已经达到肌肉弛缓伴腱反射减低的阶段，必须在 15 分钟内给予葡萄糖才可望恢复。如果脑部尚未受到不可逆的损伤，在静脉给予葡萄糖后数秒钟内，以及鼻饲葡萄糖后 10~30 分钟内会完全恢复。通常会快速和彻底恢复，但改善到完全正常状态可能有时需要数小时至数日。任何残留的体征或症状都表明，由低血糖或其他的神经病理过程导致不可逆的脑损伤。

全脑缺血

全脑缺血（global cerebral ischemia）引起脑病和昏迷，它最常发生在心脏骤停后。瞳孔迅速扩大，并可能有强直性，经常为角弓反张姿势，伴少量痫性发作样强直 - 阵挛动作。大便失禁很常见。

如果脑灌注迅速重建，则可能在脑干水平开始恢复，随之反射性眼球运动和瞳孔功能恢复。反射性运动活动（伸肌或屈肌姿势）然后让位于目的性动作，而且意识恢复。

预后与脑功能迅速恢复的速度有关（表3-8）。在 1 天内无瞳孔反应的患者，或者 4 天内意识未能恢复的患者，预后不良。

成人在心脏功能恢复后脑干功能的持续损害（无反应性瞳孔）基本上阻碍有意义的恢复。不完全的恢复可能会发生，导致脑干功能和清醒状态的恢复（即睁眼伴有睡眠 - 觉醒周期），而没有更高水平的智力功能。这种患者的状况，即醒着却没有意识（awake but not aware），曾被称为**持续性植物状态**（persistent vegetative state）（见下文），虽然这种结果可能发生在其他主要的脑损伤后，诸如创伤、双侧半球卒中或蛛网膜下腔出血等，但全脑缺血是最常见的原因。

治疗性低体温，现在称为目标性体温管理（targeted temperature management，TTM）的出现，对治疗心脏骤停复苏后昏迷患者已经改善了预后，但也需要重新评估表 3-8 中

表 3-8　全脑缺血所致正常体温昏迷的预后体征

体征	恢复独立功能的可能性 /%			
	从昏迷开始的时间 /d			
	0	1	3	7
无口语反应	13	8	5	6
不睁眼	11	6	4	0
无反应瞳孔	0	0	0	0
无自发性眼球运动	6	5	2	0
冰热水试验无反应	5	6	6	0
伸性姿势	18	0	0	0
屈性姿势	14	3	0	0
没有运动反应	4	3	0	0

资料来自 Levy DE，Caronna JJ，Singer BH，Lapinski RH，Frydman H，Plum F. *JAMA*. 1985 Mar 8；253（10）：1420-1426.

总结的正常体温患者的预后指标。关于重新升温后 72 小时（即心脏骤停后 96 小时）是否有足够的时间进行准确评估存在争议，许多人主张延长观察期。瞳孔光反射的丧失仍然是一个重大的预后体征，而运动反应，在正常体温缺氧 3 天后接受低温治疗患者的预后意义是不确定的。脑干体征、脑电图表现和体感诱发电位研究结果的组合在许多中心越来越多地被用于预测。

药物中毒

▶镇静药

镇静药过量（sedative drug overdose）在许多系列中是昏迷最常见的原因，巴比妥类和苯二氮䓬类是典型的药物。

在昏迷之前有一个中毒期，以各方向凝视时突出的眼球震颤、构音障碍和共济失调为特征。意识丧失后不久，神经系统检查可能短暂提示累及运动通路的结构性病变，伴反射亢进、踝阵挛、伸性跖反射，以及（罕见地）去皮质或去大脑姿势等。然而，镇静 - 催眠药过量的特征性表现是玩偶头或冷热水试验时没有眼球运动，瞳孔反应保留。罕

见地，巴比妥酸盐类或其他镇静药的浓度足以产生严重的低血压和呼吸抑制，需要升压药和通气支持，这也可能损害瞳孔反应，导致瞳孔直径 2~3mm，对光没有反应。大疱性皮肤疹和体温过低也是巴比妥类诱发的昏迷的特征。

治疗应是支持性的，重点维持充足的通气和循环。巴比妥类是可透析的，但作用较短的巴比妥类时，发病率和死亡率在较保守处理的患者中较低。苯二氮䓬受体拮抗剂**氟马西尼**（flumazenil）0.2~0.3mg，静脉注射，重复一次，然后静脉滴注 0.1mg，最大剂量 1mg，在某些情况下可用于逆转镇静药中毒，但在混合药物过量患者通过暴露三环类抗抑郁药诱发的癫痫发作，可能促发癫痫持续状态。

▶乙醇

乙醇过量（ethanol overdose）产生与镇静药过量所见的表现相似的综合征，虽然清醒期间有眼球震颤，眼球侧向运动早期受损，而进展等昏迷不常见。外周血管扩张明显，心动过速、低血压及低体温也显著。昏睡通常与血乙醇浓度 250~300mg/dl 有关，而昏迷与 300~400mg/dl 浓度有关，但对乙醇已产生耐受的酗酒患者可能仍保持清醒，甚至在相当高的浓度时仍然非常清醒。

▶阿片类药物

阿片类药物过量（opioid overdose）以瞳孔缩小为特征，瞳孔缩小也可能由缩瞳滴眼剂、脑桥出血、阿 - 罗瞳孔（Argyll-Robertson pupil），以及有机磷中毒等引起。阿片类中毒的诊断是通过静脉注射阿片类拮抗剂纳洛酮（Naloxone）0.4~1.2mg 后，瞳孔迅速扩大和清醒而被确定的。纳洛酮的作用持续时间通常为 1~4 小时。因此，在长效阿片类诸如美沙酮（Methadone）中毒后，重复用药可能是必要的。

肝性脑病

▶临床表现

肝性脑病（hepatic encephalopathy）导致昏迷可能出现在严重的肝病患者，特别是门腔静脉分流术患者。黄疸不一定出现。昏迷可能被急性损害，特别是胃肠道出血所促发。由于结肠细菌产氨可能促使昏迷。神经元抑制可能是多种病理生理机制作用的结果，在暴发性（急性）肝衰竭，抑制性 γ- 氨基丁酸介导的神经传递增强是由脑内的内源性苯二氮䓬受体激动剂引起的，可能通过神经炎症和脑水肿所致。如同其他代谢性脑病，患者表现嗜睡或谵妄。扑翼样震颤可能特别突出。肌张力经常增高，反射亢进是常见的，也曾描述交替性轻偏瘫，以及去皮质或去大脑姿势。全面性和局灶性癫痫发作可能发生，但是不常见。更详细的内容参见第 4 章，意识模糊状态。

▶辅助检查

一个有用的诊断线索是几乎不变的存在过度通气，导致呼吸性碱中毒；然而，血清碳酸氢盐水平很少低于 16mmol/L。脑脊液通常正常，但在血清胆红素水平大于 4~6mg/dl 患者中可能出现黄色（黄变）。诊断是依据脑脊液谷氨酰胺（glutamine）浓度增高确定的。昏迷通常是与 50mg/dl 以上的浓度有关，但可能发生于低至 35mg/dl 时。肝性脑病的治疗是通过控制胃肠道出血或全身性感染，减少蛋白摄入低于 20g/d，以及用乳果糖（lactulose）降低结肠内 pH 值（30mg 口服，2~3 次 /d，或者滴定每日产生 2~4 次通便）。在乳果糖治疗的最初 48 小时可能会出现腹部绞痛。结肠细菌产氨应用新霉素 6g/d，分 3~4 次口服可能使之减少。利福昔明（Rifaximin）是一种不可吸收的抗生素，可用作一种乳糖辅料，以减少结肠细菌产氨。

高渗状态

昏迷伴发局灶性癫痫发作是高渗状态（hyperosmolar state）的常见表现，高渗状态最常伴发于非酮性高血糖症。高渗性非酮性高血糖症（hyperosmolar nonketotic hyperglycemia）在第 4 章，意识模糊状态中讨论。

低钠血症

如果血清钠水平降至 120mmol/L 以下，低钠血症（hyponatremia）可引起神经症状，特别是当血清钠水平迅速下降时。谵妄和癫痫发作是常见的表现特征。低钠血症在第 4 章，意识模糊状态中详细讨论。

体温过低

所有的体温低于 26℃（79℉）患者均处于昏迷状态，而轻度的低体温［体温 >32.2℃（90℉）］则不引起昏迷。因低体温（hypothermia）的昏迷原因包括低血糖、药物中毒（镇静剂、三环类、吩噻嗪）、Wernicke 脑病，甲状腺功能减退（黏液性水肿），以及在年长者，低体温与败血症有关。暴露在空气中也会产生体温过低，例如，当结构性脑损伤在户外或另一个没有暖气的区域可能发生急性昏迷；因此，在低体温昏迷的鉴别诊断中，不应将结构性损伤排除在外。

体格检查时，摸上去患者显然很冷，但可能不会颤抖［体温低于 32.5℃（90.5℉）时颤抖停止］。神经系统检查显示，患者对疼痛没有反应，伴有肌张力弥漫性增高。瞳孔反应可能迟钝或甚至不存在。

心电图（ECG）可能显示 PR、QRS 及 QT 间期延长，心动过缓，以及特征性 J 点抬高［奥斯本波（Osborn wave）］。血清肌酸磷酸激酶在无心肌梗死的情况下可能增高。常见高水平的血清淀粉酶。动脉血气值和 pH 值必须根据体温加以校正，否则将会报告错误的高 PO_2 和 PCO_2 以及错误的低 pH 值。

脑电图（EEG）显示，在 22℃（71℉）有暴发抑制，而在 18-20℃（64-68℉）处于等电位。

治疗的目的是针对引起体温过低的潜在疾病和恢复正常的体温。复温（rewarming）的最佳方法和速度尚存争议，但在一个温暖的房间里用毛毯被动复温是一种有效和简单的治疗方法。在复温过程中可能出现心室颤动。由于温度升高会产生血管舒张，并可能导致低血压，因此可能需要静脉输液。

大多数从低体温中恢复的患者不遗留神经后遗症。除了黏液性水肿外，在记录的体温与存活之间没有直接的关联性。当发生死亡时，是由于导致体温过低的潜在疾病过程或因心室颤动引起的，人体心肌在低于 30℃（86℉）的体温下对心室颤动特别敏感；低于 21~24℃（70~75℉）时心肌的敏感性最高。

体温过高

当体温高于 42~43℃（107.6~109.4℉）时，脑的代谢活动不能适应增高的能量需求，就会发生昏迷。有相关的多器官系统免疫和炎症的参与。体温过高（hyperthermia）最常见的原因是暴露于升高的环境温度下，无论有没有相关的运动［中暑（heat stroke）］。其他的原因包括癫痫持续状态、卤化吸入性麻醉剂的特质性反应［恶性高热（malignant hyperthermia）］，或抗精神病药［神经安定药恶性综合征（neuroleptic malignant syndrome）］、抗胆碱能药、下丘脑损伤，以及震颤性谵妄（delirium tremens）等。存活数小时以上的脑桥出血患者有中枢调节性体温升高，范围从 38.5~42.8℃（101.3~109℉）。

体温过高时神经系统检查显示，光反应性瞳孔和弥漫性肌张力增高，以及昏迷等。强直/阵挛性发作可能发生。

治疗方法是立即将体温降至 39℃（102.2℉），用冰水和酒精擦拭患者，并使用电风扇或冷却毯。必须注意防止过度补液，

因为降温导致血管收缩，这可能导致扩容的患者出现肺水肿。

癫痫发作或延长的发作后状态

癫痫持续状态在昏迷的鉴别诊断中应始终应予以考虑。运动活动可能被局限于单侧肢体的部分或一侧面部的重复动作。尽管这些癫痫发作活动的体征可能是微妙的，但它们不能疏于关注。癫痫状态需要紧急治疗（见第 12 章，癫痫发作和晕厥）。

昏迷也可能是由于延长的发作后状态，它也在第 12 章中讨论。

其他弥漫性脑病

昏迷的罕见原因包括多病灶疾病，由于它们对脑部的弥漫性影响表现为代谢性昏迷：播散性血管内凝血、败血症、胰腺炎、血管炎、血栓性血小板减少性紫癜、脂肪栓塞、高血压脑病，以及弥漫性微转移（diffuse micrometastasis）等。

▼ 鉴别诊断

昏迷可能与多种精神和神经疾病发生混淆。

心因性反应迟钝

心因性反应迟钝（psychogenic unresponsiveness）是一种排除性诊断，只能在有说服力的证据基础上做出。它可能是精神分裂症（紧张型）、躯体形式障碍（转换障碍或躯体化障碍），或者诈病的一种表现。

全身体格检查没有发现异常；神经系统检查通常发现对称性肌张力减低、反射正常，以及足底刺激正常的（屈肌）反应。瞳孔直径是 2~3mm 或偶可略大，对光反应灵敏。在玩偶头试验时眼球侧视运动可能存在，也可能不存在，因为注视可能抑制这一反射。然而，代谢性昏迷的缓慢的共轭性徘徊性眼球运动（roving eye movements）是不能被模

仿的，如果存在，是与心因性反应迟钝的诊断不相符的。同样，昏迷患者被动睁眼后常见的缓慢、经常不对称和不完全闭眼也不能自动复现。心因性反应迟钝患者在被动睁眼时，眼睑通常表现出一定程度的随意性肌张力。一个有用的验证试验是用冷水灌注鼓膜。活跃的眼球震颤是清醒患者特征性反应，而昏迷时不出现眼球震颤。心因性反应迟钝的脑电图是正常清醒人的 EEG。

持续性植物状态

一些由于脑缺氧、全脑缺血、头部创伤或双侧半球卒中的昏迷患者（**图 3-7**）恢复清醒，但是没有意识。如果这种情况持续至少 1 个月，它被称为**持续性植物状态**（persistent vegetative state）。这类患者表现出自发的睁眼和睡眠 - 觉醒周期，这使他们与昏迷患者不同，而且有完整的脑干和自主神经功能。然而，他们既不能理解，也不能产生语言，他们也不能做出有目的的运动反应。这种情况可能会持续下去好多年。从

非创伤性病因恢复意识在 3 个月后很少见，而从创伤性病因恢复意识在 12 个月后也很少见。这些患者中的一个亚组可能有最小限度的但确定的环境意识的证据，这被称为最低意识状态（minimally conscious state）。据报告，晚期恢复反应性伴有残留的严重残疾。

闭锁综合征

由于负责意识的部分网状结构位于脑桥中部水平以上，在这一水平以下的脑干的功能离断，如由于脑桥梗死（**图 3-8**）、出血、脑桥中央髓鞘溶解症、肿瘤或脑炎等可阻断下行性神经通路，产生无动和缄默状态，但意识被保留。这类患者看似昏迷，实为清醒和警觉的，尽管表现出不能说话和四肢瘫痪。可以看到去大脑姿势或屈肌痉挛。诊断是通过看到自主的睁眼、垂直的眼球运动、眼球会聚或这些凭意志的中脑调控运动组合的保留做出的。在检查任何明显昏迷的患者时，应对患者说"睁开你的眼睛"，

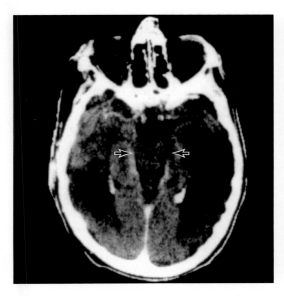

▲图 3-7　双侧大脑中动脉梗死并处于持续植物状态患者脑 CT 扫描（造影剂增强）。完好的中脑（箭头）网状激活系统使之清醒，但双侧半球病变阻止意识觉醒

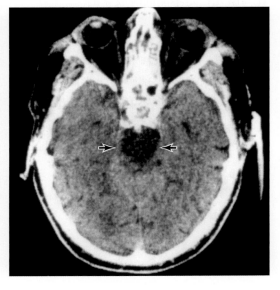

▲图 3-8　一例基底动脉闭塞表现"闭锁"综合征男性脑 CT 扫描（造影剂增强）。脑桥梗死（箭头）是在网状激活系统的水平以下，使之清醒，但双侧的下行性运动传导束已被切断了

"向上看","向下看"和"看你的鼻尖",以引出这样的动作。脑电图是正常的。转归是可变的,并与潜在病因和脑干病变的程度有关。当病因是血管性障碍时死亡率约为70%,通常是由肺炎引起的,而非血管性的情况下死亡率约为40%。幸存者可能在几周到几个月的时间内部分或完全康复。

脑死亡

目前确定脑死亡(brain death)的标准,是由医学、生物医学和行为研究伦理问题主席委员会(1981)制定的,现在总结如下。脑死亡的诊断需要所有的脑功能不可逆的停止。对 5 岁以下儿童脑死亡的诊断必须谨慎。

脑功能停止

▶无反应性

患者必须是对感觉输入,包括言语和疼痛均无反应。

癫痫发作或去皮质 / 去大脑姿势的存在与脑死亡是不能同时成立的。

▶脑干反射缺失

瞳孔、角膜和口咽反射缺失,并试图通过玩偶头和冷热水试验来激发眼球运动不成功。呼吸反应也不存在,在患者的 PCO_2 上升到 60mmHg,以达到最大的通气刺激后,氧合作用是通过插入到气管内插管的套管给予 100% 的氧气维持的,仍然没有通气的努力[呼吸暂停试验(apnea test)]。

脑功能障碍的不可逆性

昏迷的原因必须阐明,它必须能适当解释临床表现,而且它必须是不可逆的。镇静药中毒、低温过低[32.2℃ (90℉)]、神经肌肉阻滞和休克等必须被排除,因为这些情况都可能引起类似脑死亡的临床表现,但在这种情况下,神经功能恢复仍然是可能的。

脑功能障碍的持续性

在上述的小节中描述的脑死亡标准必须持续适当的时间,具体如下:

1. 根据美国脑电图学会的技术标准完成的脑电图,有 6 小时验证性等电位(平坦的 EEG)。

2. 12 小时没有验证性等电位 EEG。

3. 对缺氧性脑损伤 24 小时没有验证性等电位 EEG。

附加的验证试验

证明没有脑血流量,确认脑死亡没有等待一段时间。尽管一些中心应用多普勒技术和锝成像(technetium imaging),但脑血管造影提供最明确的评估。

(俞春江 译　王化冰 校)

意识模糊状态
Confusional States

第 4 章

意识模糊状态(confusional state)有时是指脑病(encephalopathy)或谵妄(delirium),是一种意识水平下降状态,但是比昏迷(不能被唤醒的无反应性,见第 3 章,昏迷)的程度轻。在意识模糊状态时,对刺激的反应至少是半目的性的,而在昏迷时,患者甚至不能对疼痛刺激做出反应或仅以反射方式做出反应。因此,意识模糊状态与昏迷之间的差异很大程度上是程度的差异,而它们的病因有广泛的重叠。

诊断路径

意识改变患者的评估,首先是要确定疾病的**性质**特征(意识模糊状态、昏迷或一种更慢性疾病如痴呆),其次是要确定**病因**。

意识模糊状态与痴呆最容易通过损害的时间进程加以区分。意识模糊状态是急性或亚急性起病,通常在数小时至数日内进展,痴呆是一种在数月或数年中进展的慢性疾病。

意识模糊状态的某些病因必须紧急地确认,因其可能迅速导致严重的结构性脑损伤或死亡,及时治疗可以预防这种情况,例如低血糖、细菌性脑膜炎、蛛网膜下腔出血、创伤性脑出血,以及韦尼克脑病(Wernicke encephalopathy)等(**表 4-1**)。

病史

▶现病史

病史应确立这种状态的时间进程,并为其性质和成因提供线索。意识模糊状态是急性至亚急性起病,而痴呆是慢性疾病。在任何一种情况下,亲戚或朋友都可能是关于患者先前的功能水平、功能障碍变得明显的时间,以及观察到的变化性质的最好的信息来源。

▶既往史

应注意容易出现意识模糊状态的已存在的疾病,诸如酗酒(酒精中毒或戒断,或韦尼克脑病),其他的药物滥用(中毒或感染),糖尿病(低血糖或高血糖),心脏病(卒中),癫痫(癫痫发作或发作后状态),以及头部创伤(脑震荡、颅内出血)等。全面的药物治疗史也很重要,因为作为许多治疗药物的副作用可能会损害意识。

一般体格检查

意识模糊患者一般体格检查的表现,它提示的特定病因列于**表 4-2**。

表 4-1　意识模糊状态的最紧急病因

病因	临床证据	实验室依据	治疗
低血糖	心动过速、出汗和瞳孔扩大,有时进展颇似脑疝,伴或不伴偏侧体征	低血糖	静脉给予葡萄糖
急性细菌性脑膜炎	头痛、发热、Brudzinski 征或 Kernig 征(颈强)	CSF 细胞数增多、革兰氏染色阳性、CSF 糖低和蛋白增高	抗生素静脉滴注
蛛网膜下腔出血	头痛、高血压、视网膜出血、Brudzinski 征或 Kernig 征(颈强)	CSF 中未清除的红细胞;CT 或 MRI 显示蛛网膜下腔血液和动脉瘤或其他血管畸形	动脉瘤或其他血管畸形的手术切除
创伤性脑出血	头痛、高血压、偏侧化神经体征	CT 或 MRI 显示硬膜外、硬膜下或颅内出血	硬膜外或硬膜下血肿(或有时脑内血肿)的手术清除
韦尼克脑病	眼肌麻痹、共济失调	可能存在大细胞性贫血	静脉给予硫胺素及葡萄糖

表 4-2　意识模糊状态的一般体格检查

表现	最可能提示
生命体征	
发热	感染性脑膜炎、抗胆碱能药或拟交感神经药中毒、酒精或镇静药戒断、败血症
低体温	酒精或镇静药中毒、肝性脑病、低血糖、甲状腺功能减退、败血症
高血压	抗胆碱能药或拟交感神经药中毒、酒精或镇静药戒断、高血压脑病、蛛网膜下腔出血
心动过速	抗胆碱能药或拟交感神经药中毒、酒精或镇静药戒断、甲状腺功能亢进、败血症
心动过缓	甲状腺功能减退
过度通气	肝性脑病、高血糖、败血症
头和颈部	
颈强	脑膜炎、蛛网膜下腔出血
巴特征或浣熊眼	头部创伤
鼓室积血	头部创伤
CSF 耳漏或鼻漏	头部创伤

续表

表现	最可能提示
皮肤和黏膜	
黄疸	肝性脑病、疟疾
瘀点疹	脑膜炎球菌性脑膜炎、播散性血管内凝血、血栓性血小板减少性紫癜
胸、腹部和直肠	
心脏杂音	卒中
腹水	肝性脑病
直肠出血	肝性脑病

神经系统检查

▶精神状态检查

可能处于意识模糊状态患者的精神状态检查,应着重于通过评估以下功能来确认意识水平是否降低。

A. **觉醒状态**(wakefulness):在意识模糊状态,患者通常表现困倦,这可能与明显的过度警觉交替出现。

B. **可唤醒性**(arousability):在轻度意识模糊状态下,与之说话或轻微摇动时患者可被唤醒。随着意识进一步受损,唤醒所需的刺激强度增加,觉醒的持续时间缩短,并且引发的反应变得不太有目的性。

C. **定向力**(orientation):意识模糊状态时,患者失去对时间定向力,后来失去地点定向力。

D. **注意力**(attention):意识模糊的患者注意力不集中,如不能立即重复一串数字或单词来证明。

E. **记忆力**(memory):意识模糊会损害短时记忆,以至于要求患者在延迟几分钟后重复这些项目时,不能记住这些项目的简要列表。

一个需要避免的重要陷阱是,将感受性(receptive)或流利性(fluent)[韦尼克(Wernicke)]失语症误认为是意识模糊。虽然感受性失语患者不能理解书面或口头语言,但可能说一些费解的话,他们看起来正常地觉醒和警觉,对非言语的指令(如手势)能够适当地反应,而且通常伴有右侧神经功能异常,诸如轻偏瘫、偏身感觉缺失,以及视野缺损等。

▶引起意识模糊状态的弥漫性和局灶性障碍体征

某些神经系统表现有助于区分可能引起意识模糊状态的弥漫性(包括代谢性)与局灶性(包括占位)病变。

A. **弥漫性障碍**(diffuse disorder):提示弥漫性障碍的表现包括发热或低体温、眼球震颤、震颤、扑翼样震颤,以及肌阵挛等。

B. **局灶性障碍**(focal disorder):提示局灶性障碍的表现包括头部创伤的体征、视乳头水肿、轻偏瘫、局灶性癫痫发作、不对称性反射亢进,以及单侧的巴宾斯基征等。

▶引起意识模糊状态的特定疾病体征

提示意识模糊状态特定病因的神经系统表现被列于**表4-3**中。

表 4-3　意识模糊状态的神经系统检查

表现	最可能提示
脑神经	
视乳头水肿	高血压脑病、颅内占位病变
瞳孔散大	酒精或镇静药戒断、抗胆碱能或拟交感神经药中毒
瞳孔缩小	阿片类中毒
眼球震颤或眼肌麻痹	酒精、镇静药、解离性麻醉剂或内毒素中毒、韦尼克脑病、椎基底动脉缺血
运动功能	
震颤	酒精或镇静药戒断、拟交感神经药中毒、甲状腺功能亢进
扑翼样震颤	代谢性脑病
轻偏瘫	低血糖、高血糖、血管病变、头部创伤
协调性	
共济失调	酒精或镇静药中毒、韦尼克脑病、椎基底动脉缺血
其他	
癫痫发作	酒精或镇静药戒断、低血糖、高血糖、头部创伤

实验室检查

提示意识模糊状态的特定病因的实验室检查列于**表4-4**。与意识模糊状态相关疾病的 CSF 变化列于**表4-5**。

意识模糊状态的病因

药物

许多药物可能引起意识模糊状态,特别是服用比通常剂量大的药物,或与其他药物联合使用时,如肝或肾衰竭导致药物代谢改变的患者、老年人或那些已存在认知障碍的患者等联合用药。对任何有意识模糊状态患者的评估都应包括对处方和非处方药的彻底回顾。娱乐类和精神治疗药物是最可能产生意识改变的(**表4-6**)。

表 4-4　意识模糊状态的实验室检查

检查	所见	最可能提示
血液		
白细胞	增高	脑膜炎、脑炎、败血症
红细胞比容	减少	韦尼克脑病、维生素 B_{12} 缺乏、疟疾、系统性红斑狼疮、血栓性血小板减少性紫癜
血小板	减少	酒精中毒或戒断、维生素 B_{12} 缺乏、播散性血管内凝血、血栓性血小板减少性紫癜
凝血酶原时间（PT）和部分凝血活酶时间（PTT）	延长	肝性脑病、播散性血管内凝血
动脉血气	代谢性酸中毒	糖尿病酮症酸中毒、乳酸酸中毒（发作后、休克、败血症），毒素（甲醇、乙二醇、水杨酸盐、副醛），尿毒症
	呼吸性酸中毒	肺动脉瓣关闭不全、镇静药过量
	呼吸性碱中毒	肝性脑病、肺动脉瓣关闭不全、水杨酸盐、败血症
钠	降低	低钠血症
尿素氮和肌酐	增高	尿毒症
葡萄糖	增高或降低	高血糖症、低血糖症
渗透压	增高	酒精中毒、高血糖症
肝酶，血氨	增高	肝性脑病
甲状腺激素	增高或降低	甲状腺功能亢进、甲状腺功能减退
钙	增高或降低	高钙血症、低钙血症
药物筛查	阳性	药物中毒
培养	阳性	急性细菌性脑膜炎、败血症
FTA 或 MHA-TP	阳性	梅毒性脑膜炎
HIV 抗体滴度	阳性	HIV 感染
尿液、胃肠道吸出物		
药物筛查	阳性	药物中毒
粪便		
潜血试验	阳性	肝性脑病
心电图		
	快速心律失常	抗胆碱能或拟交感能药物中毒
脑脊液（见表 4-5）		
脑 CT 扫描或 MRI 检查		
	不同的发现	脑梗死、脑出血、头部创伤、弓形体病、单纯疱疹病毒脑炎、蛛网膜下腔出血
脑电图		
	痫性活动	复杂部分性癫痫发作，发作后状态
	三相波	肝性脑病
	周期性复合波	单纯疱疹病毒脑炎

CT，计算机断层扫描；FTA，荧光密螺旋体抗体；MHA-TP，微血细胞凝集 - 梅毒密螺旋体；MRI，磁共振成像；PT，凝血酶原时间；PTT，部分凝血活酶时间。

表 4-5　意识模糊状态的脑脊液（CSF）改变

	外观	初压	红细胞数	白细胞数	葡萄糖	蛋白[1]	其他	培养
正常	澄清，无色	70~200mmH$_2$O	0/μl	≤5 单个核细胞/μl	≥45mg/dl	≤45mg/dl	-	-
急性细菌性脑膜炎	混浊	↑	正常	↑↑（PMN）	↓↓	↑↑	革兰氏染色、培养+	+
结核性脑膜炎	正常或混浊	↑	正常	↑（MN）	↓	↑	AFB 染色，PCR+	±
梅毒性脑膜炎	正常或混浊	正常或↑	正常	↑（MN）	↓	↑	梅毒血清+	-
真菌性脑膜炎	正常或混浊	正常或↑	正常	↑（MN）	↓	↑	印度墨汁染色、隐球菌抗原+（隐球菌）	±
病毒性脑膜炎/脑炎	正常	正常或↑	正常[2]	↑（MN）[3]	正常[4]	正常或↑	PCR+	±
寄生虫性脑膜炎/脑炎	正常或混浊	正常或↑	正常	↑（MN，E）	正常	正常或↑	湿片可见病原体	±
软脑膜转移	正常或混浊	正常或↑	正常	正常或↑（MN）	↓↓	正常或↑	细胞学+	-
蛛网膜下腔出血	粉红或浑红（上清黄色）	↑	↑	正常或↑（PMN）[5]	正常或↓[5]	↑	-	-
肝性脑病	正常	正常	正常	正常	正常	正常	谷氨酸盐↑	-

E，嗜酸性粒细胞经常存在；MN，单个核细胞（淋巴细胞或单核细胞）为主；PCR，聚合酶链反应；PMN，多形核细胞为主；+，阳性；-，阴性；±，可能阳性或阴性。

[1] 腰椎穿刺时的脑脊液。

[2] 红细胞计数在单纯疱疹病毒性脑炎可升高。

[3] PMN 为主可能见于病程早期。

[4] 在疱疹或腮腺炎感染时葡萄糖可减低。

[5] 脑脊液中淋巴细胞数增高和葡萄糖减少有时于见于出血后数日，反映由蛛网膜下腔的血液引起的化学性脑膜炎。

表4-6 药物引起的意识模糊状态

药物类别	例如	作用机制	中毒综合征[1]				解毒剂
			意识水平	呼吸抑制	瞳孔	眼球运动	
酒精	乙醇	$GABA_A$ 受体增效剂	抑郁	±	正常	眼球震颤	无
镇静药	巴比妥 苯二氮䓬类	$GABA_A$ 受体激动剂	抑郁或昏迷	+	正常	受损	氟马西尼（苯二氮䓬类）
阿片类	海洛因 羟考酮 氢可酮	μ-阿片类受体激动剂	抑郁或昏迷	+	缩小	正常	纳洛酮
抗胆碱能药物	三环类抗抑郁药	毒蕈碱乙酰胆碱受体激动剂	焦虑	−	扩大	正常	毒扁豆碱
拟交感神经药	右旋安非他命 甲基苯丙胺 可卡因	儿茶酚胺再摄取抑制剂和释放剂	焦虑	−	扩大	正常	氯丙嗪 酚妥拉明
致幻剂	LSD	5-羟色胺受体激动剂	焦虑	−	正常或扩大	正常	无
解离性麻醉剂	苯环己哌啶（PCP） 氯胺酮	NMDA 受体激动剂	欣快、焦虑、抑郁或昏迷	−	正常	眼球震颤	无
放心药	MDMA（摇头丸）	5-羟色胺和多巴胺再摄取抑制剂和释放剂	欣快	−	扩大	眼球震颤	无
合成大麻素（盐浴）	甲氧麻黄酮 醋酸甲泼尼龙 MDPV	儿茶酚胺再摄取抑制剂和释放剂	焦虑	−	扩大	正常	无
γ-氨基丁酸和药物前体	γ-氨基丁酸（GHB） γ-丁内酯 1,4-丁二醇	γ-氨基丁酸和 $GABA_B$ 受体激动剂	欣快、焦虑、抑郁或昏迷	−	正常	正常	无
吸入剂	甲苯 二甲苯	未知	欣快、抑郁或昏迷	−	正常	正常	无
合成的大麻素类（香料，K2）	JWH-018 AMB-FUBINACA	CB1 大麻素受体激动剂	焦虑或抑郁	−	正常	正常	无

[1] 最特征性的表现是：①在镇静催眠药过量时瞳孔正常而眼球运动受损；②阿片类药物过量时瞳孔缩小而眼球运动完整。

酒精中毒

酒精（乙醇）中毒会引起意识模糊状态伴有眼球震颤、构音障碍，以及肢体和步态共济失调。在非酗酒者中，体征大致与血中酒精水平相关，但慢性酗酒者已对酒精产生耐受，血乙醇水平可以很高却不会显得醉酒。对确定诊断有用的实验室检查包括血乙醇水平和血清渗透压，每 100mg/dl 酒精的渗透压，比计算的渗透压（2×血清钠 +1/20 血清葡萄糖 +1/3 血清尿素氮）超出 22mmol/L。酒中毒患者有很高的头部创伤和低血糖风险，而慢性酒中毒增加细菌性脑膜炎的风险。酒精中毒不需要治疗，除非出现了戒断综合征，但应该给予硫胺素（200~500mg，每日 3 次，静脉给药，持续 3 天或直至恢复正常饮食），以预防营养不良所致的韦尼克脑病（本章稍后讨论）。

酒精戒断

三种常见的戒断综合征（withdrawal syndromes）被确认（**图 4-1**）。这些综合征的患者也有发生韦尼克脑病的风险，应给予硫胺素治疗。

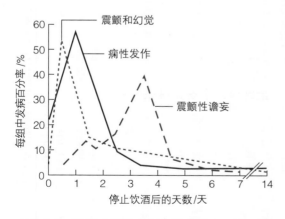

▲图 4-1　酒精戒断综合征与停止饮酒时间的关系（资料引自 Victor M，Adams RD. The effect of alcohol on the nervous system. *Res Publ Assoc Res Nerv Ment Dis*. 1952；32：526-573.）

▶战栗和幻觉

这种自限性的表现发生在停止饮酒后 2 日内，并以战栗、激越、厌食、恶心、失眠、心动过速，以及高血压等为特征。如有意识模糊，则表现较轻微。错觉和幻觉通常为视觉性，发生在大约 25% 的患者。劳拉西泮（Lorazepam）1~4mg 或地西泮（Diazepam）5~20mg，每 5~15 分钟静脉注射 1 次，直到平静下来，而后每小时给药 1 次，维持轻度镇静，将会终止此综合征，并预防较严重的戒断后果。

▶癫痫发作

酒精戒断癫痫发作（alcohol withdrawal seizure）发生在戒酒后 48 小时内，而大约 2/3 的病例出现在 7~24 小时内。粗略统计 40% 的患者有一次癫痫发作（seizure），90% 以上的患者有 1~6 次发作。在约 85% 的病例中，第一次与最后一次发作之间的间隔为 6 小时或更短。通常不需要治疗，因为大多数病例发作会自行停止，但劳拉西泮 2mg 静脉注射可能减少出现癫痫发作的次数。不常见的表现，诸如局灶性发作、发作持续时间延长（>6~12 小时）、6 次以上的发作、癫痫持续状态，或者延长的发作后状态等，应提示寻找其他病因或并发因素，诸如头部创伤或感染等。患者应在癫痫发作开始后观察 6~12 小时，以确定没有发生提示另外病因的非典型特征。

▶震颤性谵妄

震颤性谵妄（delirium tremens），这种最严重的酒精戒断综合征通常在停止饮酒后 3~5 天开始，并持续到 72 小时。它以意识模糊、激越、发热、出汗、心动过速、高血压，以及幻觉等为特征。死亡可能由伴随的感染、胰腺炎、心血管性虚脱或创伤等引起的。治疗包括针对震颤和幻觉使用劳拉西泮或地西泮，如上文所述，并纠正水、电解质紊乱和低血糖等,如果存在的话。β-肾上腺素能受体阻滞剂阿替洛尔(Atenolol)50~100mg/d,对持续性高血压或心动过速的患者可能是有用的。

镇静药中毒

镇静药(sedative drug)包括巴比妥类、苯二氮䓬类、异丙酚(Propofol)、甲喹酮(Methaqualone)、格鲁米特(Glutethimide)和水合氯醛等。镇静药中毒独特的临床特征是意识模糊状态或昏迷,伴呼吸抑制、反应性瞳孔和眼球运动障碍。其他常见的表现包括低血压、体温低、眼球震颤、共济失调、构音障碍和反射减低等;去大脑和去皮质姿势也可能发生。意识改变伴眼球运动障碍的鉴别诊断包括脑干结构损害,但这些病变通常也会影响瞳孔。镇静药的摄入可通过血液、尿液或胃抽吸物的毒理学分析来证实,但是血液中短效镇静药的浓度与临床严重程度没有相关性。

当药物主要通过肝脏代谢正在被清除时,管理的目的是支持呼吸和循环功能。苯二氮䓬类中毒患者也可以用氟马西尼(Flumazenil)治疗,1~5mg 在 2~10 分钟静脉注射,需要时每 20~30 分钟重复一次。

镇静药中毒的并发症包括吸入性肺炎、低血压和肾衰竭等。然而,除非出现这样的并发症,那些到达医院时心肺功能正常的患者应该存活下来且没有后遗症。

镇静药戒断

镇静药戒断可以产生意识模糊状态、癫痫发作或类似震颤性谵妄的综合征。这些并发症发生可能性和严重程度取决于服药的持续时间和剂量以及药物半衰期等,服用大剂量中间物或短效药物至少数周的患者是最明显的。戒断综合征通常发生于停用短效镇静药后 1~3 天,但停用长效药物可能要到 1 周或更长时间后才会出现。镇静药物戒断可以通过正常镇静或催眠剂量的失败来证实,产生镇静药中毒征象(镇静状态、眼球震颤、构音困难或共济失调等)。戒断的症状和体征通常是自限性的,但肌阵挛和癫痫发作可能需要治疗,这在每天服用数次药物的镇静剂量患者中最常见。

阿片类

阿片类(opiate)(麻醉药)包括吗啡、海洛因、可待因、氢化吗啡酮、羟考酮、氢可酮、哌替啶、芬太尼,以及美沙酮等。这些药物可能产生镇痛、情绪变化、意识模糊状态、昏迷、呼吸抑制、肺水肿、恶心和呕吐、瞳孔缩小、低血压、尿潴留,以及胃肠道动力减弱等。长期使用与耐受和身体依赖有关。

阿片类过量的主要特征是针尖样瞳孔(pinpoint pupils),它通常在强光下收缩,并有呼吸抑制。针尖样瞳孔也可发生在脑桥出血,但阿片类过量可通过患者对阿片类拮抗剂纳洛酮(Naloxone)反应和水平性眼球运动的保留加以区分。纳洛酮给药后通常会迅速出现瞳孔扩大和意识完全恢复。然而,当使用大剂量阿片类或多种药物时,瞳孔轻度散大可能是唯一可以观察到的反应。

治疗方法包括静脉注射纳洛酮,每 2~3 分钟给予 0.4~2.0mg,最大剂量为 10mg。有时也需要通气支持。鼻内的纳洛酮制剂是可用的,但其作用在开始时较慢。由于纳洛酮的作用时间可能短至 1 小时,而许多阿片类药物作用时间较长,因此纳洛酮应根据患者的病情重新使用。经过适当的治疗,患者最终应该平安无事地康复。

抗胆碱能药

毒蕈碱样抗胆碱能药(muscarinic anticholinergic drug)被用于治疗帕金森病[如苯海索(Trihexyphenidyl)]、晕动病[如茶苯海明(Dimenhydrinate)]、变态反应[如苯海拉明(Diphenhydramine)]、胃肠紊乱[如双环维林(Dicyclomine)],以及精神疾病等(如抗精神病药、三环类抗抑郁药)。过量服用任何这些药物都会产生意识模糊状态伴激越、幻觉、固定及散大的瞳孔、视力模糊、皮肤及黏膜干燥、潮红、发热、尿潴留，以及心动过速等（图4-2）。在某些情况下，可以通过血或尿的毒理学分析确定诊断。症状通常自行消退，但是，如果发生威胁生命的心律失常时可能需要胆碱酯酶抑制剂（cholinesterase inhibitor）毒扁豆碱治疗。然而，毒扁豆碱（Physostigmine）可能引起心动过缓和癫痫发作，因此已极少使用。

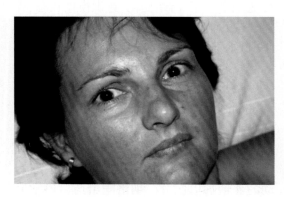

▲ 图 4-2　抗胆碱能药物过量时瞳孔扩大和面部潮红（承蒙同意，引自 Dodt C. Iatrogenic anticholinergic overdose. *Dtsch Arztebl Int* 2017；114：167.）

拟交感神经药

拟交感神经药（sympathomimetic）包括可卡因、苯丙胺（Amphetamine）、甲基苯丙胺（Methamphetamine）、右苯丙胺（Dextroamphetamine）、哌甲酯（Methylphenidate）、苯丁胺（Phentermine）、芬氟拉明（Fenfluramine）、麻黄碱，以及抗抑郁药等。拟交感神经药中毒可能产生意识模糊状态伴有幻觉、运动活动过度、刻板样行为，以及偏执性精神病等。检查显示心动过速、高血压和瞳孔扩大。高热、震颤、癫痫发作和心律失常等也可能发生，而可卡因和苯丙胺的使用可能与卒中有关。

激越可以用苯二氮䓬类治疗，精神错乱可用氟哌啶醇治疗，高血压可用硝普钠和酚妥拉明治疗。

致幻剂

致幻剂（hallucinogen）包括麦角酸酰二乙胺（LSD）、赛洛西宾（Psilocybin）、美司卡林（Mescaline）、伊玻盖因（Ibogaine）和蟾酥碱（Bufotenin）。它们通常不会产生引起医学关注的意识模糊状态，但是可能引起焦虑、惊恐、高血压、体温过高和癫痫发作等。苯二氮䓬类药物可用于治疗焦虑症。

解离性麻醉剂

解离性麻醉剂（dissociative anesthetics）包括苯环己哌啶（Phencyclidine，PCP）和氯胺酮（Ketamine）。中毒可以出现嗜睡、激越、定向力障碍、遗忘症、幻觉、偏执狂，以及暴力行为等。神经系统检查可见大瞳孔或小瞳孔、水平性及垂直性眼球震颤、共济失调、肌张力增高、痛觉缺失、反射亢进和肌阵挛等。在严重的情况下，并发症包括高血压、恶性高热、癫痫持续状态、昏迷和死亡。苯二氮䓬类药物对镇静和治疗肌痉挛可能是有用的，并可能需要降压药、抗惊厥药，以及丹曲林（Dantrolene）（用于恶性高热）等。症状和体征通常在 24 小时内消退。

内吸原

内吸原（entactogen）也称为移情原（empathogen），是一种娱乐性药物，它能唤起一种连通性或感同身受的感觉。大多数是苯丙胺的衍生物，包括摇头丸［二亚甲基双氧苯丙胺（MDMA）］。需要医学关注的意识改变是不常见的，但牙关紧咬、磨牙和眼球震颤是常见的，并可能发生与致幻剂类似的副作用（前面已讨论）。此外，低钠血症可能是药物诱导的抗利尿激素释放和多饮共同作用的结果。横纹肌溶解（rhabdomyolysis）和急性肾损伤曾有报道，影像学研究与MDMA-诱发的脑内 5-羟色胺能神经末梢损伤相一致。

合成的卡西酮

合成的卡西酮(cathinones)是在阿拉伯茶植物中发现的一种兴奋性生物碱的类似物。它们与苯丙胺有关,在作为售卖的"浴盐"制剂中被发现。卡西酮中毒的临床表现包括躁动、心动过速、高血压和癫痫发作。精神错乱和怪异或暴力行为可能会发生。

γ-羟基丁酸

γ-羟基丁酸(γ-hydroxybutyrate)及其前体药物(如 γ-丁内酯和 1,4 丁二醇)是所谓的约会强暴(date-rape)药物,有时用于诱导预期受害者的快速嗜睡或失去知觉。心动过缓和肌阵挛可能发生。除了攻击性,不良反应还包括误吸呕吐和呼吸抑制。

吸入剂

吸入剂(inhalant)包括挥发性溶剂(如黏合剂),挥发性亚硝酸盐类(如亚硝酸异戊酯),麻醉药(如乙醚、氯仿和氧化亚氮),以及推进剂(指航空燃料—译者注)。它们的药理学作用是多种多样的,但大多数能产生欣快感,而后伴随抑郁,以及有时呼吸功能损害。戒断可能伴发易激惹、焦虑、震颤,以及癫痫发作等。没有特异性治疗方法。

合成大麻素

合成大麻素(如香料、K2)是大麻(marijuana)的主要精神活性成分,Δ⁹-四氢大麻酚(Δ^9-tetrahydrocannabinol,THC)的类似物,对 CB1 大麻素受体具有更有效和更纯的激动作用。因此,它们比大麻更容易产生不良反应,包括心动过速、躁动、嗜睡、恶心、呕吐以及幻觉等。

内分泌和代谢疾病

低血糖

低血糖(hypoglycemia)是引起意识模糊状态的一个特别重要的原因,因为它的及时识别和治疗可以防止从可逆向不可逆状态的快速进展。

糖尿病患者最常见的低血糖原因是**胰岛素过量**(insulin overdose)**(表 4-7)**,但口服降糖药、酒精中毒、营养不良、肝功能衰竭、胰岛素瘤和非胰岛素分泌性纤维瘤、肉瘤或纤维肉瘤等也可能是其病因。神经系统症状在数分钟到数小时发生。尽管在血糖水平与神经功能障碍严重程度之间没有严

表 4-7 低血糖和高血糖脑病的特征

	低血糖	糖尿病酮症酸中毒	高渗性非酮性状态
诱发因素	抗糖尿病过度治疗 并发疾病 营养缺乏	抗糖尿病的不依从性 感染 新的诊断	感染 抗糖尿病的不依从性 新的诊断
血糖 /mg·dl⁻¹	<60	>250	>600
血清渗透压 /mmol·L⁻¹	<300	<320	>320
酮病	−	+	−
代谢性酸中毒	−	+	−
意识模糊	常见	不常见	常见
局灶性神经体征	+	−	+
癫痫发作	+	−	+

+,存在;−,缺如

格的关系可被证明,但是在 30mg/dl 或更低水平的长期低血糖必然会导致不可逆的脑损伤。

► 临床表现

低血糖的早期体征包括心动过速、出汗和瞳孔扩大,随后在血糖低于 50mg/dl 时可能出现意识模糊状态伴嗜睡或躁动,而低于 30mg/dl 时出现昏迷。神经系统功能障碍以一种嘴 - 尾端方式进展(见第 3 章,昏迷),并可能模拟引起小脑幕疝的占位病变。昏迷跟着发生痉挛状态、伸性跖反射,以及去皮质或去大脑姿势等。然后出现脑干功能障碍的体征,包括眼球运动异常和瞳孔反射消失。呼吸抑制、心动过缓、张力减低和反射减弱预示着不可逆的脑损伤即将发生。低血糖性昏迷可能伴发局灶性神经体征,以及局灶或全面性癫痫发作。

► 治疗

诊断通过测定血糖水平被证实,但应立即给予葡萄糖静脉注射(50% 葡萄糖 50ml),而不必等待测定的血糖水平。可逆性低血糖脑病患者应用葡萄糖后数分钟内意识水平就会改善。在磺酰脲类降糖药(如甲苯磺丁脲、格列吡嗪或格列本脲)引起的低血糖中,给予葡萄糖可以刺激胰岛素分泌,对抗治疗效果。在这种情况下,应给予奥曲肽(Octreotide)50~75μg 皮下或静脉注射,以抑制胰岛素释放。对于糖尿病患者的脑病是由低血糖还是高血糖引起的疑问,绝不应延迟葡萄糖的使用,因为恶化的高血糖的后果要比未能治疗的低血糖后果更可怕。

高血糖

糖尿病酮症酸中毒(diabetic ketoaci-dosis)(高血糖、酮症和代谢性酸中毒)和高渗性非酮性高血糖症(hyperosmolar nonketotic hyperglycemia)(高血糖和高渗血症)(表 4-7),这两种高血糖综合征(hyperglycemic

syndrome)可能引起脑病或昏迷,并可能是糖尿病的首发表现。脑代谢受损、血管内凝血,以及脑水肿均参与发病机制。然而,高渗血症(hyperosmolarity)的严重程度与意识水平下降有明显的相关性,而全身性酸中毒的程度与意识障碍无关。

► 临床表现

症状包括视物模糊、皮肤干燥、食欲减退、多尿和烦渴等。体格检查可发现低血压和其他脱水体征,尤其在高渗性非酮症高血糖。深大、快速呼吸[库斯莫尔呼吸(Kussmaul respiration)]是糖尿病酮症酸中毒(diabetic ketoacidosis)的特征。意识受损从轻度意识模糊到昏迷不等。在高渗性非酮症高血糖中,局灶性神经体征以及全面性或局灶性癫痫发作是常见的。实验室的表现被总结于表 4-7 中。

► 治疗

治疗采用静脉输液、常规胰岛素、补钾(如果血钾 <5mmol/L),以及碳酸氢盐(如果动脉血 pH<6.9);针对合并感染加用抗生素等。液体应给予 0.9% 生理盐水(1~2L 持续1~2 小时),接着使用 0.9% 或 0.45% 生理盐水(250~500ml/h)直至血糖达到 200mg/dl,然后在 0.9% 生理盐水中加入 5% 葡萄糖。常规胰岛素一次给予 0.1U/kg 的剂量,随后以 0.1U/kg/h 剂量连续输注;当血糖达到250mg/dl 时减量为 0.05U/kg/h,随后进行调整维持血糖在 200mg/dl。应密切监测血糖、电解质、尿素氮和 pH 值。糖尿病酮症酸中毒的死亡率 <1%,但高渗性非酮症高血糖为5%~16%;原因包括由于误诊而延迟治疗、败血症、心血管并发症,以及肾衰竭等。

甲状腺功能减退

甲状腺功能减退(hypothyroidism)最常见的病因是桥本甲状腺炎(Hashimoto thyroiditis)。症状和体征包括疲劳、抑郁、体重增加、便秘、心动过缓、干性皮肤和脱发等（图 4-3）。认知障碍包括情感贫乏、精神运动迟滞、躁动和精神错乱［**黏液水肿癫狂（myxedema madness）**］，重度甲状腺功能减退可能引起意识模糊状态、昏迷或痴呆。检查时的发现包括体温过低、构音障碍、耳聋和共济失调，但是最具特征性的神经异常是腱反射的延迟放松。如果不治疗，甲状腺功能减退可能进展为癫痫发作、昏迷和死亡。

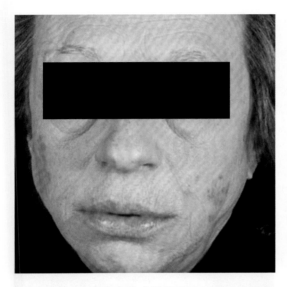

▲图 4-3　甲状腺功能减退的临床特征。患者表现面部表情缺乏，伴有皮肤苍白、干燥、外侧眉毛脱失，面部浮肿，鼻子增宽（承蒙同意，引自 Wolff K，Goldsmith LA，Katz SI，et al. *Fitzpatrick's Dermatology in General Medicine.* 7th ed. New York，NY：McGraw-Hill；2007.）

血液检测异常包括促甲状腺激素（TSH）水平增高，血清游离四碘甲状腺素（T_4）水平降低，以及抗甲状腺球蛋白和抗甲状腺过氧化物酶抗体等。低血糖、低钠血症和呼吸性酸中毒可能存在。CSF 蛋白通常增高，而 CSF 压力偶尔升高。治疗潜在的甲状腺疾病。严重的黏液水肿癫狂或昏迷［**黏液水肿危象（myxedema crisis）**］时，这包括应用左甲状腺素（levothyroxine）（T_4，500μg，然后每天静脉注射 50~100μg），有时给予碘塞罗宁（Liothyronine）（T_3，10~20μg，然后每 4~6 小时静脉给药 10μg，持续 48 小时），对于经常共存的肾上腺功能减退，给予氢化可的松 100mg，然后每 8 小时静脉注射 25~50mg。

甲状腺功能亢进

甲状腺功能亢进（hyperthyroidism）也称为**甲状腺毒症（thyrotoxicosis）**，以格雷夫斯病（Graves disease）引起的最为常见，并产生焦虑、心悸、出汗和体重下降等。体格检查可以发现甲状腺肿大、皮肤温热潮湿，以及胫骨前黏液水肿。甲状腺功能亢进的急性恶化（图 4-4）可能引起意识模糊状态、昏迷或死亡。在较年轻的患者中，常见激动、幻觉或精神异常［**活动性甲状腺毒症危象（activated thyrotoxic crisis）**］，而 50 岁以上的患者则趋向于淡漠和抑郁［**冷漠的甲状腺毒症危象（apathetic thyrotoxic crisis）**］。癫痫发作可能发生。神经系统检查可见眼球突出、眼球运动受限、过度的生理活动震颤，以及反射亢进等；踝阵挛和伸性跖反射是罕见的。诊断通过血清促甲状腺激素（TSH）降低，游离的 T_3、抗甲状腺球蛋白和抗甲状腺过氧化物酶抗体升高，以及甲状腺扫描 ^{123}I 摄取增加等来证实。治疗包括普萘洛尔（Propranolol）60mg，每日 1 次或 2 次口服，逐渐增加至每日 320mg；甲巯咪唑（Methimazole）30~60mg 每日口服，或丙硫氧嘧啶（Propylthiouracil）75~150mg，每日 4 次口服；碘化造影剂；放射性碘（除非有眼病）；以及甲状腺切除术等。孕妇或哺乳期患者必须予以调整治疗。诱发甲状腺毒性危象的因素（如药物治疗或肿瘤）也应进行调查和纠正。

肾上腺功能减退

肾上腺皮质功能不全（adrenocortical insufficiency）的病因包括自身免疫［**艾迪生病（Addison disease）**］、结核病、肾上腺出血［暴发型脑膜炎球菌败血症（Waterhous-

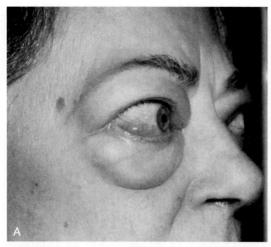

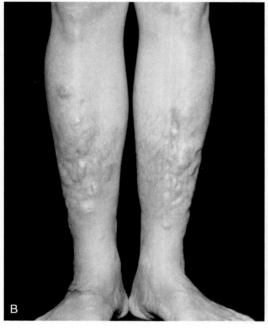

▲图4-4 甲状腺功能亢进的临床特征。患者表现（A）眼球突出性眼病（突眼症），以及（B）胫骨前的黏液水肿（承蒙同意，引自 Brunicardi CF, Andersen DK, Billiar TR, et al. *Schwartz's Principles of Surgery*. 9th ed. New York: McGraw Hill, 2009.）

Friderichsen syndrome）]，以及皮质类固醇戒断等。肾上腺功能减退引起疲乏、无力、体重减轻、厌食、皮肤色素沉着过度、低血压、恶心和呕吐、腹痛和腹泻或便秘等。神经系统表现包括意识模糊状态、癫痫发作或昏

迷。血液测试显示皮质醇、钠、葡萄糖和碳酸氢盐水平下降，钾升高，以及嗜酸性粒细胞增多等。急性肾上腺皮质功能不全的治疗是应用氢化可的松（100~300mg 加入 0.9% 的生理盐水静脉滴注，随后每 6 小时给予 50~100mg，直至口服替代成为可能），并纠正低血容量、低血糖、电解质紊乱，以及任何的诱发疾病。

肾上腺功能亢进

肾上腺功能亢进（hyperadrenalism）[**库欣综合征（Cushing syndrome）**]通常是由应用外源性糖皮质激素类所致，但是也可能由 ACTH 分泌性垂体腺瘤[**库欣病（Cushing disease）**]或肾上腺肿瘤引起。临床表现包括满月脸伴颜面潮红（**图 4-5**）、躯干性肥胖、多毛症、月经不调、高血压、虚弱、皮肤条纹、痤疮和瘀斑等。神经精神紊乱很常见，包括抑郁或欣快、焦虑、易激惹、记忆受损、精神错乱、妄想和幻觉等。诊断根据地塞米松抑制试验、24 小时尿游离皮质醇水平、深夜唾

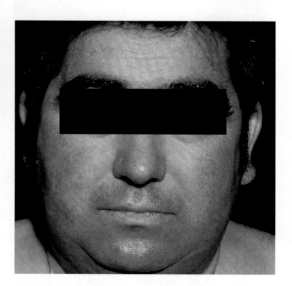

▲图4-5 库欣综合征的满月脸（圆、丰满、浮肿）和面色潮红（承蒙同意，引自 Wolff K, Johnson RA, Saavedra A, Roh E. *Fitzpatrick's Color Atlas and Synopsis of Clinical Dermatology*. 8th ed. New York, NY: McGraw-Hill; 2017.）

液皮质醇试验,或午夜血清皮质醇水平来证实。血清促肾上腺皮质激素(ATCH)的测定用来区分肾上腺功能亢进的肾上腺和垂体的原因,磁共振成像(MRI)被用于定位垂体或其他部位的 ATCH 分泌性肿瘤。治疗取决于病因,包括外源性皮质类固醇逐渐减量、垂体腺瘤的经蝶骨切除术或立体定向放射疗法,以及腹腔镜下切除皮质分泌性肾上腺肿瘤或异位 ATCH 分泌性肿瘤。

电解质紊乱

低钠血症

▶临床表现

低钠血症(hyponatremia)(血清钠 <135mEq/L),特别是在急性时产生脑肿胀,这是由于细胞外液的低渗透压,滴注水内流入细胞。如果未纠正,这可能导致脑疝和死亡。急性(在24~48小时进展)低钠血症的病因包括心因性烦渴、运动相关性低钠血症以及内吸原(如摇头丸)。低钠血症产生头痛、昏睡、意识模糊、虚弱、肌肉痉挛、恶心和呕吐等。神经体征包括意识模糊状态或昏迷、视乳头水肿、震颤、扑翼样震颤、强直状态、伸性跖反射、局灶性或全面性癫痫发作,以及偶发的局灶性神经功能缺失等。神经系统并发症通常伴发于血清钠水平低于 120mEq/L(图4-6),但也见于血钠迅速降至 130mEq/L 后;相反地,慢性低钠血症水平低至 110mEq/L 也可能是无症状的。

▶治疗

治疗包括纠正低钠血症的潜在病因,给予高渗盐水(3%),以不超过 4~6mmol/L 每天的速度将血清钠浓度提高至 125~130mmol/L。血清钠应每间隔2小时监测一次。可以加入呋塞米(Furosemide)20mg 静脉注射,但加压素受体拮抗剂,例如,托伐普坦(Tolvaptan)、考尼伐坦(Conivaptan)在急性或严重症状性低钠血症的治疗中还没有确定的作用。

过快地纠正低钠血症可能导致**渗透性脱髓鞘综合征**(osmotic demyelination syndrome)[以前称**脑桥中央髓鞘溶解症**(central pontine myelinolysis)],是一种以意识模糊状态、轻截瘫或四肢轻瘫、构音障碍、吞咽困难、反射亢进或减弱,以及伸性跖反射为特征的白质病变。严重的病例可能导致闭锁综合征(locked-in syndrome)(见第3章,昏迷)、昏迷或死亡。MRI 可能显示脑桥和脑桥以外的白质病变。对渗透性脱髓鞘综

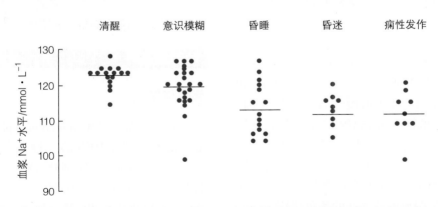

▲图4-6 血清钠浓度与低钠血症的神经系统表现之间的相互关系(承蒙同意,改编自 Arieff AI,Llach F,Massry SG. Neurologic manifestations and morbidity of hyponatremia:correlation with brain water and electrolytes. *Medicine.* 1976;55:121-129.)

合征没有治疗方法,因此预防是必要的,最好的方法是坚持上述指南,逐步纠正低钠血症。

高钙血症

高钙血症(hypercalcemia)可能是由原发性甲状旁腺功能亢进(primary hyperparathyroidism)(血清钙≥10.5mg/dl 或 2.6mmol/L),或与骨转移相关的肿瘤引起的,尤其肺癌、乳腺癌或多发性骨髓瘤(血清钙≥14mg/dl 或 3.5mmol/L)。症状包括口渴、多尿、便秘、恶心和呕吐、腹痛、厌食,以及肾结石引起的腰痛等。神经系统症状总是出现于血清钙水平高于 17mg/dl(8.5mEq/L)时,包括头痛、虚弱和嗜睡等。

体格检查可能发现脱水、腹胀、局灶性神经体征、肌病性无力,以及可能进展为昏迷的意识模糊状态。癫痫发作是罕见的。肌病不影响延髓肌,腱反射通常是正常的。诊断是根据血清钙水平升高确定,而有时通过甲状旁腺激素水平增高和心电图(ECG)QT 间期缩短。在心脏和肾功能正常患者中,严重的高钙血症通过用 0.45% 或 0.9% 生理盐水大量静脉补液治疗,并且通常需要中心静脉压监测。添加双磷酸盐类(bisphosphonate)[如唑来膦酸(zoledronic acid)]来治疗与恶性肿瘤相关的高钙血症。

低钙血症

低钙血症(hypocalcemia)(血清总钙 <8.5mg/dl 或 2.1mmol/L; 离子钙 <4.6mg/dl 或 1.15mmol/L)可能由慢性肾病、甲状旁腺功能减退、低镁血症、胰腺炎或维生素 D 缺乏引起。症状包括易激惹、谵妄、精神错乱伴幻觉、抑郁、恶心和呕吐、腹痛,以及口周区域和肢体远端的感觉异常等。最具特征性的体征是明显的或潜在的**手足搐搦**(tetany)表现。这些包括叩击耳前的面神经(Ⅶ)引起面肌收缩反应[**面神经叩击征**(Chvostek sign)]和**腕足痉挛**(carpopedal spasm)(**图 4-7**),

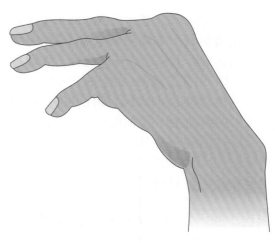

▲图 4-7　腕痉挛,低钙血症时的一种手足搐搦体征(神经元兴奋过度)(承蒙同意,引自 Gardner DG,Shoback D. *Greenspan's Basic & Clinical Endocrinology*,8th ed. New York,NY:McGraw-Hill,2007.)

它可能自发地出现或用止血带诱发肢体缺血后出现[**特鲁索征**(Trousseau sign)]。有时可能会出现白内障和视乳头水肿,舞蹈病也有过报道。癫痫发作或喉痉挛可能危及生命。ECG 可见 QT 间期延长。严重症状性低钙血症的治疗是静脉给予葡萄糖酸钙(calcium gluconate),10~15mg/kg 的元素钙在 4~6 小时静脉输注,随后输注以维持血清钙在 7~8.5mg/dl。伴随的镁缺乏也应该被纠正。癫痫发作有时应用苯妥英或苯巴比妥紧急处理,但不建议长期抗惊厥治疗。

营养障碍

韦尼克脑病

韦尼克脑病(Wernicke encephalopathy)通常是慢性酒精中毒的一种并发症,但也可由胃肠道疾病、妊娠剧吐、营养不良、减肥手术、癌症或静脉喂养引起。它是由**硫胺素**(thiamine)(维生素 B_1)缺乏所致。病理特征包括脑室周围灰质的神经元丢失、脱髓鞘和神经胶质增生。可见小血管增生和瘀点出血。最常见的受影响区域是内侧丘脑、乳头体、导水管周围灰质、小脑蚓部，以及动眼神经、展神经和前庭神经核等。

▶临床表现

经典综合征是由**眼肌麻痹**、**共济失调**和**意识模糊状态**等三联征构成。最常见的眼部异常是眼球震颤、展神经（Ⅵ）麻痹，以及水平性或水平-垂直结合的凝视麻痹等。共济失调主要影响步态，手臂的共济失调和构音障碍不常见。精神状态检查显示全面的意识模糊伴有突出的即时回忆和近事记忆障碍。在少数患者中，意识模糊状态进展为昏迷。大多数患者伴有踝反射消失的神经病。低体温和低血压可能发生。偶尔可见瞳孔异常，包括轻度瞳孔不等大或对光反应迟钝。外周血涂片可发现大细胞性贫血，而 MRI 可能显示乳头体萎缩（**图 4-8**）。

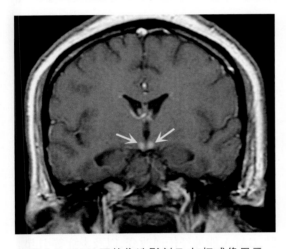

▲图 4-8　MRI 冠状位造影剂 T_1 加权成像显示一例韦尼克脑病患者乳头体异常增强（箭头）（承蒙同意，引自 Fauci A，Braunwald E，Kasper D，et al. *Harrison's Principles of Internal Medicine*. 17th ed. New York，NY：McGraw-Hill，2008.）

▶治疗

治疗是迅速给予硫胺素，500mg 静脉滴注，在葡萄糖输注前或与之同时应用（如果单独给予葡萄糖，可能加重疾病）。不经

肠道的硫胺素连续数日。对硫胺素的维持需求约为 1mg/d，通常在日常饮食中是可以得到的，但是酗酒者肠道吸收硫胺素发生障碍。

治疗后，眼部异常通常在一天内开始改善，共济失调和意识模糊在一周内开始。眼肌麻痹、垂直性眼球震颤，以及急性意识模糊等通常在一个月内是完全可逆的。然而，水平性眼球震颤和共济失调仅在约 40% 的病例完全消退。韦尼克脑病的主要长期并发症是科萨科夫综合征（Korsakoff syndrome）（见第 5 章，痴呆和失忆症）。

维生素 B₁₂ 缺乏

维生素 B_{12} 缺乏通常是由于胃壁细胞的自身免疫性破坏，导致内因子分泌缺陷［恶性贫血（pernicious anemia）］；由于胃酸缺乏、胃炎、胃切除术、质子泵抑制剂或 H_2 抗组胺药引起的吸收不良；或者在素食者的吸收不良。神经系统异常包括多发性神经病、皮质脊髓束与脊髓后索的亚急性联合变性［联合系统疾病（combined systems disease）］、视神经病，以及程度不等的认知功能障碍，自轻度意识模糊状态到痴呆或精神错乱［巨幼红细胞癫狂（megaloblastic madness）］。

▶临床表现

表现通常是巨细胞性贫血（macrocytic anemia）］或直立性头晕目眩，但也可能是神经性的。远端的感觉异常、步态共济失调、环绕躯干或肢体的紧束感，以及莱尔米特征（Lhermitte sign）（一种由屈颈引发的沿脊柱的电击样感觉）都可能出现。体格检查可能发现低热、舌炎、皮肤柠檬黄染色，以及皮肤色素沉着过度等。大脑受累产生意识模糊、抑郁、易激惹或精神错乱伴有幻觉。脊髓受累引起振动觉和关节位置觉受损、感觉性步态共济失调，以及痉挛性轻截瘫伴伸性跖反射等。伴发的周围神经受累可能导致双下

肢腱反射消失以及尿潴留。

▶实验室所见

维生素 B_{12} 缺乏的血液学异常(图 4-9)包括巨细胞性贫血、白细胞减少伴有多分叶中性粒细胞,以及血小板减少伴巨血小板等。诊断基于血清钴胺素水平 <148pmol/L 或 200ng/L,但也必须测定叶酸水平,因为叶酸缺乏会混淆维生素 B_{12} 的测量和模拟维生素 B_{12} 缺乏的血液学特征。恶性贫血可通过检测血液中抗内因子抗体与维生素 B_{12} 缺乏的其他原因区分开来,这些抗体具有高度特异性但是不敏感;抗壁细胞抗体因太非特异性而不能用于诊断。MRI 的 T_1 加权像

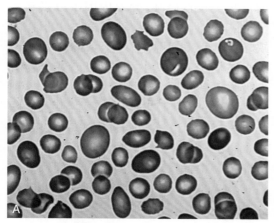

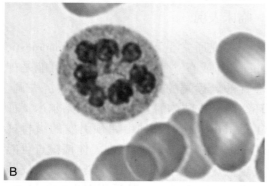

▲图 4-9　一例维生素 B_{12} 缺乏患者外周血涂片显示,卵圆形的巨红细胞(A)以及多分叶中性粒细胞(B)(承蒙同意,引自 Kaushansky K,Lichtman M,Beutler E,Kipps T. *Williams Hematology*. 8th ed. New York,NY:McGraw-Hill,2010.)

显示 B_{12} 缺乏脊髓病后索钆强化(在第 10 章,感觉障碍中讨论),以及在 B_{12} 缺乏脑病中深部 T_2 信号异常,并随着治疗而恢复。

▶治疗

治疗应该在采血测定血清维生素 B_{12} 水平时就尽早开始。**氰钴胺**(cyanocobalamin)可通过肌内注射途径给予(即刻 1 000μg,随后 1~2 周内 8~10 次,然后每月一次直至终生)或口服(即刻 1 000~2 000μg,每日 1 次,终身服用),除非发现了可纠正的潜在原因。神经并发症的可逆性取决于其持续时间,而超过 1 年的异常很少可能通过治疗消除。脑病在给予维生素 B_{12} 首次剂量 24 小时内即可能开始恢复,但是当出现时,完全的神经恢复可能需要几个月。

器官系统衰竭

肝性脑病

肝性脑病(hepatic encephalopathy)是作为酒精性肝硬化、门 - 体分流术、慢性活动性肝炎,或者病毒性肝炎后的暴发性肝坏死等的并发症而发生的。这一综合征可以是慢性和进行性或急性起病,在后一种情况下,胃肠道出血、全身感染、脱水和镇静药物等是常见的促发因素。肝病损害肝细胞的解毒机制和引起静脉血的门 - 体分流,导致高氨血症。脑症状可能由氨毒性、细胞毒性水肿、GABA 能神经传递改变,以及炎症等引起。

▶临床表现

体格检查显示肝病的全身体征,诸如黄疸、腹水、肝病性口臭、男子女性型乳房、手掌红斑、蜘蛛痣,以及脐周静脉曲张等。认知障碍包括嗜睡、躁动和昏迷。眼反射通常是灵敏地。眼球震颤、强直性向下眼球偏离,或者非共轭性眼球运动可能被看到。代谢性紊乱(包括但不限于肝病)的一个有用的指标是**扑翼样震颤**(asterixis)(图 4-10),

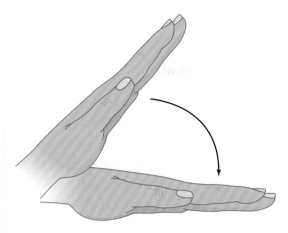

▲图4-10　扑翼样震颤，是一种伸出的双手或双脚的拍打性震颤，常伴发于肝性脑病，但在各种代谢紊乱中可能见到

由于姿势控制受损而导致伸出的背屈双手或双足的拍打样震颤。肝性脑病其他的运动异常包括震颤、肌阵挛、张力异常性强直（paratonic rigidity）、痉挛状态、去皮质或去大脑姿势，以及伸性跖反射等。局灶性神经体征和局灶性或全面性癫痫发作可能发生。

▶实验室所见

实验室检查可能发现血清胆红素、转氨酶类、氨升高，凝血酶原时间（PT）和部分凝血活酶时间（PTT）延长，呼吸性碱中毒和CSF谷氨酰胺增高。脑电图（EEG）可为弥漫性慢波伴三相波。

▶治疗

可能已促使急性失代偿的潜在因素应予纠正，当符合适应证时，凝血病（coagulopathy）应该使用新鲜冷冻血浆或维生素K加以逆转。脑病应用乳果糖（lactulose）治疗，乳果糖是一种降低结肠的pH值和氨吸收的不可吸收的二糖（20~30g口服，每日2~4次，或200g加入1L生理盐水中灌肠，持续30~60分钟，每4~6小时一次），以及**利福昔明**（Rifaximin），一种吸收不良的抗生素，可减少结肠中产氨细菌（550mg口服，每日2次）。膳食蛋白质不应受到严格限制。某些病例需要进行肝移植。肝性脑病的预后与肝细胞病变严重程度，而不是与神经功能障碍程度密切相关。

尿毒症

肾衰竭（renal failure），尤其当急性或迅速进展时，可能引起脑病或昏迷伴过度通气和突出的运动表现，包括震颤、扑翼样震颤、肌阵挛和手足抽搐等。可能发生局灶性或全面性癫痫发作、局灶性神经体征，以及去皮质或去大脑姿势等。实验室异常包括血清尿素氮、肌酐和钾升高，以及代谢性酸中毒，但其严重程度与症状关联性较差。脑电图是弥散性慢波，并可能显示三相波或阵发性棘波或尖波。紧急处置包括缓解尿路梗阻，如果可以的话，补液，限制蛋白和盐，以及治疗并发症如癫痫发作。长期管理包括透析或肾移植等。虽然透析能逆转脑病，但临床改善往往滞后于血清尿素氮和肌酐恢复正常。透析本身可能产生脑病[**透析失衡综合征**（dialysis disequilibrium syndrome）]，它被认为是由低渗透压导致的脑水肿。这可以通过尿毒症的逐渐纠正来避免。

肺性脑病

肺疾病或脑干或神经系统疾病影响呼吸功能患者可能发生与低通气有关的脑病。症状包括头痛、意识模糊和嗜睡等。检查显示视乳头水肿、扑翼样震颤或肌阵挛，以及意识模糊状态或昏迷等。腱反射突出减弱，但锥体束征可能是存在的，并偶有癫痫发作发生。动脉血气显示呼吸性酸中毒。治疗包括通气支持，以降低高碳酸血症和维持充足的氧合作用。

器官移植

骨髓或实体器官移植可能会伴发急性意识模糊状态，与手术并发症、免疫抑制药物治疗、卒中、机会性感染、免疫系统的重建、淋巴组织增殖疾病或移植排斥等有关。所遇到的问题取决于与移植相关的时间和移植的器官。

可能引起脑病的**手术并发症**(surgical complication)包括低血压、缺氧、血栓栓塞和空气栓塞等,这些是心脏和肝脏移植中最常见的。

用于移植前调节或预防移植排斥的**药物**(drug)可能会引起急性意识模糊状态,这是由于对神经系统的直接影响或作为免疫损伤的后果。钙调磷酸酶抑制剂(calcineurin inhibitor),例如,环孢霉素(Cyclosporine)和他克莫司(Tacrolimus)引起脑病,可能伴发癫痫发作、震颤、视力障碍、虚弱、感觉症状或共济失调等。MRI 可显示枕叶和后顶叶白质异常[**后部可逆性脑病综合征**(posterior reversible encephalopathy syndrome, PRES)]。症状突出与过高的血药浓度有关,并可能随着剂量减少,或者吗替麦考酚酯(Mycophenolate mofetil),或者 mTOR 抑制剂[如,西罗莫司(Sirolimus)、伊维莫司(Everolimus)]的替代而缓解。皮质类固醇可能产生精神错乱,而皮质类固醇戒断有时伴发昏睡、头痛、肌痛和关节痛等。单克隆抗体莫罗单抗(Muromonab)-CD3 可能引起脑病、无菌性脑膜炎和癫痫发作等。白消安(Busulfan)可引起脑病和癫痫发作。加巴喷丁(Gabapentin)、丙戊酸钠和左乙拉西坦(Levetiracetam)被推荐用于治疗移植受者的癫痫发作,因为它们相对缺乏与通常给予患者的其他药物的药代动力学的相互作用。

感染(infection)引起意识模糊状态在骨髓移植后最为突出,但在其他器官移植后也很常见。意识模糊状态在移植后第一个月相对少见,当它们发生时,通常反映在受体或供体器官先前已存在感染,或者是一种围手术期并发症。在此期间,最常见的病原体为革兰氏阴性菌、单纯疱疹病毒和真菌等。机会性感染在移植后 1~6 个月之间更为常见,包括急性李斯特菌脑膜炎或脑炎、人类疱疹病毒 6- 边缘性脑炎、隐球菌或结核分枝杆菌引起的慢性脑膜炎,以及与曲霉菌属(Aspergillus)、诺卡菌属(Nocardia)或弓形体属(Toxoplasma)感染相关的脑脓肿等。6 个月过后,水痘带状疱疹病毒、进行性多灶性白质脑病、弓形体、隐球菌、李斯特菌或诺卡菌属感染等均可见到。

与移植相关的**免疫重建炎症综合征**(immune reconstitution inflammatory syndrome, IRIS)通常出现在减少免疫抑制剂治疗和针对机会性感染给予抗生素后。神经系统受累可能产生头痛、颅内压增高和 CSF 淋巴细胞增多。治疗使用糖皮质激素。类似的综合征发生在人类免疫缺陷病毒感染患者接受联合抗逆转录病毒治疗。

移植后淋巴增生性疾病(posttransplant lymphoproliferative disorder)是与免疫抑制相关,也可能与原发性中枢神经系统淋巴瘤(primary central nervous system lymphoma)有关。

移植排斥(transplant rejection)也可能引起脑病,特别是接受肾移植的患者。

脑膜炎、脑炎和败血症

急性细菌性脑膜炎

急性细菌性脑膜炎(acute bacterial meningitis)是意识模糊状态的首要病因,它的早期诊断对于良好的预后是至关重要的。易感条件包括全身性(特别是呼吸系统)或脑膜旁的感染、头部创伤、解剖性脑膜缺损、既往神经外科手术史、癌症、酒精中毒,以及免疫缺陷状态等。成人中绝大多数病例是由肺炎链球菌(Streptococcus pneumoniae)或脑膜炎奈瑟菌(Neisseria meningitidis)感染引起,但病原菌随着年龄和存在的易患条件而变化(**表 4-8**)。

▶发病机制和病理

细菌通常通过寄居于鼻咽部黏膜得以进入中枢神经系统,导致局部组织受侵袭、

表 4-8　急性细菌性脑膜炎的病因和经验性抗生素治疗

年龄或条件	病原菌	抗生素选择
新生儿	无乳链球菌 大肠杆菌 单核细胞增多性李斯特菌	氨苄西林[1] + 头孢曲松[2] 或头孢噻肟[3]
儿童	肺炎链球菌 脑膜炎奈瑟菌 流感嗜血杆菌	头孢曲松[2] 或头孢噻肟[3] + 万古霉素[4]
<50 岁成人	肺炎链球菌 脑膜炎奈瑟菌	头孢曲松[5] 或头孢噻肟[6] + 万古霉素[4]
>50 岁成人	肺炎链球菌 脑膜炎奈瑟菌 单核细胞增多性李斯特菌	头孢曲松[5] 或头孢噻肟[6] + 万古霉素[5] + 氨苄西林[7]
免疫抑制	肺炎链球菌 单核细胞增多性李斯特菌 革兰氏阴性杆菌	头孢曲松[5] 或头孢噻肟[6] + 万古霉素[4] + 氨苄西林[7]
头部创伤、神经外科手术，或脑脊液分流	葡萄球菌 革兰氏阴性杆菌 肺炎链球菌	万古霉素[4] + 头孢他啶[8]

[1] 氨苄西林(Ampicillin)的新生儿剂量为 50mg/kg，静脉滴注，1 次 /6~8h。

[2] 头孢曲松(Ceftriaxone)的新生儿和儿童剂量为 50~100mg/kg，静脉滴注，1 次 /12h。

[3] 头孢噻肟(Cefotaxime)的新生儿和儿童剂量为 50mg/kg，静脉滴注，1 次 /6~12h。

[4] 万古霉素(Vancomycin)剂量为 15mg/kg，静脉滴注，1 次 /6h，最大剂量可达 4g/d。

[5] 头孢曲松的成人剂量为 2g，静脉滴注，1 次 /12h。

[6] 头孢噻肟的成人剂量为 2g，静脉滴注，1 次 /4~6h。

[7] 氨苄西林的成人剂量为 2g，静脉滴注，1 次 /4h。

[8] 头孢他啶(Ceftazidime)的剂量为 50~100mg/kg(至最大剂量 2g)，静脉滴注，1 次 /8h。

菌血症和蛛网膜下腔的血源性播散。李斯特菌(Listeria)是一个特例，因为它被吞食。细菌也可能通过颅骨的解剖缺陷，或从脑膜旁部位诸如鼻窦或中耳直接扩散到脑膜。存在于脑脊液中的低水平抗体和补体不足以控制感染。由此产生的炎症反应是与炎性细胞因子的释放有关，它促进血 - 脑屏障(blood-brain barrier)通透性、血管源性脑水肿、脑血流改变，以及可能直接的神经细胞毒性等。

急性细菌性脑膜炎是以软脑膜和血管周围的多形核白细胞浸润和炎症性渗出物为特征(图 4-11)。这些特征往往在大脑凸面肺炎链球菌(Streptococcus pneumoniae)和嗜血杆菌(Haemophilus)感染，以及脑底部奈瑟菌脑膜炎(Neisseria meningitidis)感染时最突出。脑水肿、脑积水和脑梗死等可能发生，虽然细菌侵入脑实质是罕见的。

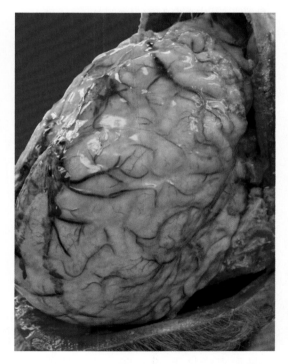

▲ 图 4-11　急性细菌性脑膜炎显示在大脑凸面的脓性渗出物(承蒙同意，引自 Kemp WL, Burns DK, Brown TG. Pathology: The Big Picture. New York, NY: McGraw-Hill; 2008. Fig. 11-23A.)

▶临床表现

大多数患者来诊时已经有了 1~7 天的症状。这些症状包括发热、意识模糊、呕吐、头痛和颈强等，但这种完全性综合征通常不出现（**表 4-9**）。

表 4-9　急性细菌性脑膜炎的特征

特征	患者的百分比
临床表现	
头痛[1]	87
颈强直[1]	83
发热（≥38℃）[1]	77
精神状态改变[1]	69
局灶性神经功能缺失	33
皮疹	26
视乳头水肿	3
典型四主征中至少 2 项（以上的[1]）	95
颈强直 + 发热 + 精神状态改变	44
实验室所见	
CSF 压力 >200mmH$_2$O	82
CSF 白细胞数≥100/μl	92
CSF 白细胞数≥1 000/μl	78
血培养阳性	66
头部 CT 扫描异常[2]	34

[1] 经典的四主征。
[2] 最常见的脑水肿，鼻窦炎或中耳炎，最近的梗死或脑积水。

资料引自 van de Beek D, de Gans J, Spanjaard L, Weisfelt M, Reitsma JB, Vermeulen M. Clinical features and prognostic factors in adults with bacterial meningitis. *N Engl J Med.* 2004;351:1849-1859.

体格检查可能发现发热，以及全身性或脑膜旁感染的征象，诸如皮肤脓肿或耳炎。一种瘀点疹见于 50%~60% 的奈瑟菌脑膜炎患者（**图 4-12**）。脑膜刺激征［**假性脑膜炎**（meningismus）］见于大约 80% 的病例，但是在非常年轻和高龄者中或者有免疫抑制

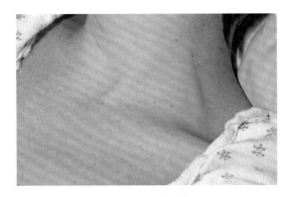

▲图 4-12　脑膜炎球菌血症伴脑膜炎球菌性脑膜炎的瘀点性皮疹

或深度意识障碍患者中经常是缺如的。这些体征包括在被动屈曲时颈强直，屈颈时大腿屈曲［**布鲁津斯基征**（Brudzinski sign）］，以及在髋部屈曲时被动伸展膝部的抵抗［**克尼格征**（Kernig sign）］（见图 1-5）。当意识水平出现改变时，从轻度意识模糊到昏迷不等。局灶性神经体征、痫性发作和脑神经麻痹可能发生。视乳头水肿是罕见的。

▶实验室所见

外周血可能发现由系统性感染引起的多形核白细胞增多，或由于免疫抑制所致的白细胞减少。在大约 2/3 的病例中，可以从血中培养出致病微生物。胸部、鼻窦或乳突骨的影像可能指示感染的原发部位。脑 CT 或 MRI 扫描可能显示大脑凸面、脑底部或脑室的室管膜的造影剂增强。EEG 通常为弥漫性慢波。

快速的**腰椎穿刺**（lumbar puncture）和 CSF 检查在所有疑似脑膜炎病例中是至关重要的。在大约 90% 的病例中 CSF 压力升高，而 CSF 的外观从轻度混浊到显著的脓性。CSF 白细胞数通常为 1 000~10 000/μl，主要由多形核白细胞组成，虽然李斯特菌单核细胞性脑膜炎可能以单核细胞为主。蛋白浓度 100~500mg/dl 是最常见的。CSF 糖的水平在约 80% 病例中低于 40mg/dl，甚至可能低到测不出。在 70%~80% 的病例中，

CSF 革兰氏染色涂片可识别病原菌。CSF 培养在大约 80% 的病例中是阳性的,它提供了确定的诊断,并能够测定抗生素的敏感性。聚合酶链反应(PCR)也是有帮助的,包括针对培养阴性或部分治疗过的细菌性脑膜炎。

▶ 鉴别诊断

脑膜刺激的征象在非细菌性脑膜炎和蛛网膜下腔出血中也可能看到。然而,急性至亚急性病程(数日而不是数周)、脑脊液多形核细胞数增多,以及 CSF 糖降低的组合表明细菌性的病因。早期病毒性脑膜炎可产生 CSF 多形核细胞数增多和与细菌性脑膜炎相同的症状,但是 6~12 小时后重复腰穿应该证明病毒性脑膜炎向淋巴细胞为主的转换,而且 CSF 糖的水平是正常的。蛛网膜下腔出血在腰穿时出现血性 CSF 是特征性的,随着 CSF 放出量的增加,它并不变得清澈。

▶ 预防

目前有三种可能导致脑膜炎的细菌可接种疫苗,即 b 型流感嗜血杆菌(H. influenzae)、脑膜炎奈瑟菌(N. meningitidis)和肺炎链球菌(S. pneumoniae)。目前疫苗接种的建议列于**表 4-10**。通过预防性使用利福平(Rifampin)20mg/(kg·d),每日 1 次口服,连用 4 天(流感嗜血杆菌),或分为 2 次剂量口服,连用 2 天(脑膜炎奈瑟菌),可减少受影响患者家庭和其他密切接触者感染流感嗜血杆菌或奈瑟菌脑膜炎的风险。

▶ 治疗

除非体格检查发现提示占位病变的局灶性神经异常或视乳头水肿,应立即做腰椎穿刺;如果 CSF 不澄清和无色,应毫不迟疑地开始抗生素治疗(见下段)。当存在局灶性体征或视乳头水肿时,应采取血和尿液进行培养,开始抗生素治疗,并获取脑 CT 扫描。如扫描没有发现腰穿禁忌的局灶性病

表 4-10　抗急性细菌性脑膜炎疫苗

病原体	推荐的疫苗接种时间表
b 型流感嗜血杆菌	年龄 2、4、6 和 12~15 个月
脑膜炎奈瑟菌(血清型 A,C,W135,Y)	年龄 11~12 岁
脑膜炎奈瑟菌(血清型 B)	年龄 16~18 岁
肺炎链球菌	年龄 2、4、6 和 12~15 个月 年龄 ≥65 岁

资料来自美国疾病控制与预防中心(www.cdc.gov/vaccines)。

灶,则进行腰穿检查。

抗生素的初始选择是经验性的,根据患者的年龄和易患因素选择(见表 4-8)。当得到革兰氏染色、PCR 或细菌培养和药敏试验结果时,调整治疗方案(**表 4-11**)。腰椎穿刺可以重复进行,以评估对治疗的反应。CSF 在 24 小时后应是无菌的,而 3 天内减少多形核白细胞的数量和比例。

在开始抗生素治疗前应立即给予地塞米松(Dexamethasone),连续 4 天,可以改善免疫功能正常的确诊的细菌性脑膜炎患者的预后和降低死亡率。

▶ 预后

急性细菌性脑膜炎的并发症包括头痛、癫痫发作、脑积水、抗利尿激素分泌不当综合征(syndrome of inappropriate secretion of antidiuretic hormone,SIADH)、遗留的神经功能缺失(包括认知障碍及脑神经,特别是第Ⅷ对脑神经异常),以及死亡等。CT 或 MRI 扫描会证实疑诊的脑积水,并应仔细监测水和电解质状态以检出 SIADH。脑膜炎奈瑟菌感染可能合并与脑膜炎球菌血症(meningococcemia)[沃-弗综合征(Waterhouse-Friderichsen syndrome)]相关的肾上腺出血,导致低血压,并经常引起死亡。

表 4-11　已知病因的急性细菌性脑膜炎的治疗

病原体	选择的抗生素	疗程
脑脊液革兰氏染色		
革兰氏阳性球菌	万古霉素[1] + 头孢曲松[2] 或头孢噻肟[3]	[4]
革兰氏阴性球菌	青霉素 G[5]	[4]
革兰氏阳性杆菌	氨苄西林[6] 或青霉素 G[5] + 庆大霉素[7]	[4]
革兰氏阴性杆菌	头孢曲松[2]、头孢噻肟[3] 或头孢他啶[8] + 庆大霉素[7]	[4]
脑脊液培养或 PCR		
肺炎链球菌	万古霉素[1] + 头孢曲松[2] 或头孢噻肟[3]	10~14d
嗜血流感杆菌	头孢曲松[2]	7d
脑膜炎奈瑟菌	青霉素 G[5]	7d
单核细胞增多性李斯特菌	氨苄西林[6] + 庆大霉素[7]	21d
无乳链球菌	青霉素 G[5]	14~21d
革兰氏阴性肠道杆菌	头孢曲松[2] 或头孢噻肟[3] + 庆大霉素[7]	21~28d
铜绿假单胞菌、不动杆菌属	头孢他啶[8] + 庆大霉素[7]	21~28d
放线菌	青霉素 G[9]	6~12 月
诺卡菌属	甲氨苄氨嘧啶 / 磺胺甲噁唑[10] + 头孢曲松[11] + Amlkacin[12]	12 月

[1] 万古霉素（Vancomycin）剂量是 15mg/kg，静脉滴注，每 6 小时 1 次，至最大剂量 4g/d，在接受地塞米松治疗的患者，利福平（Rifampin）600mg/d 口服或静脉滴注应被万古霉素替代。

[2] 头孢曲松（Ceftriaxone）的儿童剂量为 50~100mg/kg，静脉滴注，每 12 小时 1 次；成人剂量为 2g，静脉滴注，每 12 小时 1 次。

[3] 头孢噻肟（Cefotaxime）的新生儿剂量为 50mg/kg，静脉滴注，每 6 小时 1 次；成人剂量为 2g，静脉滴注，每 12 小时 1 次。

[4] 当 CSF 培养结果知晓后，根据病原体和抗生素敏感性调整治疗方案。

[5] 青霉素 G 剂量为 30 万 U/(kg·d)，静脉滴注，最大剂量为 2 400 万 U/d。

[6] 氨苄西林（Ampicillin）的儿童剂量为 100mg/kg，静脉滴注，每 8 小时 1 次；成人剂量为 2g，静脉滴注，每 4 小时 1 次。

[7] 庆大霉素（Gentamicin）剂量为 1.5mg/kg，负荷静脉滴注，随后为 1~2mg/kg，静脉滴注，每 8 小时 1 次。

[8] 头孢他啶（Ceftazidime）剂量为 50~100mg/kg（最大剂量 2g），静脉滴注，每 8 小时 1 次。

[9] 青霉素 G 剂量为 1 800 万 ~2 400 万 U，每日 1 次，静脉滴注 4~6 周，然后 500mg 口服，4 次 /d。

[10] 甲氧苄啶（Trimethoprim）/ 磺胺甲噁唑（Sulfamethoxazole）剂量为 5~10mg/25~50mg/kg，静脉滴注，2 次 /d，连续数周，然后口服。

[11] 头孢曲松剂量为 2g，每日静脉滴注，连续数周，然后口服。

[12] 阿米卡星（Amlkacin）剂量为 15mg/kg，每日静脉滴注，连续数周，然后口服。

急性细菌性脑膜炎的发病率和死亡率都很高。大约 20% 的罹病的成人发生死亡,而在低收入国家一些病原体(如肺炎链球菌、革兰氏阴性杆菌)与其他病原体(如嗜血流感杆菌、脑膜炎奈瑟菌)相比更为常见。使预后恶化的因素包括幼儿及高龄者、延误诊断和治疗、并发疾病、昏睡或昏迷、癫痫发作,以及局灶性神经体征等。

结核性脑膜炎

结核性脑膜炎(tuberculous meningitis)在出现意识模糊状态患者中应被考虑,特别是如果有肺结核病史、酒精中毒、皮质类固醇治疗、HIV 感染或其他与免疫反应受损相关的疾病时。还应考虑到来自结核病高发地区(如亚洲和非洲)或群体的患者(如无家可归者或城市吸毒者)。

▶发病机制和病理

结核性脑膜炎通常是由结核分枝杆菌(M. tuberculosis)潜伏感染的再激活引起的。原发性感染,通常是通过吸入含杆菌的飞沫获得,可能与血源性杆菌从肺部转移到脑膜和脑的表面有关。在这种情况下,结节中的病原体仍处于休眠状态,以后结节会破裂进入蛛网膜下腔,导致结核性脑膜炎。

主要的病理发现是基底的脑膜渗出物,主要含有单个核细胞(图 4-13)。结核结节可见于脑膜和脑的表面。脑室可能由于脑积水而扩张,它的表面可见室管膜渗出物或颗粒性室管膜炎(granular ependymitis)。动脉炎可能导致脑梗死,而颅底的炎症和纤维化可能压迫脑神经。

▶临床表现

患者就诊时症状通常不超过 4 周,包括头痛、发热、颈强直、呕吐,以及昏睡或意识模糊等。体重减轻、视力受损、复视、局灶性无力和癫痫发作等也可能出现。通常没有

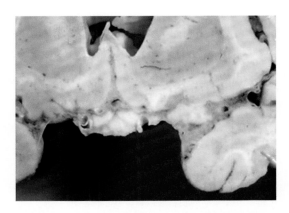

▲ 图 4-13　基底脑膜炎表现为颅底脑神经和血管周围的炎性渗出物,见于结核性或真菌性脑膜炎(承蒙同意,引自 Kemp WL, Burns DK, Brown TG. *Pathology*: *The Big Picture*. New York, NY: McGraw-Hill; 2008. Fig 11-25.)

与已知的结核患者的接触史。

发热、脑膜刺激征,以及意识模糊状态是体检时最常见的表现,但所有的症状都可能没有。有时可见视乳头水肿、眼肌麻痹,以及轻偏瘫或轻截瘫等。并发症包括低钠血症、脑积水、脑水肿、视力丧失、脑神经(特别是动眼神经、滑车神经和展神经)麻痹、脊髓蛛网膜下腔梗阻,以及卒中等,卒中通常影响内囊、基底节或丘脑。

只有 1/2~2/3 的患者可见结核菌皮试阳性或胸部 X 线检查显示活动的或痊愈的结核感染的证据,胸部 CT 更为敏感。确定诊断根据 CSF 分析。脑脊液压力通常增高,而 CSF 通常是透明无色的。CSF 淋巴细胞和单个核细胞增多最常见为 50~500 个 /ml,但早期可能出现多形核细胞增多,并可能给人一种细菌性脑膜炎的错误印象。CSF 蛋白通常高于 100mg/ml,也可超过 500mg/ml,特别是在脊髓蛛网膜下腔阻塞的患者。糖含量通常降低,并可能低于 20mg/ml。所有怀疑结核性脑膜炎的病例均应进行 CSF 的抗酸杆菌(acid-fast bacillus, AFB)涂片检查(图 4-14),但只有少数病例呈阳性。脑脊液的 PCR 检测是有助于诊断的。从 CSF 培养结核分枝杆菌(M. tuberculosis)通常要花费

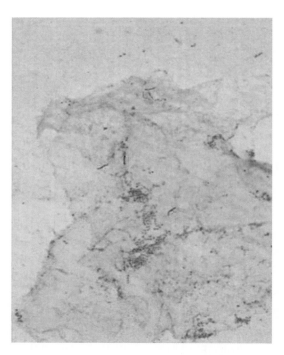

▲图 4-14　抗酸杆菌(AFB)染色显示结核分枝杆菌(红色杆状物)

几周的时间,需要大量 CSF 才能达到最大的产量,因此它在证明结核性脑膜炎的推定诊断中是有用的,但在决定开始治疗时却没有用。CT 扫描或 MRI 可能显示基底池和皮质的脑膜增强或脑积水。

▶鉴别诊断

许多其他情况可能引起一种亚急性到慢性的意识模糊状态,伴脑脊液单个核细胞增多(表 4-12)。这些通常可以根据病史、相关的体检所见,以及适当的实验室检查加以鉴别。

▶治疗

治疗应尽早开始,在等待培养结果时不应延迟治疗。治疗的决策是基于之前描述的 CSF 结果,CSF 淋巴细胞增多和糖含量减低尤其具有提示意义,即使抗酸杆菌(AFB)涂片为阴性。

在 2 个月的治疗起始阶段使用四种

抗结核药物(antituberculous drug):异烟肼(Isoniazid)300mg,利福平(Rifampin)600mg,吡嗪酰胺(Pyrazinamide)1 500mg,以及乙胺丁醇(ethambutol)1 200mg,每天口服 1 次。在随后的 7~12 个月的持续期间,只有异烟肼和利福平以相同剂量的使用。药物不良反应、耐药性、同时发生的 HIV 感染,以及妊娠等可能需要调整治疗方案。吡哆醇(Pyridoxine)50mg/d 可降低异烟肼诱发的多发性神经病或癫痫发作的可能性。

糖皮质激素(如泼尼松,60mg/d 口服,经 3~4 周后逐渐减量),可降低结核性脑膜炎的死亡率。阿司匹林 75~150mg/d 可产生额外的抗炎作用。除非真菌性脑膜炎已被排除,否则应加用抗真菌治疗(antifungal therapy)(见下文)。脑室 - 腹膜分流术或内镜下第三脑室造口引流术可能有效缓解脑积水。在 HIV 感染患者中结核性脑膜炎的治疗是相似的,除非糖皮质激素的效益还不太明确。在艾滋病感染患者开始结核性脑膜炎治疗后,将抗逆转录病毒治疗推迟 2 个月,可以获得相似的生存率,不良反应更少。

▶预后

即使经过适当的治疗,仍有大约三分之一的结核性脑膜炎患者死亡。不良的预后因素包括年龄 <5 岁或 >50 岁、昏迷、癫痫发作,以及伴随的艾滋病感染等。神经系统后遗症包括认知障碍、视力丧失、运动功能缺失,以及脑神经麻痹等。

梅毒性脑膜炎

梅毒性脑膜炎(syphilitic meningitis)通常发生在原发性梅毒感染后 2 年内。它在年轻人中最常见,HIV 感染的患者尤其容易罹患这种和其他形式的神经梅毒。

在约 1/4 的苍白密螺旋体(*Treponema pallidum*)感染患者中,梅毒螺旋体可以进入中枢神经系统,通常产生无症状性脑膜炎。无症状性神经梅毒伴有 CSF 淋巴细胞增多、

表 4-12　慢性脑膜炎的病因

病因	特征
感染性	
细菌	
部分治疗的急性细菌性脑膜炎	抗生素治疗史
结核病	CSF 抗酸染色和抗酸杆菌（AFB）培养阳性
梅毒	CSF VDRL 阳性
莱姆病	蜱咬史、游走性红斑、面神经（Ⅶ）麻痹、痛性多发性神经根病、血清学阳性
钩端螺旋体病	肌痛、结膜发红、血清学阳性
布氏菌病	接触家畜及地方性动物病区
支原体	咳嗽、胸部 X 线检查异常
病毒（HIV，EBV，HSV2）	HIV 或 EBV 血清学阳性，在（HSV2）CSF 见 Mollaret 细胞
真菌	CSF 印度墨汁染色、隐球菌抗原或 CSF 培养阳性
寄生虫	血涂片（疟疾），外周血或 CSF 嗜酸性细胞增多，CT 或 MRI 检查（弓形体病、囊虫病），血清学阳性
脑膜周围感染	鼻窦炎、中耳炎、牙齿感染、CSF 漏
非感染性疾病	
肿瘤性脑膜炎	CSF 糖降低、细胞学阳性
化学性脑膜炎	
蛛网膜下腔出血	CSF 变黄
药物（NSAIDs、抗菌药、IVIG、免疫抑制剂、别嘌呤醇、拉莫三嗪、鞘内注射剂及疫苗接种）	药物治疗史
眼色素膜脑膜炎 [1]	
结节病	结节性红斑、呼吸困难、面神经（Ⅶ）麻痹、肺门淋巴结肿大、活组织检查阳性
白塞（Behçet）综合征	痛性口生殖器溃疡、结节性红斑样皮肤病变、展神经（Ⅵ）麻痹、共济失调、皮质脊髓体征
韦格纳（Wegener）肉芽肿病	上和下呼吸道疾病，肾小球肾炎、脑神经病、多发性单神经炎
沃格特 - 小柳 - 原田（Vogt-Koyanagi-Harada）综合征	耳聋、耳鸣、脱发、白发症、白癜风（即葡萄膜脑膜脑炎综合征—译者注）
干燥（Sjögren）综合征	口干症、干眼症、三叉神经（Ⅴ）病、希尔默（Schirmer）试验（泪液分泌试验—译者注）阳性、ANA（SSB/La）阳性、口唇活检阳性
法布里病（Fabry disease）	运动诱发的神经病性疼痛、脐周血管角质瘤、卒中
肥厚性硬脑脊膜炎	脑神经病

AFB，抗酸杆菌；ANA，抗核抗体；CSF，脑脊液；CT，计算机断层扫描；EBV，爱泼斯坦 - 巴尔病毒；HIV，人类免疫缺损病毒；IVIG，静脉注射免疫球蛋白；MRI，磁共振成像；NSAIDs，非甾体抗炎药；VDRL，性病研究实验室。

[1] 包括虹膜（虹膜炎）、睫状体（睫状体炎）或脉络膜的炎症性疾病（脉络膜炎）。

蛋白增加，以及梅毒血清学试验阳性等。

▶临床表现

在少数患者中，梅毒性脑膜炎是一种临床上明显的急性或亚急性疾病。患者来诊时，许多症状通常已经存在长达 2 个月，诸如头痛、恶心和呕吐、颈强、精神障碍、局部性无力、癫痫发作、耳聋，以及视力障碍等。

体格检查可见脑膜刺激征、意识模糊或谵妄、视乳头水肿、轻偏瘫和失语症等。最常受影响的脑神经依次为面神经（Ⅶ）、听神经（Ⅷ）、动眼神经（Ⅲ）、三叉神经（Ⅴ）、展神经（Ⅵ），以及视神经（Ⅱ）等，但其他的神经也可能受累。通常无发热。

诊断是根据脑脊液检查结果确定的。CSF 初压正常或略有升高。CSF 细胞数增高性质是淋巴细胞和单个核细胞，而白细胞计数通常在 100~1 000/ml 不等。蛋白水平可能是轻至中度升高（<200mg/ml），而糖水平轻度下降。脑脊液性病研究实验室试验（Venereal Disease Research Laboratory，VDRL）和血清荧光密螺旋体抗体（fluorescent treponemal antibody，FTA）或梅毒苍白螺旋体微量血凝（microhemagglutination-Treponema pallidum，MHA-TP）试验通常为阳性。脑脊液蛋白电泳图可能显示不连续的 γ- 球蛋白带（寡克隆带），这在正常 CSF 是不可见的。

▶治疗

梅毒性脑膜炎通常是一种自限性疾病，但需要治疗以避免更进一步的血管实质性神经梅毒（脊髓痨、麻痹性痴呆、视神经炎和脊髓炎等）。使用水剂青霉素 G 治疗，每 4 小时静脉滴注 4×10^6 单位，用药 10 至 14 天。对青霉素过敏的患者，可以更换头孢曲松（Ceftriaxone）2g/d，静脉滴注，连续 14 天；或用多西环素（Doxycycline）200mg 口服，每日 2 次，持续 21~28 天。CSF 应每 6 个月检查一次，直到所有的检查结果正常。如果 CSF 细胞数或蛋白仍然增高，就必须进行另一疗程治疗。

莱姆病

▶临床表现

莱姆病（Lyme disease）是由伯氏疏螺旋体（Borrelia burgdorferi）（或在美国以外，是其他的疏螺旋体）感染所致的一种蜱传播性疾病（tick-borne disorder）。大多数的病例是发生在夏季时。原发性感染可表现为扩展的环形红斑皮肤病变[游走性红斑（erythema migrans）]（图 4-15），通常在蜱[肩突硬蜱（Ixodes scapularis）或太平洋硬蜱（Ixodes pacificus）]脱落后 1~2 周出现。不太明显的症状包括疲劳、头痛、发热、颈强、关节或肌肉疼痛、食欲减退、咽痛及恶心等。10%~15% 的病例出现神经系统受累[神经莱姆病（neuroborreliosis）]，可能会延迟长达 10 周。其特征是脑膜炎或脑膜脑炎，以及脑神经、周围神经或神经根病变，由于第Ⅶ对脑神经受累导致双侧面神经无力尤为常见。在这一阶段也可能发生心脏异常（传导

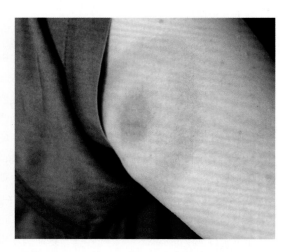

▲图 4-15　由伯氏疏螺旋体（莱姆病）引起的游走性红斑（承蒙同意，引自 James Gathany，Public Health Image Library，US Centers for Disease Control and Prevention.）

缺陷、心肌炎、心包炎、心脏扩大或心力衰竭等)。莱姆病脑膜炎引起明显的头痛,伴有脑膜刺激征、畏光、眼球活动时疼痛、恶心和呕吐等。当出现脑炎时通常较轻,并以失眠、情绪不稳定,或注意力和记忆受损为特征。

欧洲莱姆病在临床上与美国所见的不同,在美国传染性微生物是嘎氏疏螺旋体(*Borrelia garinii*)或埃氏疏螺旋体(*Borrelia afzelii*),游走性红斑不是一个特征,而痛性神经根病[班恩沃特综合征(Bannwarth syndrome)]是常见的。

▶实验室所见

脑脊液通常显示为淋巴细胞增多,达100~200 个 /ml,蛋白轻度升高,糖含量正常。可能检出免疫球蛋白 G(IgG)寡克隆带。确诊通常是通过血清学检测伯氏疏螺旋体(*B. burgdorferi*)作出的,使用酶联免疫吸附试验(ELISA)进行筛选,然后用蛋白印迹法(Western blot)证实 ELISA 的阳性结果。

▶治疗

预防措施包括远离蜱感染地区,以及在无法避免的情况下使用驱虫剂和防护服。莱姆病伴神经系统受累的治疗是使用头孢曲松(Ceftriaxone)(2g/d 静脉滴注)或多西环素(100mg/d 口服),2~3 周。

在治疗的情况下,急性莱姆病的症状通常在 10 天内消退。未经治疗的或治疗不充分的感染可能导致复发性少关节炎(recurrent oligoarthritis),记忆、语言及其他认知障碍,局部性无力以及共济失调等。在这种情况下,CT 扫描或 MRI 检查可能显示脑积水,白质病变与多发性硬化所见的相似,或提示脑梗死的异常。在没有接触伯氏疏螺旋体(*B.burgdorferi*)的血清学证据、脑脊液异常或局灶性神经体征的情况下,轻微的慢性认知或行为症状不应归咎于莱姆病脑炎。莱姆病的周围神经表现在第 10 章,感觉障碍中讨论。

病毒性脑膜炎和脑炎

脑膜[脑膜炎(meningitis)]、脑实质[脑炎(encephalitis)]或两者[脑膜脑炎(meningoencephalitis)]的病毒感染经常表现为急性意识模糊状态。最常见的病原体列于表 4-13。病史中提示特定的病毒或病毒家族的线索包括一年中的时间、近期的旅行、与昆虫或其他动物接触、性接触,以及免疫抑制等。某些病毒(如疱疹病毒)可能引起脑膜炎或脑炎,但另一些病毒优先影响脑膜(如肠道病毒)或脑实质(如许多虫媒传播的或虫媒病毒)。单纯疱疹和人类免疫缺陷病毒感染有特殊的特征,值得特别考虑,因此分别进行讨论。

▶病理

病毒感染可以通过三种途径影响中枢神经系统,即系统性病毒感染的血源性播散(如虫媒传播病毒),病毒通过轴突输送的神经元播散(如单纯疱疹病毒、狂犬病病毒),以及自身免疫性感染后脱髓鞘(如水痘、流感病毒)。病毒性脑膜炎的病理变化包括淋巴细胞介导的炎症性脑膜反应。脑炎是以血管周围套袖征、淋巴细胞浸润,以及主要影响皮质下灰质区的小胶质细胞增生为特征。通常可见核内或胞浆内包涵体。

▶临床表现

病毒性脑膜炎的临床表现包括发热、头痛、颈强、畏光、眼球运动疼痛,以及轻度的意识障碍等。患者通常不像细菌性脑膜炎患者那样病情严重。病毒性感染的全身症状包括皮疹、咽炎、淋巴结病、胸膜炎、心肌炎、黄疸、脏器肿大、腹泻,或睾丸炎等,可能提示一种特殊的病原体。病毒性脑炎直接影响脑部,引起比病毒性脑膜炎更明显的意识改变,并可能引起癫痫发作和局灶性神经体征。

表 4-13　病毒性脑膜炎和脑炎的病因

	病毒	季节或地域	传播媒介	特征
脑膜炎				
肠道病毒	Echo 病毒, 柯萨奇病毒, 肠道病毒 71	夏季、秋季	人类	皮疹、胃肠炎、心肌炎
疱疹病毒	单纯疱疹病毒 2 型（HSV2）	–	人类	新生儿
	水痘带状疱疹病毒（VZV）	–	人类	免疫抑制、皮疹
	EB 病毒（EBV）	–	人类	青少年、传染性单核细胞增多症
虫媒病毒	西尼罗	夏天	蚊子	也可引起脑炎、弛缓性瘫痪
	托斯卡纳	欧洲南部	白蛉	也可引起脑炎
	蜱传	欧亚大陆	蜱	也可引起脑炎
其他	人类免疫缺陷病毒（HIV）	–	人类	免疫抑制
	流行性腮腺炎	冬季, 春季	人类	男孩多见; 腮腺炎、睾丸炎、卵巢炎、胰腺炎
	淋巴细胞脉络丛脑膜炎	秋季, 冬季	鼠	咽炎、肺炎; 脑脊液淋巴细胞明显增多、CSF 糖降低、通过器官移植可传播
脑炎				
疱疹病毒	单纯疱疹病毒 1 型（HSV 1）	–	人类	局灶性(特别是颞叶); 用阿昔洛韦治疗
	水痘带状疱疹病毒（VZV）	–	人类	免疫抑制; 皮疹
	EB 病毒（EBV）	–	人类	青少年; 传染性单核细胞增多综合征
虫媒病毒	日本脑炎	亚洲	蚊子	常见, 有疫苗(预防), 死亡率高
	圣路易脑炎	西半球	蚊子	美国常见
	加利福尼亚脑炎	北美	蚊子	美国常见, 包括拉克罗斯(La Crosse)脑炎
	西方马脑炎	西半球	蚊子	儿童
	东方马脑炎	西半球	蚊子	儿童
	委内瑞拉马脑炎	西半球	蚊子	儿童
	波瓦桑脑炎（Powassan encephalitis）	美国东北部	蜱	癫痫发作(在儿童), 局灶性神经体征
	登革热	东南亚, 西太平洋	蚊子	可引起出血热
	基孔肯雅热（Chikungunya）	非洲 Africa	蚊子	关节痛

续表

	病毒	季节或地域	传播媒介	特征
虫媒病毒	寨卡(Zika)病毒	美洲太平洋岛屿	蚊子	也可导致小头畸形和吉兰－巴雷综合征,可通过性行为传播
其他	狂犬病	–	狗、蝙蝠、浣熊、臭鼬、狐狸	(疫苗)咬伤后预防有效;症状一旦出现为致命性(兴奋过度,自主功能障碍,恐水)
	埃博拉(Ebola)病毒	西非	人、蝙蝠	呕吐、腹泻、出血、持续性神经功能缺失

▶ 实验室所见

脑脊液分析是最重要的实验室检测。CSF 压力正常或增高,出现 CSF 淋巴细胞或单核细胞的细胞数增多,细胞计数通常少于 1 000/ml。淋巴细胞性脉络丛脑膜炎(lymphocytic choriomeningitis)或单纯疱疹病毒性脑炎可见细胞数较多。病毒性脑膜炎早期可能出现 CSF 多形核粒细胞增多,而在单纯疱疹性脑炎可能见到红细胞。蛋白水平正常或轻度增高(通常 80~200mg/dl)。糖含量通常正常,但在腮腺炎、带状疱疹或单纯疱疹性脑炎可能降低。革兰氏染色及其他细菌、结核、梅毒和真菌感染的测试均为阴性。寡克隆带和脑脊液蛋白电泳异常可能出现。脑脊液通过病毒分离、聚合酶链反应(PCR),或检测抗病毒抗体等可能做出病因学诊断。

血细胞计数可显示白细胞计数正常、白细胞减少,或轻度的白细胞增多等。血涂片中非典型淋巴细胞和嗜异染性测试阳性提示传染性单核细胞增多症(infectious mononucleosis)。在腮腺炎血清淀粉酶经常增高,肝功能检测异常与肝炎病毒和传染性单核细胞增多症都有关。脑电图是弥漫性慢波,特别是有直接的大脑受累时。

▶ 鉴别诊断

脑膜炎伴 CSF 单个核细胞增多的鉴别诊断包括部分治疗的细菌性脑膜炎,梅毒性、结核性、真菌性、寄生虫性、肿瘤性脑膜炎,以及感染后的急性播散性脑脊髓炎(见下文)。全身性病毒感染证据和脑脊液湿涂片、涂片染色、培养以及细胞学检查可以区分这些脑膜炎的可能性。当疑似的早期病毒性脑膜炎与脑脊液多形核细胞增多有关,但白细胞少于 1 000 个 /ml 和糖含量正常时,可以使用两种策略之一。患者可接受细菌性脑膜炎治疗,直至知晓了 CSF 培养结果,或可不予治疗,并在 6~12 小时内重复进行腰椎穿刺。如果脑膜炎是病毒引起的,第 2 次标本应显示 CSF 单个核细胞增多。

▶ 预防和治疗

有针对水痘－带状疱疹病毒和日本脑炎的疫苗,针对狂犬病接触后预防可以通过疫苗主动免疫接种结合使用人狂犬病免疫球蛋白被动免疫来实现。对于病毒性脑膜炎和脑炎的大多数病因,目前尚无特殊疗法。例外情况包括单纯疱疹病毒(HSV)和人类免疫缺陷病毒(在下面的小节中讨论);水痘带状疱疹对阿昔洛韦(acyclovir)有反应(10~15mg/kg 静脉注射,1 次 /8h,持续 14 天);巨细胞病毒使用更昔洛韦(ganciclovir)治疗(5mg/kg 静脉滴注,2 次 /d),疗程为 21 天,以及用膦甲酸(foscarnet)治疗(60mg/kg 静脉滴注,1 次 /8h),随后用这两种药物的任何一种维持治疗 3~6 周。糖皮质激素除了在免疫介导的感染后综合征之外，还没有被证明有效益。头痛和发热可以用对乙酰氨基酚（Acetaminophen）或非甾体抗炎药治疗。癫痫发作通常对苯妥英或苯巴比妥有效。昏迷患者的支持措施包括机械通气、静脉营养或鼻饲。

▶ 预后

病毒性脑膜炎不论是什么病原体，症状通常在 2 周内自行消退，尽管可能看到遗留的功能缺失。病毒性脑炎的转归可因特定的病毒而不同，例如，东方马脑炎（eastern equine）和单纯疱疹病毒（HSV）感染与严重的发病率和高死亡率有关。在麻疹感染后的免疫介导的脑脊髓炎也曾报道死亡率高达 20%。

单纯疱疹病毒性脑炎

单纯疱疹病毒（herpes simplex virus, HSV）1 型（口部疱疹）是美国散发性致死性脑炎最常见的病因。大多数病例涉及年龄 <3 岁或 >50 岁的患者。该病毒沿神经轴突迁移至感觉神经节，在此以潜伏的形式存在，以后可能被重新激活。HSV1 型脑炎可能由原发性感染或潜伏感染的重新激活引起。新生儿 HSV 脑炎通常是由于在通过患有活动性生殖器病变的母亲产道时感染 HSV2 型病毒（生殖器疱疹）引起的。在成人由 HSV2 型病毒所致的中枢神经系统受累通常引起脑膜炎而不是脑炎。

▶ 病理

HSV1 型脑炎是一种急性坏死性非对称性出血性过程，伴淋巴细胞和浆细胞反应，并通常影响内侧颞叶和额叶下部。在神经元和神经胶质中可见核内包涵体。恢复的患者可重新受累区域的囊性坏死。

▶ 临床表现

临床综合征可能包括头痛、颈强、呕吐、行为障碍、记忆丧失、嗅觉丧失、失语症、轻偏瘫，以及局灶性和全面性痫性发作。活动性口唇疱疹（herpes labialis）偶尔会见到，但并不能可靠地暗示 HSV 是脑炎的病因。HSV 脑炎通常是在数日内快速进展，并可能导致昏迷或死亡。存活的患者最常见的后遗症是记忆和行为障碍，这反映 HSV 易于侵犯边缘结构。

▶ 实验室所见

HSV1 型脑炎脑脊液最常见到压力增高，CSF 淋巴细胞增多或淋巴细胞与多形核细胞混合性增多（白细胞 50~100 个 /ml），蛋白轻度升高，以及糖含量正常；在一些病例中可见红细胞、脑脊液黄变和糖含量降低。然而，在免疫缺陷患者中可能没有发现 CSF 淋巴细胞增多。从脑脊液一般不能分离出病毒，但可通过聚合酶链反应（PCR）和血清学试验可被检出。脑电图可能发现起源于一侧或两侧颞叶的周期性慢波复合波（slow-wave complexes）。MRI 早期检测一侧或双侧颞叶及扣带回的水肿和占位效应要比 CT 更敏感（图 4-16）。然而，影像学检查也可能正常，特别是在病程早期。

▶ 鉴别诊断

疱疹病毒感染的症状和体征并没有特异性，也可能见于脑脓肿、结核病、水痘 - 带状疱疹病毒脑炎，以及自身免疫性边缘叶脑炎。用 PCR 检测 CSF 中病毒 DNA 具有高度敏感性和特异性，因此不再需要脑活检来确诊 HSV 脑炎。

▶ 治疗

使用阿昔洛韦治疗，10mg/kg，每 8 小时静脉注射，持续 14~21 天。并发症包括输注部位的红斑、胃肠道紊乱、头痛、皮疹、震颤、癫痫发作，以及脑病或昏迷等。治疗应尽可能早地开始，无需等待诊断的实验室证实，因为治疗开始时功能障碍的严重程度对转

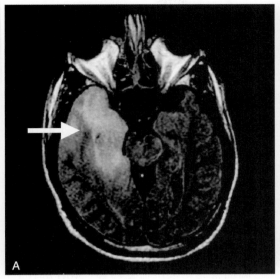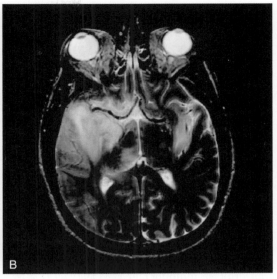

▲图 4-16　单纯疱疹性脑炎的 MRI。FLAIR I(A)和 T₂(B)序列显示,由水肿引起的轻度占位效应、灰白质分界消失,以及颞叶的特征性受累(箭头所指位置)。T₂成像显示另一侧也受到影响(承蒙同意,引自 Jason Handwerker)

归有很大影响。

▶预后

　　年龄在 30 岁以下患者和在治疗开始时仅表现昏睡患者要比年龄较大或昏迷患者更有可能存活下来。使用阿昔洛韦治疗,免疫功能正常患者的死亡率 <10%,而免疫缺陷患者的死亡率 >30%。

人类免疫缺陷病毒感染

　　获得性免疫缺陷综合征(acquired immune deficiency syndrome, AIDS)是由人类免疫缺陷病毒 1 型(human immunodeficiency virus type 1, HIV-1)感染所致,并以机会性感染、恶性肿瘤[如非霍奇金淋巴瘤、卡波西(Kaposi)肉瘤],以及各种神经功能障碍为特征。传播是通过性行为或输入病毒污染的血液或血液制品发生的,比如通过静脉注射毒品的人共用针头。HIV 病毒直接进入大脑和脊髓或循环中 HIV 感染的淋巴细胞或单核细胞,在接触病毒后约 1 周内,CSF 中可检测到的 HIV RNA 水平。在中枢神经系

统内,病毒感染小胶质细胞、血管周围巨噬细胞、星形胶质细胞和内皮细胞,并增加血脑屏障的通透性。神经毒性是这些改变的间接结果。

　　HIV 感染本身的神经系统并发症包括脑膜炎、痴呆(见第 5 章,痴呆和失忆症)、脊髓病(见第 10 章,感觉障碍)、神经病(见第 10 章)、肌病(见第 9 章,运动疾病),以及卒中等(见第 13 章,卒中)。全身性 HIV 感染患者也有机会性感染和肿瘤引起神经系统受累的风险增加。此外,抗逆转录病毒疗法治疗 HIV 可能会导致机会性感染反常的临床恶化,特别是隐球菌性脑膜炎、结核性脑膜炎,以及进行性多灶性白质脑病(免疫重建炎症性综合征;见本章前面的器官移植)。

A. HIV-1 脑膜炎

　　在 HIV-1 血清转化的时候,患者可能发生一种综合征,特征是头痛、发热、脑膜刺激征、脑神经(特别是Ⅶ)麻痹、其他局灶性神经功能异常或痫性发作等。也可能出现急性意识模糊状态伴注意力不集中和记

忆障碍。HIV-1 脑膜炎伴 CSF 单个核细胞增多,高达大约 200 细胞 /μl,蛋白正常或轻度升高,糖正常。HIV 通过聚合酶链反应(PCR)可在 CSF 中被检测到。症状通常在约 1 个月内自行消退。与 HIV 感染相关的 CSF 淋巴细胞增多的其他原因必须被排除,包括隐球菌脑膜炎和脑弓形体病等。治疗新诊断的 HIV 疾病,包括脑膜炎,应该包括两种核苷逆转录酶抑制剂(nucleoside reverse transcriptase inhibitor)的组合,加上以下类别之一的第三种药物:整合酶链转移抑制剂(integrase strand transfer inhibitor)、非核苷逆转录酶抑制剂(non-nucleoside reverse transcriptase inhibitor),或具有药代动力学增强剂的蛋白酶抑制剂(protease inhibitor)。针对特定的临床情况推荐方案可以在 https://aidsinfo.nih.gov/guidelines. 找到。

B. 隐球菌性脑膜炎或脑膜脑炎

新型隐球菌(cryptococcus neoformans)在 HIV 感染患者中引起亚急性脑膜炎或脑膜脑炎。临床表现包括头痛、意识模糊、颈强、发热、恶心和呕吐、癫痫发作,以及脑神经麻痹等。脑脊液细胞数、蛋白和葡萄糖可能是正常的,因此,应该检测 CSF 印度墨汁染色和隐球菌抗原滴度等。CT 或 MRI 扫描可能显示脑膜增强、脑室内或脑实质内的隐球菌(cryptococcoma)、凝胶状假性囊肿(gelatinous pseudocyst)、脓肿或脑积水,或小血管缺血性梗死等。治疗包括使用脂质体两性霉素 B(liposomal amphotericin B)(0.7-1mg/kg,静脉滴注,4 次 /d),以及氟胞嘧啶(flucytosine)(25mg/kg 口服,4 次 /d,至少诱导 2 周,随后用氟康唑(fluconazole)(400mg/d,口服 8 周)巩固到临床改善和 CSF 培养阴性,然后用氟康唑维持治疗(200mg/d,口服),直到患者无症状和 CD4 细胞计数 >100 个 /μl。颅内压增高应通过每天腰椎穿刺或脑室腹腔分流术进行管理。不推荐使用糖皮质激素。将抗逆转录病毒治疗推迟到开始隐球菌脑膜炎治疗后 5 周,会提高生存率。

C. 脑弓形体病

在 HIV 感染患者中,脑弓形体病(cerebral toxoplasmosis)产生脑脓肿,以及不太常见的,弥漫性脑炎或脉络膜视网膜炎(chorioretinitis)。出现的症状包括发热、头痛、精神状态改变,局灶性神经功能异常,以及癫痫发作等。运动障碍也可能发生,由于弓形虫脓肿好发于基底节区。血液和脑脊液血清学和 PCR 可能在诊断上是有帮助的,但是在存在占位性病变时腰穿可能是不适宜的。因此,对于脑弓形虫病的推测性诊断通常是根据影像学检查。MRI 要比 CT 扫描更敏感,通常在皮质的灰 - 白质交界或在基底节发现一个或多个环状增强的幕上病变。由于 HIV 感染患者脑内的占位性病变通常或是由弓形体病或原发性神经系统淋巴瘤(见后面)所致,而由于弓形体病更容易治疗,所以 HIV 感染和颅内占位病变患者应治疗弓形虫病。治疗是用乙胺嘧啶(pyrimethamine)(200mg,然后 75~100mg,每日口服),磺胺嘧啶(sulfadiazine)(1~1.5g,4 次 /d,口服),以及叶酸(10~50mg,每日口服),持续到临床消退后 1~2 周。在 CD4+ 细胞计数 <100/μl 的患者,维持治疗应采用乙胺嘧啶(25~50mg,每日口服)、磺胺嘧啶(0.5~1g,4 次 /d,口服),以及叶酸(10~50mg,每日口服)。如果对弓形体病治疗无反应,应提示脑活检以确诊可能的淋巴瘤。

D. 巨细胞病毒性脑炎

巨细胞病毒可以在 HIV 感染患者中导致脑炎、脊髓炎、多发性神经根炎或视网膜炎等。脑炎的临床特征包括发热、头痛、意识模糊、癫痫发作、脑神经麻痹,以及共济失调等。CSF 细胞计数、蛋白和糖是可变化的,通过 CSF 的 PCR 检测进行诊断。治疗使用更昔洛韦(5mg/kg)和膦甲酸(90mg/kg),均静脉注射,每日 2 次,直到出现好转(约

3~6周)。

E. 进行性多病灶脑白质病

进行性多灶性白质脑病(progressive multifocal leukoencephalopathy,PML)的脱髓鞘病变是由JC病毒感染所致。精神状态改变可能伴随着局灶性神经体征,包括偏盲、共济失调或轻偏瘫,以及癫痫发作等。头痛和发热通常不出现。CT和MRI检查显示一或多个白质病变,可以是双侧的。CSF通常表现为轻度的淋巴细胞增多,蛋白升高以及糖正常,而聚合酶链反应可能提供JC病毒感染的证据。目前还没有有效的治疗方法。

F. 原发性中枢神经系统淋巴瘤

原发性中枢神经系统淋巴瘤(primary central nervous system lymphoma)是最常见的与HIV感染有关的脑肿瘤。临床特征包括意识模糊状态、轻偏瘫、失语症、癫痫发作、脑神经麻痹和头痛等,脑膜刺激征并不常见。脑脊液常见蛋白增高和轻度的单个核细胞增多,而糖含量可降低;细胞学检查极少阳性发现。MRI较CT扫描更敏感,显示单个或多个的造影剂增强的病灶,可能与弓形体病所见的病变不易区分。HIV感染并有一个或多个颅内占位性病变的患者,如果在3周内对抗弓形体治疗无效,应进行脑活检以明确淋巴瘤诊断。推荐的一线治疗包括大剂量甲氨蝶呤,它可以联合利妥昔单抗(rituximab)或自体干细胞移植,保留性全脑放疗治疗复发。

真菌性脑膜炎

在一小部分全身性真菌感染[真菌病(mycosis)]患者中,真菌侵入中枢神经系统引起脑膜炎或局灶性脑实质内病变(**表4-14**)。一些真菌是机会性致病菌,在癌症或HIV感染患者,接受免疫抑制剂患者,以及其他衰弱的宿主中引起感染。静脉毒品滥用是念珠菌属(Candida)和曲霉菌属(Aspergillus)感染的潜在途径。糖尿病性酸中毒与鼻脑毛霉菌病(rhinocerebral mucormycosis)密切相关。相反地,球孢子菌属(Coccidioides)、芽生菌属(Blastomyces),以及放线菌属(Actinomyces)脑膜感染通常发生于既往健康的个体。隐球菌属(Cryptococcus)(美国的真菌性脑膜炎最常见的病因)和组织胞浆菌属(Histoplasma)感染可发生在健康人或免疫抑制的患者。隐球菌性脑膜炎(cryptococcal meningitis)是HIV感染患者中最常见的神经系统的真菌感染。地理因素在某些真菌病的流行病学中也是重要的,芽生菌特别是见于密西西比河流域,球孢菌属见于美国西南部,以及组织胞浆菌属见于美国东部和中西部。

▶**发病机制和病理**

真菌从肺脏、心脏、胃肠道或泌尿生殖道,或皮肤等通过血行播散,或者从脑膜外部位诸如眼眶和鼻窦等直接蔓延到中枢神经系统。从邻近的感染灶侵犯脑膜在毛霉菌病(mucormycosis)特别常见,但也可能发生在曲霉菌病和放线菌病。

神经系统真菌感染的病理所见主要包括单个核细胞的基底脑膜渗出反应(见图4-13)、脑或脊髓硬膜外间隙局灶性脓肿或肉芽肿,与血管炎有关的脑梗死,以及交通性脑积水引起的脑室扩张等。

▶**临床表现**

真菌性脑膜炎通常是一种亚急性疾病,与结核性脑膜炎相似。常见的症状包括头痛、昏睡或意识模糊。也可能出现恶心和呕吐、视力丧失、癫痫发作或局部性无力,但可能没有发热。在伴有酸中毒的糖尿病患者中,面部或眼部疼痛、流鼻涕、眼球突出或视力丧失等应马上考虑到毛霉菌属(Mucor)感染的可能。

仔细检查皮肤、眼眶、鼻窦,以及胸部

表 4-14　真菌性脑膜炎的病原体

名称	机会性感染	系统性受累	特征性脑脊液表现	治疗
曲霉菌属 (Aspergillus species)	+	肺,鼻窦	CSF 多形核性细胞增多	伏立康唑(Voriconazole)静脉滴注 6mg/kg,每 12 小时 2 个剂量,然后 4mg/kg 静脉滴注或 200mg 口服,2 次 /d
皮炎芽生菌 (Blastomyces dermatitidis)	−	肺,皮肤,骨,关节,内脏	CSF 多形核细胞增多	两性霉素 B(脂质体)5mg/(kg·d),静脉滴注,4~6 周,然后伊曲康唑(Itraconazole)200mg 口服,2~3 次 /d,3 天,然后 200mg 口服,2 次 /d,12 个月
念珠菌属 (Candida species)	+	黏膜,皮肤,食道,泌尿生殖道,心脏	CSF 多形核性或单个核细胞增多,可能是革兰氏染色阳性	两性霉素 B(脂质体)3~5mg/kg,每日静脉滴注 ±(加或不加) 氟胞嘧啶(Flucytosine)25mg/kg 口服,4 次 /d,然后 400mg/d,口服 8 周,然后使用氟康唑(Fluconazole)维持,400~800mg/d,口服
粗球孢子菌 (Coccidioides immitis)	−	肺,皮肤,骨	CSF 嗜酸性细胞增多,补体结合阳性	氟康唑 400~800mg/d,静脉滴注或口服,1 年
新型隐球菌 (Cryptococcus neoformans)	±(HIV)	肺,皮肤,骨,关节	CSF 淋巴细胞增多,黏稠液体,印度墨汁染色和隐球菌抗原阳性	两性霉素 B(脂质体)3~5mg/kg,每日静脉滴注 +(附加) 氟胞嘧啶 25mg/kg 口服,4 次 /d,然后 400mg/d,口服 8 周,然后氟康唑 200mg/d 口服维持
荚膜组织胞浆菌 (Histoplasma capsulatum)	±	肺,皮肤,黏膜,心脏,内脏	CSF 淋巴细胞增多	两性霉素 B(脂质体)5mg/(kg·d),静脉滴注 4~6 周,然后伊曲康唑 200mg 口服,2~3 次 /d,持续 12 个月
毛霉菌属 (Mucor species)	+(糖尿病)	眼眶,鼻旁窦	—	两性霉素 B(脂质体)3~10mg/(kg·d),静脉滴注,10~12 周,纠正高血糖和酸中毒,以及伤口清创

等可能发现全身性真菌感染的证据。神经系统检查可能显示脑膜刺激征、意识模糊状态、视乳头水肿、视力丧失、上睑下垂、眼球突出,眼的或其他脑神经麻痹,以及局灶性神经功能异常,诸如轻偏瘫等。由于某些真菌(例如隐球菌)可能引起脊髓压迫,可能有脊柱压痛、轻截瘫、双下肢锥体束征,或者双下肢和躯干感觉缺失等证据。

▶实验室所见

应获取血培养结果。糖尿病患者应检测血糖和动脉血气水平。尿液应检查念珠菌（Candida）。在一些真菌感染中，胸部 X 线片可能发现肺门淋巴结病、斑片样或粟粒样浸润、空洞或胸腔积液等。CT 扫描或 MRI 检查可能证明脑内的占位性病变，与隐球菌（Cryptococcus）（**图 4-17**）或其他病原体有关，是眶部或鼻旁窦邻近的感染源，或者脑积水等。

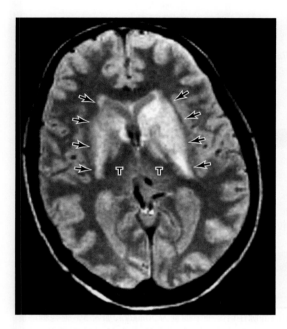

▲图 4-17 隐球菌脑膜炎 MRI 的 T_2 加权像。注意双侧基底节的信号增强（箭头）而丘脑（T）相对保留。这是在豆纹动脉供血区由凝胶状真菌性假性囊肿引起的（承蒙同意，引自 A. Gean）

脑脊液压力可能正常或升高，CSF 通常是澄清的，但在隐球菌感染时可能是黏稠的。淋巴细胞性脑脊液细胞增多，高达 1 000/ml 是常见的，但是在早期真菌性脑膜炎、免疫抑制的患者，或曲霉菌属感染时，可见 CSF 细胞数正常或多形核性脑脊液细胞增多。CSF 蛋白最初可能正常，但随后升高，通常不超过 200mg/ml。更高的水平（高达 1g/dl）提示蛛网膜下腔梗阻。糖正常或降低，但极少低于 10mg/dl。显微镜检查革兰氏染色和抗酸涂片以及印度墨汁染色可能发现感染的病原体。应该获取脑脊液及其他体液和组织的真菌培养，但是通常是阴性的。在怀疑毛霉菌病时，做受累的组织（通常为鼻黏膜）活检是必要的。有用的 CSF 血清学检查包括隐球菌抗原和球孢子菌属补体结合抗体。隐球菌抗原在检测隐球菌方面要比印度墨汁更敏感，当怀疑这一病原体时，应始终在脑脊液和血清中查找，就像在艾滋病毒感染者一样。

▶鉴别诊断

真菌性脑膜炎可能颇似脑脓肿及其他亚急性或慢性脑脊膜炎，诸如由结核病或梅毒所引起的。脑脊液所见以及 CT 或 MRI 扫描有助于鉴别诊断。

▶治疗和预后

真菌性脑膜炎的治疗在表 4-14 中作了总结。除了抗生素，脑脊液引流用于控制隐球菌脑膜炎的颅内压。本病死亡率高，治疗的并发症常见，而且神经系统后遗症常见。

寄生虫感染

原虫、蠕虫和立克次体感染可以引起中枢神经系统疾病，特别是在免疫缺陷患者（包括 HIV 感染患者）和世界的某些地区。这些感染与宿主免疫的相互关系以及推荐的治疗汇总于**表 4-15**。

A. 疟疾

疟疾（malaria）是人类最常见的寄生虫感染，由原虫（protozoan）的恶性疟原虫（Plasmodium falciparum）或其他的疟原虫种类引起，并通过雌性按蚊（Anopheles）传播给人类。临床特征包括发热、寒战、肌痛、恶心和呕吐、贫血、肾衰竭、低血糖，以及肺水肿等。当感染的红细胞中的疟原虫到达中枢神经系统并阻断大脑毛细血管时，就使大脑

表 4-15　中枢神经系统寄生虫感染

寄生虫	机会性感染	治疗
原虫（Protozoa）		
恶性疟原虫（*Plasmodium falciparum*）（疟疾）	–	奎尼丁 / 青蒿琥酯 / 奎宁 [1] 然后 多西环素 [2] 或 四环素 [3] 或 克林霉素 [4]
弓形虫（*Toxoplasma gondii*）	±	乙胺嘧啶 [5] 和磺胺嘧啶 [6]
福氏耐格里阿米巴原虫（*Naegleria fowleri*）（原发性阿米巴脑膜脑炎）	–	两性霉素 B [7] + 利福平 [7] + 氟康唑 [7] + 阿奇霉素 [7] + 米特福辛 [8]
棘阿米巴属或哈氏虫属（*Acanthamoeba or Hartmannella species*）（肉芽肿性阿米巴性脑炎）	+	喷他脒 [9] ± 磺胺嘧啶 [9] ± 氟胞嘧啶 [9] ± 氟康唑 [9] ± 米特福辛 [8]
蠕虫（Helminth）		
猪肉绦虫（*Taenia solium*）（囊虫病）	–	阿苯达唑 [10] + 吡喹酮 [10] ± 地塞米松 [11] ± 手术 [12]
广州管圆线虫（*Angiostrongylus cantonensis*）（嗜酸性粒细胞脑膜炎）	–	地塞米松 [11] ± 放出脑脊液
立克次体（Rickettsia）		
立氏立克次体（*Rickettsia rickettsii*）（洛矶山斑疹热）	–	氯霉素 [13] 或 多西环素 [2]

[1] 奎尼丁剂量为 10mg/kg，静脉注射，然后 0.02mg/（kg·min）静脉注射。奎宁剂量为 20mg/kg，加入 5% 葡萄糖静脉注射 4 小时以上，然后每 8 小时 10mg/kg 静脉注射 2~4 小时以上。如有的话，可优选青蒿酯（在 0，12，24，48 和 72 小时，2.4mg/kg 静脉注射）。当口服治疗变得耐受时，可改用硫酸奎宁（650mg 口服，3 次 /d)，持续剩余的 7 天病程。

[2] 多西环素（Doxycycline）剂量是 100mg，口服，2 次 /d，连用 7d。

[3] 四环素（Tetracycline）剂量为 250mg，4 次 /d，连续 7d。

[4] 克林霉素（Clindamycin）剂量为 20mg/（kg·d），分 3 次，持续 7d。

[5] 乙胺嘧啶（Pyrimethamine）剂量是一次 200mg，口服，然后 50~75mg/d 口服，连用 3~6 周。

[6] 磺胺嘧啶（Sulfadiazine）剂量是 1~1.5g，口服，4 次 /d，连用 3~6 周。

[7] 两性霉素 B（Amphotericin B）剂量是 0.25mg/kg，静脉注射，持续 4~6 小时，然后 0.5~1.5mg/（kg·d）静脉注射。另一种方案是 1mg/kg 静脉注射，每日 1 次，加上 0.5mg/d 脑室内注射。利福平（Rifampin）剂量为 10mg/kg，静脉注射，每日 1 次。氟康唑（Fluconazole）剂量为 12mg/kg，静脉注射，每日 1 次。阿奇霉素（Azithromycin）剂量为 500mg 静脉注射，每日 1 次。然而，治疗很少有效。

[8] 米特福辛（Miltefosine）剂量为 50mg，口服，2~3 次 /d。

[9] 喷他脒（Pentamidine）剂量为 4mg/kg，静脉注射，每日 1 次。磺胺嘧啶（Sulfadiazine）剂量是 1.5g，口服，每 6 小时一次。氟胞嘧啶剂量为 37.5mg/kg，口服，每 6 小时 1 次。氟康唑剂量为 12mg/kg，静脉注射，每日 1 次。米特福辛剂量为 50mg，口服，每日 2~3 次。用于各种组合，但很少有效。

[10] 阿苯达唑（Albendazole）剂量为每日 15mg/kg，口服 10~15d。吡喹酮（Praziquantel）剂量为每日 50mg/kg，口服 10d。

[11] 地塞米松（Dexamethasone）剂量为每日 6mg，口服，连用 10~15d。

[12] 脑室内、蛛网膜下腔、脊髓或眼部囊肿的分流术或切除术。

[13] 氯霉素（Chloramphenicol）剂量是 12.5mg/kg，口服，4 次 /d，连用 1 周。

受到累及。神经系统受累在感染后数周变得明显。除了急性意识模糊状态,脑型疟疾(cerebral malaria)可能引起昏迷、局灶性神经功能异常,以及癫痫发作等。在受影响成人的神经学检查中,最常见的发现是双侧锥体束征(尤其伸性跖反应),持续的向上凝视、脑膜刺激征,以及去皮质或去大脑强直等。做出诊断是根据在厚和薄的外周血涂片上发现红细胞内的疟原虫(plasmodia)(图4-18)。CSF可能显示压力增高、黄变、单个核细胞增多或蛋白轻度增高等。抗生素治疗见表4-15。此外,在静脉注射奎尼丁(quinidine)期间应监测心电图以发现QTc间期延长,低血糖可能需要静脉注射葡萄糖。甘露醇和糖皮质激素是没有帮助的,并可能是有害的。脑型疟疾的死亡率约为20%。

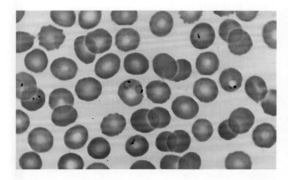

▲图4-18 恶性疟原虫疟疾患者的外周血涂片,显示红细胞内的寄生虫(黑点)(承蒙同意,引自 Kaushansky K,Lichtman M,Beutler E,Kipps T. *Williams Hematology*. 8th ed. New York,NY:McGraw-Hill,2010.)

B. 弓形体病

弓形体病(toxoplasmosis)是由摄食生肉或猫排泄物中的刚地弓形虫(*Toxoplasma gondii*)包囊而致病的,通常是无症状的。症状性疾病与HIV感染背景下潜伏感染的重新激活、潜在的恶性肿瘤、免疫抑制治疗等有关。全身性表现包括皮疹、淋巴结病、肌痛、关节痛、心肌炎、肺炎,以及脾肿大等。

中枢神经系统受累可引起脓肿或脑炎,症状和体征包括头痛、精神状态改变、癫痫发作,以及局灶性功能缺失等。脑脊液可表现轻度单个核细胞增多或轻度蛋白升高,在离心的脑脊液湿涂片上可发现病原体。MRI对于证实特征性环形强化病灶优于CT扫描(图4-19)。诊断可以通过检出抗弓形虫IgG抗体做出。叶酸10mg,每日口服,应伴随抗生素治疗(表4-15),以防乙胺嘧啶(pyrimethamine)引起的白细胞减少症和血小板减少症。

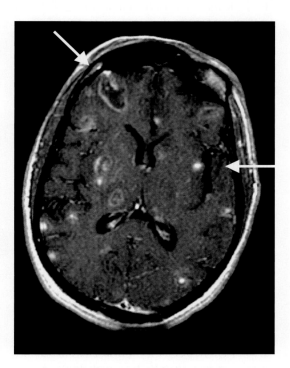

▲图4-19 脑弓形体病合并HIV感染的T₁加权、钆增强的MRI。注意基底节和大脑皮质的多个钙化(箭头,右)和环形强化的病变(箭头,左)

C. 原发性阿米巴脑膜脑炎

既往健康年轻人接触了温暖的、受污染的食用水,自由生活的福氏耐格里原虫(*Naegleria fowleri*)会引起原发性阿米巴脑膜脑炎(primary amebic meningoencephalitis)。阿米巴穿经筛板进入中枢神经系统,产生弥漫性脑膜脑炎,影响额叶底部和颅后窝。它以头痛、发热、恶心和呕吐、脑膜刺激征,以及精神状态紊乱为特征。CSF 显示多型核细胞增多伴蛋白增高和糖降低,在脑脊液湿涂片上有时可见到高度活动的、能折射的滋养体。该病通常是致死性的,但曾有报道使用抗生素治疗偶尔会恢复(表 4-15)。

D. 肉芽肿性阿米巴脑炎

肉芽肿性阿米巴脑炎(granulomatous amebic encephalitis)是由棘阿米巴属 / 哈氏虫属(*Acanthamoeba/Hartmanella*)感染所致,通常发生在慢性疾病或免疫抑制时。本病通常持续 1 周至 3 个月,以亚急性或慢性脑膜炎和肉芽肿性脑炎为特征。小脑、脑干、基底节以及大脑半球均可受到影响。急性意识模糊状态是最常见的临床表现。发热、头痛、脑膜刺激征、癫痫发作、轻偏瘫、脑神经麻痹、小脑性共济失调,以及失语症等均可能见到。CSF 细胞数增多是淋巴细胞或多型核粒细胞性的,蛋白增高,而糖降低或正常。在 CSF 湿涂片上可见缓慢活动的滋养体。尽管进行治疗,但本病通常是致命性的(表 4-15)。

E. 囊虫病

囊虫病(cysticercosis)是中枢神经系统最常见的蠕虫感染(helminthic infection),在墨西哥、中南美洲、非洲和亚洲最常见。感染是由于食入猪肉绦虫的有钩绦虫(*Taenia solium*)的幼虫。幼虫在脑、脑室以及蛛网膜下腔中形成单个的或多发的包囊,神经系统表现是由占位效应、脑脊液流动受阻或炎症引起的。癫痫发作是脑实质疾病最常见的表现,梗阻性脑积水与脑室内病变有关,交通性脑积水、脑膜炎,以及卒中是由蛛网膜下腔受累所致;脊髓病或神经根病可使脊髓囊尾蚴病(spinal cysticercosis)复杂化,视力损害可见于眼部感染。检眼镜检查可显示眼部包囊,并可能有外周血嗜酸性粒细胞、

软组织钙化或粪便中检出寄生虫。CSF 可见淋巴细胞计数增多,有时存在嗜酸性粒细胞(表 4-16)。脑脊液初压经常增高,但如果初压降低,应进行影像学检查以检测可能的脊髓蛛网膜下腔阻滞。CSF 蛋白为 50~100mg/ml,而糖在多数病例为 20~50mg/ml。CT 扫描或 MRI 是最有用的诊断检查,可能显示造影剂强化的占位病变(有时包含活的寄生虫),伴有周围水肿、大脑内钙化或脑室扩张等(图 4-20)。

表 4-16　脑脊液嗜酸性细胞增多症的原因

中枢神经系统寄生虫感染
广州管圆线虫(*Angiostrongylus cantonensis*)(嗜酸性粒细胞脑膜炎)
棘颚口线虫(*Gnathostoma spinigerum*)
浣熊拜林蛔线虫(*Baylisascaris procyonis*)
猪肉绦虫(*Taenia solium*)(囊虫病)
其他肠虫感染
其他中枢神经系统感染
球孢子菌(*Coccidioides immitis*)脑膜炎
神经梅毒
结核性脑膜炎
非感染性原因
恶性血液病(霍奇金病、非霍奇金淋巴瘤、嗜酸性粒细胞白血病)
药物治疗(环丙沙星、布洛芬)
蛛网膜下腔异物(抗生素、脊髓造影术染料、脑室腹膜分流术)
特发性嗜酸性粒细胞增多综合征

数据引自 Lo Re Ⅷ, Gluckman SJ. Eosinophilic meningitis. *Am J Med*. 2003;114:217-223.

治疗取决于症状和受影响的部位。癫痫发作和钙化的包囊的患者应使用抗惊厥药治疗。含有活的寄生虫的包囊或持续的或多发的增强病变通常使用抗惊厥药、驱肠虫药(表 4-15),以及糖皮质激素治疗。脑室内的、眼部的和脊髓的包囊可以接受手术切

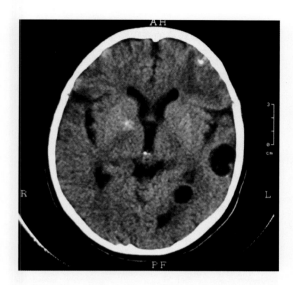

▲图4-20 脑囊虫病。非增强的头部CT显示新的(囊状的、黑色)和旧的(钙化的、白色)病灶。(承蒙同意，引自 Seth W. Wright, MD, and Universidad Peruana Cayetano Heredia, Lima, Peru.)

除，而脑积水是通过脑室腹膜分流术治疗。有眼包囊的患者不应给予驱虫药。

F. 广州管圆线虫脑膜炎

广州管圆线虫(*Angiostrongylus Cantonensis*)[鼠肺线虫(rat lungworm)]流行于东南亚、夏威夷及其他太平洋岛屿。感染通过食入生的或未煮熟的蜗牛、贝类或蛙类传播的，并引起脑膜炎伴外周血和脑脊液嗜酸性粒细胞增多(表4-16)。症状包括头痛、颈强、感觉异常、呕吐和恶心等。CSF淋巴细胞计数增多、CSF嗜酸性粒细胞增多、脑CT或MRI，以及ELISA检测均可辅助诊断。罕见地，在眼睛或脑脊液中可被发现蠕虫。急性疾病通常在1~2周自行消退，虽然糖皮质激素、镇痛药，以及通过反复的腰椎穿刺降低脑脊液压力可能是有帮助的。

G. 立克次体

立克次体(*Rickettsia*)是细胞内寄生的革兰氏阴性细菌，通过蜱、跳蚤或虱子叮咬传播给人类。它们能引起多种疾病，可能影响神经系统并引起脑膜炎或脑炎，包括落基山斑疹热(Rocky Mountain spotted fever)、斑疹伤寒(typhus)、恙虫病(tsutsugamushi fever)和Q热病(Q fever)等。神经学的表现包括头痛、脑病、昏迷和死亡。大多数立克次体感染对抗生素治疗有效(表4-15)。

急性播散性脑脊髓炎

急性播散性脑脊髓炎(acute disseminated encephalomyelitis)是一种免疫介导的单相性脱髓鞘疾病，它通常发生在细菌或病毒(通常为上呼吸道)感染后1月内。儿童最容易受到影响。功能缺失会在2~5天内进展。临床特征包括发烧、癫痫发作、意识模糊或昏迷，以及局灶性神经功能缺失(例如，视神经或其他脑神经病、轻偏瘫、共济失调等)。MRI显示多灶性脱髓鞘病变，主要影响幕上的白质，虽然灰质和脊髓也可能受到影响。脑脊液可能表现为淋巴细胞计数增多，不太常见的，多形核粒细胞增多，但是无寡克隆带。在一种暴发性变异型中，**急性出血性白质脑炎**(acute hemorrhagic leukoencephalitis)，MRI显示双侧半球的脱髓鞘病变伴有出血和水肿，而CSF可能含有红细胞。急性播散性脑脊髓炎和急性出血性白质脑炎治疗均使用甲泼尼龙(methylprednisolone)，30mg/kg.d(多达1g/d)静脉滴注，连续5天，随后用泼尼松1~2mg/kg·d口服，在4~6周逐渐减量。急性播散性脑脊髓炎转归通常较好，但是急性出血性白质脑炎的死亡率较高。

结节病

结节病(sarcoidosis)是一种特发性炎症性疾病，它产生非干酪性肉芽肿，并明显地影响肺部。神经系统受累发生在5%~15%的病例，并导致基底部脑膜炎或脑实质内占位病变。临床表现包括脑神经病(特别是面部的)、意识模糊、癫痫发作、脑积水、脊髓病、卒中，以及由于下丘脑或垂体受累的内分泌紊乱。实验室异常包括血清血管紧张素转换酶水平升高,脑脊液蛋白和单个核细胞增多,以及克韦姆试验(Kveim test)(结节病抗原试验—译者注)阳性。高分辨胸部 CT 比胸部 X 线对检测肺门腺病或间质性肺疾病更加敏感。脑 MRI 可表现为脑膜增强、脑实质内病变或脑积水。治疗使用泼尼松 20~60mg 口服,逐渐减量维持 1~6 个月。在严重的病例中,可以先用甲泼尼龙,每日 1g,静脉滴注,维持 3~5 天。加用硫唑嘌呤、甲氨蝶呤、羟氯喹(hydroxychloroquine)、环孢霉素 A(cyclosporine A)、吗替麦考酚酯(mycophenolate mofetil)、英夫利昔单抗(infliximab)或阿达木单抗(adalimumab)等,可能改善对治疗的反应和减少复发的可能性。

软脑膜转移

　　软脑膜(leptomeninges)的弥漫性转移播种可能使全身性癌症(特别是乳腺癌、肺癌、淋巴瘤、白血病、消化道癌肿,以及黑色素瘤等)或原发性脑肿瘤(特别是神经胶质瘤、髓母细胞瘤和松果体肿瘤等)复杂化,导致脑或脊髓功能紊乱,包括认知功能障碍。观察到两种软脑膜转移的变异型并且可以共存,弥漫的或非粘附性转移,由蛛网膜下腔的游离漂浮细胞构成;以及结节状转移,以造影剂增强的粘附性肿瘤结节为特征。肿瘤性脑膜炎通常发生于癌症诊断后 3 个月到 5 年,但是可能在此之前。异常的神经系统体征往往比症状更明显,通常提示在神经轴的多个水平受累。弥漫的或非粘附性转移根据脑脊液细胞学诊断(**表 4-17**),而结节状转移的诊断依靠颅部和脊柱 MRI 增强检查(**图 4-21**)。治疗取决于软脑膜转移(leptomeningeal metastasis)的类型,以及是否存在脑实质转移和全身性疾病。治疗方案包括鞘内和全身的化疗(如甲氨蝶呤和阿糖胞苷),以及局部或全脑放疗。在经治疗的病例,平均存活时间为 3~6 个月,但这

表 4-17　软脑膜转移的表现特征

临床特点	患者出现率/%
症状	
步态障碍	46
头痛	38
精神改变	25
无力	22
背痛	18
恶心或呕吐	12
神经根痛	12
感觉异常	10
体征	
下运动神经元性无力	78
腱反射消失	60
认知障碍	50
伸性跖反射	50
皮节感觉缺失	50
眼肌麻痹	30
面肌无力	25
听力丧失	20
颈部脑膜刺激征	16
癫痫发作	14
视乳头水肿	12
面部感觉缺失	12
腿部脑膜刺激征	12
实验室检查所见	
MRI 阳性	77
CSF 淋巴细胞增多	64
CSF 蛋白 >50mg/dl	59
CSF 初压 >160mmH_2O	50
CSF 细胞学阳性	47
CSF 糖 <40mg/dl	31
MRI 和 CSF 细胞学均阳性	24
CSF 正常	3

　　缩写词:CSF,脑脊液;MRI,磁共振成像。(数据来自 DeAngelis LM,Posner JB. Neurologic Complications of Cancer. 2nd ed. Oxford,UK:Oxford;2008,and Clarke JL,Perez HR,Jacks LM,Panageas KS,Deangelis LM. Leptomeningeal metastases in the MRI era. *Neurology*. 2010;74:1449-1454.)

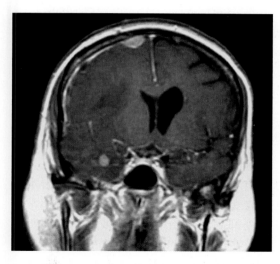

▲图 4-21　钆增强的 T₁ 冠状位 MRI 显示乳腺癌的脑膜播散。左侧脑膜有造影剂 - 增强的(白色)局灶性病变、弥漫性脑膜增强，以及由于左侧半球病变的占位效应

受到肿瘤类型的影响。软脑膜转移的预后，对于白血病和淋巴瘤是最好的，对于乳腺癌居中，而对于非小细胞肺癌和黑色素瘤最差。

败血症相关性脑病

全身性败血症可引起一种脑病，它可能与脑血流受损、血脑屏障破坏，或脑水肿等有关。革兰氏阴性细菌感染是最常见的病因。可能出现菌血症(bacteremia)、肝衰竭或肾衰竭。神经学表现包括意识模糊状态或昏迷、癫痫发作、局灶性神经功能缺失、强直、肌阵挛，以及扑翼样震颤等。脑脊液检查对于排除脑膜炎是必需的。脑电图通常是不正常的。治疗包括支持性措施，诸如辅助通气，以及治疗潜在的感染。本病死亡率很高，但通过快速诊断和治疗可能降低。

抗生素相关性脑病

抗生素(antibiotic)可能导致意识模糊状态，特征是脑病伴有癫痫发作或肌阵挛(头孢菌素和青霉素)，精神错乱(喹诺酮类、大环内酯类和普鲁卡因青霉素)，或者眩晕和小脑共济失调(甲硝唑)。肾衰竭可能是一个诱发因素，特别是头孢菌素。症状通常在停药后约 1 周内消失，或使用甲硝唑约需要 2 周。

血管性疾病

急性意识模糊状态的血管性原因包括血管、心脏或血液的紊乱(表 4-17)。

高血压脑病

血压突然升高，无论是否存在先前的慢性高血压，都可能导致脑病和头痛，持续数小时至数日的时间。高危患者包括急性肾小球肾炎或子痫。脑血流量的自调节受损(图 4-22)、血管痉挛和血管内凝血都被认为是影响因素。呕吐、视觉障碍、局灶性神经功能缺失，以及局灶性和全面性癫痫发作都可能发生。慢性高血压病患者通常需要血

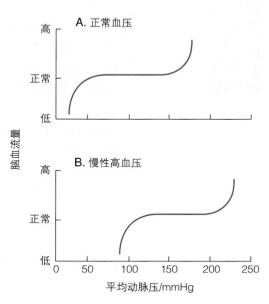

▲图 4-22　脑血管自动调整。A. 脑血流通常在很宽的血压范围内保持恒定。在血压很低时，发生脑灌注不足，导致晕厥。血压超过自动调节的范围可导致高血压脑病。B. 长期高血压将自动调节范围移向更高的血压。在正常血压可发生低灌注和晕厥，而与高血压脑病相关联的血压更高

压超过250/150mmHg才能促发这一综合征，但以前血压正常的患者可能在较低的血压下就受到影响。视网膜小动脉痉挛几乎是不变的，通常出现视乳头水肿、视网膜出血和渗出物等。腰椎穿刺可能显示脑脊液压力和蛋白含量正常或增高。在CT扫描和MRI（图4-23）上可见水肿区，特别是位于顶枕叶白质，治疗是可逆的。

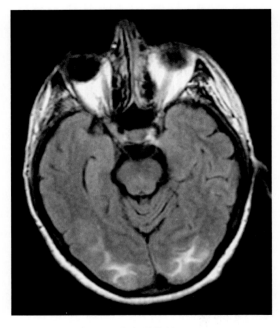

▲图4-23　高血压脑病轴位的 FLAIR MRI 显示，双侧皮质下枕叶白质和枕叶皮质增强信号（白色）。这些表现可能代表可逆性血管源性水肿

　　高血压脑病的诊断是建立在降低血压导致症状迅速消退。这是用硝普钠（sodium nitroprusside）来完成的，以 0.25μg/（kg·min）的初始速度连续静脉滴注，当需要时增加到多达 10μg/（kg·min）。患者必须进行严密监测，并调整输注速度，以维持疗效而不产生低血压。在治疗的前 2 小时平均动脉压降低应不超过 25%，在随后的 4 小时应达到 160/100mmHg 的目标。如果神经功能恶化，应立即终止治疗。未经治疗的高血压脑病（hypertensive encephalopathy）可能导致肾衰竭、卒中、昏迷或死亡，但及时治疗通常使得完全临床恢复。

　　卒中和蛛网膜下腔出血也可导致血压急剧升高的脑病，当局灶性神经功能异常也存在时，卒中的可能性最大。

　　高血压脑病的临床综合征与**后部可逆性脑病综合征**（posterior reversible encephalopathy syndrome，PRES）重叠，它被定义为皮质下的，最常见的是顶枕叶白质符合水肿的改变，在 CT 或 MRI 上可见。患者通常有免疫抑制药物治疗史；大多数但不是所有的人在出现症状时血压都会升高。表现的特征包括头痛、精神状态改变、癫痫发作，以及视觉缺陷等。治疗包括停用可能引起这种紊乱的药物，如果血压升高，则治疗高血压。

　　反过来，后部可逆性脑病综合征（PRES），与**可逆性脑血管收缩综合征**（reversible cerebral vasoconstriction syndrome，RCVS）重叠，它通常与使用血管收缩药、5- 羟色胺能抗抑郁药，或非法的娱乐性药物有关。血压有时会升高。RCVS 最显著的临床特征是起病时伴有霹雳性头痛，但它也可能引起癫痫发作或局灶性神经功能缺失。CT 或 MRI 可以是正常的，也可以显示边界带梗死、脑出血或血管源性水肿等。特征性影像学异常是在血管造影上时多灶性血管收缩。治疗是使用尼莫地平。这种紊乱通常是自限性的，常在 1 个月内缓解。RCVS 在第 13 章，卒中的鉴别诊断中做了讨论。

蛛网膜下腔出血

　　蛛网膜下腔出血（subarachnoid hemorrhage，SAH）通常由于大脑的动脉瘤破裂所致，在急性意识模糊状态的鉴别诊断中必须及早地考虑。蛛网膜下腔出血可能引起脑病、昏迷、脑膜刺激征，以及局灶性神经功能缺失等，但是最突出的症状通常是头痛。由于这一原因，本病在第 6 章，头痛和面部疼痛中讨论。

椎 - 基底动脉缺血

基底动脉尖的栓子在随后破碎并将碎片送往远端,可能引起影响两侧大脑后动脉供血区的缺血。这种情况[基底动脉尖综合征(top of the basilar syndrome)]可能导致急性意识模糊状态,伴有瞳孔(对光反射和调节反应迟缓)、视觉(同向性偏盲和皮质盲),视觉运动(会聚受损、向上或向下凝视麻痹、复视),以及行为(嗜睡和大脑脚幻觉症)异常。椎 - 基底动脉缺血在第 13 章卒中更详细地讨论。

非优势侧的半球梗死

非优势侧的(通常为右侧)大脑中动脉下部分支供血区梗死(通常为栓塞)可能导致突然起病的躁动不安的意识模糊。如果上部分支得以幸免,就没有相关的轻偏瘫。烦乱可能非常明显,以至于提示药物中毒或戒断所致,但是没有自主神经活动过度。诊断通过脑 CT 扫描或 MRI 检查被证实。罕见地,孤立的大脑前动脉梗死或大脑后动脉梗死引起急性意识模糊。

系统性红斑狼疮

系统性红斑狼疮(systemic lupus erythe-matosus,SLE)是一种自身免疫性疾病,它引起皮疹、关节炎、浆膜炎、肾炎、贫血、白细胞减少症,以及血小板减少症等。此外,SLE 在约一半的患者中导致神经系统受累,而且是脑病最常见的自身免疫性病因。出现神经系统症状时临床上不一定存在活动的系统性疾病。神经系统受累的病理生理尚不清楚,但可能涉及血管病导致血脑屏障缺陷,以及自身抗体和细胞因子的神经毒性作用。神经病理学表现包括小动脉和毛细血管的纤维蛋白样变性、微梗死,以及脑出血等,但真正的脑血管的血管炎是罕见的。临床特征包括头痛、认知损害、情绪障碍、癫痫发作、卒中、急性意识模糊状态、舞蹈症、横

贯性脊髓炎,以及无菌性脑膜炎等。癫痫发作通常为全面性,但可以是部分性的。实验室检查异常包括抗磷脂抗体、抗核糖体 P 蛋白、抗谷氨酸受体和抗内皮细胞抗体,以及假阳性的梅毒血清学试验。CSF 显示在一些病例蛋白轻度升高,或适度的通常为单个核细胞增高。MRI 可发现白质或灰质病变、脑萎缩,以及缺血性或出血性卒中等。

在 SLE 患者中,脑病可由各种因素引起,包括凝血病、感染、尿毒症、来自心内膜炎的栓子,以及糖皮质激素疗法等。狼疮脑(cerebral lupus)用糖皮质激素治疗,开始泼尼松 60mg/d 或等同剂量。在已接受类固醇治疗患者,剂量应按照增加相等于泼尼松 5~10mg/d。症状消失后,类固醇应逐渐减少到维持剂量的 5~10mg/d。用于难治性病例或需减少激素用量患者的治疗,包括环磷酰胺、硫唑嘌呤、霉酚酸酯、利妥昔单抗、血浆置换,以及静脉滴注免疫球蛋白等。癫痫发作应用抗惊厥药治疗。SLE 的神经症状在 80% 以上接受糖皮质激素治疗患者中得到改善,但是不进行治疗也可能消退。SLE 的脑部受累尚未发现对整体预后有不利影响。

血管炎

急性意识模糊状态可能发生在原发性中枢神经系统血管炎、原发性全身性血管炎,以及继发于全身性感染或肿瘤的血管炎。

原发性中枢神经系统血管炎(primary angiitis of the central nervous system),有时被称为肉芽肿性血管炎。通常表现为头痛和脑病,它也可能引起癫痫发作和卒中(在第 13 章,卒中里讨论)。没有其他器官的受累,实验室检查未发现系统性血管炎的证据。脑脊液通常表现为轻度淋巴细胞增多和蛋白升高。MRI 可能证实双侧的多灶性梗死或弥漫性改变,与缺血性脱髓鞘一致。血管造影显示小到中等口径的动脉由于多灶性狭窄形成串珠样。这一发现也发生在可逆

性大脑血管收缩综合征（RCVS）（见这章前面的高血压脑病）。原发性中枢神经系统血管炎的确定诊断是通过血管造影或脑活检。治疗应用甲泼尼龙 1g/d，静脉滴注 3~5 天，随后泼尼松 1mg/(kg·d)，口服 1 个月，然后在 1 年中逐渐减量。加用环磷酰胺（cyclophosphamide）2mg/(kg·d)，口服 3~6 个月，其次用硫唑嘌呤（azathioprine）2mg/(kg·d)，口服 2~3 年，可能会减少复发率。

大血管系统性血管炎［如巨细胞或高安动脉炎（Takayasu arteritis）］引起缺血性视神经病（ischemic optic neuropathy）和卒中，而不是意识模糊状态。由**结节性多动脉炎**（polyarteritis nodosa）引起的中等口径血管系统性血管炎可能导致脑病、局灶性神经功能缺失，以及癫痫发作等，但是这些发生在病程晚期，诊断可能已经明确了。

由**冷球蛋白血症**（cryoglobulinemia）、**亨诺克 - 许兰紫癜**（Henoch-Schönlein purpura）（即过敏性紫癜—译者注），或者肉芽肿病伴多发性血管炎［以前称为**韦格纳肉芽肿病**（Wegener granulomatosis）］引起的小血管系统性血管炎也可能引起脑病。这些疾病根据全身受累的模式和通过实验室检测诊断。影响中枢神经系统的系统性血管炎的治疗方法与上文描述的原发性中枢神经系统血管炎相似。

心脏外科并发症

心脏外科，包括冠状动脉旁路移植术和瓣膜修复或置换等，都伴有神经系统并发症，特别是卒中和脑病。某些因素如栓塞、低灌注、心律失常、代谢紊乱，以及药理作用物质都可能促发。评估应包括药物治疗的回顾、寻找代谢紊乱，以及 CT 扫描或 MRI 检查围手术期卒中。应避免使用镇静剂及其他精神活性药物。手术后脑病通常是短暂性的，但有些患者表现较持久的认知功能障碍，这一障碍不成比例地影响记忆，并持续数周至数月。心脏手术后持续数年的认知能力下降可能是由于另外的原因。

弥散性血管内凝血

弥散性血管内凝血（disseminated intravascular coagulation，DIC）是在潜在的疾病背景下，诸如败血症、恶性肿瘤或创伤等，由凝血和纤溶系统的病理性激活所致。主要的表现是出血。脑部常见表现包括小的多灶性梗死和点状出血，影响灰质和白质。在大血管分布区也可能出现硬膜下血肿、蛛网膜下腔出血，以及出血性梗死等。

神经系统的表现是常见的，包括意识模糊状态、昏迷、局灶性体征，以及癫痫发作等。这些症状可能先于血液学异常，包括低纤维蛋白原血症、血小板减少症、纤维蛋白降解产物，以及凝血酶原时间延长等。微血管病性溶血性贫血（microangiopathic hemolytic anemia）也可能出现。鉴别诊断包括血栓性血小板减少性紫癜（见下文），它的特点是易发生在以往健康的个体，及其他与它与正常的血浆纤维蛋白原和正常或仅轻微升高的纤维蛋白降解产物有关。治疗是针对潜在的疾病，以及纠正贫血、血小板减少症及凝血病等。预后与基础疾病的严重程度有关。

血栓性血小板减少性紫癜

血栓性血小板减少性紫癜（thrombotic thrombocytopenic purpura，TTP）［莫斯科维茨病（Moschcowitz disease）］一种罕见的多系统疾病，被定义为由血小板减少性紫癜、微血管病性溶血性贫血、神经功能障碍、发热，以及肾脏病等五联征组成。它是由针对金属蛋白酶（metalloprotease）ADAMTS13 的自身抗体或基因突变引起的，使冯·韦尔布兰德（von Willebrand）因子的多聚体在血浆中积累，从而刺激血小板聚集。结果是血小板 - 纤维蛋白血栓形成伴小血管的闭塞，特别是在小动脉 - 毛细血管连接处。脑的病理表现包括弥漫性微梗死,以及不常见的点状出血,主要存在于灰质。

患者通常表现为意识改变、头痛、局灶性神经体征或癫痫发作,或有皮肤紫癜、瘀斑或瘀点。神经系统症状可以是短暂的或复发性。血液学检查显示库姆斯(Coombs)-阴性溶血性贫血、血小板减少症,以及正常或仅轻度异常的 PT、PTT、纤维蛋白原,以及纤维蛋白降解产物等。与 DIC 相比(见前一小节),血小板计数 <20 000/μl 和 PT 在正常上限的 5 秒之内可能提示 TTP。可能有血尿、蛋白尿或氮质血症。CSF 通常正常。诊断可能通过牙龈活检或脾切除术作出。

治疗包括每日血浆置换,以提供 ADAMTS13,以及清除自身抗体,使用利妥昔单抗(rituximab)(每周 375mg/m^2,静脉滴注,连用 4 周),或二者合用。通过治疗,死亡率为 10%~20%。

头部创伤

头部钝器伤可能引起意识模糊状态或昏迷。加速或减速力以及颅骨的物理变形可能会引起白质的剪切伴轴索损伤(axonal injury),由颅骨内表面与大脑半球的极区之间接触导致挫伤,血管撕裂,血管舒缩变化,脑水肿,以及颅内压增高等。

脑震荡

脑震荡(concussion)是伴随头部创伤而来的一种综合征,其特征是短暂的意识模糊、记忆障碍或不协调。其他症状,包括头痛、疲劳、易怒、头晕、恶心、呕吐、视力模糊,以及不失衡等,往往在 1~2 天后就会缓解,但在不到 15% 的患者中会持续数周到数月[脑震荡后综合征(postconcussion syndrome)]。由于脑震荡可能增加以后的脑震荡风险,在运动时受到脑震荡的运动员应该推迟他们恢复比赛时间,直到脑震荡后症状已经消失,他们在大约 1 周的时间里逐渐恢复了正常活动。

颅内出血

创伤性颅内出血(traumatic intracranial hemorrhage)可以是硬膜外、硬膜下或脑出血。**硬膜外血肿**(epidural hematoma)(**图 4-24**)最常见是由外侧颅骨骨折撕裂脑膜中动脉或静脉所致。患者最初可能会有意识丧失,也可能不会,但在任何一种情况下,在持续数小时至 1~2 天的清醒间隔后,接着迅速进展数小时,出现头痛、进行性迟钝、轻偏瘫,以及最后因沟回疝使同侧的瞳孔散大等。如果治疗延迟,可能会导致死亡。

头部创伤后的**硬膜下血肿**(subdural

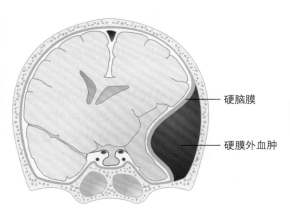
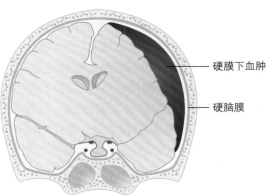

硬脑膜

硬膜外血肿

硬膜下血肿

硬脑膜

▲ 图 4-24　硬膜外(左侧)和硬膜下(右侧)血肿(承蒙同意,引自 Waxman SG. *Clinical Neuroanatomy*. 26th ed. New York,NY:McGraw-Hill,2009.)

hematoma)可能是急性、亚急性或慢性的。在每种情况下,头痛和意识改变都是主要的表现。诊断和治疗延误可能导致致命的结局。与硬膜外血肿不同,创伤与开始出现症状的时间通常较长,出血往往位于大脑凸面,而伴发颅骨骨折不常见。

与头部创伤有关的**脑内挫伤**(intracerebral contusion)[擦伤(bruising)]或**脑内出血**(intracerebral hemorrhage)通常位于额极或颞极。血液通常进入脑脊液,导致脑膜刺激体征和有时产生脑积水。局灶性神经体征通常是缺如或难以察觉。

创伤后颅内出血的诊断通过CT扫描或MRI检查做出。**硬膜外血肿**(epidural hematoma)往往表现为双凸面、透镜形偏心性、轴外的占位,它可能超越中线或小脑幕,但不越过颅骨骨缝。硬膜下血肿通常为新月形,并可能超越颅缝,但是不越过中线或小脑幕。中线结构可能向对侧移位。

硬膜外和硬膜下血肿是通过外科抽吸术治疗。对于脑内血肿的手术选择取决于临床病程和病变部位。对脑积水可能适合于抽吸术、减压术或分流术。

癫痫发作

发作后状态

全面性强直-阵挛发作(大发作)通常跟随一种短暂的意识模糊状态[发作后状态(postictal state)],在1~2小时内消失。昏昏欲睡和意识模糊通常很明显,但可能出现昏迷、躁动、遗忘症、失语症或精神错乱等。当发作后的意识模糊没有迅速消除时,就必须寻找长时间发作后状态的原因。这发生在三种情况下,癫痫持续状态、潜在的结构性脑异常(如卒中或颅内出血),或者潜在的弥散性大脑障碍(如痴呆、脑膜炎或脑炎及代谢性脑病等)。不能解释的延长的发作后状态患者应通过血生化检查、腰椎穿刺、脑电图,以及CT扫描或MRI检查等进行评估。

复杂部分性发作

复杂部分性发作(complex partial seizure),又称为颞叶癫痫,精神运动性发作或局灶性癫痫伴有意识或觉醒障碍,产生意识改变,以意识模糊或其他认知、情感、精神运动或精神感觉症状为特征。这类症状包括退缩、躁动,以及**自动症**(automatism),诸如瞪视、反复咀嚼、吞咽、咂嘴或脱衣服等。发作通常呈简短的和刻板的,而精神运动性表现对观察者经常可能是明显的(见第12章,癫痫和晕厥)。诊断是通过EEG作出或确诊的。

非惊厥性癫痫持续状态

非惊厥性(部分性或失神发作)持续状态可能产生意识模糊或昏迷、人格改变、失语症、轻微的眼球运动或眼球震颤。诊断是通过对使用抗惊厥药(如劳拉西泮4mg或地西泮10mg,静脉注射)良好的临床或脑电图反应确定的。

精神障碍

类似于急性意识模糊状态的症状,包括不连贯、烦乱、注意力分散、过度警觉、妄想,以及幻觉等,也可能见于各种精神障碍(psychiatric disorder)。这些情况包括精神病、双向障碍、抑郁障碍、焦虑障碍,以及躯体性障碍等。这类的诊断可能被错误地加到急性意识模糊状态患者身上,相反地,精神紊乱患者可能被错误地认为罹患神经系统疾病。

与急性意识模糊状态不同,精神障碍极少急性起病,通常至少在数周的时间内发生。病史可能表明既往有精神疾病或住院治疗或促发的心理压力。体格检查可能发现与自主神经活动过度有关的异常,包括心动过速、呼吸急促以及反射亢进等,但是无确定的神经功能障碍体征。常规的实验室检查在先前列出的精神障碍中是正常的,但是对排除器质性疾病是有用的。

　　尽管急性意识模糊状态的精神状态检查通常以定向障碍和意识波动为特征,但精神障碍患者往往维持同一程度的认知损害,看似清醒和警觉,记忆完整,有对人物、地点及时间的定向力。然而,思维的内容与形式紊乱(如妄想)、感知异常(如幻觉),以及平淡或不适当的情感等是常见的。关于诊断和管理方面应寻求精神病学咨询。

　　　　　　　(杨春晓　陈莉 译　王化冰 校)

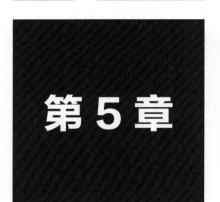

第5章

痴呆和失忆症
Dementia & Amnestic Disorders

　　痴呆(dementia)是一种后天的、全面性的、通常是渐进性的意识内容损害。痴呆不同于其他的认知功能障碍,诸如昏迷(见第3章,昏迷)或意识模糊状态(见第4章,意识模糊状态),在痴呆中,意识水平(觉醒或唤醒)被保留。

虽然痴呆的患病率随着年龄的增长而增加(**图 5-1**),但痴呆并不是衰老的必然结果,而是由于疾病影响大脑皮质、大脑皮质下联系,或二者均受累所致。正常的衰老可能伴随神经功能的轻微改变(**表 5-1**),以及神经解剖学的变化,诸如在计算机断层扫描(CT)或磁共振成像(MRI)上见到脑室和脑沟的扩大。然而,仅仅这些并不意味着认知功能缺失。**轻度认知障碍**(mild cognitive impairment,MCI)一词有时用来描述比正常衰老时通常所见的更严重的功能缺失,但不足以被诊断为痴呆。虽然如此,MCI 患者发展为痴呆的风险增加(每年约 10%)。

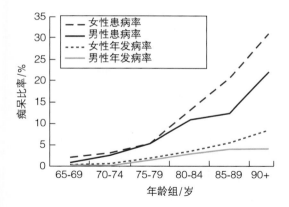

▲图 5-1　年龄增长与痴呆发病率和患病率之间的关系(资料引自:Lobo A et al. Prevalence of dementia and major subtypes in Europe. *Neurology*. 2000;54 [suppl 5]:S4;Fratiglioni L et al. Incidence of dementia and major subtypes in Europe. *Neurology*. 2000;54 [suppl 5]:S10.)

痴呆影响认知功能的多个方面,但更多有限的认知障碍也可能发生。这些缺陷包括言语功能缺失(失语症)或运动功能缺陷(失用症)或感觉整合功能缺陷,这在第 1 章,**神经系统病史和检查**中曾涉及过。**记忆障碍**(memory disturbance)即**失忆症**(amnestic disorder,amnesia),是局限性认知功能缺失

表 5-1　正常老年人的神经功能变化
认知
信息处理减慢
习得和回忆新信息受损
自发的找词和言语流畅性下降
反应时间延长
神经眼科学
小且反应迟钝的瞳孔
上视受损
会聚受损
运动
手和足固有肌肉的萎缩
肌张力增高
俯屈(弯腰)姿势
小步态或阔基底步态
感觉
视觉减退
听觉减退
味觉减退
嗅觉减退
振动觉减退
反射
原始反射
腹壁反射消失
踝反射消失

的另一个实例,将在本章后面讨论。记忆(memory)在正常的衰老和痴呆中也会受损,但在前者中,记忆力受损是轻微的,而在后者中,还伴有其他方面的缺陷,诸如推理、判断、行为或语言等。痴呆的一些病因,尤其阿尔茨海默病(Alzheimer disease)会产生早期和不成比例的记忆损害,至少在疾病的早期阶段可能很难与纯失忆症(pure amnestic disorder)区分开来。

诊断路径

评估任何类型的认知功能损害患者的第一步是确定问题的性质,首先应将其分类为影响意识水平(意识模糊状态或昏迷)或意识内容。**表 5-2** 列出了在做此区分时可能有用的关键性差异。如果意识内容(而不是水平)受到损害,那么全面的认知障碍(痴呆)必须与较局限的缺陷,诸如失忆症或失语症加以区别。这种区别很重要,因为疾病的分类决定后续的诊断路径。

表 5-2　急性意识模糊状态与痴呆之间的差异

特征	急性意识模糊状态	痴呆
意识水平	受损	不受损,除了偶尔在病程晚期
病程	急性到亚急性,波动性	慢性,稳步渐进性
自主神经活动过度	经常出现	无
预后	通常可逆的	通常不可逆的[1]

[1] 这并非痴呆的固有的特征,但一般是如此。

在某些情况下,很难将痴呆与精神障碍[**假性痴呆**(pseudodementia)]区分开来。由精神疾病引起的假性痴呆在本章后面讨论。

诊断痴呆或遗忘综合征的最后一步是确定具体病因。最重要的应是找到可治疗的原因,但查明不可治疗的病因也同样重要,以便向患者和家属提供预后信息或遗传咨询,或提醒家庭成员和医务人员注意可传播疾病的危险。目前,仅有约 10% 的痴呆是可逆的,但在这些情况下,患者生活质量和寿命改善的程度就需要付出努力和费用去争取。

病史

采集神经疾病病史的一般方法在第 1 章,**神经系统病史和检查**中述及。因为痴呆意味着认知能力的退化,确定患者已下降的功能水平是很重要的。能够帮助确定痴呆病因的资料包括病情恶化的时间进程、相关症状(例如,头痛、步态障碍或失禁等),类似情况的家族史,合并的内科疾病,以及治疗或娱乐药物的使用等(**表 5-3**)。

全身体格检查

当全身体格检查发现可能引起痴呆的系统性疾病的体征时,可能有助于病因诊断。在表 5-3 中列出特别有帮助的体征。

精神状态检查

精神状态检查(**表 5-4**)帮助判定是意识水平还是意识内容受损,以及认知功能障碍是全面性或局限性的。意识水平的障碍(如意识模糊状态)由嗜睡、注意力不集中、即刻回忆受损或关于地点或时间定向障碍所提示。这些方面的异常在痴呆患者中是不常见的,直到疾病发展到极晚期。

为了确定认知功能障碍是全面的还是局限的,依次测试了不同的认知领域。这些包括记忆、语言、顶叶功能(图片构建、左 - 右区分、物体的空间定位),以及额叶或弥漫性大脑皮质功能(判断、抽象、思维内容、执行以前习得的动作的能力)。多方面的认知功能在痴呆时受损。当疑诊痴呆时,蒙特利尔认知评估(Montreal Cognitive Assessment)(**表 5-5**)和简易精神状态检查(Minimental Status Examination)可提供有用的床边筛查。

不同的病因的痴呆可能优先地损害认知功能的不同方面,而这就可能提供诊断线索。例如,阿尔茨海默病不成比例地影响记忆,而语言功能在额颞叶痴呆中受损最严重。

神经系统检查

某些引起痴呆的疾病也会影响视觉、协调,运动或感觉功能等。发现这类相关的神经功能异常可能帮助确定病因诊断。提示

表5-3　在痴呆的鉴别诊断中有帮助的临床特征

特征	最有提示性的
病史	
未防护的性交、静脉毒品滥用、血友病或输血	艾滋病伴发痴呆
家族史	亨廷顿病（Huntington disease）、威尔逊病（Wilson disease）
头痛	脑肿瘤、慢性硬膜下血肿
生命体征	
低体温	甲状腺功能减退
高血压	血管性痴呆
低血压	甲状腺功能减退
心动过缓	甲状腺功能减退
一般体格检查	
假性脑膜炎	慢性脑膜炎
黄疸	获得性肝脑变性、威尔逊病
K-F 环	威尔逊病
精神状态检查	
显著的记忆丧失	阿尔茨海默病
失语症	额颞叶痴呆（词义性痴呆、进行性非流利性失语）
幻觉	路易体病
脑神经	
视乳头水肿	颅肿瘤、慢性硬膜下血肿
阿-罗瞳孔	神经梅毒
眼肌麻痹	进行性核上性麻痹
假性延髓性麻痹	血管性痴呆、进行性核上性麻痹
运动	
肢体失用症	皮质基底节变性
震颤	路易体病、皮质基底节变性、获得性肝脑变性病、威尔逊病、艾滋病伴发痴呆
扑翼样震颤	获得性肝脑变性病、威尔逊病
肌阵挛	克雅病（Creutzfeldt-Jakob disease），艾滋病伴发痴呆
强直	路易体病，皮质基底节变性，获得性肝脑变性病，克雅病，进行性核上性麻痹，威尔逊病
舞蹈病	亨廷顿病，威尔逊病
其他	
步态失用症	正常压力性脑积水
反射减弱（来自伴发的多发性神经病）	神经梅毒，维生素 B_{12} 缺乏症，艾滋病伴发痴呆

表 5-4 全面精神状态检查

意识水平	记忆
可唤醒性	即时回忆
定向力	近期记忆
注意力	远期记忆
专注力	
言语和口语	**整合性感觉功能**
理解	实体觉缺失
复述	图形感缺失
流利性	两点辨别觉
命名	异处感觉
阅读	感觉消失
书写	一侧忽视和病觉缺失
计算	空间思维障碍
口语	
情绪和行为	**整合性运动功能**
情绪	失用症
思维内容	
幻觉	
妄想	
抽象	
判断	

痴呆病因的神经系统体征列于表 5-3。

实验室检查

可能帮助确定痴呆病因的实验室检查列于**表 5-6**。

▼ 痴呆

鉴别诊断

▶痴呆的常见病因

各种疾病都可能导致痴呆，但只有少数几种是常见的。它最典型的表现是在老年（≥65 岁）患者中渐进性认知能力下降，痴呆的最常见病因是阿尔茨海默病、血管性（以前的"多梗死性"）痴呆、额颞叶痴呆，

表 5-5 蒙特利尔认知评估（MOCA）痴呆筛查测试

功能	任务	分值
视空间/执行力	• 按顺序连读数字/字母	1
	• 复制三维图形	1
	• 绘制钟面显示给定的时间	3
命名	说出三幅画中的动物	3
记忆	5 分钟后回忆 5 个名词	0
注意力	• 向前重复 5 位数，向后重复 3 位数	2
	• 阅读字母表，并为每个字母 A 轻拍手	1
	• 从 100 到 65，依次减去 7	3
语言	• 每两个句子重复一遍	2
	• 1 分钟说出以给定字母开头 ≥11 字母的名字	1
抽象	• 解释两对两件物品的相似性	2
延迟回忆	• 回忆上面"记忆"项下测试过的 5 个名词	5
定向	• 给出日期、月、年、日、地点和城市	6
教育	• （≤12 年）加值	(1)
评分		
总分可能		30~(31)
正常的对照（平均）		27.4
轻度认知障碍（平均）		22.1
阿尔茨海默病（平均）		16.2

以及路易体病（**图 5-2**）。尸检研究表明，许多老年痴呆患者具有不止一个这样的痴呆过程的组织病理学特征，诸如阿尔茨海默病与血管性疾病（混合性痴呆）。此外，血管因素可能影响神经退行性疾病的风险或进展。在 45 岁前出现痴呆的患者罹患阿尔茨海默病或血管性痴呆的可能要小得多，在这些患者中，必须考虑更广泛的神经退行性疾病

表 5-6　痴呆的实验室检查

测试	诊断中最有用的
血液	
血细胞比容、平均红细胞容积（MCV）、外周血涂片、维生素 B_{12} 水平	维生素 B_{12} 缺乏症
甲状腺功能测试	甲状腺功能减退
肝功能测试	获得性肝脑变性、威尔逊病
血浆铜蓝蛋白、铜	威尔逊病
荧光素螺旋体抗体或梅毒螺旋体微量血凝试验	神经梅毒
脑脊液	
性病实验室检查（VDRL）	神经梅毒
细胞学	软脑膜转移
朊蛋白	克雅病
$A\beta42$、tau 蛋白、磷酸 -tau 蛋白	阿尔茨海默病
HIV mRNA	艾滋病伴发痴呆
其他	
CT 扫描或 MRI	脑肿瘤、慢性硬膜下血肿、血管性痴呆、正常压力性脑积水、阿尔茨海默病、额颞叶痴呆、克雅病
PET 扫描	阿尔茨海默病
EEG	克雅病、透析性痴呆

（亨廷顿病、皮质基底节变性），炎症性（多发性硬化、系统性红斑狼疮、血管炎），以及感染性（朊蛋白病）病因。在数周至数月中迅速进展的痴呆，最常见是由于朊蛋白病（克雅病）所致。

▶ **痴呆的其他病因**

　　痴呆的可逆性病因，诸如正常压力性脑积水、颅内占位病变、维生素 B_{12} 缺乏、甲状腺功能减退，以及神经梅毒等，都是罕见的。然而，这些病因对诊断很重要，因为治疗可以阻止或逆转智力减退。

　　诊断由亨廷顿病或其他遗传性疾病引起的痴呆可使患者及其家属从遗传咨询中获益。如果确诊了克雅病（Creutzfeldt-Jakob disease，CJD）或 HIV 相关性痴呆（HIV-associated dementia），就可以采取预防传播的措施，并使用抗逆转录病毒药物治疗艾滋病。进行性多灶性白质脑病（progressive multifocal leukoencephalopathy，PML）可能提示由艾滋病毒感染、淋巴瘤或白血病导致潜在的免疫抑制，因此引起对这些疾病的注意。

　　大约 15% 的患者被转介评估可能的痴呆症，反而却是罹患其他的疾病（假性痴呆），诸如抑郁症。在此情况下辨认抑郁症是很重要的，因为它是容易治疗的。药物中毒通常被认为是导致老年人痴呆的一个病因，而事实上它导致的是急性意识模糊状态，而不是痴呆。

神经退行性蛋白病

　　在某些神经退行性疾病中，**错误折叠蛋白**（misfolded proteins）的产生及其组合形成的不溶性聚集物可能在发病机制中起着重要作用（表 5-7）。这些异常蛋白可能源自遗传或后天的修饰，而其病理效应可能由正常蛋白功能丧失、毒性作用增益，或这些因素的组合所致。蛋白质聚集可能是细胞蛋白水解机制无法处理的一种蛋白质隔离机制，但蛋白质聚集也可能对细胞产生不利影响，例如干扰轴向转运。

　　除了罕见的遗传性或感染性病例外，神经退行性蛋白病的潜在病因尚不清楚。然而，这类疾病具有一些共同特征。除了蛋白的错误折叠和聚集有时会产生特征性的组织病理学表现外（表 5-7），这些疾病可能与细胞间的**朊病毒传播**（prionic transmission）有关（图 5-3），这使得朊蛋白能通过神经系

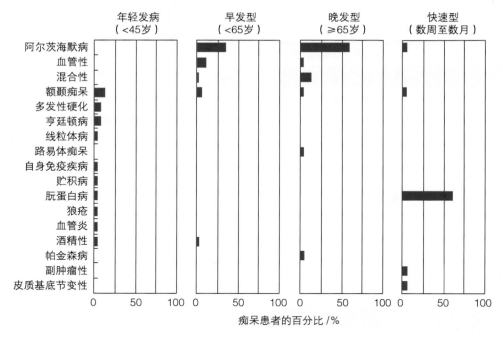

▲图 5-2　根据起病年龄和进展速率的痴呆的常见病因。"混合"是指阿尔茨海默病与血管性痴呆的组合。总数 <100% 反映部分病例没有病因诊断（资料来自 Kelley BJ，Boeve BF，Josephs KA. Young-onset dementia：demographic and etiologic characteris-tics of 235 patients. *Arch Neurol.* 2008；65：1502-1508. Garre-Olmo J，Genís Batlle D，del Mar Fernández M，et al. Incidence and subtypes of early-onset dementia in a geographically defined general population. *Neurology. 2010；75：1249-1255.* Geschwind MD，Shu H，Haman A，Sejvar JJ，Miller BL. Rapidly progressive dementia. *Ann Neurol.* 2008；64：97-108.）

统传播，产生特征性的病变受累解剖模式。疾病传播是通过释放错误折叠的致病性蛋白，单独或在囊泡中，从受影响的神经元中释放，随后被邻近的神经元摄取，或通过直接转移到纳米管中的相邻细胞。

在神经退行性蛋白病（neurodegenerative proteinopathy）中观察到至少两种传播模式：**邻近传播**（contiguous propagation），它影响解剖上邻近的区域，不需要突触的连接；以及**网络传播**（network propagation），它涉及突触的（因而是功能上的）连接，而有时是远隔的区域。在阿尔茨海默病中，例如，β-淀粉样蛋白病理变化向心性地由大脑皮质向皮质下区域传播，而 tau 蛋白病理却以相反的方向移动，从脑干和内嗅皮质（entorhinal cortex）向新皮质传播。在路易体疾病中，α-突触核蛋白沉积最先在脑干和嗅球被发现，由此上升到新皮质。

除了致病性蛋白的直接传播，可能解释神经退行性蛋白病的空间和时间特征的其他机制还包括：神经元群对促毒性反应的不同易感性，以及对症状性神经元丢失的不同区域阈值。

一种给定的错误折叠蛋白也可能导致不同的疾病表现型。例如，tau 蛋白与阿尔茨海默病、额颞叶痴呆、进行性核上性麻痹，以及皮质基底节变性等有关，而这些具有不同的临床特征。异常朊蛋白的分子异质性也与临床上不同的克雅病、克雅病的变异型、致死性家族性失眠症，以及格斯特曼 - 施特劳斯勒 - 沙因克尔综合征（Gerstmann-Sträussler-Scheinker syndrome）相对应。

表 5-7　神经退行性蛋白病

蛋白	痴呆疾病	传递方式	组织病理学特征
β 淀粉样蛋白（Aβ）	阿尔茨海默病	散发性或遗传性	淀粉样蛋白斑、神经原纤维缠结
tau 蛋白	阿尔茨海默病 额颞叶痴呆 进行性核上性麻痹 皮质基底节变性	散发性或遗传性	神经原纤维缠结或无定型沉积（缠结前体）
TDP-43	额颞叶痴呆 额颞叶痴呆伴运动神经元病	散发性或遗传性	TDP-43/ 泛素 - 阳性包涵体
肉瘤融合抗体（FUS）	额颞叶痴呆	散发性或遗传性	FUS- 阳性包涵体
α- 突触核蛋白	帕金森病 路易体病（帕金森病伴痴呆，路易体痴呆）	散发性或遗传性	路易体
亨廷顿蛋白（Huntingtin，Htt）	亨廷顿病	遗传性	多聚谷氨酰胺包涵体
朊蛋白（PrP）	克雅病（CJD），格斯特曼 - 斯特拉斯勒 - 沙因克综合征（GSS），家族性致命性失眠症，库鲁病	散发性、感染性或遗传性	PrP- 阳性斑（变异型 CJD，GSS）

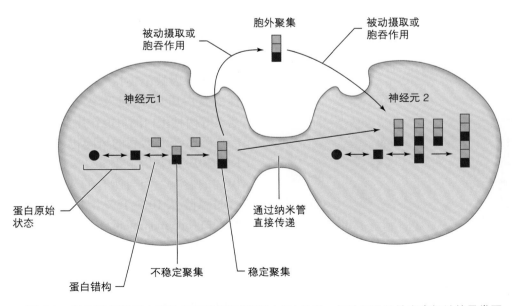

▲ 图 5-3　神经退行性蛋白病的细胞到细胞（朊蛋白的）传播。与神经退行性疾病相关的异常蛋白可能折叠错误，导致形成蛋白质聚集；错误折叠蛋白、蛋白质聚集物或二者，都可能是有毒性的，并促使神经元功能障碍。此外，有毒的蛋白质聚集物可能在细胞间转移，从而传播疾病

阿尔茨海默病

▶ 流行病学

阿尔茨海默病（Alzheimer disease）是痴呆最常见的病因，占全部或部分估计病例的 60%~70%。阿尔茨海默病影响了大约 15% 的 65 岁或以上的个体，以及约 45% 的 85 岁或以上的人。在美国的患病数超过 500 万例，而在全球范围患病数接近 4 000 万例。根据年龄调整后，男性与女性罹患的频率相同。然而，由于女性寿命较长，女性约占阿尔茨海默病患者的 2/3。

▶ 病理学

阿尔茨海默病具有特征性的组织病理学特征，特别是神经炎性（老年）斑和神经原纤维缠结（图 5-4）。**神经炎斑**（neuritic plaques）是细胞外沉积物，包含 β- **淀粉样蛋白**（β-amyloid，Aβ）及其他蛋白，包括早老素 1（presenilin 1）、早老素 2（presenilin 2）、α_1- 抗胰凝乳蛋白酶（α_1-antichymotrypsin）、载脂蛋白 E（apolipoprotein E）、α_2- 巨球蛋白（α_2-macroglobulin），以及泛素（ubiquitin）等。在大脑和脑膜的血管壁上也可能发现老年斑，产生**大脑淀粉样血管病**（cerebral amyloid angiopathy）。**神经原纤维缠结**

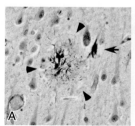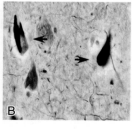

▲图 5-4　在一例阿尔茨海默病患者脑的典型细胞外神经炎斑（A 图箭头所指处），以及细胞内神经原纤维缠结（箭，A 和 B）（承蒙同意，引自 Shahriar Salamat，MD，PhD，University of Wisconsin School of Medicine and Public Health，Department of Pathology and Laboratory Medicine）

（neurofibrillary tangles）是含有过磷酸化 tau 蛋白（一种微管相关蛋白）和泛素的细胞内沉积物。阿尔茨海默病患者大脑的大体检查显示皮质萎缩和伴发的填空性脑积水（exvacuohydrocephalus）（图 5-5）。

▶ 病因学

阿尔茨海默病是一种进行性变性疾病，在罕见的病例中是由遗传缺陷（见下文）引起的，但通常是散发性和不明原因的。两种蛋白（Aβ 和 tau 蛋白）的异常代谢、沉积或清除似乎与发病机制密切关联的。

▶ 发病机制

1. **遗传学**（Genetics）：在约 1% 的患者中，阿尔茨海默病是一种家族性疾病，是由三种功能相关的膜蛋白之一发生突变所致（表 5-8）：β- 淀粉样前蛋白（amyloid precursor protein，APP）、早老素 1（presenilin 1，PS1）或早老素 2（presenilin 2，PS2）。这些患者发病通常是在 30~60 岁之间。唐氏综合征（Down syndrome）［21 三体（trisomy 21）］的患者也会出现早期阿尔茨海默病（平均起病年龄 50 岁），它被认为与位于 21 号染色体上的 *APP* 基因的额外复制有关。虽然散发性阿尔茨海默病的病因不明，但家族性阿尔茨海默病的基因缺陷支持一种具有神经营养特性的蛋白质 APP，以及参与 APP 代谢的早老素等两种蛋白的可能作用。

阿尔茨海默病的风险也受到载脂蛋白 E（*APOE*）的基因亚型 ε2、ε3 和 ε4 的遗传模式的影响。当与所有的 APOE 基因型组合时风险从 10%~15% 增加到与单一的**载脂蛋白**（apolipoprotein）Eε4（*APOE4*）等位基因的 20%~30%，以及增加到两次 *APOE4* 复制的约 50%；*APOE4* 基因的每次复制也会降低 5 岁左右的发病年龄。与 *APOE4* 不同，*APOE2* 似乎给予阿尔茨海默病相对的保护。通过 *APOE* 基因型修饰对阿尔茨海默病易感性的机制还不清楚，但可能涉及 APOE 绑

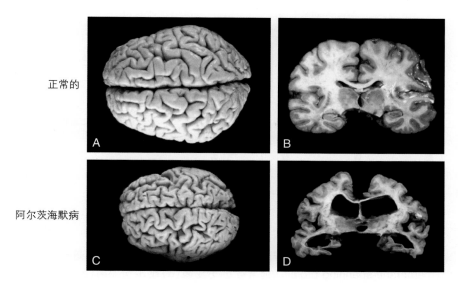

▲图5-5　正常的脑从上面(A)和冠状面(B)观,与一例阿尔茨海默病患者的脑相比,显示出皮质萎缩(脑沟增宽,C)和填空性脑水肿(脑室增大,D)(承蒙同意,全脑的照片引自 Peter Anderson,D.V.M.,PhD.,PEIR Digital Library Image 15470. © University of Alabama at Birmingham,Department of Pathology. http://peir.net. Brain slice photos used with permission from A.C. McKee)

表5-8　阿尔茨海默病涉及的主要基因

基因	基因位点	蛋白	基因型	表现型
APP	21q21.3-q22.05	淀粉样蛋白 βA4 前体蛋白	各种错义突变	家族性阿尔茨海默病(常染色体显性)
PS1	14q24.3	早老素 1	各种错义突变	家族性阿尔茨海默病(常染色体显性)表现早发(35~55 岁)
PS2	1q31-q42	早老素 2	各种错义突变	伏尔加河德裔中家族性阿尔茨海默病(常染色体显性)
APOE	19q13.2	载脂蛋白 E	*APOE4* 多态性	增加对阿尔茨海默病易感性
多基因	21	未知	21 三体或染色体 21-14 或 21-21 易位	唐氏综合征(早发型阿尔茨海默病)

定 Aβ 蛋白,削弱 Aβ 蛋白清除,或作为转录因子。

　　在许多其他基因位点的多态性似乎影响阿尔茨海默病的风险,但它们的影响很小。虽然如此,它们参与了广泛的功能,包括脂质代谢、炎症、细胞间信号传递和膜运输,表明不同的过程都可能促进阿尔茨海默病的发病机制。

　　2. Aβ 和神经炎斑:Aβ 是神经炎斑的

主要的组成部分,在阿尔茨海默病也沉积于大脑和脑膜血管。Aβ 是一种由跨膜蛋白 APP 的溶蛋白性裂解产生的 38~43 个氨基酸的肽段(**图 5-6**)。APP 的正常处理涉及它通过 α- **分泌酶**(secretase)的酶裂解,它不产生 Aβ,以及通过 β- **分泌酶**(BACE;β- 位 APP 裂解酶)和 γ- **分泌酶**,主要产生一种 40 个氨基酸的片断(Aβ40),它从脑部被分泌和清除。在阿尔茨海默病,产生了一种数

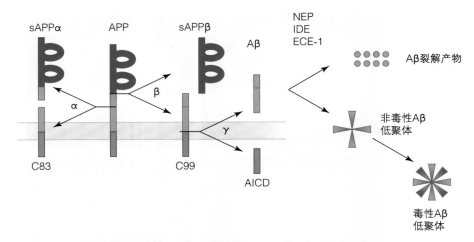

▲图 5-6　APP 和 Aβ 正常和病理的（淀粉样蛋白来源的）加工。APP 是一种跨膜蛋白（membrane-spanning protein），通常被 α- 分泌酶（α）或 β- 分泌酶（β）裂解，然后被 γ- 分泌酶（γ）裂解 [γ 是一种的蛋白复合体，包括早老素 1 或 2，nicastrin（纳卡斯楚因是 γ- 分泌酶的重要组件蛋白一译者注），前咽部缺陷 1 同源物（APH1）和早老素增强子（PEN2）等]，产生一种分泌蛋白 β 淀粉样蛋白（Aβ）。与家族性阿尔茨海默病相关的 APP 突变将 Aβ 从一种无毒的 40 个氨基酸转变为有毒性的（淀粉样蛋白形成）42- 氨基酸形式，它具有更大的形成淀粉样沉积物的倾向。Aβ 通常经过酶促分解 [通过脑啡肽酶（neprilysin，NEP）、胰岛素降解酶（insulin-degrading enzyme，IDE）或内皮素转化酶 1（endothelin-converging enzyme，ECE-1）]，并从脑中清除。然而，Aβ 也可聚合形成体积增大的低聚体，它被认为有神经毒性。AICD，是 APP 细胞内的区域；C83 和 C99，APP 的羧基 - 末端片段；sAPP，可溶性 APP

量不成比例的 Aβ42，是一种更长的分子形式，具聚集增强的趋势。早老素 1 和 2 促进 γ- 分泌酶活性。

　　Aβ 在阿尔茨海默病中致病作用的证据包括，在某些家族性病例中 APP 基因突变的参与，以及在某些情况下 Aβ 的神经毒性。然而，脑内淀粉样斑沉积的程度与阿尔茨海默病痴呆的严重程度之间的相关性较差。对这一不一致的一个解释是，可溶性 Aβ 寡聚物，而不是不溶性斑块可能是有毒剂。另一种可能性是 Aβ 聚合物间接地导致阿尔茨海默病，诸如通过促使含 tau 蛋白的神经原纤维缠结的形成。

　　3. tau 蛋白及神经原纤维缠结：tau 蛋白是一种细胞质蛋白，它与微管蛋白（tubulin）结合并稳定微管，是帮助维持细胞结构及促进胞内运输的细胞骨架结构。在阿尔茨海默病及其他的 tau 蛋白病（tauopathy）中，tau 蛋白变得过磷酸化并与微管分离，微管解离，以及过磷酸化的 tau 蛋白聚集形成神经原纤维缠结（图 5-7）。这如何导致神经元功能受损尚不清楚，但可能涉及轴突运输功能缺失。对阿尔茨海默病 tau 蛋白病理变化的致病作用被一些观察支持，如大量的神经原纤维缠结与疾病的严重性密切相关，而在 Aβ 处理正常的其他的 tau 蛋白病（如额颞叶痴呆），也可以产生痴呆。

　　4. 突触的和神经元网络（synaptic and neuronal network）功能障碍：阿尔茨海默病伴随突触功能的早期改变，包括兴奋性活动改变，树突棘的缺失，以及最终突触的缺失。这些变化反过来会破坏神经元间的连接和脑回路的功能，诸如基底前脑胆碱能的、下丘脑 - 海马和杏仁核 - 海马网络。在这个层

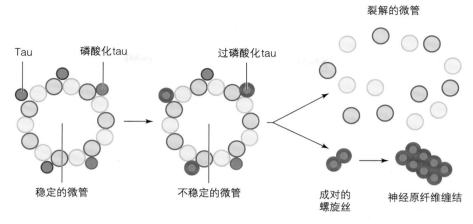

稳定的微管　　　　　　不稳定的微管

成对的
螺旋丝　　　　　神经原纤维缠结

▲图 5-7　tau 蛋白过磷酸化和神经原纤维缠结形成

次的脑结构病理改变可能有助于解释阿尔茨海默病患者的记忆丧失和其他的认知功能缺失。

5. 神经元丢失和脑萎缩（neuronal loss and brain atrophy）：在阿尔茨海默病中，某些神经元群优先地丢失，包括在内嗅皮质和海马的 CA1 段谷氨酸能神经元，以及基底前脑的胆碱能神经元等。在受累的区域可见到局灶性脑萎缩。

6. 血管受累（vascular involvement）：可能促使阿尔茨海默病的血管病理变化程度仍有争议。对这种关联的证据包括血管疾病与阿尔茨海默病（包括 *APOE* 基因型）危险因素之间的重叠，血管在淀粉样蛋白病理中的受累，以及阿尔茨海默病与血管病的组织病理学的频繁共存。

▶危险因素

与阿尔茨海默病风险增加最决定性的相关因素是年龄增长、女性，以及 *APOE4* 基因型等。在一些研究中曾被涉及的其他因素包括阿尔茨海默病的家族史、抑郁症、教育水平低、吸烟、糖尿病、肥胖、高血压，以及高脂肪饮食等。除了 *APOE4* 之外，还曾确定其他几个改变风险的基因，但是它们的影响很小。

一些数据表明，认知参与、体育活动、低脂肪和富含蔬菜的饮食，以及少量或适量的饮酒可能会对患阿尔茨海默病的风险产生良好的影响。然而，没有药物被证明在预防上是有效的。在随访数年后，使用雌激素似乎并不能影响绝经后妇女的认知功能，无论何时开始与更年期有关的治疗。

▶临床表现

阿尔茨海默病的临床进展被认为包括长达约 10 年的症状前期，以淀粉样斑沉积为特征，随后是长达约 10 年的症状期，在此期间出现神经原纤维缠结（**图 5-8**）。

1. 早期表现：轻度认知障碍（mild cognitive impairment，MCI）这一术语有时被用来描述观察到的认知功能下降的早期阶段患者，他们后来被诊断为阿尔茨海默病。近记忆受损通常是阿尔茨海默病的首发征象，而且可能只被家人注意到。随着记忆障碍在数月到数年中进展，患者变得对时间失定向，然后对地点失定向。失语症、命名障碍和计算不能可能发生，迫使患者离开工作或放弃家庭财务管理。该病较早期阶段的明显抑郁症会被焦虑、不安状态所代替。随之出现失用症和视空间定向障碍，使患者变得容易迷失方向。原始反射经常被发现。额叶步态障碍可能变得明显，伴有小步态、缓慢和拖曳步伐，屈曲姿势、宽基底，以及起步

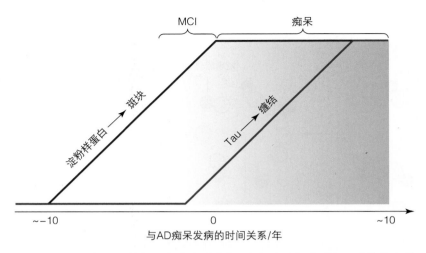

▲图5-8 炎性斑、缠结与阿尔茨海默病（AD）、轻度认知障碍（MCI）的临床进展之间的关联

2. 晚期表现：在晚期阶段，患者以往保留的社交礼仪消失了，而精神症状包括偏执狂、幻觉或妄想等可能很明显。在某些病例出现癫痫发作。这一阶段的检查可显示强直和运动迟缓。这一疾病罕见和通常晚期特征包括肌阵挛、失禁、痉挛状态、伸性跖反射，以及轻偏瘫等。缄默症、尿便失禁和卧床不起状态是末期表现。在生命的最后几个月里，进食困难、热性发作、呼吸困难、肺炎和疼痛等是常见的并发症，死亡通常发生在症状出现后5~10年。

3. 不典型的变异型：经尸检证实的阿尔茨海默病的几种临床上不典型的变异型已经有过描述，表现记忆被相对地保留。这些患者在早期（<65岁）出现症状，这与神经原纤维缠结的密度最为相关。额叶变异型显示明显的行为和人格改变，包括易怒、冲动和抑制解除。后部变异型与视空间障碍有关，包括巴林特综合征（Balint syndrome）（视觉性共济失调、眼失用症和同时性失认症），Gerstmann综合征（失写征、计算不能、手指失认和左右定向障碍），以及视觉失认症等。语音性失语变异型（logopenic variant）表现为命名障碍和重复受损。

▶**辅助检查**

应进行实验室调查以排除其他疾病，特别是可逆的或可治疗的疾病。可能有助于确诊阿尔茨海默病的检查结果包括脑脊液Aβ42减少，以及tau蛋白和磷酸化tau蛋白增加；MRI显示内侧颞叶（包括海马）以及通常顶叶萎缩重于额叶萎缩（**图5-9**）；阳性淀粉样蛋白正电子发射断层扫描（PET）成像和^{18}F-氟脱氧葡萄糖PET证明在颞和顶叶葡萄糖代谢降低。

▶**鉴别诊断**

早期的阿尔茨海默病可能类似于抑郁症或纯记忆障碍，诸如科萨科夫遗忘综合征（Korsakoff amnestic syndrome）（见后面讨论）。较晚期的阿尔茨海默病必须与额颞叶痴呆、路易体痴呆、血管性痴呆、克雅病，以及其他痴呆疾病区分开来。

▶**治疗**

目前没有任何治疗方法可以逆转现有的功能缺失或阻止疾病进展。然而，美金刚（Memantine）（**表5-9**），一种NMDA型谷氨酸受体拮抗药物，可能在中度或重度阿尔茨海

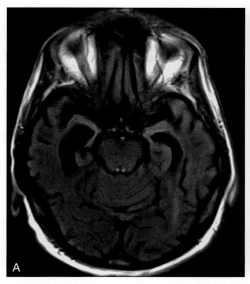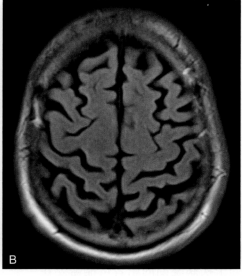

▲图 5-9　阿尔茨海默病的轴向 MRI 显示，(A)双侧海马和(B)顶叶的(底部)比额叶的(顶部)萎缩更多(承蒙同意，引自 Berkowitz AL. *Clinical Neurology and Neuroanatomy*：A Location-Based Approach. New York，NY：McGraw-Hill；2017. Fig. 22-3.)

表 5-9　在阿尔茨海默病治疗中应用的药物

药物种类	药物	剂量	毒性反应
谷氨酸盐拮抗剂	美金刚(Memantine)	5mg/d 每日口服，每周加量 5mg，至 10mg 口服，2 次 /d	头晕、头痛、便秘、意识模糊
乙酰胆碱酯酶抑制剂	他克林(Tacrine)	10mg 口服，4 次 /d,6 周后可加至 20mg 口服，4 次 /d	腹部绞痛、恶心和呕吐、腹泻、肝细胞中毒(肝酶应每月监测 2 次，共 4 个月)
	多奈哌齐(Donepezil)	5mg 睡前口服，4~6 周后可加至 10mg 睡前口服	恶心、腹泻、呕吐、失眠、疲劳、肌痉挛、厌食
	卡巴拉汀(Rivastigmine)	1.5~6mg 口服，2 次 /d	恶心和呕吐、腹泻、厌食
	加兰他敏(Galantamine)	4~12mg 口服，2 次 /d	恶心和呕吐、头晕、腹泻、厌食、体重减轻
联合用药	美金刚和多奈哌齐	28mg/10mg 口服，1 次 /d	同时使用美金刚和多奈哌齐

默病患者产生适度的改善。

　　由于在阿尔茨海默病患者脑内胆碱能神经元通路退化，以及胆碱乙酰转移酶被耗尽，胆碱能替代疗法也被用于认知功能障碍的对症治疗(见表 5-9)。乙酰胆碱酯酶抑制剂，包括他克林、多奈哌齐、卡巴拉汀，以及加兰他明等都被证明在认知功能测试中产生轻微改善。副作用包括恶心和呕吐、腹泻，以及头晕等，他克林还能提高血清转氨酶水平。多奈哌齐的副作用较轻，而每日一次给药程序是有利的。

　　在调查研究中的实验治疗包括针对 β-淀粉样蛋白的单克隆抗体，分泌酶抑制剂，以及 tau 蛋白聚集抑制剂等。抗精神病药物、抗抑郁药以及抗焦虑药在控制与阿尔茨海默病有关的行为障碍中可能是有用的。然而,其有效性的证据很少,在某些情况下[利培酮(risperidone)、奥氮平(olanzap-ine)],它们的使用与老年患者卒中的发病率增加有关。

▶ 预后

在病程的早期阶段,后者通常可以待在家里,并继续进行社交、娱乐和有限的专业活动。早期诊断可以让患者有时间有序地计划从工作岗位退休,安排他们的财务管理,并与医生和家人讨论未来医疗问题的管理。处于疾病晚期的患者可能需要在一个护理机构进行护理和使用精神药物。这些患者必须加以保护和防止由于不明智的行动或决定而伤害自己和他们的家人。因营养不足或感染引起的死亡通常发生在最早的症状后 5~10 年。

额颞叶痴呆

额颞叶痴呆(frontotemporal dementia,FTD)是包含一组遗传上和临床上异质性的痴呆疾病,它导致额叶和颞叶退行性变,并优先影响行为和语言。FTD 在这些方面与阿尔茨海默病不同,后者主要涉及颞叶和顶叶,并引起明显的记忆障碍。FTD 和阿尔茨海默病都有含 tau 蛋白的包涵体,但异常的淀粉样蛋白处理和炎性斑只在阿尔茨海默病中出现。

▶ 流行病学

FTD 被认为是痴呆的第三大常见病因,仅次于阿尔茨海默病和血管性痴呆。临床发病的平均年龄是 50~60 岁,比阿尔茨海默病的发病年龄要小。

▶ 病理学

FTD 以额叶和颞叶的萎缩为特征。组织病理学表现包括神经元丢失、胶质细胞增生,以及特征性的细胞内蛋白包涵体。FTD 中的 tau 蛋白包涵体与阿尔茨海默病中所见的不同:FTD 是扭曲的带状结构,而不是成对的螺旋形细丝,包括神经纤维缠结、无定形沉积物[缠结前体(pretangles)],在某些情况下,还包括 Pick 小体。包涵体有时也在海马、皮质下核、脑干、小脑或脊髓中被发现。

▶ 病因学

在大多数情况下,FTD 是一种不明原因的散发性神经退行性疾病。然而,20%~40% 的患者报告有神经退行性疾病的家族史,而大约 10% 的患者似乎呈现一种常染色体显性方式的遗传性额颞叶痴呆。

▶ 发病机制

1. **基因**:在三个基因发生突变,即**微管相关蛋白 tau**(microtubule-associated protein tau,*MAPT*)、**颗粒蛋白前体**(progranulin,*GRN*),以及 **9 号染色体开放阅读框 72**(*C9ORF72*),这些似乎是大多数遗传性病例的原因。*MAPT* 突变被认为在很大程度上是通过毒性的功能获得而产生疾病,而 *GRN* 突变是通过单倍体不足引起功能丧失。*C9ORF72* 突变,这是家族性 FTD 最常见的原因,采用扩展的非编码 GGGCCC 六核苷酸剪辑重复序列的形式。相应 RNA 的处理受到损害,产生功能 RNA 转录物的获得,从而隔离 RNA 结合蛋白,并产生非规范化翻译的毒性二肽重复蛋白;正常的 C9ORF72 功能的丧失也可能促使发病。产生 FTD 的不太常见的突变会影响含缬酪肽蛋白(valosin-containing protein,*VCP*)、带电的多泡体蛋白 2B(charged multivesicular body protein 2B,*CHMP2B*)、TAR-DNA 结合蛋白(*TARDP*)或肉瘤融合蛋白(*FUS*)的基因。

2. **细胞内包涵体**(intracellular inclusions):这些包括在 *MAPT* 突变患者中含 tau 蛋白包涵体(神经原纤维缠结或无定形沉积物,

见图 5-7);在 *GRN* 突变患者中颗粒蛋白前体、TDP-43 以及泛素 - 阳性包涵体;在 *C9ORF72* 突变患者中 p62-、泛素 - 和非常规翻译的二肽重复阳性包涵体,以及在 *FUS* 突变患者中泛素 - 和 FUS 阳性包涵体。在每种情况下,包涵体在疾病发病机制中的作用都是不确定的。

3. 神经元功能障碍、神经元丢失和脑萎缩:目前尚不清楚,额颞叶痴呆的临床表现有多少是由于异常的神经元功能而不是神经元丢失所导致的。然而,最终有明显的脑萎缩,影响额叶和前颞叶最为显著,同时伴有神经元的丢失和神经胶质增生。

▶**临床表现**

1. 额颞叶痴呆行为变异型(behavioral variant frontotemporal dementia)以显著的行为变化为特征,包括人际交往和个人行为的改变(例如,淡漠和抑制解除),情绪迟钝和缺乏洞察力。这些行为异常掩盖了较轻微的认知缺陷,诸如判断力受损、注意力不集中或结构紊乱。在 tau 蛋白、TDP-43、C9ORF72 或 FUS 病理改变患者中都可见这种综合征。

2. 原发性进展性失语症语义变异型(semantic variant primary progressive aphasia)〔语义性痴呆(semantic dementia)〕产生流利性(感受性)失语症(见第 1 章,神经系统病史和检查),伴有找词困难、理解障碍和命名障碍,并发生在影响优势侧颞叶的疾病。它在 TDP-43 病理改变的患者中最常见。

3. 原发性进展性失语症非流利变异型(nonfluent variant primary progressive aphasia)〔进行性非流利性失语症(progressive nonfluent aphasia)〕,产生表达性失语(见第 1 章),以口吃和语法缺失为特征,但仍能保持理解力,主要是由于优势侧额叶受累所致。最常见于 tau 病理的患者。这是主要累及额叶的结果。它最常见于 tau 蛋白病理改变患者。

4. 重叠综合征(overlap syndromes)发生在 FTD 合并帕金森综合征的表现时,例如,皮质基底节变性(后面讨论)或进行性核上性麻痹(后面以及在第 11 章,运动障碍讨论),或运动神经元疾病(肌萎缩侧索硬化)(见第 9 章,运动疾病)。帕金森综合征最常见于 tau 蛋白病理改变患者,而运动神经元受累与 TDP-43 或 C9ORF72 病理有关。

▶**辅助检查**

MRI 显示额叶和颞叶萎缩(**图 5-10**),而 ^{18}F- 氟脱氧葡萄糖 PET 可能显示这些区域的代谢减低。在这两种情况下,异常通常是不对称的,行为异常以右侧萎缩为主,而语言变异型以左侧萎缩为主。脑脊液中神经退行性相关蛋白的水平已被作为 FTD 的潜在的标志物检测,但迄今为止,没有一个具有诊断性。遗传筛查证明,在一些有阳性家族史的患者存在基因突变。

▶**鉴别诊断**

与阿尔茨海默病不同,记忆障碍在额颞叶痴呆的临床表现中并不占主导地位,而且通常在早年发病。诊断是以 60 岁前的痴呆发病为依据,以行为障碍或失语症作为主要异常。具有行为改变的额颞叶痴呆可能被误诊为一种原发性精神疾病,而语言变异型可能引起对卒中的怀疑。

▶**治疗**

用于治疗阿尔茨海默病的美金刚(Memantine)和抗胆碱酯酶药物在额颞叶痴呆中还未被证明有效。抗抑郁药,特别是选择性 5- 羟色胺再摄取抑制剂及曲唑酮(Trazodone)对管理行为症状可能是有用的。帕金森综合征特征的患者(皮质基底节变性或进行性核上性麻痹)可能从卡比多巴 / 左旋多巴或多巴胺受体激动剂中获益(见第 11 章,运动障碍)。

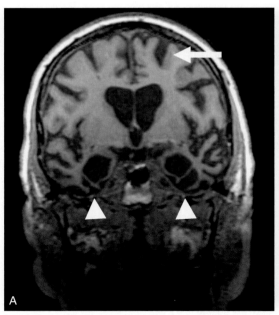
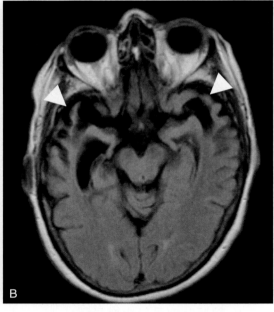

▲图 5-10　额颞叶痴呆的冠状位(A)和轴向位(B)的 FLAIR MRI 显示额叶(箭)和颞叶(箭头)区域性萎缩。(承蒙 Jason Handwerker 同意使用)

▶ **预后**

　　额颞叶痴呆的疾病持续时间从症状开始通常为 6~11 年,而从临床诊断开始是 2~5 年。

皮质基底节变性

　　皮质基底节变性(corticobasal degeneration)是一种 tau 蛋白病(tauopathy),与额颞叶痴呆(FTD)伴 tau 蛋白病理有关。它导致不对称的额顶叶皮质萎缩和黑质的色素脱失,伴有 tau 蛋白 - 阳性神经元和神经胶质包涵体、气球样神经元(ballooned neuron),以及神经元和神经胶质细胞丧失等。经典的**皮质基底节综合征**(corticobasal syndrome)反映大脑皮质与基底节都受累,并包含一侧肢体(通常为上肢)笨拙和功能受损,是由于失用症、感觉缺失及肌阵挛的某些组合,加上锥体外系的强直、运动迟缓和姿势性震颤等。肢体失用症和感觉丧失可能导致**异己手征**(alien-hand sign),表现肢体似乎自行移动。抑郁、淡漠、易怒和焦虑是常见的精神特征。除了皮质基底节变性,皮质基底节综合征也可见于进行性核上性麻痹(见下一节)和额颞叶痴呆。强直和运动迟缓通常对抗帕金森病药物治疗是无效的。

进行性核上性麻痹

　　进行性核上性麻痹(progressive supranuclear palsy,PSP)或称为**斯蒂尔 - 理查森 - 奥尔谢夫斯基综合征**(Steele-Richardson-Olszewski syndrome)是一种特发性退行性疾病,主要影响脑干、皮质下灰质,以及大脑皮质等。如同 tau 蛋白 - 阳性的额颞叶痴呆和皮质基底节变性,它在病理上以 tau 蛋白 - 阳性的细胞内包涵体为特征。经典的临床特点是核上性眼肌麻痹(特别是影响向下凝视)、假性延髓性麻痹、轴性肌张力障碍伴或不伴肢体锥体外系的强直,以及痴呆等。由于 PSP 通常表现为一种运动障碍伴帕金森综合征表现,它在第 11 章,运动障碍中进一步讨论。

路易体病

帕金森病（Parkinson disease）（见第 11 章，运动障碍）在大约 25% 的病例中伴有痴呆。患者在出现运动症状（震颤、僵直、运动徐缓、姿势不稳等）后至少 1 年发生痴呆被分类为患有**帕金森病伴痴呆**（Parkinson disease with dementia），而痴呆在最初的运动症状出现前或在一年内已有的患者被诊断为**路易体痴呆**（dementia with Lewy bodies）。然而，这两种诊断在病理上是无法区分的，而**路易体病**（Lewy body disease）一词有时被用于泛指二者。

路易体病在组织病理学上以脑干和大脑皮质的圆形嗜酸性胞质内神经元包涵体[**路易体**（Lewy body）]为特征。这些包涵体含有 α- **突触核蛋白**（α-synuclein），这种蛋白也见于不伴痴呆的帕金森病的 Lewy 体中，因此，路易体病和帕金森病都被归类为**突触核蛋白病**（synucleinopathy）。

路易体病引起认知功能下降，不伴显著的早期记忆损害。特征包括认知能力波动、充分成形的视幻觉，以及帕金森病的体征，特别是强直和运动迟缓。

路易体病的运动表现应用抗帕金森病药物进行治疗（见第 11 章），一些研究表明，用于治疗阿尔茨海默病的美金刚或抗胆碱酯酶药物（见表 5-9）在路易体病相关的痴呆中可能也是有益的。

亨廷顿病

亨廷顿病（Huntington disease）是一种常染色体显性的神经退行性疾病，以舞蹈病、精神病症状和痴呆为特征。其病因是为亨廷顿蛋白（Htt）中多聚谷氨酰胺束（polyglutamine tract）编码的 CAG 三核苷酸重复扩增。脑可见累及尾状核、壳核和大脑皮质的萎缩，伴有在细胞质和核包涵体中 Htt 聚集。痴呆通常在舞蹈病和精神症状已存在几年时才变得明显，但约有 1/4 的病例

出现在舞蹈病之前。执行功能（如判断）和记忆力受损是显著的特征，而语言直到病程晚期都趋于保留。亨廷顿病在第 11 章，运动障碍中进一步讨论。

克雅（朊蛋白）病

克雅病（Creutzfeldt-Jakob disease，CJD）产生快速进展性痴呆伴大脑皮质、基底节、小脑、脑干和脊髓不同程度局灶的变性。CJD 是由一种朊蛋白性质的感染颗粒[**朊蛋白**（prion）]引起的，并可能为散发性（约 85% 的病例）、遗传性或传染性。在后一种情况下，CJD 可以通过受朊病毒污染的组织或手术器械（医源性的 CJD）或因食用被污染的牛肉（变异型 CJD）传播。有记录的人际传播（通过角膜移植、皮质电极植入或应用人生长激素等）是罕见的。这种感染源存在于脑、脊髓、眼球、肺脏、淋巴结、肾脏、脾脏、肝脏和脑脊液中，但不存在于其他体液。

其年发病率大约是每百万分之一。这种散发性疾病的发病年龄高峰在 55~75 岁，而遗传获得性疾病通常开始得较早。一个家族有一个以上的成员受感染仅为 5%~10% 的病例，夫妻发病的情况很罕见。

▶发病机制

家族性 CJD 是一种由 *PRNP* 基因突变引起的常染色体显性疾病，该基因编码朊蛋白细胞异构型（PrPc），是一种不明功能的蛋白质。在散发性 CJD 中，PrPC 经历了一种构象改变，产生一种异常的朊蛋白（羊瘙痒病异构型或 PrPSc）。然后 PrPSc 作为一种模板，PrPC 在其上被转化为额外的 PrPSc。在感染性 CJD 中，PrPSc 是从外部来源被引入脑中。在每一种情况下，结果都是异常的 PrPSc 朊蛋白在脑组织中聚集。PrPSc 在 PrPc 朊蛋白中诱导 PrPSc 构象的能力使得它在没有核酸的情况下进行复制。

朊蛋白还涉及到动物疾病和其他三种罕见的人类疾病（**表 5-10**）：库鲁病（Kuru

表 5-10   朊蛋白病

人类疾病
克雅病（家族性、散发型、医源性、新变异型）
家族致死性失眠症
格斯特曼 - 斯特拉斯勒 - 舍因克综合征
库鲁病
动物疾病
牛海绵状脑病
猫海绵状脑病
羊瘙痒症（绵羊和山羊）
可传播性貂脑病
鹿和麋鹿的消耗性疾病
俘获的野生反刍动物可传播性海绵状脑病

改编自 Johnson RT, Gibbs CJ. Creutzfeldt-Jakob disease and related transmissible spongiform encephalopathies. *N Engl J Med.* 1998;339:1994-2004.

表 5-11   散发性克雅病的临床特征

特征	百分比
认知	
记忆丧失	100
行为异常	57
其他	73
运动	
肌阵挛	78
小脑性共济失调	71
锥体束征	62
锥体外系体征	56
下运动神经元体征	12
视觉障碍	**42**
周期性 EEG 复合波	**60**

资料来自 Brown P, Gibbs CJ Jr, Rodgers-Johnson P, et al. Human spongiform encephalopathy: the National Institutes of Health series of 300 cases of experimentally transmitted disease. *Ann Neurol.* 1994;35:513.

disease)，是新几内亚讲英语的部落（Fore-speaking tribe）的一种痴呆疾病（显然是通过食人行为传播的）；**格斯特曼 - 施特劳斯勒 - 沙因克尔综合征**（Gerstmann-Straüssler-Scheinker syndrome），是一种以痴呆和共济失调为特征的家族性疾病；以及**家族致死性失眠症**（fatal familial insomnia），它产生睡眠障碍以及自主神经、运动及内分泌功能紊乱。

▶临床表现

临床表现可能是一种弥漫性中枢神经系统（CNS）紊乱或较局限的功能障碍（**表 5-11**）。痴呆几乎存在于所有的病例，并可能以轻度的全面性认知损害或一种局灶性皮质紊乱开始，诸如失语症、失用症或失认症等。在数月的时间里，通常进展为无动性缄默症或昏迷。精神症状包括焦虑、欣快、抑郁、情感不稳、妄想、幻觉，以及人格或行为改变可能是显著的。没有发热。

除了认知功能异常之外，最常见的临床表现是肌阵挛（通常由惊吓诱发），锥体外系体征（强直、运动迟缓、震颤、肌张力障碍、舞蹈病或手足徐动症等），小脑体征，以及锥体

束征等。视野缺损、脑神经麻痹，以及痫性发作不太经常出现。

CJD 的一种独特的变异型是由**牛海绵状脑病**（bovine spongiform encephalopathy）[**疯牛病**（mad cow disease）]传播给人类所致。这一变异型以较早发病（通常在青少年或成年早期）为特征，常有小脑受累，早期显著的精神异常，以及弥漫性淀粉样斑等。

▶辅助检查

最敏感和具体的检查方法是弥散 - 加权 MRI 和表观扩散系数（apparent diffusion coefficient, ADC）MRI，它显示在基底节和皮质带高信号（**图 5-11**），以及在脑脊液或脑活检组织中通过实时定量诱导转换放大 PrPSc。脑电图（EEG）可能显示周期性尖波或棘波（**图 5-12**），它在以前描述的变异型中没有出现，而 CSF 蛋白可能增高（≤100mg/dl）。在家族性病例中，突变的朊病毒可能从淋巴细胞的 DNA 中被检出。

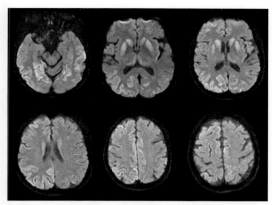

▲图 5-11 克雅病的脑弥散加权成像,显示基底神经节和皮质带的特征性高强度信号(白色)(承蒙 J. Biller M.D. 同意使用)

▶ 鉴别诊断

各种各样的其他疾病必须与 CJD 鉴别。阿尔茨海默病通常是需要考虑的,特别是在不太暴发的病程和缺乏小脑及锥体外系体征的患者中。在皮质下受累显著的情况,可能会怀疑到帕金森病、小脑变性或进行性核上性麻痹等。明显的局灶性体征提示颅内占位病变的可能性。产生精神活动改变和肌阵挛(如镇静药戒断)的急性代谢紊乱可能与 CJD 颇为相似。

▶ 预后

目前尚无治疗方法。这种疾病通常是持续进展性的,而且总是致命的。在大多数散发的病例中,死亡发生于症状出现后 1 年内。取决于存在的具体突变,本病的家族型的病程可能较长(1~5 年)。

脑血管疾病

血管性痴呆

血管性疾病一般被认为是痴呆的第二位最常见的病因,仅次于阿尔茨海默病,而许多患者有这两种疾病的特征。有这一诊断患者可能有多发性大的(直径大于 1cm)皮质梗死,涉及海马或丘脑的关键部位梗死(strategic infarcts),多发性小梗死(如腔隙性)影响皮质下白质、基底节或丘脑,皮

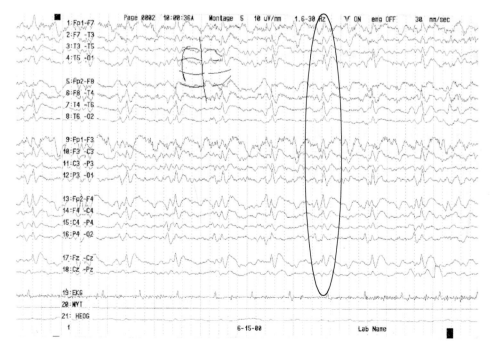

▲图 5-12 克雅病脑电图在所有导联出现每秒重复一次的典型三相波

质下白质的弥漫性缺血病变[宾斯万格病（Binswanger disease）]、脑出血（如脑淀粉样血管病），或这些的组合。

虽然血管性痴呆通常是散发的，但遗传性病因也得到确认。这些包括常染色体显性脑淀粉样血管病（通常由于淀粉样前体蛋白的基因突变），以及脑动脉病伴有皮质下梗死和白质脑病（cerebral arteriopathy with subcortical infarcts and leukoencephalopathy, CADASIL），是由于 *NOTCH3* 基因突变。

▶临床表现

血管性痴呆患者最经典的表现包括高血压史、阶梯式进展的功能缺失、或多或少突然发作的痴呆，以及局灶性神经系统症状或体征等。临床上明显的卒中病史可能不存在。神经系统检查可显示假性延髓性麻痹伴构音障碍、吞咽困难和病理性情绪[假性延髓情绪（pseudobulbar affect）]，局灶性运动和感觉功能缺失，共济失调，步态失用，反射亢进，以及跖反射伸性等。记忆障碍通常没有阿尔茨海默病那样显著。而是注意力、信息处理和执行功能受损，以及抑郁和淡漠等很常见。大的或关键部位梗死患者表现更强烈[早发性卒中后痴呆（early-onset poststroke dementia）]。

▶辅助检查

MRI（图 5-13）可显示多发的大的梗死，多发性小的（腔隙性）梗死，皮质下白质的低信号区，或者这些表现的组合等，MRI 检测这些异常比 CT 更敏感。

应进行更多的实验室检查，以排除作为潜在病因的心源性栓子、红细胞增多症、血小板增多症、脑血管炎，以及脑膜血管性梅毒等，特别是在较年轻患者和没有高血压史的患者中。

▶治疗和预后

当存在高血压病时，应予以治疗，以减

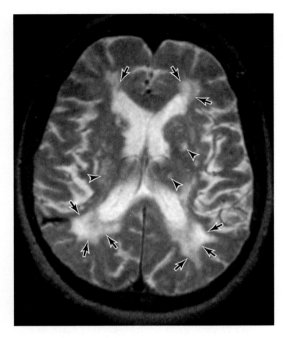

▲图 5-13　血管性痴呆 MRI T$_2$ 加权像，显示邻近侧脑室（箭）和基底节内（箭头）的异常高信号病灶

少随后的梗死的发病率，并防止其他的终末 - 器官疾病（end-organ disease）。无论抗血小板药物还是他汀类药物都未被证明可降低血管性痴呆的发病率或进展，但可以表明减少血栓栓塞性疾病或高脂血症的其他不良事件的风险。诊断后平均生存 3~5 年。

慢性硬膜下血肿

慢性硬膜下血肿（chronic subdural hematoma）通常影响年龄 50~70 岁患者，通常在轻微的头部创伤后。其他危险因素包括酒精中毒、脑萎缩、癫痫、抗凝治疗、脑室分流术，以及长期血液透析等。创伤后症状的出现可能会延迟数月。在大约六分之一的病例中，血肿是双侧的。

▶临床表现

头痛在大多数患者中是首发症状，随后可出现意识模糊、呕吐和轻偏瘫，痴呆是后来的发展。最常见的体征是认知障碍、轻偏瘫、视乳头水肿，以及伸性跖反射等。失语症、视野缺损和癫痫发作不常见。

血肿通常可在 CT 扫描上看到 (**图 5-14**)，如同一个中轴向外的新月形低密度区，伴有同侧的皮质沟消失，并经常有脑室受压。扫描应仔细检查双侧硬膜下聚集的证据。注射造影剂后，等密度聚集可能变得更加明显。

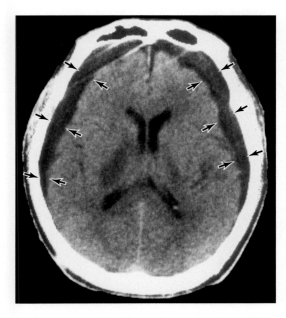

▲**图 5-14**　慢性硬膜下血肿的 CT 扫描，显示颅骨内板与大脑半球之间双侧的低密度聚集（箭示）

▶治疗

除非由于医学问题的禁忌或自发性缓解，症状性血肿应采取手术清除。方法包括开颅术和钻孔引流术或麻花钻颅骨切除术。皮质类固醇和预防性抗惊厥治疗都未被证明是有益的。

其他大脑疾病

正常压力性脑积水

正常压力性脑积水（normal pressure hydrocephalus，NPH）作为痴呆的一种潜在可逆性病因，特征是步态障碍、痴呆和排尿

功能障碍等临床三联征。它可以是特发性，或继发于干扰脑脊液吸收的疾病，诸如蛛网膜下腔出血、创伤性脑损伤或脑膜炎等。平均发病年龄为 70 岁。受影响的人群血管危险因素的发生率增加，包括高脂血症、糖尿病、肥胖和缺乏身体运动，NPH 通常与皮质下小血管性脑血管疾病共存。

▶病理生理

NPH 以脑室扩大为特征，伴或不伴脑皮质萎缩，它对大脑外侧裂的影响与皮质沟不成比例。NPH 是**交通性脑积水**（communicating hydrocephalus）的一种形式（因为侧脑室、第三脑室和第四脑室仍然是沟通的）或者是**非梗阻性脑积水**（nonobstructive hydrocephalus）（因为脑室之间 CSF 流动没有受损）。与之相反，**非交通性**（noncommunicating）或**梗阻性脑积水**（obstructive hydrocephalus）是由脑室系统内脑脊液循环受阻（如因脑室内囊肿或肿瘤）引起的，并伴有 CSF 压力增高，以及通常伴有头痛和视乳头水肿。

NPH 被认为是由于脑脊液从大脑半球蛛网膜下腔通过蛛网膜绒毛颗粒进入静脉循环的吸收受损 (**图 5-15**)，或颅内压搏动性增高。在这两种情况下，脑室扩张可能向支配腿部运动和排尿的皮质脊髓束轴索施加压力，以及向供应额区涉及认知的脑室周围终末动脉施压。

▶临床表现

正常压力性脑积水通常在几个月内发展，步态障碍通常是最初的表现。这通常表现为**步态失用**（gait apraxia）的形式，特征是站起和开始行走困难 [磁性步态（magnetic gait）]、拖曳步态、转身不稳，以及向前倾 [前冲（anteropulsion）] 或向后倒 [后仰（retropulsion）] 的趋势。患者可以执行与步行、骑单车或踢球相关的腿部运动，躺着或坐着时可以用脚描画图形，但是腿部负重时就不能完成。可能出现运动持续动作（运动

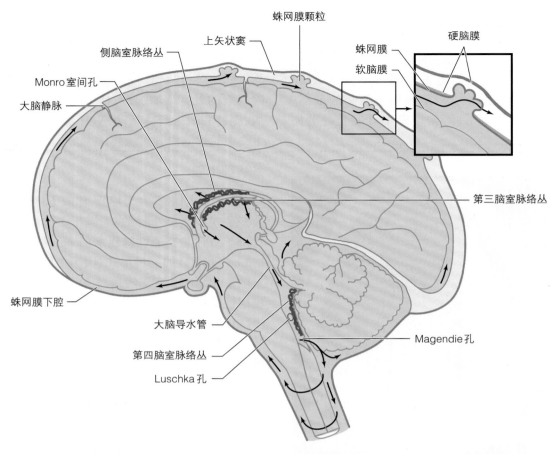

▲图 5-15　脑脊液循环。CSF 是由脉络丛产生的(红色),脉络丛由位于脑室内特殊的分泌组织组成。CSF 从侧脑室和第三脑室,通过大脑导水管和第四脑室,经两个位于外侧的 Luschka 孔和一个位于中间 Magendie 正中孔流出脑室系统。然后,CSF 进入并在围绕脑和脊髓表面的蛛网膜下腔循环。它最终通过蛛网膜颗粒吸收,进入到静脉循环

活动的不适当的重复),以及手和足的抓握反射可能发生。步态障碍是双侧对称的,没有无力或共济失调,而锥体束征(痉挛状态、反射亢进和伸性跖反射)很少出现。痴呆表现为执行功能障碍和记忆受损,并可能伴有抑郁症。泌尿系统症状包括尿急和尿频,伴或不伴尿失禁,而且往往在步态障碍和痴呆形成后才开始发病。大便失禁是罕见的。

▶辅助检查

　　腰椎穿刺显示初压正常或偏低。CT 扫描,或更好地,MRI 检查显示侧脑室增大,但是皮质沟不明显(**图 5-16**)。可以看到脑室

周围的白质病变。对治疗产生良好反应可能性的最好的预测方法是,在腰椎穿刺[**放液试验**(tap test)]放出 30~50ml 脑脊液后,症状短暂改善,最常见的是步态。步态应在放出 CSF 前和放出 CSF 后 2~4 小时立即测试。

▶鉴别诊断

　　步态障碍,通常首先出现,可能类似于伴发于帕金森病或其他原因的帕金森综合征的步态(见第 11 章,运动障碍)。如果步态障碍和痴呆都存在,还必须考虑阿尔茨海默病和血管性痴呆。MRI 和 CSF 放液试验

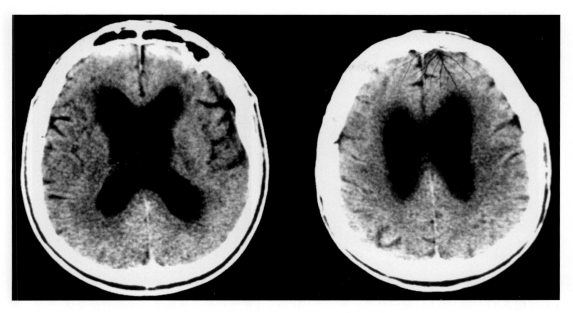

▲图 5-16　正常压力脑积水在两个横断水平的 CT 扫描,显示侧脑室增大,皮质沟没有增宽

应该区分 NPH 与这些情况。然而,值得注意的是,许多 NPH 患者,包括那些能从治疗中获益的患者,可能患有不止一种疾病。特别是,在 MRI 上显示的血管病变不一定是排除患者分流手术的可能性,尽管共病的程度可能影响分流术后的预后。

▶治疗

　　NPH 的治疗包括脑脊液的分流,通常采用脑室腹膜的(ventriculoperitoneal,VP)途径。60%~90% 的特发性 NPH 患者从这一程序受益,步态障碍、痴呆和排尿功能障碍都可能得到改善。应通过连续数月的影像学研究来监测脑室的大小,确定分流是有效的。分流的并发症包括体位性头痛和硬膜下积液(由于过度引流)、分流阻塞(发生在 30% 的病例,可能需要分流修正术)、细菌性脑膜炎等。

脑肿瘤与全脑放疗

　　脑肿瘤(brain tumor)(第 6 章,头痛和面部疼痛)产生痴呆及相关的综合征,是通过局灶性与弥漫性效应结合,包括水肿、邻近的脑结构受压、颅内压增高、脑血流受损,以及神经元的连接中断等。脑肿瘤患者认知功能也可能受到放疗或化疗的损害。最可能产生广泛性大脑综合征的肿瘤是起源于额叶或颞叶或胼胝体的神经胶质瘤(图 5-17),虽然这些病变趋向于广泛地浸润皮质下白质,但它们最初可能很少引起局灶性神经体征。

　　伴发于脑肿瘤的痴呆以突出的精神迟钝、淡漠、注意力受损,以及细微的人格改变为特征。取决于受累的区域,可以看到记忆障碍、失语症或失认症等。脑肿瘤最终会引起头痛、痫性发作或局灶性感觉运动障碍等。

　　脑膜瘤(meningeal neoplasia),作为意识模糊状态的一种病因,在第 4 章中已经述及,它也可能产生痴呆,通常伴有头痛,以及神经系统多部位功能障碍的症状和体征。诊断通过 CSF 细胞学检查可能确立。

　　全脑放疗(whole-brain radiotherapy)用于治疗头颈部各种肿瘤,它与痴呆的发病率增加有关,尤其在 ≤65 岁患者中。可能参与发病机制的因素包括对脑组织或脑血

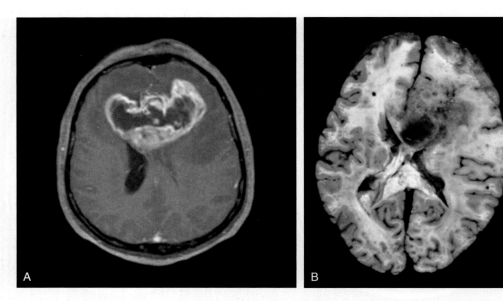

▲图5-17　脑MRI（A）和尸检脑水平切片（B）显示多形性胶质母细胞瘤浸润跨越胼胝体，影响两侧大脑半球的额叶[蝶形神经胶质瘤（butterfly glioma）]（承蒙同意使用，来自 Reisner HM. *Pathology：A Modern Case Study*. New York，NY：McGraw-Hill；2015. Fig 21-27.）

管的直接损伤，以及抑制血管生成或神经发生。

慢性创伤性脑病

　　严重的或反复的，震荡或亚震荡的头部创伤可能引起进行性认知功能障碍，有时会导致痴呆。病理组织学特征包括过度磷酸化 tau 蛋白的神经纤维缠结、弥漫性或神经炎性斑或血管内的 β 淀粉样蛋白沉积，以及 α- 突触核蛋白（α-synuclein）阳性的路易体。

　　尽管经典地在拳击运动员中描述[**拳击手脑病综合征**（punch-drunk syndrome）或**拳击手痴呆**（dementia pugilistica）]，但这一情况越来越多地在经历头部创伤的其他运动员和退伍军人中得到确认。早期特征包括头痛、注意力和专注度受损，随后出现抑郁、暴力行为和短期记忆缺失。执行功能障碍和其他认知障碍随之发生，导致痴呆伴找词困难和攻击行为。

　　自杀倾向是常见的。相关的特征包括构音障碍、震颤、痉挛状态、共济失调，以及步态障碍等。神经影像学检查可显示皮质或海马萎缩、脑室扩大，以及弥漫性轴索损伤的征象。在大约三分之一的尸检中，存在其他神经退行性疾病的证据，诸如运动神经元病、阿尔茨海默病、路易体病或额颞叶痴呆等。

系统性疾病

感染

▶ HIV 相关性神经认知障碍

　　人类免疫缺陷病毒（human immunode-ficiency virus，HIV-1）脑部的感染可能引起一系列的 HIV 相关性神经认知障碍（HIV-associated neurocognitive disorder，HAND），这些发生在 15%-55% 的 HIV 感染患者中。这些综合征包括**无症状性神经认知损害**（asymptomatic neurocognitive impairment）（只要通过认知测试即可证明），**轻度神经认知障碍**（minor neurocognitive disorder）（轻到中度认知和功能损害），以及 HIV **相关性痴呆**

（HIV-associated dementia）（中到重度认知和功能损害）。

　　HIV 感染的联合抗逆转录病毒疗法已经降低了 HIV 相关性痴呆的患病率,但随着患者寿命延长,轻型 HIV 相关性神经认知障碍（HAND）的患病率增加。因此,无症状性神经认知损害现在占 HAND 的 70% 左右。心血管疾病危险因素、高龄和药物滥用增加 HAND 的风险。

A. 发病机制

　　HIV-1 在全身感染过程早期在血源性巨噬细胞中浸入脑部,并感染脑巨噬细胞、小神经胶质细胞和星形细胞,但是不感染神经元。神经系统,包括认知症状,被认为是由病毒蛋白或炎症细胞释放的细胞因子、趋化因子及其他可溶性因子的神经毒性作用引起的。联合抗逆转录病毒治疗可抑制病毒复制,但持续的慢性炎症和潜伏的 HIV-1 感染可能继续损害治疗个体的脑功能。

B. 病理

　　在引入有效治疗之前,HIV-1 相关性痴呆的脑通常表现为血管周围的巨噬细胞、多核巨细胞浸润,星形胶质细胞增生,以及神经元丢失,影响基底节、皮质下白质、丘脑和脑干。由于联合抗逆转录病毒治疗,病理组织学异常通常不那么明显。然而,小胶质细胞的激活仍是一个突出的特征,而炎症在海马、内嗅皮质和颞叶皮质是最明显的。β 淀粉样蛋白和过磷酸化 tau 蛋白的沉积也可看到。

C. 临床表现

　　HIV 相关性神经认知障碍（HAND）通常有隐匿性起病,可能出现认知、行为和运动功能缺失。无症状性神经认知功能受损以神经心理测试异常,而没有明显的功能减退为特征。轻度神经认知障碍在一定程度上损害记忆、学习或执行功能,但通常患者仍然能够自我照料,以及常规就业。步态障碍、震颤,以及精细运动操作的缺陷可能发生。HIV 相关性痴呆病情更严重,记忆力减退和执行功能障碍加重,并无法独立生活。帕金森病特征（运动迟缓、姿势不稳）,以及姿势或意向性震颤（见第 11 章,运动障碍）有时存在。抑郁症是常见的。

D. 辅助检查

　　对于 HIV 相关性神经认知障碍（HAND）尚无确定的实验室检查方法。CSF 可显示轻至中度蛋白升高（≤200mg/dl）,通常为轻度单个核细胞增高（细胞≤50 个 /μl）,以及寡克隆带等。MRI 显示皮质和皮质下萎缩伴皮质下白质弥漫的异常信号（图 5-18）,而且对排除其他的 HIV 相关的神经病理过程,诸如机会性感染是有用的。神经心理测试用于检测无症状性神经认知受损和轻度神经认知障碍。

E. 治疗

　　HIV 相关性神经认知障碍（HAND）患

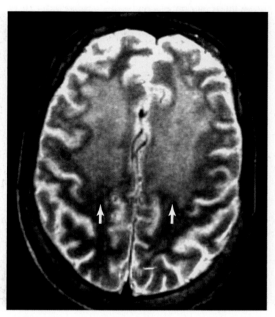

▲图 5-18　HIV 相关性痴呆 MRI T_2 加权像,显示皮质下白质增强的信号强度（箭）

者应接受联合抗逆转录病毒疗法,如在第 4 章,意识模糊状态,对 HIV-1 脑膜炎的描述,并参考 https://aidsinfo.nih.gov/guidelines。帕金森病表现可能对抗帕金森病药物有效(见第 11 章,运动障碍)。

F. 预后

病程可能是相对静止的、稳步进展的,或由于伴发疾病或抗逆转录病毒治疗(免疫重建炎症综合征,参见第 4 章,意识模糊状态,器官移植)而急性恶化。联合抗逆转录病毒治疗可能阻止,但不能逆转 HAND 相关性功能缺失,并已将中位生存期从数月延长至数年。

▶ 神经梅毒

梅毒(syphilis)是由**苍白密螺旋体**(*Treponema pallidum*)引起的,通过性接触传播,它导致大约 1/3 与感染个体接触的人发生感染。在 HIV 感染患者中,梅毒的发病率特别高。在 40% 左右的感染者中,密螺旋体侵入中枢神经系统,并在约 12% 的患者中持续存在。神经梅毒痴呆[**麻痹性痴呆**(general paresis)]是神经梅毒(neurosyphilis)的晚期表现(**图 5-19**),在前 - 青霉素时代是

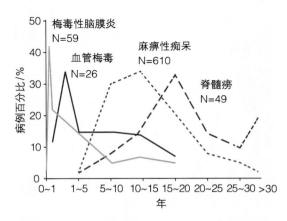

▲ 图 5-19　原发性梅毒感染与神经梅毒综合征的间隔时间(承蒙同意再制作,引自 Simon RP. Neurosyphilis. *Arch Neurol*. 1985;42:606-613. Copyright © 1985. American Medical Association. 版权所有)

常见的,但目前很罕见。

A. 临床表现

1. **原发性梅毒**(primary syphilis)是以局部皮肤病变[性病下疳(chancres)]为特征,它通常出现于接触的 1 个月内。苍白密螺旋体的血源传播在 1~6 个月内产生**继发性梅毒**(secondary syphilis)的症状和体征,包括发热、皮疹、脱发、肛门生殖器皮肤病变,以及黏膜的溃疡等。神经系统症状并不常见。

2. **早期神经梅毒**(early neurosyphilis)可能是无症状的。交替地,它可能表现为**脑膜梅毒**(meningeal syphilis),发生在原发感染后 2~12 个月,并引起头痛、颈强直、恶心和呕吐,以及脑神经(特别是Ⅱ、Ⅶ或Ⅷ)受累,或表现为**脑膜血管梅毒**(meningovascular syphilis),它见于进入病程的 4~7 年,通常表现为短暂性缺血发作或卒中(见第 13 章,卒中)。

3. **晚期(实质性)神经梅毒**[late (parenchymatous) neurosyphilis]产生麻痹性痴呆和脊髓痨综合征,二者可能分别出现或共同发生[脊髓痨性麻痹性痴呆(taboparesis)],任何一种都可能与视神经萎缩合并发生。**麻痹性痴呆**(general paresis)是由活动性螺旋体感染引起的慢性脑膜脑炎。患者以逐渐的记忆丧失,或情感、人格或行为改变起病。随后出现全面性智能衰退,伴有夸大、抑郁、精神错乱和局部无力等。晚期特征包括尿失禁、癫痫发作或卒中。神经系统检查可能发现面和舌的震颤、面部表情缺乏、构音障碍,以及锥体束征等。**脊髓痨性麻痹性痴呆**(taboparesis)是**脊髓痨**(tabes dorsalis)(见第 10 章,感觉障碍)与麻痹性痴呆并存。脊髓痨的症状和体征包括阿 - 罗瞳孔(Argyll Robertson pupil)(见第 7 章,神经眼科疾病)、撕裂样(刺样)疼痛、反射消失、后索感觉缺失伴感觉性共济失调和 Romberg 征、尿失禁、阳痿、Charcot(肥大性)关节,以及膝反屈

（过度伸展的膝部）。

B. 辅助检查

密螺旋体血清学试验［荧光梅毒密螺旋体抗体吸收试验（FTA-ABS）或梅毒密螺旋体微量血凝试验（MHATP）］在几乎所有的活动性神经梅毒患者均呈现反应性，但非密螺旋体血液试验［性病研究实验室试验（Venereal Disease Research Laboratory，VDRL）或快速血浆反应素（rapid plasma reagin RPR）试验］可以是阴性的；因此，在所有的疑诊病例均应获得密螺旋体血清学试验。如果这一试验是非反应性的，神经梅毒有效地被排除在外；如果它是反应性的，应进行腰椎穿刺以确定神经梅毒的诊断，并提供一份脑脊液基线资料，对随后的治疗效果进行评估。活动性神经梅毒 CSF 通常显示淋巴细胞增多和反应性非 - 密螺旋体 CSF 血清学试验（例如，VDRL），除了早期脑膜和脑膜血管梅毒、孤立的颅内肉芽肿［树胶肿（gumma）］，以及晚期脊髓痨例外。其他 CSF 异常包括蛋白增高、γ- 球蛋白增高，以及出现寡克隆带等。MRI 在麻痹性痴呆可能显示基于脑膜的占位病变（树胶肿）或者一侧或两侧的内侧颞叶 T2 高信号异常，伴或不伴颞叶萎缩。

C. 治疗

麻痹性痴呆的治疗如前所述的梅毒性脑膜炎（见第 4 章，意识模糊状态）。一过性发热、心动过速、低血压和白细胞增多可能出现在治疗开始后的数小时内［雅里希 - 赫克斯海默尔反应（Jarisch-Herxheimer reaction）］。神经梅毒治疗后 6 个月内 CSF 不能恢复正常则需要再次治疗。

D. 预后

麻痹性痴呆在治疗后可能改善或稳定，但是在部分病例病情继续恶化。CSF 血清学试验持续反应性但没有 CSF 淋巴细胞增

多患者对青霉素疗法不可能有反应，但虽然如此通常仍接受治疗。

▶进行性多灶性白质脑病

进行性多灶性白质脑病（progressive multifocal leukoencephalopathy，PML）是由于免疫抑制患者 JC 多瘤病毒（JC polyoma virus）感染的再激活所致，它通常是无症状的。这些患者包括淋巴瘤、白血病或 HIV 感染，以及应用免疫调节药物治疗多发性硬化或克罗恩病［如那他珠单抗（natalizumab）］或银屑病［如富马酸二甲酯（dimethyl fumarate）］患者。该病以少突胶质细胞为靶点，导致大脑半球、脑干和小脑的弥漫性和斑片状脱髓鞘。

病程通常呈亚急性和渐进性的，导致大约 50% 的患者在 3~6 个月内死亡，尽管那他珠单抗治疗患者死亡率较低（约 20%）。与那他珠单抗有关的 PML 直到治疗后数年才会发生。发热和全身症状不存在。痴呆和局灶性皮质功能障碍很突出。体征包括轻偏瘫、视力缺损、失语症、构音障碍和感觉受损等。共济失调和头痛不常见，不会出现癫痫发作。

CSF 通常是正常的，但可发现压力、白细胞计数或蛋白轻度增高。CT 扫描或 MRI 检查显示多灶性白质异常，通常没有增强或占位效应（**图 5-20**）。诊断使用聚合酶链反应通过检测脑脊液或脑活检组织中 JC 病毒 DNA。

PML 的治疗，在 HIV 感染和正在接受那他珠单抗治疗停药的患者采用联合抗逆转录病毒治疗。血浆置换也应用于停药的患者，但其效益尚不确定。

代谢和营养障碍性疾病

▶酒精中毒

酒精中毒的某些并发症可引起痴呆。这些包括由于酒精性肝病的获得性肝脑变

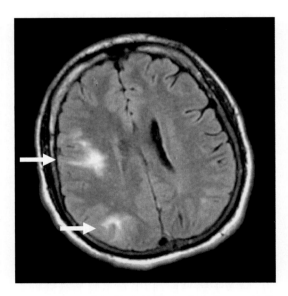

▲图 5-20　进行性多灶性白质脑病 MRI 轴位 FLAIR 像,显示右侧顶叶和枕叶白质异常高信号(箭头示)

性(见本章后面非威尔逊肝脑变性)、慢性硬膜下血肿(本章前面讨论的),以及营养缺乏状态等。酒精对脑的直接毒性作用引起痴呆的观点已被提出,但是在痴呆的酗酒者脑中并未发现明显的异常。酗酒者的痴呆更可能是由误诊的科萨科夫综合征(见本章后面)或前文提到的酒精中毒的代谢、创伤或营养性并发症来解释。营养并发症包括如下:

1. 糙皮病(pellagra)是由烟酸(niacin)缺乏所致,损伤大脑皮质、基底节、脑干、小脑和脊髓前角神经元。全身性受累表现为腹泻、舌炎、贫血和红斑性皮肤病变。神经系统受累可能产生痴呆,精神错乱,意识模糊状态,锥体系、锥体外系和小脑体征,多发性神经病,以及视神经病等。治疗方法是烟酰胺(nicotinamide)口服,每日 10~150mg,但神经功能缺失可能持续存在。

2. 马尔基亚法瓦-比格纳米综合征(Marchiafava-Bignami syndrome)(也称为原发性胼胝体变性——译者注),是以胼胝体和皮质下白质的坏死为特征,最常见于营养不良的酗酒者。病程可以是急性、亚急性或慢性。临床特征包括痴呆、痉挛状态、构音障碍、步态障碍,以及昏迷等。诊断有时可能通过 CT 扫描或 MRI 检查作出。还没有特效的治疗方法,但建议停止饮酒和改善营养。转归是可变的,患者可能死亡、痴呆症生存,或者恢复。

▶甲状腺功能减退

甲状腺功能减退(hypothyroidism)[黏液水肿(myxedema)]可产生一种可逆性痴呆或慢性器质性精神病。痴呆是一种是以精神迟钝、记忆丧失和易激惹为特征,没有局灶性皮质功能缺失。精神病的表现通常很突出,包括抑郁症、偏执、视幻觉和听幻觉、躁狂,以及自杀行为等。

黏液水肿患者可能主诉头痛、听力丧失、耳鸣、眩晕、无力或感觉异常。检查可能发现耳聋、构音障碍或小脑性共济失调。最有提示性的发现是腱反射的延迟松弛(delayed relaxation)。诊断及治疗在第 4 章,意识模糊状态中讨论。认知功能障碍经过治疗通常是可逆的。

▶维生素 B_{12} 缺乏

维生素 B_{12} 缺乏(vitamin B_{12} deficiency)是可逆性痴呆和器质性精神病的一种罕见病因,可能伴或不伴有血液学及其他神经系统表现。痴呆包括全面性认知功能障碍,伴精神迟钝、注意力受损和记忆障碍等,不出现失语症及其他局灶性皮质功能障碍。下肢的位置觉与震动觉减退是常见的。精神表现通常很突出,并包括抑郁、躁狂,以及偏执狂性精神病伴视幻觉和听幻觉等。实验室的发现、中枢神经系统成像和治疗在第 4 章,意识模糊状态中讨论。

器官衰竭

▶透析性痴呆

透析性痴呆(dialysis dementia)是接受

长期血液透析患者的一种罕见疾病。临床特征包括人格改变、幻觉、构音障碍、吞咽困难、扑翼样震颤、肌阵挛和癫痫发作等。脑电图显示阵发性高电压慢波,混杂有棘慢综合波。从透析液中去除铝已使该综合征的发生率降低。

▶ 获得性肝脑变性

获得性(非威尔逊)肝脑变性病[acquired (non-Wilsonian) hepatocerebral degeneration]是慢性肝硬化伴自发性或手术门体分流的不常见并发症。症状可能与肝脏不能解毒氨有关。在大约 1/6 患者中,神经系统症状早于肝脏症状。

A. 临床表现

通常表现为慢性肝病的全身性表现。神经综合征在数年间是波动的,但是进展性的,并可能被急性肝性脑病发作而打断。痴呆、构音障碍,以及小脑、锥体外系和锥体系体征是常见的。痴呆主要表现为精神迟钝、淡漠、注意力及专注力受损,以及记忆障碍等。小脑体征包括步态和肢体共济失调以及构音障碍,眼球震颤罕见。锥体外系受累可能产生强直、静止性震颤、肌张力障碍、舞蹈病或手足徐动症等。扑翼样震颤、肌阵挛、反射亢进和跖反射伸性等是常见的,轻截瘫罕见。

实验室检查表明,肝脏血液化学异常和血氨增高,但异常程度可能与神经系统症状的严重程度并不相符。MRI 可显示基底节和皮质下白质病变。CSF 是正常的,除了谷氨酰胺增高和偶尔轻度的蛋白质升高。

B. 鉴别诊断

威尔逊病根据它较早期起病、K-F 环和铜代谢异常等来区分。酒精性小脑变性主要影响步态,不伴有锥体外系或锥体束体征。

C. 治疗和预后

治疗如对肝性脑病所描述的(见第 4 章,

意识模糊状态)。死亡是由进行性肝衰竭或静脉曲张破裂出血所致。

▶ 威尔逊病

威尔逊病(Wilson disease)[肝豆状核变性(hepatolenticular degeneration)]是一种罕见的、可治疗的铜代谢的常染色体隐性遗传病,它导致痴呆和锥体外系症状(见第 11 章,运动障碍)。此病是由 *ATP7B* 基因纯合或复合杂合突变引起的,该基因编码铜 - 转运 ATP 酶的 β 多肽。

假性痴呆

"假性痴呆"(pseudodementia)一词有时被用来描述可能被误认为是痴呆的疾病,尤其是抑郁症。然而,其他的情况也可以模拟痴呆。由于抑郁症和其他痴呆症的模拟是常见的且可治疗的,识别它们是很重要的。

抑郁症

痴呆和抑郁症均可能以思维迟钝、冷漠、自我忽视、退缩、易激惹、记忆和专注困难,以及行为和人格改变为特征。此外,抑郁症和其他精神障碍可以是痴呆性疾病的一个特征(**表 5-12**),抑郁症和痴呆可能作为独立的疾病共存,而晚年抑郁症可能是随后的痴呆的预兆。**表 5-13** 列出了有助于鉴别的临床特征。当考虑为抑郁症时,应进行精神科会诊。如果抑郁症不能通过治疗潜在的内科疾病或改变治疗药物来纠正,应直接治疗抑郁症。治疗方法包括认知行为疗法、抗抑郁药物、运动、经颅磁刺激,以及电惊厥疗法等。

功能性认知障碍

功能性认知障碍(functional cognitive disorder)患者会抱怨反复的认知症状,尽管缺乏客观的可证实的认知功能缺损。实例包括命名或找词困难,钥匙或其他物品放错

表 5-12   各类痴呆的精神病学特征

疾病	精神病学特征
阿尔茨海默病	淡漠、抑郁、焦虑、妄想
额颞叶痴呆(行为异常)	抑制解除、冲动、暴食
进行性核上性麻痹	淡漠、抑郁
路易体疾病	错觉、幻觉、妄想
亨廷顿病	淡漠、易怒、抑郁、焦虑
克雅(朊蛋白)病	焦虑、抑郁
血管性痴呆	淡漠、抑郁、焦虑
脑肿瘤	淡漠、人格改变
慢性创伤性脑病	抑郁、爆发性行为
HIV 相关性神经认知障碍	淡漠
神经梅毒	自大、抑郁、错觉、幻觉
甲状腺功能减退	抑郁、偏执、幻觉
维生素 B_{12} 缺乏	抑郁、躁狂、偏执、幻觉

表 5-13   痴呆与抑郁症的假性痴呆:鉴别特点

痴呆	抑郁症
隐袭起病	突然发病
进行性恶化	功能障碍呈平稳状态
无抑郁病史	可能存在抑郁症病史
患者通常未意识到功能缺损的程度和不主诉记忆丧失	患者意识到并可夸大功能缺失和经常主诉记忆丧失
躯体的主诉不常见	常见躯体的主诉或疑病症
易变的情感	抑郁的情感
较少的自主神经症状	显著的自主神经症状
损害症状经常在夜间加重	症状通常在夜间不加重
神经系统检查和实验室检查可能异常	神经系统检查和实验室检查正常

地方,以及忘记谈话的内容或正在进行的任务。遗忘的物品往往后来可以回忆起来[遗忘块(amnestic block)]。这些受影响的人通常处于工作年龄、受过良好教育,并在社会和经济上是成功的。他们可能有焦虑或抑郁的病史,而且最近心理压力增加。尽管存在感知到的缺陷,但工作绩效并没有客观地下降,朋友和家人没有意识到问题的存在,症状也没有可证实的进展。应进行神经心理测试,例如,蒙特利尔认知评估(Montreal Cognitive Assessment),并在 1 年后重复,以记录任何功能的恶化。治疗包括心理疏导,缓解压力的措施,以及纠正其他可能的促发因素(下文讨论)。

睡眠障碍

与睡眠时间减少或睡眠碎片化(阻塞性睡眠呼吸暂停、失眠症)相关的睡眠障碍(sleep disorder)可通过干扰记忆巩固损害认知功能,而在阻塞性睡眠呼吸暂停的情况下,可导致呼吸暂停相关的脑缺氧。由于阻塞性睡眠呼吸暂停和失眠症都在老年人中比较普遍,它们往往影响痴呆风险增加的同一人群;此外,阻塞性睡眠呼吸暂停本身可能增加痴呆风险。识别睡眠相关的认知功能缺陷是很重要的,因为它们通常是可治疗的和可逆的。

阻塞性睡眠呼吸暂停(obstructive sleep apnea)在 40 岁以上人群中,影响约 40% 的男性和 20% 的女性。它由上呼吸道塌陷引起,导致睡眠碎片化、缺氧、血压升高,以及交感神经过度兴奋等。相关的症状包括打鼾、夜尿症和白天嗜睡。不良的认识效应包括注意力、言语记忆和执行功能受损。诊断是通过一夜的多导睡眠图,治疗通过持续气道正压通气(continuous positive airway pressure,CPAP)装置,每夜睡眠期间持续 ≥4~6 小时,它可能在数月中改善认知功能损害。阻塞性睡眠呼吸暂停是高血压、心房颤动和卒中的危险因素。

失眠(insomnia)困扰着多达 10% 的普通人群,可由各种内科和精神疾病、酒精和其他娱乐性或治疗性药物,以及不良的睡眠卫生引起。失眠症患者可能体验言语记忆缺陷。治疗或纠正上文列出的潜在因素可以改善失眠症和相关的认知功能缺陷。

视觉和听觉障碍

感觉缺失在有痴呆高危风险的老年人群中很常见,可能干扰认知功能和认知测试。社会隔离和抑郁症是可能的促发因素。视力障碍可能由老视、白内障、青光眼或黄斑变性引起,治疗(如白内障手术)可以提高认知能力。听力障碍(老年性聋)可能适合于治疗性耵聍去除、助听器或人工耳蜗植入。

药物副作用

痴呆高危风险的老年人群对药物不良反应也会高度敏感,包括对认知功能的影响可能被误认为是痴呆。涉及的因素包括这一人群多次出现医疗问题频率(以及,因此多重用药)、药代动力学年龄相关改变(包括药物分布量、代谢和清除),以及生理稳态机

制的衰减等。特别可能引起意识模糊状态,并被误诊为痴呆的药物包括苯二氮䓬和其他镇静催眠药、阿片类镇痛剂,以及抗胆碱能药等(见第 4 章,意识模糊状态)。

▼ 遗忘综合征

记忆障碍[**遗忘综合征**(amnestic syndrome)]可以作为急性意识模糊状态或痴呆的一种表现,或者作为一种孤立的异常出现。在本节中讨论后一种情况。

记忆(memory)是一种复杂的功能,这可以被看作是具有不同解剖基础的不同成分(**图 5-21**)。**陈述性记忆**(declarative memory)(清楚的或有意识的记忆)包括**工作记忆**(working memory),它允许对新呈现的信息进行敏锐的操作,以及更长期的**语义性(事实的)**和**情节性(个人的)记忆**。**非陈述性记忆**(nondeclarative memory)(含蓄的或无意识的记忆)包括需要执行训练有素的和看似自动化完成任务的**程序记忆**(procedural

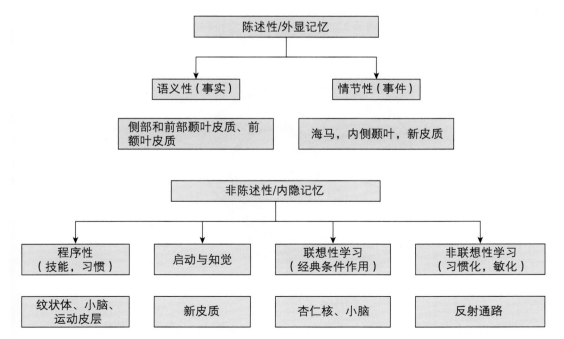

▲图 5-21 记忆的形式及其解剖学基础(修改自 Kandel ER,Schwartz JH,Jessell TM [editors]: *Principles of Neural Science*; 4th ed. New York,NY:McGraw-Hill;2000.)

memory)，以及将情感意义赋予对象或事件的**情绪记忆**（emotional memory）。

记忆也可以被看作是由**信息的注册**（registration）、**存储**（storage）以及**检索**（retrieval）阶段组成的。尸体解剖及影像学研究表明，内侧颞叶的海马、海马旁区，以及新皮质联合区是记忆加工中重要的解剖结构（**图 5-22**）。这些区域的双侧损伤导致**短期记忆**（short-term memory）受损，在临床上表现为不能形成新的记忆。**长期记忆**（long-term memory），这涉及检索以前习得的信息，被相对地保留，也许是因为这些记忆是通过活动 - 依赖性突触可塑性被增强，存储更加广泛，或两者兼而有之。一些遗忘综合征患者可能试图用假性回想[**虚构症**（confabulation）]来填补记忆的空隙，可能采取精心设计的方式，或者是时间错位的真实记忆。然而，最长久和最深刻的根深蒂固的记忆，诸如一个人自己的姓名，在器质性记忆障碍中几乎总是被保留的。与之相反，在**分离性（心因性）遗忘症**[dissociative

（psychogenic）amnesia]中，这样的个人记忆可能显著地或专有地受损。

头部创伤

头部损伤导致意识丧失总是伴有遗忘综合征。这种创伤后不久看到的患者表现出一种意识模糊状态，尽管他们可能表现一种表面上正常的自动行为方式，但他们不能整合新的记忆[**顺行性遗忘症**（anterograde amnesia），或**外伤后遗忘症**（posttraumatic amnesia）]（**图 5-23**）。此外，还存在**逆行性遗忘症**（retrograde amnesia），覆盖创伤之前的一个可变的时期。

随着意识的完全恢复，形成新记忆的能力也得以恢复。然而，发生在意识模糊间期的事件往往会永久丧失记忆。例外的情况是，在创伤与意识不清之间有一段中间清醒期，称为记忆岛（islands of memory），或者是在创伤后波动性意识模糊状态过程中有一

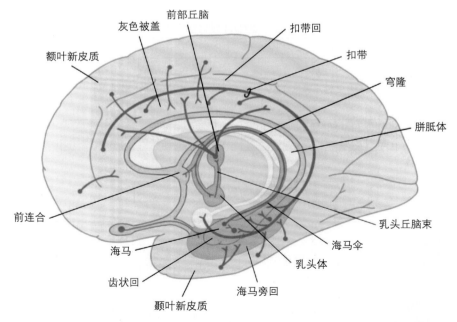

▲图 5-22　参与记忆处理的解剖结构。这些包括海马、海马旁回，以及新皮质联合区（承蒙同意使用，引自 Waxman SG. *Clinical Neuroanatomy*. 28th ed. New York, NY：McGraw-Hill，2017. Fig 19-11.）

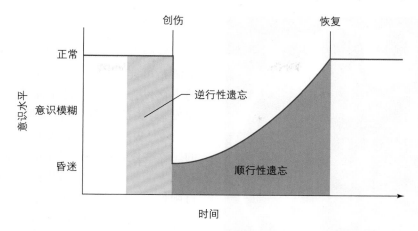

▲图 5-23 创伤后记忆障碍的逆行性和顺行性遗忘症。头部创伤可能造成短暂的昏迷，在随后的意识模糊状态期间患者不能形成新的记忆。随着病情恢复，记忆能力也恢复，但在昏迷和意识模糊期间（顺行性遗忘症）以及外伤前不同期间（逆行性遗忘症）存在永久性遗忘症，后者的记忆缺失可能随着时间有所改善

段受损程度较轻的时期。随着最久远的记忆最先恢复，逆行性遗忘的时期开始缩小。损伤的严重程度往往与意识模糊的持续时间，以及与永久的逆行性遗忘和创伤后遗忘程度有关。

缺氧或缺血

　　全脑缺氧（hypoxia）或缺血（ischemia），例如发生在心脏骤停时，可产生遗忘综合征，由于参与记忆形成的海马神经元对这些损伤具有选择性的易损伤性。心脏骤停后的遗忘症往往发生在昏迷持续≥12 小时。整合新记忆的能力受到严重损害，注册和远期记忆相对保存，造成孤立的短期记忆障碍。可能出现损伤前期的逆行性遗忘。患者表现出对他们的损伤缺乏关心，有时会有虚构。心脏骤停后遗忘症可以是神经功能障碍的唯一表现，或者它可能与大脑分水岭综合征共存，诸如双手臂轻瘫、皮质盲或视觉失认等（见第 13 章，卒中）。恢复通常出现在数日内，虽然功能缺失可能会持续。

　　CO 中毒（carbon monoxide poisoning）可能与急性中毒后数日至数周发生的迟发性遗忘综合征（delayed amnestic syndrome）有关，它经常伴有情感障碍和局灶性皮质或锥体外系功能障碍。脑损伤是由缺氧（由于 CO 与 O_2 之间竞争与血红蛋白的结合）、缺血（由于心肌缺氧导致低血压）、脱髓鞘（由于少突胶质细胞毒性），以及炎症共同作用的结果。急性一氧化碳中毒可由皮肤和黏膜呈樱桃红色、碳氧血红蛋白水平升高或心律失常等提示。CT 扫描或 MRI 经常可显示基底节病变，尤其是苍白球。治疗方法包括吸氧或给予高压氧。

双侧大脑后动脉闭塞

　　大脑后动脉供血内侧颞叶、丘脑、内囊后肢和枕叶皮质（图 5-24）。这一供血区的缺血或梗死通常是双侧的，可能产生短暂或持久的遗忘综合征。椎 - 基底动脉系统栓塞是一个常见的原因（见第 13 章，卒中）。

　　遗忘综合征通常伴有一侧或双侧偏盲，有时伴有视觉失认、失读不伴失写、命名障碍、感觉障碍，或者上部中脑功能障碍的体征（特别是瞳孔光反射受损）。近期记忆往往选择性地受损，远期记忆和注册功能相对保留。

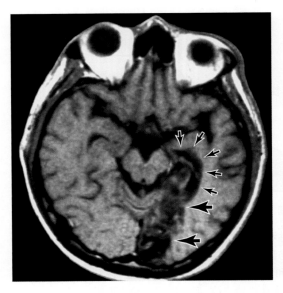

▲图 5-24　一例陈旧性左侧大脑后动脉闭塞患者 MRI 的 T₁ 加权像,显示内侧颞叶(小箭头)和枕叶(大箭头)组织缺失,并伴有侧脑室的颞角和枕角扩张。(承蒙 Gean A 同意使用)

CT 扫描或 MRI 显示上述区域的任何组合的梗死。评估和治疗在第 13 章,卒中中描述。

短暂性全面遗忘症

短暂性全面遗忘症(transient global amnesia,TGA)是一种不明原因综合征,往往发生在中年或老年患者。它的特征是急性发病的顺行性遗忘,有时也有逆行性记忆丧失,持续≤24(通常 4~6)小时,不伴有其他认知功能损害。患者表现躁动和困惑,并可能反复询问他们身在何处、时间,以及他们所经历事情的性质。个人身份的认知被保留下来,远期记忆和注册功能也被保留,但不能形成新的记忆,这就是患者反复询问的原因。患者明显的关注使得短暂性全面遗忘症不同于大多数其他遗忘综合征,后者缺乏对功能缺失的认识。脑电图和 CT 扫描是正常的,虽然有时 MRI 可以观察到异常的海马信号。通常能够完全恢复,但据报道 3%~24% 的患者复发。

酒精性遗忘

酗酒者或非酗酒的人在短期内摄入大量酒精可能导致"断片"(blackout),即短暂的失忆发作,但它不是全面的意识模糊、癫痫发作、头部创伤,或者韦尼克 - 科萨科夫综合征(Wernicke-Korsakoff syndrome)引起的。这些发作的特征是不能形成新记忆,没有损害长期记忆或即刻回忆。这种障碍是自限性的,不需要特殊治疗,但应被建议减少乙醇摄入,并给予硫胺素治疗可能的韦尼克脑病(见第 4 章,意识模糊状态)。

韦尼克脑病

韦尼克脑病(Wernicke encephalopathy)是由硫胺素缺乏引起,典型地产生急性意识模糊状态、共济失调和眼肌麻痹等。然而,遗忘症可能是主要或唯一的认知障碍,特别是在开始硫胺素治疗和其他认知异常改善后。由于韦尼克脑病患者通常表现全面性意识模糊而不是孤立的遗忘症,本病在第 4 章,意识模糊状态中更全面地讨论。

分离性(心因性)遗忘症

遗忘可能是分离性障碍的一种表现。在这些患者中,通常可能识别出先前的精神病史、其他的精神症状或诱发的情绪压力等。分离性遗忘症(dissociative amnesia)是以孤立的或不成比例的创伤性或紧张性个人记忆丧失为特征。分离性遗忘症通常在时间上定位于一次创伤性经历的即刻后果,或在此期间某些选择性事件而不是其他事件。不太常见的模式包括限于某些信息类别的遗忘,从过去某一时间到现在和包括现在连续性遗忘症(continuous amnesia),以及全面性遗忘症(generalized amnesia)等。在某些情况下,患者甚至不能记住自己的名字,这在器质性遗忘症中都是极罕见的表现。尽管对人物有此失定向,但是对地点和时间定向可能被保留下来。此外,近期记忆可能比远期记忆受影响更小,在遗忘症中通常看到模式的反转是由器质性疾病引起的。治疗时应咨询精神科医生。

慢性遗忘症

酒精性科萨科夫遗忘综合征

科萨科夫遗忘综合征(Korsakoff amnestic syndrome),发生在慢性酒精中毒和其他营养不良状态,被认为是由于硫胺素(thiamine)缺乏导致双侧背内侧丘脑核变性所致。本病通常先有一次或数次韦尼克脑病发作(见第4章,意识模糊状态),并且通常伴有韦尼克脑病的其他残留症状,诸如眼球震颤、步态共济失调或多发性神经病等。其基本缺陷是不能形成新的记忆,导致短期记忆显著受损。长期记忆也经常受到影响,虽然程度较轻,注册功能是完整的。患者通常表现淡漠,对自身疾病缺乏洞察力。他们可能试图让医生放心,没有损害存在,并试图解释它们明显不能记忆的原因。**虚构症**(confabulation)是常见的,但并不是一成不变的。

科萨科夫综合征可以通过及时给韦尼克脑病患者服用硫胺素来预防。已确诊的科萨科夫综合征患者也应接受硫胺素治疗,以防止功能缺失的进展,虽然已存在的功能缺失是不可能被逆转的。

脑炎后遗忘症

从急性病毒性脑炎恢复的患者(见第4章,意识模糊状态),特别是由**单纯疱疹病毒**(herpes simplex virus,HSV)引起的,可能会遗留永久性和静态遗忘综合征。这种综合征类似于慢性酒精中毒引起的,不能形成新的记忆是它的显著特征。远期记忆受影响比近期记忆的程度轻,而注册功能是完整的。虚构症可能发生。在急性脑炎期通常有完全遗忘症(total amnesia)。

患者也可能表现边缘系统疾病的其他症状。这些症状包括顺从、漠不关心、心情

和情感平淡、不适当的诙谐和性暗示、摄食过度、阳痿、重复刻板的运动活动,以及缺乏目标导向的活动等。复杂部分性发作,伴或不伴继发性泛化可能会发生。

脑肿瘤

脑肿瘤(brain tumor)是遗忘综合征的一个罕见的病因。可能以这种方式出现的肿瘤包括位于或压迫第三脑室的肿瘤。其遗忘综合征与科萨科夫综合征非常相似,并可能伴有昏睡、头痛、内分泌紊乱、视野缺损或视乳头水肿等。脑肿瘤的手术、放疗或化疗也可能损害记忆(见本章前面脑肿瘤和全脑放疗)。脑肿瘤的诊断是通过CT扫描或MRI检查作出的。治疗包括手术、放疗或二者联合治疗,取决于肿瘤的类型和部位。

自身免疫性边缘叶脑炎

中枢神经系统灰质区的自身免疫性炎症和变性可在有[**副肿瘤综合征**(paraneoplastic syndrome)]或没有全身性癌症的情况下发生。当主要影响边缘结构时,遗忘综合征是一个突出的特征[**边缘叶脑炎**(limbic encephalitis)]。在许多患者中,边缘叶脑炎与针对细胞内或细胞-表面(包括突触)神经元抗原的自身抗体的产生有关(**表5-14**)。自身免疫性边缘脑炎中涉及细胞内抗原的神经元丢失被认为是由细胞毒性T细胞介导的,而涉及神经元细胞-表面抗原的神经元丢失则可能是由抗体介导的。

副肿瘤性边缘叶脑炎(paraneoplastic limbic encephalitis)可能伴发于小细胞肺癌、睾丸精原细胞瘤或胸腺瘤,而且症状通常先于潜在癌症的诊断。组织病理学发现包括神经元丢失、反应性神经胶质增生、小神经胶质细胞增殖,以及血管周围淋巴细胞袖套,影响到海马的灰质、扣带回、梨状皮质、额叶下部、岛叶和杏仁核等。症状进展超过数周。近记忆有显著受损,远期记忆受影响较轻,而注册功能保留;某些病例出现虚构。心境障碍、妄想、

表 5-14 自身免疫性边缘叶脑炎

抗体	相关肿瘤
抗细胞内抗原	
抗 Hu	小细胞肺癌
抗 Ma2	睾丸精原细胞瘤
抗谷氨酸脱羧酶（GAD）	胸腺瘤、小细胞肺癌
抗细胞表面抗原	
抗 AMPA 受体	胸腺瘤、小细胞肺癌
抗 GABA$_B$ 受体	小细胞肺癌
抗富亮氨酸胶质瘤失活蛋白 1（LGI1）	胸腺瘤
抗接触蛋白关联蛋白 2（CASPR2）	胸腺瘤
抗腺苷酸激酶 5（AK5）	—

引自 Graus F et al. A clinical approach to diagnosis of autoimmune encephalitis. *Lancet Neurol.* 2016；15：391-404 and McKeon A. Autoimmune encephalopathies and dementias. *Continuum.* 2016；22：538-558.

幻觉、睡眠障碍、复杂部分性或全面性癫痫发作，以及痴呆等可能发生。取决于对边缘系统以外的灰质区受影响的程度，也可能出现小脑、锥体囊、延髓和周围神经紊乱。

CSF 通常显示适度的单个核细胞增多（细胞≤100/μl）和轻度蛋白增高，IgG 指数增高，并可能存在寡克隆带。脑电图有时可见弥漫性慢活动或双颞部慢波和棘波。MRI 可能发现内侧颞叶异常信号强度（图 5-25）。

其他的疾病，特别是可治疗的疾病（如单纯疱疹性病毒性脑炎）应被排除。科萨科夫综合征应考虑到，由于癌症患者易于受到营养缺乏影响，应用硫胺素可能防止病情恶化。

急性治疗使用甲泼尼龙（每日 1g 静脉注射，连用 3~5 天，然后每周 1 次，连续 6~8 周）；静脉注射免疫球蛋白（每日 0.4g/kg 静脉注射，连用 3~5 天，然后每周 1 次，连续 6~8 周），或血浆置换等。对反应剧烈患者的长期治疗包括，在 4~6 个月内逐渐减量静脉或口服皮质类固醇，口服硫唑嘌呤（Azathioprine）或吗替麦考酚酯（Mycophenolate mofetil），或静脉注射利妥昔单抗（Rituximab）。任何潜在恶性肿瘤的治疗也可能对自身免疫性边缘叶脑炎起到有益的效应。治疗反应部分地取决于自身免疫所针对的抗原，细胞表面抗原会给予较好的预后。

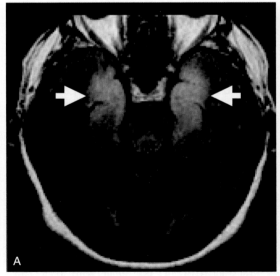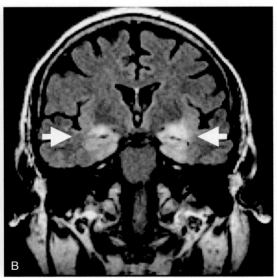

▲ 图 5-25 边缘叶脑炎 MRI 的 FLAIR 像轴位（A）与冠状位（B）观，显示在颞叶内侧的信号增强（白色箭头）

（王小姗 张莹 译 王维治 校）

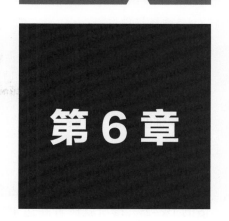

头痛和面部疼痛
Headache & Facial Pain

第 6 章

头痛发生于所有的年龄组,占急诊科评估的 1%~2%,诊所就诊者高达 4%,其病因是多样性的(**表 6-1**)。虽然大多数情况下头痛(特别是慢性和复发性)是良性的,但新发病的头痛可能是严重的全身性或颅内疾病最早或主要的表现,因此需要全面和系统地评估。

头痛的病因诊断是基于对头部疼痛的病理生理学的理解;获取病史,并将疼痛描述为急性、亚急性或慢性,进行仔细地体格检查,并进行鉴别诊断。

表 6-1 头痛和面部疼痛的病因

急性起病
常见病因
蛛网膜下腔出血
其他脑血管疾病
脑膜炎或脑炎
眼疾病(青光眼、急性虹膜炎)
不太常见病因
癫痫发作
腰椎穿刺
高血压脑病
性交
亚急性起病
巨细胞(颞)动脉炎
颅内占位病变(肿瘤、硬膜下血肿、脓肿)
脑假瘤(良性颅内压增高)
三叉神经痛(痛性抽搐)
舌咽神经痛
疱疹后神经痛
持续特发性面部疼痛
慢性起病
偏头痛
药物治疗过量头痛
丛集性头痛和三叉神经自主性头痛
紧张型头痛
凿冰样钻痛
颈椎病
鼻窦炎
牙病

诊断路径

头痛和面部疼痛的病理生理

痛觉敏感结构

头痛是由头或颈部痛觉敏感结构受牵拉、移位、炎症或膨胀引起。颅骨、大部分硬脑膜或大多数脑实质区的孤立性受累不引起疼痛。

A. 颅穹窿内疼痛敏感结构

这些结构包括静脉窦(如矢状窦),脑膜前动脉和中动脉,颅底的硬脑膜,三叉神经(V)、舌咽神经(Ⅸ)和迷走神经(X),颈内动脉的近端部分及其邻近 Willis 环的分支,脑干中脑导水管周围灰质,丘脑的感觉核等。

B. 颅外的疼痛敏感结构

这些结构包括颅骨的骨膜、皮肤、皮下组织、肌肉和动脉、颈部肌肉、第 2(C2)及 3(C3)对颈神经、眼、耳、牙齿、鼻窦、口咽部,以及鼻腔黏膜等。

疼痛的放射或投射

A. 三叉神经（V）传导来自前颅窝和中颅窝（小脑幕以上）的颅内结构感觉。这些部位分散的颅内病变可能产生三叉神经分布区放射疼痛（图6-1）。

B. 舌咽神经（Ⅸ）和迷走神经（Ⅹ）传导来自部分后颅窝的感觉，在这一区域起源的疼痛也会累及耳或咽部，如在舌咽神经痛。

C. 上位颈神经（C2-C3）传导起自幕下和颈部结构的刺激，因此，来自后颅窝病变的疼痛通常投射到颈2、颈3神经皮节（图6-1）。

病史

分类和鉴别诊断方法

A. 急性头痛和面部疼痛

新发病的头痛或与患者以往经历过的任何头痛明显不同的头痛，通常是严重疾病的症状，并需要迅速评估。"我一生中经历的最严重的头痛"突然发作（经典地是由于蛛网膜下腔出血），颈部和面部疼痛（颈动脉夹层），弥漫性头痛伴有颈强直和发热（脑膜炎），以及头痛以一只眼为中心（急性青光眼）都是突出的实例。急性头痛也可能伴发于较良性的过程，诸如系统性病毒感染或其他发热性疾病等。

B. 亚急性头痛和面部疼痛

亚急性头痛是在数周至数月内持续或复发的头痛。这类头痛也可能意味着严重的内科疾病，特别是当疼痛是进展性或发生于老年患者时。亚急性头痛的患者应被询问最近的头部创伤（硬膜下血肿或脑震荡后综合征），不适、发热或颈强直（亚急性脑膜炎），局灶性神经系统异常或体重减轻（原发性或转移性脑肿瘤），视力改变（巨细胞动脉

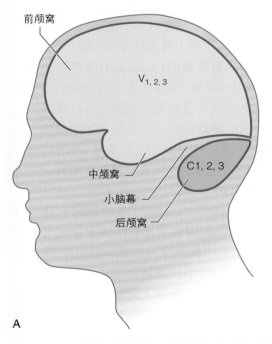

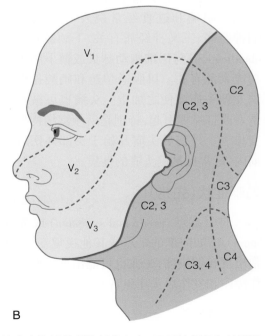

▲图6-1　痛觉敏感性颅内隔室的神经支配（A）和相应的疼痛放射的颅外部位（B）。三叉神经（V），特别是它支配前颅窝和中颅窝的眼支（V₁），这些区域病变可产生额部头痛。上部颈神经根（特别是C2）支配后颅窝，此处病变可引起枕部头痛

炎、良性颅内压增高症),或者易引起头痛的药物治疗等(硝酸盐)。

C. 慢性头痛和面部疼痛

多年来反复发作的头痛(如偏头痛或紧张型头痛)通常具有一个良性的病因,尽管每次急性发作都可能是极为痛苦的。当治疗这些患者时,重要的是确定当前的头痛是否与以前罹患的头痛相似,还是新的头痛,因此代表一种不同的疾病。

诱发因素

诱发因素可能为慢性头痛的病因提供指导。这类因素包括牙科手术,慢性鼻窦炎急性加重或花粉热,全身性病毒感染,精神紧张、情绪应激或疲劳、月经期、饥饿、禁食、食用冰激凌或含亚硝酸盐食物(热狗、意大利腊肠、火腿和大多数香肠),或者含苯乙胺(巧克力)或酪胺食物[英国切达奶酪(cheddar cheese)],以及暴露在强光下等。酒精诱发的头痛是特别典型的丛集性头痛。咀嚼和进食经常诱发的疼痛与舌咽神经痛、三叉神经痛有关,下颌跛行(jaw claudication)与巨细胞动脉炎或颞下颌关节功能紊乱有关。口服避孕药和硝酸盐可能诱发偏头痛或使之加重。头痛也可被咳嗽诱发或打喷嚏引起,特别是后颅窝结构型病变患者。外伤后头痛开始于头部外伤后一周内,最常见是偏头痛的性质。

前驱症状(先兆)

前驱症状(prodromal symptom)或先兆(aura),诸如闪烁的暗点或其他视觉变化,通常出现在偏头痛,先兆也可能出现于癫痫发作障碍和发作后头痛患者。

疼痛的特征

头痛或面部疼痛可以用多种方式来描述。**搏动性**(pulsating)或**跳动性**(throbbing)疼痛是偏头痛的特征。稳定的**紧缩感**(tightness)或**压迫感**(pressure)通常见于紧张性头痛。颈部不适感可能会发生在偏头痛,是由于三叉神经和颈部疼痛通路在脑干中汇合。由颅内占位病变产生的疼痛典型为**钝痛**(dull)或**持续痛**(steady)。**刺痛**(sharp)、**撕裂样**(lancinating)或**刺穿性**(stabbing)疼痛提示神经炎性(neuritic)原因,诸如三叉神经痛。**凿冰样**(icepick-like)疼痛也可能被偏头痛、丛集性头痛或巨细胞动脉炎患者描述。

几乎任何的头痛描述都可能出现在偏头痛或脑肿瘤患者身上,因此,单凭疼痛的特征并不能提供可靠的病因指南。

疼痛的部位

A. **一侧的**头痛是丛集性头痛的一个不变的特征,并发生于大多数偏头痛发作;大部分紧张性头痛患者主诉双侧疼痛。

B. **眼部或眶后的**疼痛提示原发性眼科疾病,如急性虹膜炎或青光眼、视神经(Ⅱ)疾病(如视神经炎),或眶后的炎症[如托洛萨-亨特综合征(Tolosa-Hunt syndrome)]。它也常见于偏头痛或丛集性头痛。

C. **鼻旁窦的**(paranasal)疼痛局限于一个或几个鼻窦,通常伴有上覆骨膜和皮肤的触痛,出现于急性鼻窦感染或出口梗阻。

D. **局灶性**(focal)头痛可能由颅内占位病变引起,但即使在这类病例,当颅内压变得增高时,局灶性头痛可被双枕部和双额部疼痛所取代。

E. **带状**(bandlike)或**枕部的**不适通常与紧张性头痛有关。枕部的定位也可出现于感染或出血所致的脑膜刺激征,以及上位颈椎的关节、肌肉或韧带的紊乱。

F. **三叉神经第 1 支**分布区内疼痛特征性地描述为如烧灼性的,也是疱疹后神经痛的一个常见特征。

G. 定位于**三叉神经第 2 或第 3 支**的撕裂性疼痛提示为三叉神经痛[痛性痉挛(tic douloureux)]。

H. **咽部**和**外耳道**是由舌咽神经痛引起的疼痛最常见的部位。

相关的症状

潜在的系统性疾病的表现可能有助于头痛的病因学诊断,应始终进行寻找。

A. **最近的体重减轻**可能伴随着癌症、巨细胞动脉炎或抑郁症等。

B. **发热**或**寒战**可能表明全身性感染或脑膜炎。

C. **呼吸困难**(dyspnea)或心脏病的其他症状增加了亚急性感染性心内膜炎和导致的脑脓肿的可能性。

D. **视觉障碍**提示眼部疾病(如青光眼)、偏头痛,或者影响视神经(视神经炎)、视束或中枢视觉通路的颅内病变。

E. **恶心**和**呕吐**在偏头痛和创伤后头痛中很常见,也可能见于颅内占位病变。有些偏头痛患者报告说,伴随发作有腹泻或其他胃肠道症状。

F. **畏光**(photophobia)在偏头痛、急性脑膜炎或蛛网膜下腔出血时可能表现很突出。

G. **肌痛**(myalgia)经常伴发于紧张性头痛、全身性病毒感染,以及巨细胞性动脉炎等。

H. 发作时**同侧的鼻溢液**(ipsilateral rhinorrhea)和**流泪**(lacrimation)是丛集性头痛的典型特征。

I. **短暂性意识丧失**可能见于偏头痛(基底性偏头痛)和舌咽神经痛(由于心源性晕厥,第12章,癫痫发作和晕厥)。

头痛的其他特征

A. 头痛的时间模式

占位病变引起的头痛向鼻窦性头痛一样,常由于弯腰而加剧。然而,占位病变头痛的严重程度随着时间推移会加重。丛集性头痛常使得患者从睡眠中惊醒,头痛通常在每天或夜里的同一时间复发。紧张性头痛在每当有压力的情况下就可能发生,通常在工作日结束时最明显。偏头痛(migraine headache)为偶然发生的,在月经期间可能加重(**图6-2**)。

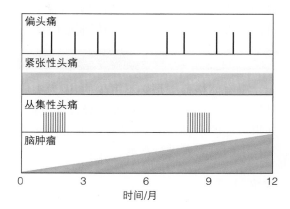

▲图6-2 头痛的时间模式。偏头痛是偶然发生的,可以在不同的时间间隔出现。紧张型头痛可能每天都会出现。丛集性头痛出现一连串发作,被无症状期所分隔。脑肿瘤引起的头痛经常随着时间推移愈发加重

B. 缓解头痛的条件

偏头痛常因黑暗、睡眠、呕吐后或压迫同侧颞动脉而缓解,它们的发作频率在妊娠期间可能减少。腰穿后及低颅压头痛通常在半卧位时缓解,而颅内占位病变引起的头痛在患者站立时可能不那么严重。

C. 使头痛加重的条件

头部位置的快速变化(诸如弯腰)或短暂升高颅内压的动作,如咳嗽和打喷嚏会使得不适加重,这通常与颅内肿物有关,但也可能发生在偏头痛。愤怒、兴奋或刺激可能促使或加重偏头痛和紧张性头痛。弯腰、向前屈曲、打喷嚏或擤鼻涕都会加重鼻窦炎的疼痛。**体位性头痛**(postural headache)(当直立时最明显,躺下时几乎消失)出现在脑脊液压力降低时,是由于腰椎穿刺、头外伤或自发性脑脊液漏所致。无明显原因的头

痛强度与持续时间波动,尤其当伴有精神状态相似的波动时,可见于硬膜下血肿。

D. 头痛病史

目前头痛的特征应该与以往发生的头痛进行比较,因为与以前经历的头痛有不同特征的头痛,就需要进行特别仔细地检查。

体格检查

全身体格检查是必不可少的,因为头痛是许多系统性疾病的一种非特异性伴发症。如果可能的话,应在一次头痛或面部疼痛的发作期间对患者进行观察。

生命体征

A. 体温

虽然发热提示病毒综合征、脑膜炎、脑炎或脑脓肿等,但这些原因引起的头痛也可以没有发热。此外,头痛可能伴发于许多全身性感染。

B. 脉搏

心动过速可能发生在紧张、焦虑的紧张型头痛或伴有任何严重疼痛的患者。阵发性头痛伴心动过速和出汗是嗜铬细胞瘤(pheochromocytoma)的特征。

C. 血压

高血压本身极少引起头痛,除非血压急骤升高,如在嗜铬细胞瘤,或者血压非常高时,如在高血压脑病。然而,慢性高血压是出血性或缺血性卒中的主要危险因素,卒中可能与急性头痛相关。蛛网膜下腔出血通常伴有明显的急性血压升高。

D. 呼吸

由任何原因的呼吸功能不全所致的高碳酸血症(hypercapnia)都可能使颅内压升高并导致头痛。

全身性体格检查

A. 体重减轻

头痛患者的体重减轻或恶病质提示癌症或慢性感染。风湿性多肌痛和巨细胞动脉炎也可能伴发体重减轻。

B. 皮肤

面部或在颅骨上的局灶性炎症[蜂窝织炎(cellulitis)]表明局部感染,可能是颅内脓肿的来源或引起静脉窦血栓形成。在其他部位皮肤异常可提示血管炎(包括源于脑膜炎球菌血症)、心内膜炎或癌症。神经纤维瘤病(von Recklinghausen disease)的神经纤维瘤或牛奶咖啡斑可能与良性或恶性颅内肿瘤有关,它可能引起头痛。皮肤血管瘤(cutaneous angioma)有时伴随中枢神经系统的动静脉畸形(AVMs),它可能伴有慢性头痛,或如果出血时的急性头痛。影响面部和头部的带状疱疹通常影响眼部和围绕眶周组织皮肤,引起面部疼痛。

C. 头皮、面部和头部

头皮触痛是偏头痛、硬膜下血肿、巨细胞动脉炎和疱疹后神经痛的特征。颞动脉上的结节、红斑或触痛表明巨细胞动脉炎。颞浅动脉的局部压痛也伴发急性偏头痛。近期的头外伤或占位病变可能引起局部区域压痛。创伤引起特征性瘀斑(图 1-4)。

佩吉特病(Paget disease)(畸形性骨炎——译者注)、骨髓瘤或颅骨转移癌可能引起的头痛是钻孔性的,并伴有颅骨触痛。在佩吉特病中,颅骨内动静脉分流可使头皮感觉温暖。

眼、耳或牙齿的疾病可以引起头痛。牙齿叩诊可能发现牙周脓肿。鼻窦触痛可能提示鼻窦炎。眶部或颅骨上的杂音提示颅内动静脉畸形、颈动脉海绵窦瘘、动脉瘤,或者脑膜瘤等。舌咬伤增加了癫痫发作后头痛的可能性。同侧的结膜充血、流泪、霍纳综合征(见第 7 章,神经眼科疾病),以及鼻漏发生在丛集性头痛。颞下颌关节病(temporomandibular joint disease)伴有局部压痛和关节捻发音。下颌跛行(jaw claudication)是颞动脉炎的特征。

D. 颈部

颈部的肌肉痉挛出现在紧张型头痛及偏头痛、颈椎损伤、颈椎关节炎,或者脑膜炎等。颈动脉杂音可能与脑血管疾病有关。

必须仔细寻找脑膜症状,特别是头痛如果是最近发作的。脊膜刺激征主要导致颈前、后方向僵硬,而颈椎疾病则限制了所有方向的运动。颈部屈曲时不适感或髋与膝部屈曲[布鲁津斯基征(Brudzinski sign)]表明脑膜刺激征(见图 1-5)。在亚急性(如结核性)脑膜炎早期,在蛛网膜下腔出血后最初数小时,以及在昏迷的患者中,脑膜刺激征可能缺失或难以确定。

E. 心脏和肺

脑脓肿可能伴发于先天性心脏病,心脏杂音或发绀可能作为佐证。肺脓肿也可能是脑脓肿的一个来源。

神经系统检查

A. 精神状态检查

在精神状态检查时,急性头痛患者可能意识模糊,如在蛛网膜下腔出血和脑膜炎常见的。头痛伴有痴呆症状可能提示颅内肿瘤,特别是额叶肿瘤或贯穿胼胝体浸润性肿瘤。

B. 脑神经检查

脑神经异常可能提示和定位颅内肿瘤或其他占位病变。**视乳头水肿**(papilledema)作为颅内压增高的"金标准",可见于占位

性颅内病变、颈动脉 - 海绵窦瘘、脑假瘤或高血压脑病等。表浅的视网膜出血[**玻璃体下出血**(subhyaloid hemorrhage)]是成人蛛网膜下腔出血的特征(**图 6-3**)。缺血性视网膜病可能见于血管炎患者。

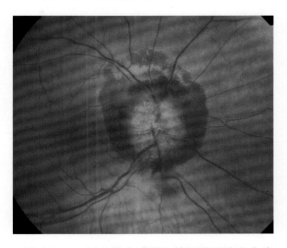

▲图 6-3　一例动脉瘤破裂和蛛网膜下腔出血患者的右眼视盘水肿和大的乳头周围透明膜下出血(承蒙同意使用,引自 Biousse V, Newman NJ. *Neuro-Ophthalmology Illustrated*. 2nd ed. New York, NY: Thieme; 2016; 571. Copyright © 2016 Thieme Medical Publishers, Inc.)

进行性动眼(Ⅲ)神经麻痹,特别是当它引起瞳孔扩张时,可能是后交通动脉动脉瘤扩张的征象;换言之,它可能反映颅内压增高和初期的脑疝。瞳孔光反应减弱发生在视神经炎。眼外肌麻痹出现于托洛萨 - 亨特综合征(Tolosa-Hunt syndrome)(见第 7 章,神经眼科疾病)。眼球突出提示眶内占位病变或颈动脉 - 海绵窦瘘。

面部疼痛部位的感觉减退,最常见于三叉神经第一支(V_1),在疱疹后神经痛可以看到。面部和咽部的触发区分别提示三叉神经痛和舌咽神经痛。

C. 运动检查

在亚急性头痛病史患者出现不对称的运动功能或步态共济失调,要求全面的评估以排除颅内占位病变。

D. 感觉检查

局灶性或节段性感觉损害或角膜感觉（角膜反射）减退，是反对良性疼痛原因的有力证据。

▼ 急性头痛

一种新的头痛突然发病可能是严重的颅内疾病或全身性疾病的症状，必须迅速和彻底地进行检查。

蛛网膜下腔出血

自发性（非创伤性）蛛网膜下腔出血（subarachnoid hemorrhage，SAH）（出血流入蛛网膜下腔）通常是脑动脉瘤或动静脉畸形破裂的结果。

囊状（浆果样）动脉瘤[saccular (berry) aneurysm]破裂约占 75% 的 SAH 病例，年发病率为 6/100 000。大多数为散发起病，但也有一些是家族性的，有 2 个或以上罹患者的家庭应对所有成员进行筛查。显性和隐性遗传方式都会发生。

动脉瘤破裂最常发生在 40 多岁和 50 多岁期间，两性分布大致相同。颅内动脉瘤破裂的风险因患者的年龄以及动脉瘤的部位和大小而异，大约 5% 的尸体解剖的个体有大脑动脉瘤，而大多数从未出现过症状。目前还没有确切的证据表明高血压易诱发动脉瘤的发展，但急性血压升高（如在性高潮时）可能是动脉瘤破裂的原因。

梭形动脉瘤（fusiform aneurysm）是由一个大脑动脉主干的周向扩张引起的。与囊状动脉瘤不同，它们被认为是由动脉粥样硬化或动脉夹层引起的，主要影响椎基底动脉系统，除了动脉瘤破裂，也可出现缺血或占位效应的症状。

颅内的动静脉畸形（AVMs），作为蛛网膜下腔出血不太常见的原因（10%），发生在男性是女性的两倍，出血通常是在 10~30 多岁，虽然一个显著的发病率延伸到 50 多岁。蛛网膜下腔的血液也可能由脑出血、栓塞性卒中和外伤引起的。

病理

大脑动脉的动脉瘤通常是先天性的，是由于血管壁发育薄弱引起的，特别是在分叉的部位。它们通常起源于脑底 Willis 环周围的颅内动脉（**图 6-4**），发生在 2% 的患者，大约 20% 的病例是多发的。其他先天性异常，诸如多囊肾病或主动脉缩窄可能与浆果样动脉瘤有关。

偶尔地，系统性感染诸如感染性心内膜炎播散到大脑动脉，导致动脉瘤形成，这类**细菌性动脉瘤**（mycotic aneurysm）占动脉瘤破裂的 2%~3%。细菌性动脉瘤通常比浆果样动脉瘤在沿大脑动脉走行的远端分布更多。

动静脉畸形（AVMs）由异常的血管交通构成的，它使得动脉血直接进入静脉系统而不经过毛细血管床。AVMs 在大脑中动脉分布区最常见。

病理生理学

颅内动脉的破裂使颅内压升高，并使痛觉敏感结构变形，导致头痛。颅内压可能达到全身灌注压，并使脑血流量急剧减少；与动脉破裂的震荡效应一起，这被认为会导致约 50% 的患者发病时失去意识。颅内压的迅速升高也会引起玻璃体下视网膜出血（见图 6-3）。

临床表现

A. 症状和体征

蛛网膜下腔出血（SAH）典型的（但并非不变的）表现是突然出现异常严重的全头痛，经典地描述为患者所经历过的最严重的头痛。然而，在突然出现异常剧烈头痛患者中，只有 8%~10% 会有蛛网膜下腔出血（见

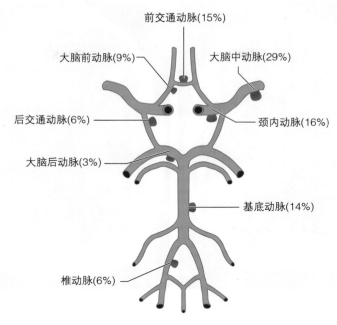

前交通动脉(15%)

大脑前动脉(9%)

大脑中动脉(29%)

后交通动脉(6%)

颈内动脉(16%)

大脑后动脉(3%)

基底动脉(14%)

椎动脉(6%)

▲图6-4 颅内动脉瘤的频率分布

第13章,以复发性雷击样头痛为特征的可逆性脑血管收缩综合征)。突发性到最大强度是蛛网膜下腔出血头痛的基本特征。没有头痛就基本上排除了诊断。三分之一的患者仅表现为头痛。在其余的病例中,在发病时经常出现意识丧失、呕吐和颈部僵硬。症状可能在一天中的任何时候,休息或劳累期间出现。

头痛最显著的特征是,它是新发生的。在急性事件之前的数周可能已发生过较轻微的而其他方面相似的头痛[警戒头痛(sentinel headache)],且很可能意味着小量前驱性出血或动脉瘤受牵拉。

SAH 的头痛不总是剧烈的,特别是如果出血是由于动静脉畸形破裂而不是动脉瘤。虽然出血的持续时间很短暂,但头痛的强度仍可能在几天内保持不变,并可能在大约 2 周时间缓慢地消退。头痛的复发通常意味着**再出血**(rebleeding)。

作为出血的结果,血压常急骤地上升。在最初的 2 周期间,脑膜刺激可引起体温升高达到 39℃(102.2℉)。通常伴有意识模糊、神志恍惚或昏迷。常见颈强直及其他脑膜刺激的证据(见图 1-5),但发生头痛后的数小时可能不出现。视网膜前球形的玻璃体下出血(见于 20%~40% 的病例,见图 6-3)对本病的诊断是最具有提示性的。

动脉瘤破裂时,出血主要发生在蛛网膜下腔而不是脑实质内。因此,突出的局灶性神经体征并不常见,即使出现时,体征可能与动脉瘤的部位无关。一个例外是动眼(Ⅲ)神经麻痹,由于同侧的该神经受到后交通动脉瘤的压迫。双侧的伸性跖反射和展(Ⅵ)神经麻痹是由颅内压增高引起的常见的非定位体征。

破裂的 AVMs 往往出现于脑组织内,并因此产生了局灶性神经体征,诸如轻偏瘫、失语症或视野缺损等。

B. 实验室所见

表现为蛛网膜下腔出血患者首先进行电子计算机断层(CT)扫描检查(图 6-5),CT可以确认 90% 以上的动脉瘤破裂患者的出血,并可能帮助识别出血灶的来源。在出血

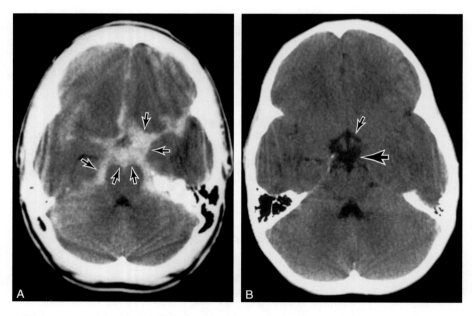

▲图6-5　A.一例急性动脉瘤性蛛网膜下腔出血患者非增强的脑 CT 扫描。高密度区(箭头)代表脑底部蛛网膜下腔的血液(大多数动脉瘤发生在 Willis 环附近的这一区域,见图6-4)(经同意引自 H. Yonas)。B. 同一区域的正常非增强的脑 CT 扫描。脚间池,大箭头;鞍上池,小箭头(经同意引自 C. Jungreis)

后的前 6 小时,当敏感性接近 100% 时,检测是最敏感的。并发症也能被识别,包括脑内或脑室内的血液扩张、脑积水和梗死等。动脉瘤本身在 CT 上可能并不明显,但是大多数动静脉畸形(AVMs)在注入造影剂后可能被发现。磁共振成像(MRI)对于检测脑干小的 AVMs 特别有用,它在 CT 扫描上成像较差。

对于神经系统检查正常患者,症状开始后 6 小时内 CT 扫描正常会被许多专家排除蛛网膜下腔出血。技术上不充分或延迟的 CT 扫描,或不能确认蛛网膜下腔出血的其他情况,就需要做腰椎穿刺(见第 2 章,辅助检查)。蛛网膜下腔出血时脑脊液(CSF)通常有初压明显地增高,肉眼呈血性,包含 10 万 ~100 万 /μl 红细胞。当血红素从这些细胞中被降解时,首先(通过血红素氧化酶)转变成绿色色素,胆绿素(biliverdin),然后(通过胆绿素还原酶)转变为黄色色素,胆红素(bilirubin),出血后 12 小时内,离心的 CSF

上清液变为淡黄色[**黄变**(xanthochromic)]。胆红素可以用分光光度法测定。白细胞最初在脑脊液中与红细胞的比例与外周血中相同。然而,由于蛛网膜下腔中血液引起的**化学性脑膜炎**(chemical meningitis)可能产生脑脊液淋巴细胞增多,最初 48 小时期间白细胞数可达数千,而在出血后 4~8 天 CSF 糖降低。在没有脑脊液淋巴细胞增多的情况下,蛛网膜下腔出血后 CSF 葡萄糖正常。外周血白细胞计数通常小幅升高,但极少超过 15 000/μl。

心电图(ECG)可能显示许多异常,包括尖峰或深倒置的 T 波,短 PR 间期或出现高 U 波。

一旦蛛网膜下腔出血的诊断被 CT 和腰穿证实后,就需要进行四血管脑动脉造影术。颈动脉和椎动脉均应进行检查,以显示整个的脑血管解剖,因为 20% 的患者会出现多发性动脉瘤,而动静脉畸形(AVMs)通常由多个血管供血。血管造影应尽早在方便的时间进行,而且是合理规划手术治疗的前提。因此,对于那些不是外科手术候选人的患者,诸如深昏迷患者是不必要的。CT和磁共振血管成像还不具备替代传统导管血管造影所需要的分辨率。

鉴别诊断

突然发病的剧烈头痛,伴有意识模糊或迟钝,颈部僵硬,没有局灶性神经功能缺失,以及血性脑脊液等,对于蛛网膜下腔出血是高度特异的。

其他疾病也可能产生迟钝和血性脑脊液,但通过其他的表现是可以鉴别的,诸如明显的局灶性神经功能缺失(高血压性脑出血)或心内膜炎的体征(破裂的细菌性动脉瘤),或者有头部外伤病史等。

可以通过比较取得的第一管与最后一管脑脊液中红细胞数,并检查离心的脑脊液标本,可以排除损伤性腰椎穿刺是血性脑脊液的原因。血液在外伤后被清除变清,但在蛛网膜下腔出血后却不会。由于经创伤性腰椎穿刺引入的血液没有时间被酶分解为胆红素,离心的标本显示为无色上清液。

细菌性脑膜炎基于在脑脊液中或CT扫描有血液存在可被排除。

并发症和后遗症

A. 出血复发

动脉瘤性出血的复发出现于大约20%的发病10~14天的患者。它是SAH主要的急性并发症,并使死亡率大约成倍增加。由于AVM出血的急性复发是不太常见的。

B. 脑实质内出血的扩张

尽管AVM出血通常累及脑实质,这在动脉瘤的出血却很不常见。然而,大脑前动脉或大脑中动脉的动脉瘤破裂可能直接喷射血液进入脑中,形成颅内血肿,导致轻偏瘫、失语,以及有时出现小脑幕疝等。

C. 动脉血管痉挛

迟发性动脉狭窄[**血管痉挛**(vasospasm)]发生于被蛛网膜下腔血液环绕的血管,在三分之一以上的病例中伴有缺血性神经功能缺失。临床缺血表现通常不会在出血后第4天之前出现,在第7~8天达到高峰,然后自行消退。该诊断可以通过经颅多普勒或脑血管造影被确认(见第2章,辅助检查)。血管痉挛的严重程度与蛛网膜下腔的血量有关,血管痉挛在血量较少的情况下不太常见,诸如在外伤性蛛网膜下腔出血或AVM破裂时。血管痉挛似乎只是蛛网膜下腔出血后发生迟发性缺血性神经功能缺失的一个因素,因为临床上三分之一的迟发性缺血患者没有明显的血管痉挛。

D. 急性或亚急性脑积水

急性或亚急性脑积水可在发病前3天或数周后发生,是蛛网膜下腔脑脊液吸收障碍的结果。进行性嗜睡、非局灶性表现,以及由于向下压迫中脑使上视受损等,都应提示这一诊断。

E. 癫痫发作

癫痫发作发生在不到10%的病例,而且仅发生在大脑皮质受损后。去皮质或去大脑的姿势是常见的急性和可能被误认为癫痫发作。

F. 其他并发症

虽然可能出现抗利尿激素分泌不当和导致尿崩症,但这些均不常见。

治疗

A. 内科治疗

内科治疗是针对预防动脉血压或颅内压增高,这可能会使动脉瘤或AVM再次破裂。典型的措施包括绝对卧床休息,床头抬高 15~20 度，轻度镇静，对头痛可用止痛药(应避免抗血小板药物)。由于入院时高血压患者死亡率增加，将血压降至约 160/100mmHg 是谨慎的，但卧床休息和轻度镇静在这方面经常是足够的。

发热是常见的，并且会使预后恶化。降至正常体温是必要的(建议输注 4℃ 的生理盐水)。应预防低血压，以确保充足的脑灌注，但静脉输液应为等渗(生理盐水)，并应给予护理，因水量过多可能加剧脑肿胀。低钠血症很常见，应该通过口服 NaCl 或静脉注射 3% 的生理盐水来管理，而不是通过限制液体。

破裂的动脉瘤外科治疗后，在没有其他动脉瘤的情况下，血管痉挛可通过使用去氧肾上腺素或多巴胺诱导的高血压来治疗。钙通道拮抗剂尼莫地平，60mg 口服(或通过鼻胃管)，每 4 小时 1 次，持续 21 天，通过神经保护机制，而不是通过直接影响血管痉挛，减少破裂的动脉瘤患者迟发性缺血性神经功能缺失。动脉瘤破裂后癫痫发作并不常见，但伴随急性发作的高血压会增加再次破裂的风险。因此，建议在围手术期预防性使用抗惊厥药物(如苯妥英，300mg/d)，并在一定的治疗后停止使用。

B. 手术治疗

1. 动脉瘤：破裂的动脉瘤(ruptured aneurysm)的最终手术治疗包括钳夹动脉瘤颈或血管内放置弹簧圈诱发凝血。

神经系统检查被用于患者手术候选资格分级(表 6-2)。完全清醒患者(Hunt 和 Hess 分级 I 和 II 级)或仅有轻度意识模糊患者(III 级)，手术已被证明改善临床转归。相反地，昏睡的(IV 级)或昏迷的(V 级)患者似乎并无裨益。

由于动脉瘤破裂后的前 24 小时内再出血最多，早期的手术干预是有必要的。这一方法缩短了再出血的风险期，并允许用扩容和药物升高血压等积极治疗血管痉挛。

合并**未破裂的动脉瘤**(unruptured aneurysm)的治疗是个体化的。手术适宜于年轻人、以前有动脉瘤破裂、动脉瘤破裂家族史、观察到动脉瘤增大，以及手术风险低的患者。预期寿命减少和无症状性小动脉瘤(直径 <7mm)适于保守治疗。

2. 动静脉畸形(AVM)：外科可切除的 AVMs 可以被整块地切除或通过结扎供血动脉使之闭塞，或者通过采用局部动脉内导管来栓塞。由于 AVMs 早期第二次出血风险比动脉瘤要小得多，手术治疗可以在出血发作后方便的时间择期进行。

预后

动脉瘤性蛛网膜下腔出血(aneurysmal subarachnoid hemorrhage)死亡率很高。大约 20% 的患者在到达医院之前死亡，25% 随后死于初次出血或其并发症，20% 死于手术治疗前再出血。大多数死亡发生在出血后的最初几天。

动脉瘤破裂后存活的可能性与患者的意识状态和从破裂后过去的时间有关。在

表 6-2　动脉瘤性蛛网膜下腔出血患者的临床分级

分级	意识水平	伴发的临床表现	手术指征
I	正常	无或轻微头痛和颈强	有
II	正常	中度头痛和颈强，某些病例有轻微神经功能缺失(如脑神经麻痹)	有
III	意识模糊状态	某些病例有局灶性神经功能缺失	有
IV	昏睡	某些病例有局灶性神经功能缺失	无
V	昏迷	某些病例有去脑强直姿势	无

第 1 天，无症状患者为 60%，嗜睡患者为 30%；在 1 个月时，这两组的存活可能性是分别 90% 和 60%。在动脉瘤性蛛网膜下腔出血的存活者中，大约半数患者会有永久性脑损伤。

将近 90% 的患者在 AVM 破裂导致蛛网膜下腔出血后恢复。虽然仍然有复发性出血的危险，与手术治疗比较，保守治疗更为有利。

其他脑血管疾病

脑出血

脑出血（intracerebral hemorrhage）通常表现为头痛、呕吐、意识改变，以及局灶性神经功能缺失等。在此情况下，头痛是由于痛觉敏感结构被血肿压迫所致。非创伤性脑出血最常见的病因是高血压，但是 AVMs 和肿瘤内出血也可以以类似的方式出现。CT 扫描显示血肿，通常是位于基底节、丘脑、小脑、脑桥或皮质下白质等。脑出血在第 13 章，卒中更详细地讨论。

脑缺血

三分之一的卒中或短暂性缺血发作（TIA）患者起病时出现头痛，可持续数小时到数日。头痛与卒中的病因（血栓性、栓塞性或腔隙性），卒中严重程度或者高血压无关。头痛在年轻人、女性、小脑部位，以及有偏头痛病史中更常见。

与缺血性卒中（ischemic stroke）有关的头痛通常是轻至中度强度，是非搏动性的。头痛的定位是由受累动脉的疼痛投射部位决定的，最常见是，但不总是在缺血半球的同侧。颈动脉病变通常产生额部（三叉神经分布区）疼痛，而后颅窝卒中通常出现枕部头痛。头痛伴发视网膜动脉栓塞（retinal artery embolism）或大脑后动脉痉挛或闭塞（posterior cerebral artery spasm or occlusion），由于伴发的视觉损害可能被误诊为偏头痛。

头痛也可能作为颈动脉内膜剥脱术（carotid endarterectomy）后脑过度灌注综合征的部分表现出现，并可能伴发高血压、局灶性感觉或运动体征、癫痫发作，以及意识改变等。这一综合征出现在术后第 2 或第 3 天，通常产生手术侧强烈的搏动性前部头痛，经常伴有恶心。头痛原因被认为是脑血流的自动调节功能受损。

脑梗死伴发的头痛可能需要镇痛剂来缓解症状。

脑缺血在第 13 章，卒中更详细地讨论。

脑膜炎或脑炎

覆盖脑部表面软脑膜的感染（脑膜炎）还会出现新发的头痛（87%），颈强直（83%），发热（77%），以及精神状态改变等（69%）。脑实质感染（脑炎）同样会出现头痛（81%），发热（90%），以及意识改变（97%），但是癫痫发作频繁（脑炎为 67%，而脑膜炎仅为 5%）。

头痛是脑（脑炎）或其脑膜覆盖物（脑膜炎）炎症的一种突出的特征，是由细菌、病毒或其他感染，以及肉芽肿病变、肿瘤或化学刺激物引起的。疼痛是由颅内的痛觉敏感结构，包括脑底血管的炎症所致。

头痛性质通常为搏动性，双侧的，部位是在枕部或颈项部，它的严重程度由于端坐、活动头部、压迫颈静脉，或者做其他暂时增加颅内压的动作（如打喷嚏、咳嗽）而加重。畏光可能很突出。头痛极少突然出现，而是在数小时至数日逐渐进展。

颈强直及其他脑膜刺激征必须仔细查找（见图 1-5），因这些体征在病程早期或脑炎时可能不明显。发热和昏睡或意识模糊经常是，但不总是突出的特征。

精神状态异常伴随于大多数细菌性脑膜炎病例，但也有少数的无菌性脑膜炎。变化可能发展迅速，严重程度从轻微意识模糊到昏迷不等。在大约 50% 的细菌性脑膜炎病例中，它们出现的持续时间少于 24 小时。细菌性脑膜炎临床和实验室表现总结于表4-8。

细菌性脑膜炎的诊断是通过脑脊液检查提供的,它显示白细胞数增高[**脑脊液淋巴细胞增多**(pleocytosis)]和糖含量降低[**脑脊液糖含量减少**(hypoglycorrhachia)](见表4-9)。细菌性、梅毒性、结核性、病毒性、真菌性,以及寄生虫性感染可以通过脑脊液糖量、革兰氏染色、抗酸染色、印度墨汁制剂、隐球菌抗体测试、性病研究实验室检查(VDRL),以及培养等加以鉴别(见表4-5)。脑膜炎和脑炎的治疗在第4章,意识模糊状态中详细讨论。

脑脓肿

来自邻近的或血源的包裹性脓液会引起肿块扩大,导致头痛、精神状态改变、局灶性神经功能缺失,以及发热等。在20%~25%的病例中,癫痫发作是首发症状。头痛是一种常见的表现(见表3-7),但是伴有发热和局灶性神经体征的经典头痛三联征不足20%。进展迅速,从出现症状到入院平均间隔8.3天。MRI和CT扫描会将脓肿与原发性或转移性肿瘤区分开来。病因、临床表现、评估和治疗在第3章,昏迷中讨论。

急性头痛的其他病因

癫痫发作

发作前、发作时和发作后头痛均可能出现,但是发作后头痛常见。它们最常与全面强直-阵挛性发作有关,但也出现于简单或复杂性部分发作之后。偏头痛的特征(搏动性、恶心和呕吐、畏光、畏声)是常见的,与患者的非发作性头痛类似。将这些头痛与蛛网膜下腔出血和脑膜炎头痛区分开来是重要的。如果对病因存有疑问,可以作腰椎穿刺。癫痫发作可能引起轻度的CSF淋巴细胞增多(单次发作后可达10/μl,癫痫持续状态后可达100/μl),但CSF糖含量是正常的。

腰椎穿刺

腰椎穿刺后头痛(post-lumbar puncture headache)是根据硬脑膜穿刺史(如脊椎穿刺、脊髓麻醉)来诊断的,特征性是**体位性头痛**(postural headache),在直立位时疼痛明显加剧,卧位时疼痛减轻。疼痛通常是在枕部,在穿刺后48~72小时内出现,并持续1~2天。可能出现恶心和呕吐。头痛系因CSF从脊髓蛛网膜下腔持续漏出,从而牵引脑底痛觉敏感结构所致。

这一并发症的风险通过使用小号针头(22号或更小)穿刺可以减少。之后平躺一段时间都不能降低这一风险。

低颅压头痛综合征(low-pressure headache syndrome)通常是自限性的。如果情况不是如此,他们可能对使用咖啡因苯甲酸钠(caffeine sodium benzoate)500mg,静脉注射产生反应,如果头痛持续或站立时复发,45分钟后可以重复注射。在持续性病例中,蛛网膜下腔的裂缝可以通过在穿刺部位将自体血液注入硬膜外间隙来封堵,这需要有经验的麻醉师。

自发性颅内压降低(spontaneous intracranial hypotension)可以产生性质类似腰穿引起的头痛。T1加权的钆增强MRI可能显示硬脑膜和“脑下垂”(sagging brain)的光滑增强(**图6-6**),这种增强可能与脑膜炎相关的增强混淆。CSF压力降低可以在没有头痛的情况下产生相同的MRI图像。自体血贴注射可以立即缓解症状。

高血压脑病

头痛是血压突然升高引起,可能由于嗜铬细胞瘤、性交、单胺氧化酶抑制剂与含酪胺食物如切达奶酪(Cheddar cheese)合用所致,而其中最重要的原因是恶性高血压(malignant hypertension)。血压250/150mmHg或更高是恶性高血压的特征,引起脑水肿和

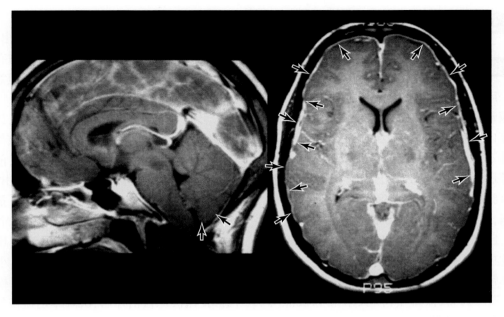

▲图 6-6　一例自发性颅内压降低 27 岁女性表现为严重的姿势性头痛。注入造影剂钆后矢状位和轴位的 T₁ 加权像显示"脑下垂"的特征：小脑扁桃体向下移位进入枕骨大孔（箭头，左侧图像），脑干池消失（左侧图像，与图 2-6 的正常矢状位 MRI 比较），以及弥漫性硬脑膜增强（右侧图像箭头所指）。MRI 异常和症状在作硬膜外血液贴片（blood patch）后逆转。（承蒙 H.A. Rowley 同意使用）

痛觉敏感结构移位。引起的疼痛被描述为剧烈的和搏动性的。弥漫性或局灶性中枢神经系统功能障碍的其他体征也存在，诸如嗜睡、轻偏瘫或局灶性癫痫发作等，在 CT 或 MRI 上，可见脑后部白质改变（见图 4-21）。治疗方法是使用降压药物（见第 4 章，意识模糊状态），但必须注意避免低血压，因为它可能产生脑缺血和引起卒中。

性交

大多数性交头痛（coital headache）是良性的。男性比女性更容易受到影响。这种头痛可能是在性兴奋时出现的一种钝性双侧疼痛，也可能是在性高潮时出现的一种剧烈的突发性头痛，可能是由全身血压明显升高引起的。性高潮后持续性头痛，在直立姿势更严重，也曾有过描述，被描述为腰穿刺后头痛，使人联想起与腰穿时初压降低有关的腰穿后头痛。每种的这些头痛都是良性的，并在数分钟至数日消退。

主诉与性高潮有关的剧烈头痛患者应予排除蛛网膜下腔出血的可能（见上文讨论）。如果没有发现出血，在性交前 30~60 分钟口服吲哚美辛（Indomethacin）50~100mg 预防性治疗可能有效。

眼科疾病

眼周疼痛可能出现于偏头痛和丛集性头痛，且也是虹膜炎和青光眼表现的特征。**急性虹膜炎**（acute iritis）导致剧烈的眼痛伴有畏光。通过裂隙灯检查可确认诊断，急性期处理包括药物散瞳。**闭角性青光眼**（angle-closure glaucoma）产生眼球内疼痛放射至前额。当它发生在中年以后时，这类疼痛综合征应迅速进行诊断性眼压测量。

亚急性头痛

巨细胞动脉炎

巨细胞动脉炎（giant cell arteritis）亦称为**颞动脉炎**（temporal arteritis），是一种影响中等口径和大动脉的系统性血管炎，特别是颈外动脉的分支。它的病理特征是亚急性肉芽肿性炎症（包括淋巴细胞、中性粒细胞和巨细胞）。痛觉敏感的动脉壁的炎症引起头痛，而动脉狭窄导致缺血。

巨细胞动脉炎最常发生在白种人身上，女性的发病率是男性的两倍，在 60 岁之前并不常见。它由于关节周围的炎症，通常伴有不适、肌痛、体重下降、关节痛和发热等[**风湿性多肌痛**（polymyalgia rheumatica）复合征]。最常见的症状是新发的、非特异性头痛，它可以是一侧或两侧的，而且通常相当严重和钻痛性的。它的特征是定位于头皮，特别是在颞动脉。当头枕在枕头上或梳头时，头皮的触痛可能特别明显。咀嚼时下颌疼痛或僵硬[**下颌跛行**（jaw claudication）]高度提示巨细胞动脉炎，而且是由于咀嚼的肌肉动脉缺血所致（舌也可能受到影响）。**眼部受累**可能表现为一只或两只眼睛短暂的视觉障碍，持续数分钟或数小时。由于脑神经或眼外肌缺血引起的复视可能是一个表现特征。前部缺血性视神经病（anterior ischemic optic neuropathy），是以单眼或双眼苍白性视盘水肿为特征，导致永久性视力丧失。眼动脉受累可能导致突然视力丧失，在第 7 章，神经眼科疾病中讨论。

红细胞沉降率（ESR）增高，但不是一成不变的。平均韦斯特格伦（Westergren）法 ESR，在巨细胞动脉炎（在 29~144mm/h 不等）和风湿性多肌痛（在 58~160mm/h 不等）约为 100mm/h；据报道，老年患者 Westergren 法 ESR 正常上限高达 40mm/h。ESR 升高、C 反应蛋白水平 >2.45mg/dl，以及血小板增多（血小板 $>4 \times 10^5/\mu l$）每项都使诊断更为可能。

诊断通过活检受影响的颞动脉作出，它的特征是增厚的、无搏动的、扩张的和有触痛。该动脉可能呈一种斑片状受累，但需要做连续切片证明组织学血管炎。

可能的巨细胞动脉炎需及时评估，以避免视力丧失，但是在活检诊断前不应该停止治疗，即使活检结果呈阴性也应继续，前提是临床诊断是在临床基础上有信心作出的。初期治疗是口服泼尼松 60~100mg/d。剂量通常在 1~2 个月后减量，视临床反应而定。另一种选择是，治疗可以从静脉滴注甲泼尼龙（methylprednisolone）开始，每 12 小时 500~1 000mg，连续 2 天，随后用泼尼松替代。使用泼尼松治疗后，沉降率迅速恢复到正常水平，而且必须保持在正常范围内，因为药物剂量在 1~2 年内逐渐减量。虽然头痛在接受治疗后 2 至 3 天内可能出现显著改善，但伴发的失明通常是不可逆的。

颅内占位

中年或晚年新发的头痛应始终提高对占位病变的关注，诸如**脑肿瘤**（brain tumor）（表 6-3）、**硬膜下血肿**（subdural hematoma）或**脑脓肿**（brain abscess）（见第 3 章，昏迷），虽然占位病变可能会或可能不会引起头痛，取决于邻近痛觉敏感的颅内结构或脑室系统。只有大约一半的脑瘤患者主诉头痛（表 6-4），虽然症状在一定程度上随着肿瘤类型而异，而且转移性脑瘤比原发性脑肿瘤更常见。

与脑肿瘤相关的头痛最常见为非特异性的，严重程度从轻微到中度，性质钝痛而稳定，以及呈间断性。这种疼痛特征是双侧额部，单侧更严重，并因位置改变或增加颅内压的动作而加重，如咳嗽、打喷嚏和用力排便等。头痛在弯腰时会加重。紧张型或偏头痛类型特征都可能会看到。查体时偏侧化特征的证据最能提示占位。经典的脑肿瘤的头痛（严重的，清晨头痛，伴有恶心呕

表6-3　原发性中枢神经系统肿瘤的相对发病率

肿瘤类型	发生率/%
脑膜瘤	34.4
胶质母细胞瘤	16.7
垂体瘤	13.1
神经鞘瘤[1]	8.6
星形细胞瘤	7.0
其他神经上皮瘤	5.1
淋巴瘤	2.4
少突胶质细胞瘤	2.0
室管膜瘤	1.8
胚胎瘤[2]	1.0
颅咽管瘤	0.7
生殖细胞瘤	0.5
其他	6.6

[1] 包括听神经瘤
[2] 包括髓母细胞瘤
2004—2007年数据来自美国中央脑瘤登记处(www.cbtrus.org).

表6-4　脑肿瘤的症状

症状	症状的百分率		
	低级别胶质瘤	恶性胶质瘤	脑膜瘤(良性)
头痛	40	50	36
癫痫发作	65~95	15~25	40
轻偏瘫	5~15	30~50	22
精神状态改变	10	40~60	21

数据来自 De Angelis LM. Brain tumors. *N Engl J Med.* 2001;344:114.

吐)并不常见;恶心和呕吐出现于不到一半的脑肿瘤患者。脑肿瘤头痛的发生与肿瘤大小和中线移位程度成正比。硬膜下血肿通常出现明显的头痛,因为它的体积大,增加了撞击痛觉敏感结构的可能性。

一种提示脑肿瘤的不常见的头痛类型特征是突发的剧烈疼痛,在数秒钟内达到最大的强度,持续数分钟至数小时后头痛迅速消退。这可能与意识改变或"降低攻击"(drop attack)有关。虽然典型与**第三脑室胶样囊肿**(third ventricular colloid cyst)有关,这些阵发性头痛可能由颅内许多不同部位的肿瘤引起。三叉自主神经头痛型头痛(trigeminal autonomic cephalalgia type headache)(见下文)可能是垂体肿瘤的表现特征。

疑诊颅内占位病变需要通过CT扫描或MRI检查迅速评估。脑肿瘤根据增强脑MRI扫描正常可被排除。肿瘤治疗取决于组织学类型(良性或恶性、原发性或转移性、病理分级),但可能包括手术切除、放疗和化疗。预后也因肿瘤特征,以及年龄、生物标志物和基因多态性而不同。

特发性颅内压增高

特发性颅内压增高(idiopathic intracranial hypertension)[**脑假瘤**(pseudotumor cerebri)]是弥漫性颅内压增高的结果,它可能引起弥漫性而多变的头痛、视乳头水肿、搏动性耳鸣、视力丧失,以及复视等[由于展(Ⅵ)神经麻痹]。由于静脉回流障碍引起脑脊液吸收受损可能参与发病机制。颅内压增高也可能是许多疾病的症状表现(**表6-5**),但是这些疾病没有特发性类型那么常见。

女性受累要比男性常见的多,发病高峰

表6-5　与颅内压增高相关的疾病

颅内静脉引流受阻(如静脉窦血栓形成、头外伤、红细胞增多症、血小板增多症)
内分泌功能障碍(如肥胖、类固醇治疗停药、Addison病、甲状旁腺功能减退)
维生素及药物疗法(如儿童和青少年维生素A过多症和13顺式维A酸、四环素、米诺环素、萘啶酸)
其他(如慢性高碳酸血症、严重的右心衰竭、慢性脑膜炎、高血压脑病、重度缺铁性贫血)
特发性

期在 20~30 岁。大多数患者是肥胖的。弥漫性头痛几乎总是一个出现的症状。头痛每天发生,呈搏动性或压迫性,中等强度,因咳嗽或紧张加重。短暂性(数秒钟的)视物模糊和视物不清也发生在大多数病例。大多数患者就诊时视力正常,但是几乎所有的患者均可见中至重度视乳头水肿。视力丧失可由颅内压增高引起,它导致视神经(Ⅱ)萎缩。与青光眼的视力丧失一样,由于特发性颅内压增高引起的视力下降是以视野的逐渐缩小,伴晚期的中心视力丧失为特征。伴随的脉动性耳鸣很常见

特发性颅内压增高的症状通常在数月中是自限性的,视乳头水肿可能消失,但脑脊液压力仍然持续增高数年,而 10% 的患者出现复发性症状发作。利用脑 MRI 或 CT 扫描、腰椎穿刺和实验室检查,特发性颅内高压必须与大脑内占位病变和列于表 6-5 中的疾病鉴别。影像学检查可能在 70% 的病例中显示小的(裂隙样)脑室和证实空蝶鞍。视神经鞘呈特征性地扩张,眼球的背部是扁平的。增高的颅内压(CSF 初压 >250mmH$_2$O)通过腰椎穿刺可被证实,放出 20~40ml 脑脊液可能短暂地缓解头痛。CSF 的细胞数、糖和蛋白成分是正常的。然而,需要注意的是,没有特发性颅内压增高的肥胖个体可能会有高达 250mmH$_2$O 的初压。

如果发现了其他病因(见表 6-5),应给予具体治疗。脑静脉血栓形成必须通过影像排除。特发性病例的治疗使用乙酰唑胺(1 000~1 250mg/d);托吡酯也可能对头痛治疗有效。糖皮质激素是有效的,但是有麻烦的副作用,当停药时视乳头水肿往往出现反弹。肥胖的患者应鼓励减轻体重。在药物难治性病例,可能需要视神经鞘开窗术(optic nerve sheath fenestration)、腰椎腹腔分流术或脑室腹腔分流术来保存视力和减轻头痛。

三叉神经痛

三叉神经痛(trigeminal neuralgia)[痛性痉挛(tic douloureux)]是一种中老年人发病的面部疼痛综合征,在女性中比男性更常见。

疼痛是单侧性的,通常局限于三叉神经的第 2 支(V$_2$)和第 3 支(V$_3$)分布区(图 6-7)。少于 5% 的病例出现第 1 支受累或双侧病变。疼痛是以闪电般、瞬间的方式发生(大于 1 秒钟到大约 2 分钟)剧烈的戳刺样疼痛,会自发地缓解,发作在特定的患者身上呈刻板样。发生在睡眠中是不常见的。无痛间隔可能持续数分钟至数周,但长期的自发缓解是罕见的。通过触摸、寒冷、风吹、谈话或咀嚼等刺激脸颊、鼻子或嘴周围的触发区,可以诱发疼痛。在经典的三叉神经痛,体格检查未发现异常,三叉神经感觉缺失或异常的三叉神经反射(角膜或下颌反射)排除特发性诊断。罕见的情况,类似疼痛也出现于多发性硬化或脑干肿瘤,这在年轻的患者,有眼支疼痛的患者,以及所有在检查中表现出神经系统异常或出现双侧症状的患者都应考虑。

CT 扫描、常规的 MRI,以及动脉造影是

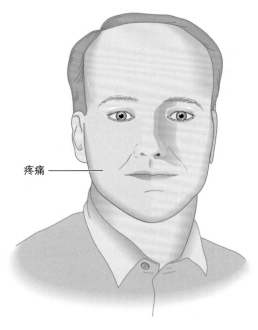

疼痛 ——

▲图 6-7　三叉神经痛症状的分布区

正常的。虽然高分辨率 MRI 技术可能显示微血管的神经受压,但是目前还没有确定标准技术来证明症状性血管压迫。

使用卡马西平(Carbamazepine)治疗,400~1 200mg/d,分 3 次口服,在大多数情况下可使疼痛在 24 小时内缓解。血液恶液质(blood dyscrasia)很少会作为卡马西平的不良反应发生。奥卡西平(Oxcarbazepine)(600~1 800mg/d,分 2 次服)似乎同样有效,没有血液恶液的风险。苯妥英(Phenytoin)250mg 静脉滴注可能终止急性发作,而苯妥英 200~400mg/d 口服可能单独有效,如果需要第二种药物,也可以与卡马西平联合使用。拉莫三嗪(Lamotrigine)400mg/d 或巴氯芬(Baclofen)10mg,每日 3 次,或 20mg,每日 4 次,可被用于难治性病例。后颅窝微血管减压术被用于药物治疗失败或失效的患者。小脑上动脉是最常见被牵连的。

舌咽神经痛

舌咽神经痛(glossopharyngeal neuralgia)是一种罕见的综合征,主要以局限于口咽、扁桃体弓、舌根或外耳道的一侧疼痛为特征。疼痛可能为阵发性的,类似于三叉神经痛的描述,或更连续和烧灼样或疼痛的性质。罕见地,由于缓慢心律失常引起心源性晕厥伴有这种疼痛(见第 12 章,癫痫发作和晕厥)。扳机区通常是在扁桃体弓周围,因此症状是被吞咽或讲话诱发的。疼痛的阵发性发作每天可能发生多次。

女性比男性更容易受到影响。症状开始的年龄比三叉神经痛稍早。诊断是根据病史和通过刺激扁桃体周围的触发区重现疼痛来确立的。没有异常的神经体征。双侧的症状、异常的体征或其他非典型特征应及时寻找可能模拟舌咽神经痛的疾病,如多发性硬化、脑桥小脑角肿瘤和鼻咽癌等。

如同三叉神经痛一样,常规的影像学技术不能显示异常,但是高分辨率 MRI 技术可能发现微血管或空间占位病变压迫舌咽

(Ⅸ)神经。

卡马西平或苯妥英(如同前面三叉神经痛的描述)通常产生戏剧性的缓解,微血管减压术已被用于抗药的病例。

疱疹性和疱疹后神经痛

水痘 - 带状疱疹病毒(varicella-zoster virus)感染可引起发热性疾病,并伴有播散性水疱疹[水痘(chickenpox)]。初次感染后,病毒在感觉神经节内保持休眠状态,但可能会重新激活,特别是随着年龄增长或免疫抑制,导致一侧的水疱性出疹,称为**带状疱疹**(herpes zoster shingles)。这些出疹出现皮节的分布(最常见于胸部,50%;三叉神经的眼支,25%),伴发尖锐的刺痛,局灶性根痛伴感觉异常等。年龄 50 岁以上的患者,疼痛可能持续超过 6 周。这构成了**疱疹后神经痛**(postherpetic neuralgia)。

这一综合征在 50 岁之前不发生,随着年龄的增长,在免疫缺陷患者,以及白血病或淋巴瘤患者中变得越来越常见。

疱疹后神经痛是以持续的、严重的、刺痛或烧灼性、感觉迟钝性疼痛为特征。在头部,三叉神经的第 1 支(V_1)是最常受累的,所以局限于一侧前额的疼痛通常是主要特征(**图 6-8**)。由于水泡性皮疹的愈合而产生的疤痕可能存在于疼痛的分布中。对疼痛区域的仔细检查发现皮肤对针刺的敏感性降低。三叉神经分布区带状疱疹的另一个主要并发症是角膜感觉减退,伴眨眼反射受损,这可能导致角膜磨损、瘢痕形成,以及最终失明等。

皮肤出疹的强度和持续时间和带状疱疹的急性疼痛用阿昔洛韦(Acyclovir)(800mg,每日 5 次),泛昔洛韦(Famciclovir)或伐昔洛韦(Valacyclovir)急救治疗 7~10 天可能减轻,但这些治疗并没有被证明能减少疱疹后神经痛的可能性,虽然疱疹后神经痛的持续时间可能会缩减。在急性疱疹出疹时使用糖皮质激素(泼尼松 60mg/d,口服 2

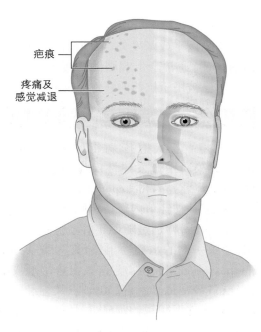

疤痕

疼痛及
感觉减退

▲图 6-8   疱疹后神经痛的症状和体征的分布

周,并快速递减)可能减轻急性疱疹性疼痛,但不能减轻疱疹后神经痛的发生。

一旦疱疹后疼痛综合征(postherpetic pain syndrome)被确定,最有效的治疗是三环类抗抑郁药,诸如阿米替林(Amitriptyline)25~150mg/d 口服,该药被认为直接作用于中枢神经系统痛觉-整合通路,而不是通过抗抑郁作用;去甲替林(Nortriptyline)或地昔帕明(Desipramine)的耐受性可能更好。三环类抗抑郁药当与吩噻嗪类[奋乃静(Perphenazine)]合用时可能疗效更好。抗惊厥药物加巴喷丁(Gabapentin)1 800~3 600mg/d,以及普瑞巴林(pregabalin)600mg/d 也有一些疗效。

利多卡因-丙胺卡因(Lidocaine-Prilocaine)(2.5% 乳膏),或利多卡因(5% 的凝胶或皮肤贴剂)是一种有效的局部治疗。局部应用辣椒素(Capsaicin)(0.075% 乳膏或 8% 贴剂)可能也有帮助,但可能引起局部的皮肤刺激。辣椒素作为一种瞬时性受体电位阳离子通道(transient receptor potential cation channel,TRPVI)拮抗剂耗竭来自周围感觉神经元的疼痛介导性多肽类(pain-mediated peptides)(如 P 物质、降钙素基因相关肽)。在其他的难治性病例,每周鞘内注射甲泼尼龙可能会减轻疼痛。

持续性特发性面部疼痛

持续的、恼人的、主要是一侧性面下部疼痛,又不能找到原因被称为持续的特发性或**非典型面痛**(atypical facial pain)。与三叉神经痛不同,它不限于三叉神经分布区,而且也不是阵发性的。神经系统检查和神经影像检查是正常的。这种特发性疾病必须与鼻咽癌、面部鳞状细胞癌的颅内扩展或拔牙部位感染相关的类似疼痛综合征鉴别。治疗方法为阿米替林(Amitriptyline)20~250mg/d 口服,单独使用或与苯乙肼(Phenelzine)30~75mg/d 口服联合使用。苯妥英可能是一种有效的替代药物,特别是在三环类抗抑郁药耐受性较差的情况下。

▼ 慢性头痛

偏头痛

偏头痛(migraine)是常见的(患病率12%),并表现为周期性头痛。偏头痛发作在大约 15%~20% 的患者中以视觉或其他神经(通常是感觉)症状开始[**有先兆的偏头痛**(migraine with aura)或**经典偏头痛**(classic migraine)],然后是头痛期。然而,在大多数情况下,没有先兆出现[**无先兆的偏头痛**(migraine without aura)或**普通偏头痛**(common migraine)]。在青春期之前,男性和女性受到的影响是一样的。青春期以后,2/3~3/4 的偏头痛病例发生在女性。发病年龄较早,约 25% 在 10 岁于内开始,55% 在 20 岁前,90% 以上在 40 岁前发病。

遗传学

尽管候选基因仍不确定,但大多数病

例中至少有一个一级亲属有偏头痛的家族史,而双胞胎研究表明,遗传和环境因素都参与其中。对于那些有患病亲属的人来说,偏头痛的风险增加了三倍。常染色体显性遗传发生在几种公认的偏头痛综合征中,包括**家族性偏瘫型偏头痛**(familial hemiplegic migraine)和**常染色体显性遗传脑动脉病伴皮质下梗死**(cerebral autosomal dominant arteriopathy with subcortical infarcts,CADASIL)。偏瘫型偏头痛也发生在家族中。编码膜离子通道基因突变与该综合征有关(**表 6-6**)。

结构特征

偏头痛与 MRI 检测到的白质病变、梗死样病变以及脑灰质和白质的体积变化有关。女性可能更容易受到影响,有先兆的患者也是如此。与头痛频率没有明确的联系可被确定。这些 MRI 表现的临床意义尚不明确,认知的结果尚未发现。

诱发因素

在许多患者中,前驱性疲劳或认知、情感或胃肠道症状预示着偏头痛发作的来临,这些症状可持续长达 1 天。这一**先兆期**(premonitory phase)的基础尚不清楚,但它可能反映了下丘脑或脑干功能改变。偏头痛发作可能被一些食物诱发,如含酪氨酸的奶酪,肉类如含亚硝酸盐防腐剂的热狗或培根,含苯乙胺的巧克力,但不只是巧克力,以及由食品添加剂,诸如味精,一种常用的增味剂。生活方式问题,诸如禁食,情绪,月经,药物(特别是口服避孕药物和血管舒张剂,如硝酸甘油),天气变化,睡眠障碍,以及强光等都可能诱发。

发病机制

基于血管收缩性麦角生物碱[如麦角胺(ergotamine)]在终止急性偏头痛发作中的作用,以及血管舒张剂[如亚硝酸戊酯

表 6-6 与偏头痛相关的常染色体显性和遗传性疾病

基因	蛋白	疾病	表现
CACNA1A	神经元 Ca$_v$2.1(P/Q 型)电压门控钙通道的 α_1- 亚单位	家族性偏瘫型偏头痛(FHM1)(50% 的鉴定家族有 *CACNA1A* 突变)	偏瘫性偏头痛,小脑性共济失调,癫痫发作
ATP1A2	钠 - 钾泵 α_2- 亚单位	家族性偏瘫型偏头痛(FHM2)(20% 的鉴定家族有 *ATP1A2* 突变)	偏瘫性偏头痛,癫痫发作
SCN1A	Na$_v$1.1 电压门控钠通道 α- 亚单位	家族性偏瘫型偏头痛(FHM3)	偏瘫性偏头痛,癫痫发作
MTTL1	核苷酸 3 243 位点 mtDNA A-G 替换	线粒体脑肌病伴乳酸酸中毒和卒中样发作(MELAS)	偏头痛,癫痫发作,轻偏瘫,偏盲,皮质盲和发作性呕吐
NOTCH3	Notch3(跨膜受体)	常染色体显性遗传脑动脉病伴皮质下梗死(CADASIL)	有先兆的偏头痛,卒中,痴呆
TREX1	3' 修复核酸外切酶(DNA 修复酶)	视网膜血管病伴脑白质营养不良(RVCL)	偏头痛,失明,卒中,痴呆,雷诺(Raynaud)现象,肾病,肝硬化

(amyl nitrite)]在消除偏头痛先兆中的作用，长期以来，颅内血管收缩和颅外血管舒张分别被认为是偏头痛先兆和头痛发作期的原因。然而，最近的研究支持皮质扩散性抑制是先兆和头痛的原因（**图6-9**）。由此引起的致敏（提高神经元对疼痛或非疼痛刺激的应答）导致许多偏头痛症状，包括皮肤触摸性疼痛（由无害的刺激引起的疼痛）。

　　偏头痛时的功能MRI检查发现脑血流量在背侧脑桥和扣带回、视觉和听觉皮质的变化。这些信号的传播具有类似皮质扩散性抑制的特征。在**前兆期**（aura phase）开始时（高达30%的患者发生），枕叶皮质脑血流量减少会根据细胞结构而不是血管边界向皮质前方扩散（见图6-9）。在这方面，以及它的扩散速度上（2~5mm/min），它类似于**扩**

散性抑制（spreading depression）的现象，表现为神经元的慢波和神经胶质细胞去极化使血流减少，并抑制清醒时神经元的活动。然而，血流量减少的区域并不符合引起特定先兆的皮质区，血流减少的程度不足以引起缺血症状，先兆症状已经消退和头痛开始后血流可能仍然减低，并且头痛也可能在先兆期时就已开始。抑制性扩散性抑制可能预防偏头痛先兆（但不能预防随后的头痛）。这些发现表明，神经元活动变化，而不是缺血产生先兆。然而，人们对引发扩散性抑制的原因知之甚少。

　　已经提出了两种主要的机制来解释**头痛期**（headache phase）。根据一种理论，疼痛是由支配脑膜和血管的初级感觉性三叉神经神经元在外周激发的，可能是无菌性炎症

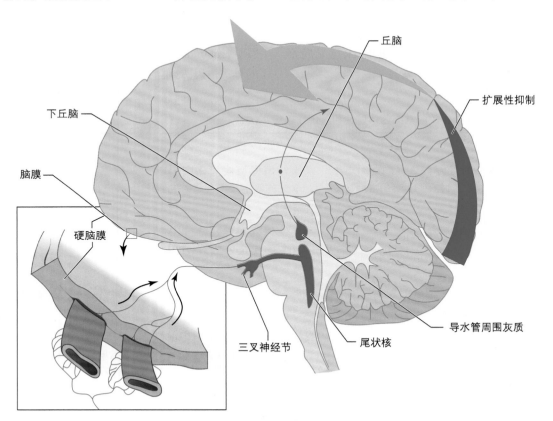

▲图6-9　推测涉及偏头痛发病机制的中枢和周围神经系统部位。在先兆期，皮质血流减少从枕叶皮质向前部扩散（大箭头），它被认为是由于扩散性抑制。在头痛期，脑膜的无菌性炎症可能激活三叉神经感觉纤维，后者投射到尾部核团、导水管周围灰质、丘脑感觉核以及初级躯体感觉皮质等（小箭头）。此外，这一中枢感觉通路可能把传递的正常传入信号误当成有害的信号

的结果（见图 6-9）。这些神经元投射到在脑干的尾端核团，并由此到导水管周围灰质、感觉性丘脑核，以及躯体感觉皮质。另一种理论认为，中枢疼痛通路的原发性紊乱会产生敏感，因此通常无害的感觉输入会被误解为疼痛信号，这一现象被称为**异位性疼痛**（allodynia）。

临床表现

A. 有先兆的偏头痛（经典偏头痛）

30% 的偏头痛患者在头痛之前会出现短暂的神经症状（先兆），持续时间不到一小时。先兆可以是视觉的，感觉的（影响肢体、面部或舌），基底动脉的，或者运动的。最常见的先兆是视觉的变化，特别是偏盲性视野缺损和暗点（盲点），以及向周边扩大和扩展的闪烁火花（闪烁光）（**图 6-10**）。随之而来的是搏动性一侧头痛（**图 6-11**）。头痛的频率各不相同，但超过 50% 的患者每周发作不超过 1 次。大多数患者发作的持续时间多于 2 小时和少于 1 天。在妊娠中期、晚期以及绝经期后出现缓解是常见的。

尽管半侧头痛（hemicranial pain）是经典偏头痛的"金标准"，但头痛也可以是双侧的，或者位于枕部，这是通常归因于紧张型头痛的特征，这可能代表三叉神经和上颈部传入通路在脑干汇聚。

在头痛期间，明显的相关症状包括恶心、呕吐、畏光、畏声、易激惹、气味恐怖（osmophobia），以及疲乏等。血管运动和自主神经症状也很常见。头重脚轻（light-headedness）、眩晕、听力障碍、复视、构音障碍、耳鸣、共济失调或意识改变可出现于**基底性偏头痛**（basilar migraine）。偏头痛先兆偶尔会产生持续或超过头痛期的神经功能缺失，如**偏瘫型偏头痛**（hemiplegic migraine），但可能极少引起卒中。偏头痛的运动表现可以通过逐渐起病［偏头痛进行曲（migrainous march）］和症状的自发消退与卒中鉴别。

特别是在 50 岁之后，先兆可能在没有头痛的情况下出现［晚年**偏头痛等位症**（migraine equivalents）］。症状包括视觉障碍、轻偏瘫、偏侧感觉缺失、构音障碍或失语症，通常持续 15~60 分钟（逐渐发生的，非卒中样，感觉 - 运动症状的"偏头痛进行曲"在诊断上是有帮助的）。

其他的偏头痛亚型包括视网膜性偏头痛（retinal migraine）（头痛伴随单眼暗点），前庭性偏头痛（vestibular migraine），以及月经性偏头痛（menstrual migraine）等。

B. 无先兆的偏头痛（普通偏头痛）

无先兆的偏头痛比有先兆的偏头痛要常见的多，而它引起的头痛最常见为单侧部

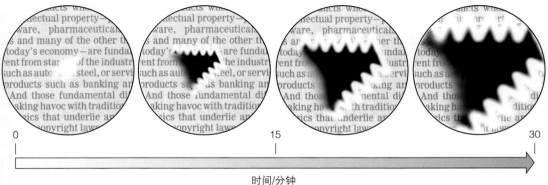

▲图 6-10　闪光的暗点（盲点）的连续图像显示，一例经典的偏头痛患者闪烁幻象（fortification figures）（锯齿状缘）及相关暗点的演变。当闪烁向周边移动时，仍然有一个短暂的盲区

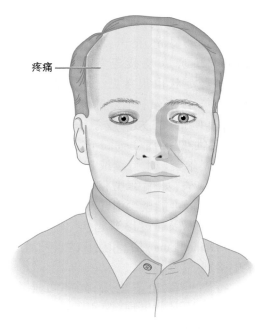

疼痛

▲图6-11　偏头痛的疼痛分布。偏侧头痛（如图示）最为常见，但疼痛也可呈全头的、双额的或单额的分布，或者不常见地，位于枕部或颅顶部

位，搏动性，程度是中至重度。恶心、呕吐、畏光，以及畏声很常见。当疼痛持续时，伴发的颈肌收缩可能会加重症状。头皮触痛通常出现在发作期间。如果不治疗，头痛通常持续 4~72 小时，偶尔会因呕吐而终止。无论普通偏头痛还是经典偏头痛，头痛时压迫同侧的颈动脉或颞浅动脉都可能减轻它的严重程度。

C. 慢性（转换性）偏头痛和药物滥用头痛

发作性偏头痛在数月到数年中可能改变它的临床特征，演变为一种几乎每天都疼痛的慢性头痛综合征。头痛常常会失去它的经典偏头痛的特征。肥胖、先前头痛的频率和服用咖啡因是相关的危险因素。一种常见的慢性偏头痛的亚群是由药物滥用引起的头痛。

用于治疗偏头痛或其他类型头痛的过度使用药物可能导致慢性每日头痛。大多数患者有偏头痛的潜在问题，并已过度使用

单纯止痛剂或曲普坦类，但其他类型头痛患者和使用其他种类药物患者也容易受影响。大多数患者为女性。头痛特征是每月至少出现 15 天，至少连续 3 个月。治疗包括逐渐减量或撤除致病药物，并开始预防性治疗（表 6-8）。糖皮质激素作为"桥接疗法"（bridge therapy），对减轻药物戒断引起的头痛加重可能是有用的。

偏头痛后期

偏头痛发作停止后，偏头痛症状可能会随着突然头部运动而再次出现。也可能会有疲惫的感觉（或罕见地兴奋 / 欣快感）。

治疗

表 6-7 和表 6-8 总结了偏头痛的治疗选择。处理与习惯规律性相关的生活方式问题可能会有帮助（见诱发因素）。药物治疗可被分为用于终止正在进行中的发作（终止性）以及预防将来发作的（预防性）措施。

急性偏头痛发作通常对单纯止痛剂有效，如果这些药物无效，对偏头痛特异性疗法：5- 羟色胺 5-HT$_{1B/D}$ 受体激动剂［曲普坦类（triptans）］或麦角生物碱［如双氢麦角碱（dihydroergotamine）］可能有反应。一类新型抗偏头痛药物，降钙素基因相关肽受体拮抗剂（calcitonin gene-related peptide receptor antagonists），例如，汰格帕特（Telcagepant）、Olcegepant 和 CGRP 单克隆抗体等也可能证明对止痛是有用的。急性（终止性）治疗药物（见表 6-7）必须在症状出现时服用，才能得到最大的疗效。快速吸收的非经肠剂型优于口服制剂。恶心是偏头痛的一个显著特征，也是一些抗偏头痛药常见的副作用，因此可能有必要通过其他非口服途径或合用止吐剂来给药（见表 6-7）。麦角生物碱和曲普坦类被认为是高血压病或其他心血管疾病患者的禁忌证，但是这些药物发挥作用的机制并不是通过血管收缩。

预防性治疗应该被用于每周 2 次或以

表 6-7　偏头痛的急性治疗（顿挫疗法）

药物	途径[1]	规格	推荐剂量	注解
单纯止痛剂（限于 14 天每月）				
阿司匹林	PO	325mg	650mg q4h	可引起胃痛或出血
萘普生钠	PO	250mg，375mg，500mg	开始 500~1 000mg，1h 后必要时 250~500mg	
布洛芬	PO	200mg，400mg，600mg，800mg	开始 800~1 200mg，然后 600~800mg，q4~8h	
酮洛芬	PO	25mg，50mg，75mg，100mg，150mg，200mg	75~150mg q6h	
对乙酰氨基酚	PO PR	325mg，500mg	开始 650~1 000mg，然后 q4h	对乙酰氨基酚 / 异美辛 / 二氯苯那酮被称为 Midrin 出售
复方止痛剂（限于 9 天每月）				
Midrin	PO	2 粒顿服，后续 1 粒 q4h，12h 内最多 5 粒		对乙酰氨基酚 / 二氯苯那酮 / 异美辛
伊克赛锭（Excedrin）	PO	2 粒顿服，需要时每 6h 服用一次，24h 最多 8 粒		对乙酰氨基酚 / 阿司匹林 / 咖啡因
（如果止痛剂无效，下一次头痛转换为偏头痛特异性制剂）				
曲普坦类				
舒马普坦 **	NS PO SC	20mg/ 喷 25mg，50mg，100mg 6mg	20mg 50~100mg 6mg	为取得部分效应，2h 后可重复一次。可引起恶心和呕吐；怀孕时，冠状或外周血管疾病，同时服用单胺氧化酶抑制剂，可能有偏瘫或基底偏头痛者禁用。常见副作用包括胸闷、肢体感觉异常
利扎曲普坦 *	PO	5mg，10mg	10mg	
佐米曲普坦 **	PO NS	2.5mg，5mg 5mg/ 喷	2.5~5mg 5mg	
阿莫曲坦 **	PO	6.25mg，12.5mg	6.25~12.5mg	*30min 起效
依立曲坦 *	PO	20mg，40mg	40mg	**45~60min 起效
夫罗曲坦 ***	PO	2.5mg	2.5mg	*** 需要 4h 起效但作用时间长
那拉曲坦 ***	PO	1，2.5mg	2.5mg	曲普坦有效率 60%~80%。速效曲普坦更常见头痛复发，同时使用 NSAID 可减轻
麦角生物碱（不与曲普坦类合用）				
麦角胺 / 咖啡因（麦角胺咖啡因）	PR	2mg/100mg	每周 1/4~2 栓剂，高达 5 粒	可引起恶心和呕吐；妊娠和冠状或周围血管疾病禁忌

续表

药物	途径[1]	规格	推荐剂量	注解
二氢麦角胺（DHE）	NS	0.5mg/喷	每个鼻孔喷1次,每周高达5次	15min后可重复给药。可引起恶心和呕吐,妊娠和冠状或周围血管疾病禁忌
	SC	1mg/ml	1~2mg	每12h重复用药1mg,高达6mg
	IV		0.75~1.25mg IV	
麻醉性止痛剂（与偏头痛发作频率增加有关,应予避免）				
可待因/阿司匹林	PO	15mg,30mg,60/325mg	30~120mg可待因	
哌替啶	PO IM	50mg,100mg	50~200mg	
布托啡诺	NS	10mg/ml（1mg/喷）	如需要每3~4h一喷	
止呕剂				
普鲁氯嗪	PO	5,10,15mg	25mg q6h	辅助治疗,以减少恶心和改善肠内吸收抗偏头痛药物。可能发生锥体外系副作用
	PR	2.5,5,25mg	25mg q12h	
	IM,IV	5mg/ml	10mg(含10mg苯海拉明)	
氯丙嗪	IM	25mg/ml	50mg	
	IV	25mg/ml	0.1mg/kg大于20min	
异丙嗪	PO,PR	12.5,25,50	24~50mg q6h	
甲氧氯普胺	PO	5,10mg	5~20mg tid	

[1]bid,每日2次;hs,睡觉时;IM,肌内注射;IV,静脉注射;NS,喷鼻;PO,口服;PR,直肠给药;Prn,必要时;q,每个;qd,每日1次;qod,隔日1次;SC,皮下注射;tid,每日3次。

表6-8　偏头痛的预防性治疗（缓慢滴定减少副作用）

药物	途径[1]	规格	推荐剂量	评价
抗炎制剂				
阿司匹林	PO	325mg	325mg qod	可引起胃痛或出血
萘普生钠	PO	275mg,550mg	550~825mg bid	舒马曲坦和萘普生比单用一种更有效(合剂是Treximet)
抗抑郁药				
阿米替林	PO	10mg,25mg,50mg,75mg,100mg,150mg	10~300mg hs	可引起口干或尿潴留,从最小剂量开始,缓慢加量。加一种抗惊厥药可增强药效
去甲替林	PO	10mg,25mg,50mg,75mg	10~150mg hs	

续表

药物	途径[1]	规格	推荐剂量	评价
地昔帕明	PO	10mg,25mg,50mg,75mg,100mg	25~300mg qhs	
普罗替林	PO	5mg,10mg	15~40mg/d 分3~4次服	普罗替林镇静效果不如其他三环类,但口干和便秘可能是有问题的
文拉法辛	PO	25mg,37.5mg,50mg,75mg	75~150mg/d	5-羟色胺-去甲肾上腺素再摄取抑制剂
β-受体拮抗剂				
普萘洛尔 *	PO	10mg,20mg,40mg,60mg,80mg,90mg	20~120mg bid	疗效按降序排列。不良反应包括疲劳和抑郁加重。大剂量可发生症状性心动过缓。哮喘、充血性心力衰竭和钙通道阻滞剂患者禁用。在1~2周逐渐减量至停药 * 最有效
	PO（长效）	60mg,80mg,120mg,160mg	60~320mg qd	
噻吗洛尔	PO	10mg,20mg	10~30mg qd	
美托洛尔	PO	50mg,100mg	50~200mg qd	
纳多洛尔 *	PO	40mg,80mg,120mg,160mg	40~240mg qd	
安替洛尔 *	PO	50mg,100mg	100~200mg qd	
抗惊厥药				
丙戊酸	PO	125mg,250mg,500mg;500mg 控释片	250~500mg bid,或1 000mg qhs 单次剂量控释片	从最小剂量开始,育龄妇女禁用
托吡酯	PO	25mg,50mg,100mg,200mg	25~200mg qd	25mg hs开始,如可耐受每7天增量25mg/d。最佳剂量为100mg/d。50%出现感觉异常。如有精神状态改变可能需要降低剂量。罕见有肾结石、闭角型青光眼
加巴喷丁	PO	100mg,300mg,400mg,600mg,800mg	1 800~2 400mg qd	比其他抗惊厥药效果差。镇静
钙通道拮抗剂				
维拉帕米	PO	40mg,80mg,120mg	80~160mg,tid	严重左心室功能不全、低血压、病窦综合征无人工起搏器、二度或三度房室结阻滞,以及应用β阻滞剂患者禁忌。便秘是最常见的副作用;维拉帕米(异搏定)对不伴先兆的偏头痛无效

续表

药物	途径[1]	规格	推荐剂量	评价
氟桂利嗪	PO（长效）	5mg，10mg	240mg qd-bid	
	PO	5mg，10mg	5~15mg/d	
其他药物				
核黄素（维生素 B₂）[2]	PO	不同	400mg/d	可能需要 4~8 周开始和 3~6 个月增效。尿液变暗
奥那肉毒毒素 A（Onabotulinum toxin A）	IM	100 单位 / 瓶	100~250 单位	发作时无效，但慢性偏头痛非常有效。注射到头和颈肌
坎地沙坦（Candesartan）	PO	4mg，8mg，16mg，32mg	每日 16mg，1 次剂量	疲劳，头晕，致畸性。低血压（血管紧张素 Ⅱ 抑制剂）

注：[1] bid，每日 2 次；hs，睡前；IM，肌内注射；IV，静脉注射；NS，喷鼻；PO，口服；PR，直肠给药；prn，必要时；q，每个；qd，每日 1 次；qod，隔日 1 次；SC，皮下注射；tid，每日 3 次。

[2] 报道有效的其他制剂包括镁剂 200~1 200mg/d，辅酶 Q10 150mg tid，野甘菊（feverfew）6.25mg tid，款冬（butterbur）75mg bid，以及美金刚 5~20mg tid。

上的头痛患者，或者终止头痛治疗不彻底的患者。三环类抗抑郁药、β- 受体阻滞剂、抗惊厥药，以及钙通道阻滞剂等可以依次地被试用，除非有伴发疾病或药物治疗的要求不同（见表 6-8）。对药物治疗无效的慢性偏头痛（多于 15 天每月），已在专门的中心接受肉毒杆菌毒素注射治疗。

对于**妊娠**期间偏头痛，患病女性可以预期在第二和第三个妊娠三月期（trimesters）头痛频率会减少，并在分娩后恢复到怀孕前的频率。对于急性头痛的治疗，对乙酰氨基酚（Acetaminophen）对轻到中度疼痛是安全的。更严重的头痛可以使用麻醉性止痛剂（narcotic analgesics）治疗；舒马曲坦（Sumatriptan）似乎在第一个妊娠三月期是安全的。普鲁氯嗪（Prochlorperazine）（即奋乃静，口服或者栓剂）对恶心和头痛都是安全的。见**表 6-9** 中推荐的药物。其他抗偏头痛药物可能有致畸性或引起妊娠并发症。

丛集性头痛和三叉神经自主性头痛

临床表现

丛集性头痛（cluster headache）表现为

表 6-9　妊娠和哺乳期偏头痛治疗

偏头痛急性（终止性）治疗
对乙酰氨基酚
舒马曲坦
哌替啶
恶心
昂旦司琼
头痛和恶心
普鲁氯嗪口服或栓剂
偏头痛的预防治疗
普萘洛尔
美金刚
赛庚啶（非哺乳期）
哺乳期
舒马曲坦
布洛芬
双氯芬酸

短暂（15~180min）重复的发作（丛集性），非常严重的、单侧的、持续的、非搏动性头痛。发作可能被酒精或血管扩张剂所促发，特别是在丛集性发作期间使用。头痛开始可能

是在鼻子外侧的灼烧感或眼后部的压力（图6-12）。头痛伴发同侧的结膜充血、流泪、鼻塞或霍纳综合征等（图6-13）。

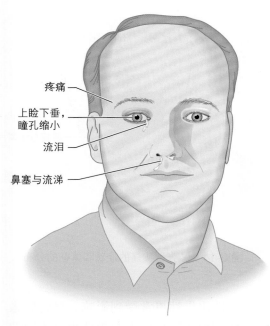

疼痛
上睑下垂，瞳孔缩小
流泪
鼻塞与流涕

▲图6-12　丛集性头痛的症状和体征的分布

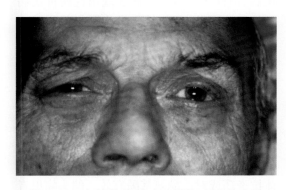

▲图6-13　急性丛集性头痛期间右眼的上睑下垂。霍纳综合征的其他表现（瞳孔缩小和局部无汗）也可能出现

丛集性头痛总是单侧的，并且在一个特定的患者通常都是在同一侧再发。头痛最常见是发生在夜间，使患者从睡眠中疼醒，患者发作时可能会不安地踱步。头痛是反复发作的（每日达到多次），经常发生在几乎一天的同一时间（昼夜节律周期性），一个丛集发作期数周至数月；也会发生季节性复发。在丛集之间，患者可能数月或数年没有头痛。原因尚不清楚，但在发作期间功能性MRI已显示头痛同侧的后下部下丘脑灰质激活。

丛集性头痛在男性中发生频率比女性高得多（3∶1），而且通常比偏头痛（平均发病年龄25岁）来得晚一些。偶尔有家族史。

治疗

在头痛丛集开始时，治疗包括终止急性发作措施和预防后续的发作。

A. 急性期治疗

立即缓解疼痛是通过吸入100%氧气（7~12L/min，15~20min）或皮下注射舒马曲坦（Sumatriptan）6mg（如需要每次发作重复用药一次）（见表6-7）。替代的终止发作治疗包括鼻内使用舒马曲坦、佐米曲坦（Zolmitriptan）或利多卡因；皮下注射奥曲肽（Octreotide）（垂体前叶激素生长抑素类—译者注）；双氢麦角碱（Dihydroergotamine）静脉注射、肌内注射、皮下注射或鼻内应用；以及口服佐米曲坦等。

B. 维持预防措施

用于偏头痛治疗的几种药物（表6-8）也有助于预防丛集性头痛活动发作时复发症状（维持预防）。最广泛使用的药物是维拉帕米（verapamil）80mg，每日3次，或缓释剂240mg/d，每日可能需要720mg。抗惊厥药是二线治疗药物，诸如丙戊酸500~2 000mg/d，加巴喷丁300~3 600mg/d，以及托吡酯50~200mg/d（经常与维拉帕米联合使用）。褪黑素（melatonin）10mg/d也是有帮助的。肉毒毒素是无效的。用于维持预防的药物在丛集发作结束时就停止使用。

C. 过渡预防

在丛集性发作周期开始时应用泼尼松，40~80mg/d口服1周可能会终止发作，在随后的 1 周通过逐渐减量停药。静脉滴注甲泼尼龙或双氢麦角碱也可能有效。

D. 丛集性头痛变异型

慢性而非发作性丛集性头痛可能会发生。催眠性头痛（hypnic headache）是一种双侧夜间综合征,缺乏丛集性头痛的自主神经成分,发生在老年人。抑制疗法包括锂剂或吲哚美辛（Indomethacin）。**阵发性半侧头痛**（paroxysmal hemicrania）发生在每天发作 2~3min 的人群中,而且对吲哚美辛 25~50mg,每日 3 次,有戏剧性疗效。

连续性半侧头痛（hemicrania continua）描述连续的疼痛,伴有数小时到数日的加重。它也对吲哚美辛有效。一种连续性半侧头痛综合征（连续性疼痛伴有加重）被用来描述**垂体肿瘤**（pituitary tumor）的表现特征。此外,短时间、单侧综合征伴随结膜充血和流泪会出现（发作 1~600s）;它们对拉莫三嗪和托吡酯治疗有效。

E. 侵入性治疗

侵入性治疗是为药物治疗无效患者保留的,这些包括枕大神经阻滞,三叉神经节射频消融,或者三叉神经根切开术等。

紧张型头痛

紧张型头痛（tension-type headache）是用来描述无明显病因的慢性或复发性头痛的术语,它缺乏偏头痛或其他头痛综合征的特征。潜在的病理生理机制尚不清楚,而"紧张"不太可能是主要原因。颈部和头皮肌肉的收缩没有通过肌电图表现出来,如果存在的话,很可能是一种继发的现象。

在它的经典类型（图 6-14）,紧张型头痛是一种 20 岁以后开始的慢性疾病。它的特征是非搏动性、双侧枕部头痛,不伴有恶心、呕吐或前驱性视觉障碍等。头痛持续时间是从数小时到数日。这种疼痛有时像是环绕头部的一条紧束的带子。

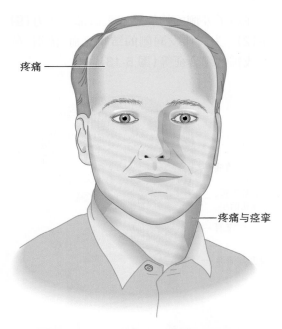

疼痛

疼痛与痉挛

▲图 6-14　紧张型头痛的症状和体征的分布

女性比男性更常受到影响。尽管紧张型头痛和偏头痛传统上曾被认为是不同的疾病,但许多患者的头痛表现出这两种疾病的特征。因此,偶尔被归类为罹患紧张型头痛患者会经历搏动性头痛、单侧头痛或发作时的恶心。因此,把紧张型头痛和偏头痛看作是代表一个临床疾病谱的两个相反的极端可能更准确。

用于紧张型头痛的治疗药物包括一些用于偏头痛的同样的药物(见表 6-7 和表 6-8)。急性发作可能对阿司匹林、其他非甾体抗炎药或对乙酰氨基酚有效。偏头痛患者的紧张型头痛可能对曲坦类（triptans）有效。对于预防性治疗,阿米替林、去甲替林或丙咪嗪通常是有效的。肉毒毒素的试验大多表明它是没有帮助的。在选择的病例中,按摩、物理疗法和放松技术可能提供额外的获益。

凿冰样疼痛

位于头皮的非常短暂、锐利的剧痛,主要发生在三叉神经 V_1 分布区（见图 6-1）,被称为凿冰样疼痛（icepick-like pain）。女性更容易受到影响。阵发性疼痛是单一的或重复的，或成群出现，或在一个点或分散在头皮上。疼痛的体验就像电击一样，在不到1秒的时间内达到最大强度，迅速消退，严重到足以造成不自主的畏缩。凿冰样疼痛在偏头痛或丛集性头痛患者中更为常见，但也可能发生在没有其他头痛的个体。由于疼痛的剧烈，患者经常寻求医疗救助。如果阵痛复发，可能需要治疗。这一综合征对吲哚美辛(25~50mg，3次/d)有效，加巴喷丁(400mg，2次/d)和褪黑素(3~12mg，睡前服)也曾报道有效。高部位局灶性(主要是顶部)椭圆形疼痛区域的刺状加重称为钱币形头痛(nummular headaches)。治疗方法是加巴喷丁或吲哚美辛。

颈椎病

影响上颈部的创伤或退行性疾病可能产生枕部或眶部疼痛，颈2(C2)神经根受刺激是不适感的最重要来源。影响下位颈椎的间盘疾病或关节突异常使疼痛涉及同侧手臂或肩部而不是头部，虽然可能会发生颈椎肌肉痉挛。颈源性的急性疼痛治疗采取颈部制动(如用软领)以及止痛药或抗炎药等。

鼻窦炎

急性鼻窦炎可使受累的额窦或上颌窦局部产生疼痛和压痛。筛窦或蝶窦的炎症会在鼻后产生深部的中线疼痛。鼻窦炎疼痛因向前俯身和因咳嗽或喷嚏而加重。叩诊额部或上颌区产生触痛并使疼痛加重。

鼻窦炎的治疗是使用血管收缩性滴鼻剂(如0.25%去氧肾上腺素，每2~3h滴1次)，抗组胺药，以及抗生素等。难治性病例可能需要手术鼻窦引流。

主诉慢性"鼻窦"头痛患者很少有复发性鼻窦炎症，他们更有可能罹患原发性头痛综合征(primary headache syndrome)。

口腔疾病

颞下颌关节功能障碍(temporomandibular joint dysfunction)是一种定义不清的综合征，以耳前的面部疼痛、下颌活动受限、咀嚼肌的触痛，以及下颌活动的"咔哒"声为特征。症状通常与咬合不正、夜间磨牙或牙关紧闭有关，并可能由咀嚼肌的痉挛所致。一些患者从局部热疗、下颌训练、夜间应用牙合咬护，或者非甾体抗炎药等获益。

拔牙部位感染(infected tooth extraction sites)也可能引起疼痛，它的特征是持续的、一侧性，以及疼痛性或烧灼性。急性牙痛很少越过中线。不过放射线检查可能是正常的，在拔牙部位注射局部麻醉药会缓解症状。可进行下颌骨刮除术和使用抗生素等治疗。

(刘卫彬 译　王维治 校)

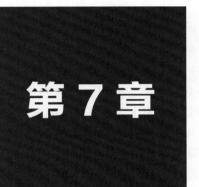

第 7 章

神经眼科疾病
Neuro-Ophthalmic Disorders

▼ 诊断路径

影响眼肌、眼球运动的脑神经（Ⅲ、Ⅳ和Ⅵ）或在脑部的视觉或眼球运动通路疾病产生各种各样的神经 - 眼科障碍。由于视觉和眼球运动系统的解剖学通路经过脑干和大脑半球的主要部分，神经眼科学的症状和体征在神经疾病的解剖定位和诊断中通常很有价值。

视觉系统的功能解剖学

视觉的传入

当光线被晶状体折射和聚焦时，视觉信息进入神经系统，在眼睛后部的视网膜上产生一个视觉图像（**图 7-1**）。晶状体的作用使得这一图像在水平和垂直的平面上发生反转。因此，视觉图像的上部落在视网膜的下半部，反之亦然；而颞侧（外侧）的和鼻侧（内侧）的视野同样是反向的（**图 7-2**）。视野的中

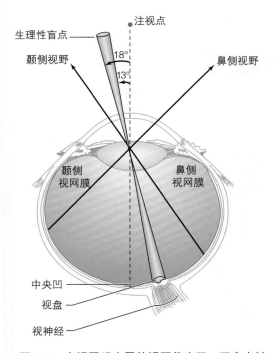

▲图 7-1　在视网膜水平的视野代表区。固定点被聚焦于中央凹区，生理性盲点在视盘，视野的颞侧半在视网膜的鼻侧，而视野的鼻侧半在视网膜的颞侧

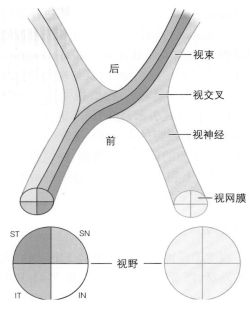

▲图 7-2　在视神经、视交叉和视束水平的视野代表区。视野的象限被标识为 ST［颞上（superiortemporal）］、IT［颞下（inferior temporal）］、SN［鼻上（superior nasal）］和 IN［鼻下（inferior nasal）］

心是聚焦于**中央凹**（fovea），此处视网膜的感受敏感度最高。在视网膜内，感光细胞［视杆（rods）和视锥（cones）细胞］将入射光转换成神经元脉冲，它由视网膜神经元传输到视（Ⅱ）神经。在这一水平和视觉系统的所有其他水平上，视野的局部定位关系都始终被保留。

周围视觉通路

每个**视神经**（optic nerve）都包含来自一只眼的纤维，但是鼻（内）侧纤维，传导来自颞（外）侧视野信息，在**视交叉**（optic chiasm）处交叉（见图 1-13 和图 7-2）。因此，每个**视束**（optic tract）包含的纤维不是来自一只眼睛，而是来自两只眼的一半的视野。由于这种排列，**视交叉前病变**（prechiasmal lesion）影响同侧眼的视力，而**视交叉后病变**（retrochiasmal lesion）产生两眼的对侧一半视野缺损（见图 1-13）。

中枢视觉通路

视束（optic tract）终止于**外侧膝状体**

核（lateral geniculate nucleus），与通过**视辐射**（optic radiation）投射到位于枕叶后极附近的初级视觉皮质或**距状皮质**（calcarine cortex）（17 区）神经元形成突触，以及与视觉联合区（18 区和 19 区）突触。在此，视觉图像也也以这样一种方式表示，它的局部定位结构被保留（图 7-3）。视野的中央区[**黄斑**（macula）]是由视觉皮质的最后部所代表，而视野的下部及上部（上和下部视网膜）分别是由距状裂的上部和下部代表。

视觉通路的血液供应

视觉系统的血液供应来源于眼动脉、大脑中动脉，以及大脑后动脉等（图 7-4）；其中任何一支血管的供血区缺血或梗死都可能

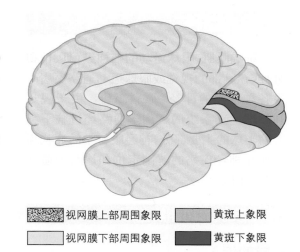

▨ 视网膜上部周围象限	黄斑上象限
▨ 视网膜下部周围象限	黄斑下象限

▲图 7-3　在初级视觉皮质水平的视野代表区，中线矢状位观显示右枕叶的内侧面，右枕叶接受双眼左侧视野的视觉输入

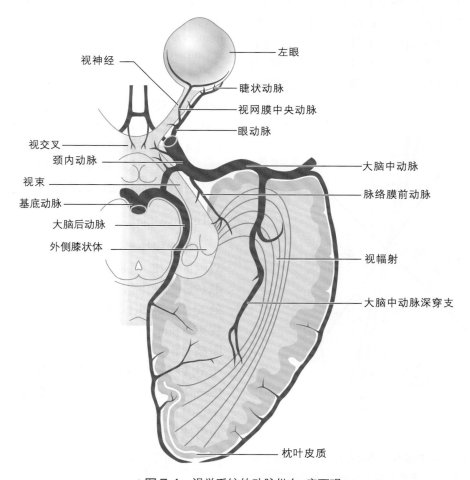

▲图 7-4　视觉系统的动脉供血，底面观

产生视野缺损。

1. **视网膜**(retina)：视网膜是由眼动脉(ophthalmic artery)的一个分支，视网膜中央动脉(central retinal artery)供血，而眼动脉本身是颈内动脉的一个分支。由于视网膜中央动脉随后又分为视网膜上支和下支，因此视网膜血管性疾病易于产生高度性（即上部或下部）视野缺损。

2. **视神经**(optic nerve)：视神经接受主要来自眼动脉及其分支的动脉血液。

3. **视辐射**(optic radiation)：当视辐射向后部视觉皮质行进时，是由大脑中动脉(middle cerebral artery)分支供血。因此，大脑中动脉分布区缺血或梗死可引起对侧视野的视力丧失（见图7-7）。

4. **初级视觉皮质**(primary visual cortex)：初级视觉皮质主要由大脑后动脉(posterior cerebral artery)供血。一侧大脑后动脉的闭塞产生对侧视野盲，虽然对视觉皮质的黄斑区的双重动脉（大脑中动脉和后动脉）供血可能使中央（黄斑）视力保存。由于左和右大脑后动脉共同起自基底动脉，基底动脉尖的闭塞可能引起双侧的枕叶梗死（见图7-4）以及完全性皮质盲(cortical blindness)，尽管在某些病例中，黄斑区的视力得以保留。

眼球运动系统的功能解剖学

眼外肌

眼球的运动是由附着于每个眼球上的六块肌肉的作用完成的(**图7-5**)。这些肌肉起到使眼球向6个主要凝视位置的每个方向移动作用。这6条肌肉在静止状态下的相同和相反的作用使眼球处于中间或初始

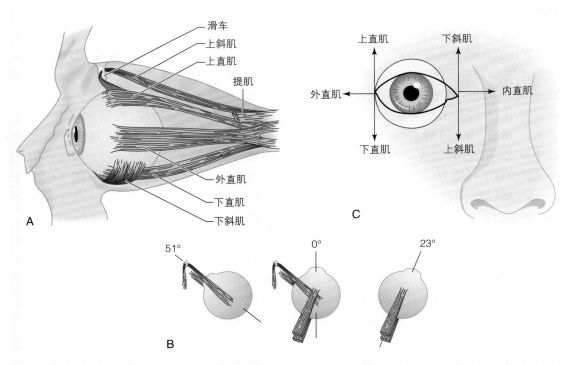

▲图7-5 眼外肌的解剖和功能。A. 左眶内眼外肌（侧面观）。B. 右眼在初始位（中图）上面观图解，显示上直肌和下直肌以及上斜肌和下斜肌的附着角度。当眼球看向右侧时，上直肌和下直肌此时可作为眼球的纯上提肌和降肌检查（右图）；而当眼球向左侧偏斜时，斜肌此时可被作为眼球的纯上提肌和降肌检查，如C中说明。C. 测试眼球运动的6个主要凝视位置。眼球通过内直肌内收和通过外直肌外展。内收的眼球通过下斜肌上提，通过上斜肌下降；外展的眼球通过上直肌上提，通过下直肌下降

位置,亦即向前直视。当一条眼外肌的功能被破坏时,眼球不能向受影响肌肉作用方向移动[**眼肌麻痹**(ophthalmoplegia)],并可能由于其他眼外肌无对抗作用而向对侧方向偏斜。当两眼球因此而不重合时,所感受的物体的视觉图像就会落在每个视网膜的不同区域,造成双重影像或**复视**(diplopia)的错觉。

脑神经

　　眼外肌受动眼(Ⅲ)神经、滑车(Ⅳ)神经以及展(Ⅵ)神经的支配。由于眼球肌肉的神经分布不同,它们在病理条件下受累模式可以帮助鉴别影响脑神经的眼肌的紊乱。支配眼球运动的脑神经从脑干经过较长的距离到眼球,因此,它们容易受到各种病理过程的伤害。

　　1. **动眼(Ⅲ)神经**(oculomotor nerve):动眼神经支配内直肌、上直肌、下直肌,以及下斜肌等,并发出纤维至提上睑肌(上提眼睑)。它还发出支配瞳孔收缩的副交感神经纤维。在完全性动眼神经病变时,眼球呈部分外展,并不能内收、上视与下视;眼睑下垂(上睑下垂),以及瞳孔无反应等。

　　2. **滑车(Ⅳ)神经**(trochlear nerve):滑车神经支配上斜肌。这一神经的病变导致内收的眼球下视受损。

　　3. **展(Ⅵ)神经**(abducens nerve):展神经的病变引起外直肌麻痹,表现受累的眼球外展受损。

脑神经核

　　动眼神经核和滑车神经核位于中脑背侧,在西尔维斯(Sylvius)大脑导水管(cerebral aqueduct)的腹侧,而展神经核同样占据脑桥背侧和室周的位置。影响这些神经核的病变引起的临床异常与其各自的脑神经受累产生的异常相似,在某些情况下,核性与神经病变是可以区分的。

　　1. **动眼神经核**:虽然每个动眼神经仅支配同侧的眼肌,但是到上直肌纤维却起源于对侧的动眼神经核,而提上睑肌接受双侧神经核的支配。因此,只影响一只眼的眼肌麻痹表现同侧的眼睑下垂或上直肌麻痹提示动眼神经疾病,而眼肌麻痹表现双侧眼睑下垂或对侧的上直肌麻痹很可能是由于核性病变所致。

　　2. **滑车神经核**:在临床上是不能区分滑车神经(见上文)与滑车神经核的病变。

　　3. **展神经核**:在影响展神经核(而不是展神经本身)的疾病,外直肌麻痹通常伴有面肌无力、同侧的共轭凝视麻痹,或意识水平的下降。这是由于展神经核分别与面神经束、脑桥侧视中枢,以及上行性网状激活系统相比邻。当霍纳综合征(瞳孔缩小,上睑下垂以及有时节段性无汗)伴有展神经麻痹时,病变位于海绵窦。

眼球运动的核上性调节

　　眼球运动的核上性调节能使两眼协同动作,产生转动[**共轭凝视**(conjugate gaze)]或聚散[**会聚和分离**(convergence and divergence)]运动。

　　1. **脑干凝视中枢**:控制水平性(侧向的)和垂直性凝视的中枢分别位于脑桥和中脑的顶盖前区,并接受来自大脑皮质的下行性传入,允许随意控制凝视(**图7-6**)。每个**侧视中枢**(lateral gaze center),位于**脑桥旁中线网状结构**(paramedian pontine reticular formation,PPRF)毗邻展神经核,它通过与同侧的展神经核和对侧的动眼神经核的连接调节同侧的共轭性水平凝视。因此,影响PPRF的脑桥病变产生一种背离病变侧的凝视优势(gaze preference),并向伴发的轻偏瘫侧凝视,如果存在轻偏瘫的话。垂直性凝视障碍,通常向上凝视受损,可能由于对中脑背侧施加向下压力的占位性病变所致,诸如松果体瘤[帕里诺综合征(Parinaud syndrome)]。

　　2. **皮质输入**:PPRF接受来自对侧额

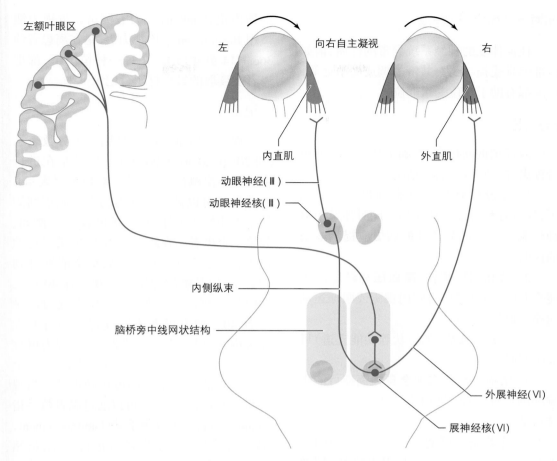

左额叶眼区

左　　向右自主凝视　　右

内直肌

外直肌

动眼神经(Ⅲ)

动眼神经核(Ⅲ)

内侧纵束

脑桥旁中线网状结构

外展神经(Ⅵ)

展神经核(Ⅵ)

▲图 7-6　涉及水平凝视的神经元通路

叶的皮质输入,它调节快速眼球运动[**扫视**（saccade）],以及来自同侧顶枕叶的输入,它调节慢速眼球运动[**追随**（pursuit）]。因此,影响额叶皮质的破坏性病变干扰对侧水平凝视机制,并可能导致向病变侧的凝视优势（和背离相关的轻偏瘫侧）。与之相反,额叶的刺激性（痫性发作）病灶可能引起偏离病灶侧的凝视。

病史

主诉的性质

第一步是获取对主诉的明确描述。患者可能只是陈述模糊的症状,诸如视物模糊,它几乎不提供诊断的信息。因此,重要的是要确定患者是否想要描述一只眼睛或两只眼睛视力下降,部分视野的视力丧失,不稳定的视觉图像即复视,在眼内或眼周的疼痛,或者其他一些问题等。

症状的时间模式

一旦确定了主诉的性质,询问有关它的时间模式可能为潜在的病理过程提供线索。

1. **突然起病**:影响眼或其在脑部连接的血管性疾病往往产生突发起病的症状。

2. **缓慢起病**:在炎症性或肿瘤性疾病,症状通常在一个较长的时期逐渐进展。

3. **短暂的复发性症状**:短暂的和反复的症状提示一组特定的病理过程,包括间断的缺血、多发性硬化,以及重症肌无力等。

伴发的神经系统异常

任何伴发的神经系统异常的性质,诸如面部感觉受损、无力、共济失调或失语症等,可能都有助于定位受累部位。

医疗史

应仔细询问病史,以确定如下的易使患者罹患神经眼科疾病的情况:

1. **多发性硬化**经常影响视神经或脑干,导致各种神经眼科疾病。同时涉及中枢神经系统其他部分紊乱的病史应提示本病的诊断。

2. **动脉粥样硬化**、**高血压**和**糖尿病**可能合并眼、脑神经或者脑内视觉或眼球运动通路的血管性疾病。

3. **内分泌疾病**(如甲状腺功能亢进)可能引起眼肌病。

4. **结缔组织疾病**和**全身性癌症**可能影响脑内或蛛网膜下腔不同部位的视觉和眼球运动系统。

5. **营养缺乏**可能出现神经眼科症状,如与营养不良有关的弱视(视力减退),以及韦尼克脑病(硫胺素缺乏)的眼肌麻痹。

6. **药物**(如乙胺丁醇、异烟肼、洋地黄和氯碘羟喹等)可能对视觉系统有毒性,而其他的药物(如镇静药、抗惊厥药)常产生眼球运动障碍。

神经眼科学检查

视力

▶评估

为了确定神经眼科的问题,应在消除屈光不正的条件下测试视力。因此,患者应戴上他们的眼镜进行检查(如果在测试时通常佩戴的矫正镜片不可用,可用针孔检查替代)。每只眼睛的视力必须分别评估。远视力用一种距患者6m(20英尺)远

的斯内伦(Snellen)视力表测试。近视力测试用 Rosenbaum 袖珍视力表,举在离患者约36cm(14英寸)远。在每一种情况下,都把患者能读取的最小打印行记录下来。

▶记录

视力(visual acuity)是用一个分数表示(如 20/20、20/40 或 20/200)。分子是在进行检查时距离测试数据的距离(以英尺表示),而分母是可以被正常视力的人正确识别的特定大小字母的距离(以英尺表示)。例如,如果一个患者站在距离视力表 20 英尺远的地方,不能识别从那个距离正常能够看到的数字,但是能够识别正常视力在 40 英尺远时能看到的较大的数字,那么视力记录为 20/40。如果患者能够读特定一行的大部分内容,但出现一些错误,那么视力可被记录为 20/40-1,例如,20/40 行上除了一个字母之外的所有字母都被正确识别。当视力明显下降时,它仍然可以通过患者数手指(count finger,CF)、分辨手动(hand movement,HM),或感知光线的距离等进行量化,虽然不是很精确。如果一只眼睛完全失明,检查将显示无光感(no light perception,NLP)。

▶红-绿色觉

红-绿色觉(red-green color vision)在视神经病变中经常是不成比例地受损,并可用有颜色的物体进行测试,诸如钢笔、帽针或色觉盘等。

视野

视野(visual field)的评估如果用一种未经指导的方式,可能是一个冗长而乏味的过程。如果要使测试迅速并产生有用的信息,熟悉常见的视野缺陷的类型是很重要的。最常见的视野异常在**图 7-7** 中说明。

▶视野范围

正常的单眼视野在水平面上约为 160°

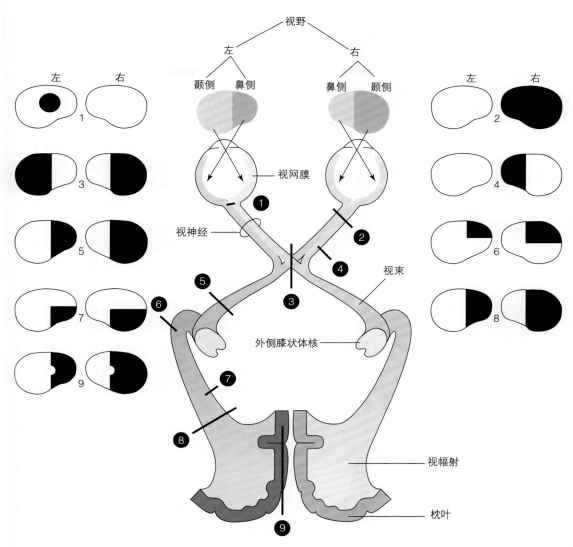

▲图7-7 常见的视野缺损及其解剖学基础。1. 中心暗点由视盘炎症(视神经炎)或视神经炎症(球后视神经炎)引起。2. 右眼全盲源于右侧视神经的完全病变。3. 双颞侧偏盲是由对视交叉施压所致,例如垂体瘤。4. 右鼻侧偏盲由视交叉周围病变(如颈内动脉钙化)所致。5. 右侧同向性偏盲源于左侧视束的病变。6. 右侧同向性上象限盲由左颞叶病变(Meyer 袢)使视辐射部分受累所致。7. 右侧同向性下象限盲由左顶叶病变使视辐射部分受累所致。8. 右侧同向性偏盲源于左视辐射的完全性病变(类似的功能缺失也可以由病变 9 引起)。9. 右侧同向性偏盲(伴黄斑回避)由大脑后动脉闭塞所致

的一个角,而在垂直面上约为 135° 的角。在双眼视觉时,水平范围超过 180°。

▶ 生理盲点

　　在每只眼的正常视野内有一个 5° 的盲点,对应于缺乏感光细胞的视盘。盲点位于每只眼固视时颞侧 15°。

▶ 检测方法

　　与视力一样,每只眼睛的视野必须分别检查,如下所述:

　　1. 对诊法(confrontation)是最简单的视野测试方法(图 7-8)。检查者站在距离患者约一臂远的地方,使患者与检查者的两眼

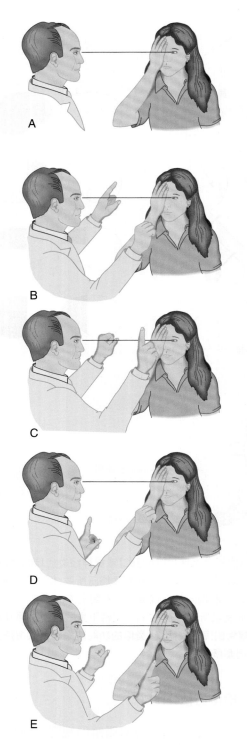

▲图7-8 视野的对诊法测试。A. 患者的左眼与检查者的右眼是对齐的。B. 测试鼻侧上象限视野。C. 测试颞侧上象限视野。D. 测试鼻侧下象限视野。E. 测试颞侧下象限视野。然后重复上述步骤测试患者另一侧眼

都在水平面上对齐。未被测试的眼被患者的手或眼罩遮盖。检查者闭合对着患者被遮盖的眼睛，并嘱患者盯住检查者睁着的眼睛。此时患者与检查者的单眼视野是重合的，这就可以使患者的视野与检查者假定正常的视野进行比较。检查者用两只手的示指来定位患者的视野范围，从外周的各个方向缓慢地向内移动，直至患者觉察到。然后通过测定患者能够察觉指尖或大头针白头轻微移动的最远周边部位更仔细地确定视野范围。患者的盲点可能位于检查者自己的盲点区域，而这些盲点的大小可用一个有白头大头针作为靶点进行比较。然后对另一只眼睛重复以上步骤。

2. 精细的视野缺损可以通过让患者比较在视野的不同部位出现的有色物体的亮度进行测试，或者用一个带红头大头针作为靶点测定。

3. 在幼儿中，可以通过站在孩子身后，把一个能引起注意的东西，例如一个玩具在各个方向上绕着孩子的头前移，直到被孩子第一次注意到，来评估视野。

4. 在反应迟钝的患者，视野异常的粗略指征可能通过确定患者对一个视觉威胁，通常是检查者的手指在视野的不同区域向患者的眼前移动，它们是否有瞬目反应来判定。

5. 尽管许多视野缺损通过这些筛选程序是可以检测到的，但是视野的较精确的定位需要应用标准的正切暗点计屏（tangent screen）测试或自动化视野测量技术。

检眼镜检查

眼底的检眼镜检查（ophthalmoscopy）对于评估影响视网膜或视盘的疾病以及检查疑似颅内压增高患者尤为重要。

▶患者的准备

检查应在暗室中进行，以便使瞳孔扩大；某些患者必须使用散瞳（拟交感神经或

抗胆碱能的)滴眼液。在后一种情况下,在滴入滴眼液之前应评价视力和瞳孔反应。散瞳剂在未治疗的闭角型青光眼患者中,以及在诸如即将发生或正在发生小脑幕疝的情形下应避免使用,此时瞳孔反应的状态是治疗的重要指南。

▶眼底的检查

如果要鉴别异常情况,熟悉眼底(optic fundus)的正常外观(见图 1-10)是必要的。

A. 视盘

1. 正常的外观:视神经盘通常容易被识别,是位于眼球后极靠鼻侧一个淡黄色的、略呈卵圆形的结构(见图 1-10)。视盘的颞侧通常比鼻侧苍白。视盘边缘应该有明显的分界,尽管鼻侧缘常较颞侧边缘略显不清。视盘通常与周围的视网膜处于同一平面。穿过视盘边界的血管是清晰的和搏动性的,当视盘水肿时变得模糊。

2. 视盘水肿(optic disk swelling):由于**视盘水肿**(papilledema)所致的视神经肿胀意味着颅内压增高,必须与肿胀的其他原因鉴别,诸如局部炎症[乳头炎(papillitis)]和缺血性视神经病等。视盘水肿几乎都是双侧性的,通常不损害视力(除非盲点扩大),且不伴有眼痛。视盘水肿可能与视盘异常相似,诸如脉络膜小疣(drusen)(胶质样或透明体)。

颅内压增高(increased intracranial pressure)被认为由于阻断视神经的轴突运输引起视盘水肿。由于视神经鞘与蛛网膜下腔相通,与颅内压增高相关的疾病也会阻塞蛛网膜下腔,诸如脑膜炎,不太可能引起视盘水肿。视盘水肿的检眼镜变化通常在数日或数周内形成,但在突发的颅内压增高可在数小时内变得明显,例如在颅内出血后。在视盘水肿早期(见图 1-11),视网膜静脉表现充血和自发性静脉搏动消失。视盘可能是充血的,在视盘边缘可能看到线状出血。视盘边界

变得模糊不清,而颞侧缘最后受到影响。在完全发育的视盘水肿,视盘高于视网膜平面,穿过视盘边缘的血管变得模糊。

3. 视盘苍白(optic disk pallor):视盘苍白伴视力受损、视野缺损或瞳孔反射消失与各种影响视神经的疾病有关,包括炎症性疾病、营养缺乏,以及退行性疾病等。视盘苍白而视觉功能正常也可能作为一种先天性变异型出现,如果做过白内障摘除,视盘可能会出现人为的苍白。

B. 动脉和静脉

视网膜动脉和静脉的管径应该在它们从视盘发出和经过其边缘进入视网膜的位置观察。要注意的特征包括这些血管在其整个行程中是否清晰可见,是否看似充血,以及是否有自发性静脉搏动(这表明颅内压正常)。对可见视网膜的其余部分进行检查,注意是否有出血、渗出物或其他异常。

C. 黄斑

黄斑(macula)是一个比视网膜其他部分稍显苍白的区域,大约位于视盘颞部到颞侧边缘大约两倍的视盘直径处。通过让患者从检眼镜中看到光线,可以快速地看到黄斑。黄斑的检眼镜检查可能发现与视力丧失有关的异常,由于年龄相关的黄斑变性、黄斑裂孔或**遗传性大脑黄斑变性**(hereditary cerebromacular degeneration)。

瞳孔

▶大小

瞳孔的大小及反应性反映从视神经到中脑的神经元通路的完整性(**图 7-9**)。正常的瞳孔是圆形的和规则的,并居于虹膜的中央,它的大小随着年龄和环境光线的强度而变化。在一个光照明亮的房间里,成年人正常瞳孔的直径约为 3mm,老年人的瞳孔较小,而儿童大于或等于 5mm。瞳孔大小

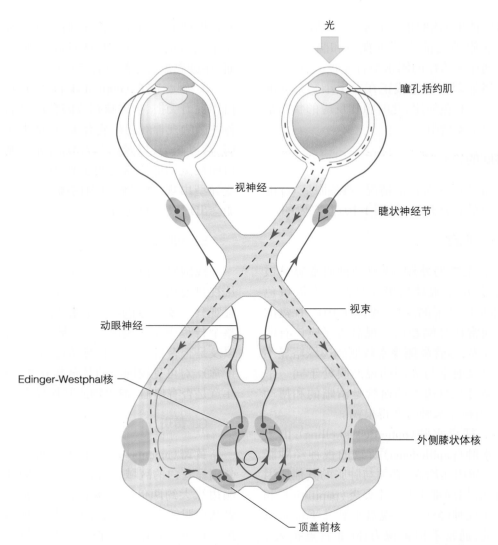

▲图 7-9 瞳孔光反射的解剖学基础。从视网膜至中脑顶盖前核的传入性视觉通路用虚线表示，而从中脑至瞳孔的缩瞳肌的传出性缩瞳通路用实线表示。注意光照一个眼导致双侧瞳孔收缩

可能不对称的人多达 20%［**生理性瞳孔不等**（physiologic anisocoria）］，但差异小于或等于 1mm。在明亮光线下瞳孔对称性快速收缩表明瞳孔功能正常，并排除了动眼神经受压。

▶**对光反应**

当一只眼睛受到强光照射时，瞳孔**直接**［**同侧的**（ipsilateral）］和**间接**［**对侧的**（contralateral）］瞳孔收缩显示出在图 7-9 所示的通路的完整性。通常，直接对光反射稍灵敏，而且比间接对光反射更明显一些。

▶**调节反应**

当两眼会聚注视一个近物时［**调节**（accommodation）］，瞳孔通常会收缩。这一反应是通过让患者交替地注视一个远处的物体和放在鼻前的手指进行测试的。

瞳孔异常

A. 无反应性瞳孔

一侧的瞳孔收缩障碍可见于虹膜的局部性疾病（创伤、虹膜炎和青光眼），动眼神经受压（肿瘤和动脉瘤），使用散瞳剂，以及视神经疾病（视神经炎和多发性硬化）等。

B. 光-调节反应分离

瞳孔对光反应受损而保留调节时的收缩[光-调节反应分离（light-near dissociation）]通常是双侧性的，可能由神经梅毒、糖尿病、视神经疾病，以及压迫中脑顶盖的肿瘤所致。

C. Argyll-Robertson 瞳孔

阿-罗瞳孔（Argyll-Robertson pupil）小，对光反应迟钝，形状通常不规则，不等大，表现为光-调节反应分离。神经梅毒是经典的病因，但在 Edinger-Westphal 核区域的其他病变（如多发性硬化）现在更为常见（表7-1）。

D. 强直性瞳孔

强直性（Adie）瞳孔（表7-1）较对侧未影响的瞳孔大，且对光照或调节的变化反应均迟钝。由于阿迪瞳孔（强直性瞳孔）最终

会有反应，在检查时瞳孔不等大（anisocoria）会变得不太明显。这种异常是一种良性、常为家族性疾病的最常见的表现，常累及年轻女性[霍尔梅斯-阿迪综合征（Holmes-Adie syndrome）]，并可伴有腱反射减弱（尤其下肢）、节段性无汗（局灶性汗液缺乏）、直立性低血压，或者心血管自主神经不稳定等。阿迪瞳孔可能是双侧的。瞳孔异常可能因睫状神经节退行性变引起，随之有瞳孔括约肌异常的神经再生。

E. 霍纳综合征

霍纳综合征（Horner syndrome）（见表7-1 和表7-2）是由中枢或周围交感神经系统病变所致，表现为瞳孔缩小（miotic）伴轻度眼睑下垂（图7-10），有时不出汗[无汗症（anhidrosis）]。

1. **眼交感神经通路**（oculosympathetic pathway）：支配瞳孔扩大的交感神经通路是由一个不交叉的三级神经元弧组成：**下丘脑神经元**（hypothalamic neuron），它经过脑干向脊髓中间外侧柱 T1 水平下行；**神经节前交感神经元**（preganglionic sympathetic neuron）由脊髓投射到颈上神经节；以及**神经节后交感神经元**（postganglionic sympathetic neuron）起源于颈上神经节，在颈部沿着颈内动脉上行，并随三叉神经的第一支（眼支）入眶。霍

表7-1　常见的瞳孔异常

	表现	反应	鉴别诊断
强直性瞳孔	一侧（极少双侧）瞳孔扩大	反应迟钝和仅对持续强光或0.125%毛果芸香碱滴眼液有反应，调节反射很少受累	霍尔梅斯-阿迪综合征，眼创伤，自主神经病
霍纳（Horner）综合征	一侧小瞳孔和轻度上睑下垂	光反应和调节反射正常	延髓外侧梗死，颈髓病变，肺尖或纵隔肿瘤，颈部创伤或占位病变，颈动脉夹层或血栓形成，分娩时臂丛损害，丛集性头痛
阿-罗瞳孔	不等大不规则瞳孔，<3mm 直径（通常双侧）	对光反应不良，调节反射较正常	神经梅毒，可被糖尿病、松果体区肿瘤、多发性硬化等模拟

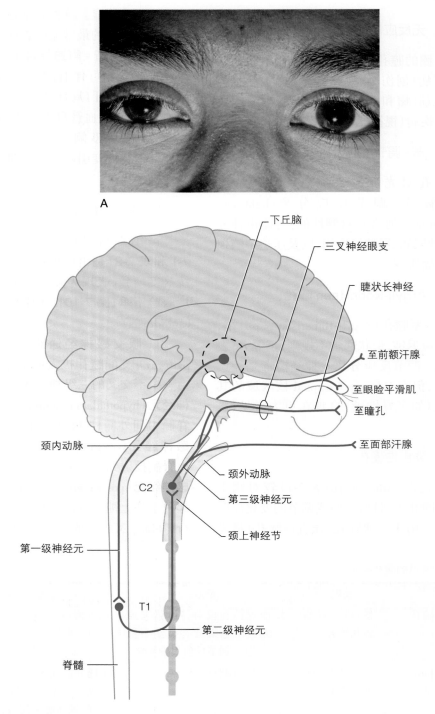

A

下丘脑

三叉神经眼支

睫状长神经

至前额汗腺

至眼睑平滑肌

至瞳孔

颈内动脉

至面部汗腺

颈外动脉

C2

第三级神经元

颈上神经节

第一级神经元

T1

第二级神经元

脊髓

B

▲图 7-10　A. 颈动脉穿刺进行的动脉注射后出现的右侧霍纳综合征。B. 霍纳综合征的眼交感神经通路受影响。此三级神经元通路自下丘脑投射至脊髓中间外侧柱,然后至颈上(交感)神经节,最后到瞳孔、眼睑平滑肌以及前额和面部的汗腺等

纳综合征是由这些通路的任何一个部位的中断所致(见图7-10)。

2. **临床表现**：该病变及导致的瞳孔异常通常为一侧性。与正常侧相比，受累侧瞳孔直径通常要小0.5~1mm。这种不等大在昏暗的照明下最明显。瞳孔异常伴有轻至中度上睑下垂(见下文)(与在动眼神经病变时显著的上睑下垂不同)，经常伴有下睑的上抬(下眼睑下垂)。当霍纳综合征从婴儿期开始出现时，同侧的虹膜颜色较浅和呈蓝色[**虹膜异色症**(heterochromia iridis)]。

出汗方式的缺陷，在急性起病的霍纳综合征中是最突出，可以帮助定位病变。如果整个半侧身体及面部出汗减少，病变就位于中枢神经系统。颈部病变仅产生面、颈及上肢的无汗。如果是动脉分叉以上的病变位，排汗就不会受损。霍纳综合征的鉴别诊断见表7-2。

表 7-2　霍纳综合征的病因

中枢(第一级)神经元	28%
脑干梗死 *	
下丘脑区肿瘤、出血或梗死	
多发性硬化	
空洞症	
横贯性脊髓病	
节前(第二级)神经元	**44%**
胸部或颈部肿瘤(肺尖肿瘤、神经鞘瘤、	
神经母细胞瘤、甲状腺瘤)	
创伤或手术(颈、胸部)	
血管性(颈静脉扩张、锁骨下动脉瘤)	
节后(第三级)神经元	**28%**
颅底、鞍旁、眶或海绵窦 * 占位病变	
血管性(纤维肌性发育不良、颈动脉夹层 *)	
丛集性头痛	
不明原因	**15%**

＊最常见。

百分比来自Almog Y，Gepstein R，Kesler A. Diagnostic value of imaging in Horner syndrome in adults. *J Neuro-Ophthalmol*.2010；30：7-11. Etiologies from Reede D，Garcon E，Smoker WRK，

Kardon R. Horner's syndrome：clinical and radiographic evaluation. *Neuroimag Clin N Am*，2008；18：369-385.

F. 相对传入性瞳孔缺陷(马库斯·格恩瞳孔)

受累瞳孔对直接光照的反应不如光照对侧瞳孔时收缩得明显，而正常情况下直接光反应要比间接光反应大些。该异常检测是通过在两眼之间快速来回移动强光手电筒，持续观察可疑的瞳孔[**格恩瞳孔试验**(Gunn pupillary test)]。相对传入性瞳孔缺陷(relative afferent pupillary defect)[**马库斯-格恩瞳孔(Marcus Gunn pupil)**]通常与同侧的视神经病变有关，病变阻断传入支和影响瞳孔光反射(见图7-9)。这种障碍通常也损害受累眼的视力(尤其是色觉)。

视动性反应

视动性眼球震颤(optokinetic nystagmus)是由连续注视一系列在患者眼前经过的目标引起的眼球运动组成，诸如从行进的火车看电线杆。在临床测试时，可用一个带有垂直条纹的转鼓或一个竖直条带的布条在视野前移动以产生这种运动。测试在目标移动的方向上产生一个缓慢的跟踪阶段，然后在相反的方向上产生一个快速的回弹。缓慢(追逐)阶段测试顶-枕叶功能，而快速返回(扫视的)运动测试刺激向半球移动的额叶功能。视动性反应的存在反映察觉运动或轮廓的能力，有时对证明新生儿或心因性失明患者的视觉感知是有用的。然而，产生视动性反应所需的视力是很小的(20/400，或在1~1.5m的手指计数)。当目标向顶叶病变侧移动时，可能发现视动性反应的单侧受损。

眼睑

眼睑(palpebrae)应在患者睁开眼睛时检查。上睑与下睑之间的距离(睑间裂)通常约为10mm，两眼大小相等，尽管生理上的不对称确实存在。应注意到上眼睑下缘相对于虹膜上缘的位置，以便发现**上睑下**

垂(ptosis)或眼睑的异常抬高[**睑退缩**(lid retraction)]。上睑正常时覆盖虹膜 1~2mm。

一侧的上睑下垂见于提上睑肌本身麻痹、动眼神经或它的上支病变,以及霍纳综合征。在最后一种情况下,上睑下垂通常伴瞳孔缩小,并通过用力睁眼可以暂时克服。

双侧上睑下垂提示影响动眼神经核、神经肌肉接头(如重症肌无力),或者肌肉疾病(如肌强直性、眼肌型或眼咽型肌营养不良等)。

睑退缩(上睑的异常上提)见于甲状腺功能亢进和因松果体区肿瘤引起的 Parinaud 综合征(见后)。

眼球突出

眼球从眼眶异常突出[眼球突出(exophthalmos)或突眼(proptosis)]在检查时最好是站在坐着的患者身后,从上方向下观察患者的眼球。病因包括甲状腺功能亢进(格雷夫斯病,**图 7-11**)、眶部肿瘤或假瘤,以及颈动脉 - 海绵窦瘘等。在颈动脉 - 海绵窦瘘或其他血管异常患者,在眼球突出处听诊可能会闻及杂音。

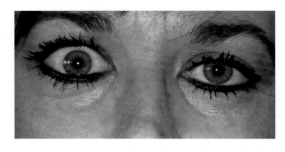

▲图 7-11　一例 41 岁的格雷夫斯(Graves)病的女性患者。注意右眼球突出

眼球运动

▶眼球偏移和凝视(ocular excursion & gaze)

眼肌麻痹和凝视麻痹可通过让患者凝视 6 个主要位置的每一个进行检查(见图

7-5)。如果自主性眼球运动受损或患者不能配合检查(如木僵或昏迷者),反射性眼球运动可以通过**玩偶头**(doll's head)[**头眼的**(oculocephalic)]或**冷热水**(cold-water caloric)[**眼前庭**(oculovestibular)]测试引出(见第 3 章,昏迷)。如果观察到眼球活动受限,应记录受影响的眼肌,并根据以下方案确定异常的性质。

A. 眼肌麻痹

一个或多个眼肌的无力是由核性或核下性(神经、神经肌肉接头或肌肉)病变所致。眼肌麻痹(ocular palsy)不能通过反射性眼球运动的冷热水刺激来克服。神经病变产生独特的眼肌受累模式。

1. **动眼神经麻痹**:动眼神经的完全损伤,由于提上睑肌功能受损导致患侧眼闭合。被动地上提麻痹的眼睑(**图 7-12**)可见患侧眼向外侧偏斜,由于不受动眼神经支配的外直肌无对抗作用。复视存在于患侧凝视的所有方向,但向外侧凝视除外。瞳孔的功能可能正常[**瞳孔回避**(pupillary sparing)]或受损(如图所示)。

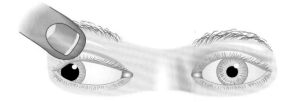

▲图 7-12　动眼神经病变的临床表现。当睑下垂的眼睑被动地上提时,患侧(右)眼外展,不能内收。在想要下视时,由滑车神经支配的未受累的上斜肌就会使眼球内转

2. **滑车神经麻痹**:滑车神经病变时使得上斜肌麻痹,在初始位(向前)凝视时患侧眼被上提,在内收时上提的程度增大,而在外展时上提的程度减小。当头部向患侧眼倾斜时上提的最大,而向对侧方向倾斜时上提消失[比尔索夫斯基头部倾斜试验(Bielschowsky head-tilt test)](**图 7-13**)。当

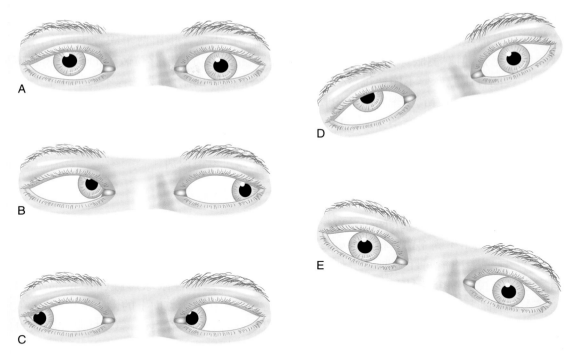

▲图 7-13　滑车神经病变的临床表现。向前凝视时患侧(右)眼被抬高(A)。内收时抬高的幅度增大(B);而外展时抬高幅度减小(C)。头向病变侧倾斜时,抬高增加(D);头部向病变对侧方向倾斜时,抬高减少(E)

患者向下看时患侧眼内收(如同在看其鼻尖),复视是最明显的。自发的头部倾斜出现于约半数的单侧麻痹患者和甚至更多的双侧麻痹患者,意欲减轻或纠正复视。

　　3. **展神经麻痹**:展神经病变引起外直肌麻痹,导致在静止时患侧眼内收(由于未影响动眼神经),以及试图外展不能(**图 7-14**)。复视出现于向患侧眼侧视时。

　　B. 凝视麻痹

　　凝视麻痹(gaze palsy)是一对共轭肌(支配两眼在特定的方向上协同运动的肌肉)在随意凝视时活动眼球的能力减弱,它是由脑干或大脑半球的核上性病变所致。与眼肌麻痹不同,凝视麻痹影响双侧眼球,通常可以被冷热水刺激克服。它的病理生理学和病因将在下文的眼球运动的双眼障碍小节中更充分讨论。轻度向上凝视障碍在正常的老年人中并不少见。

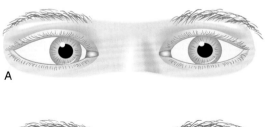

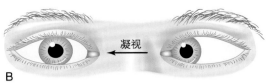

▲图 7-14　展神经麻痹的临床所见。受累的(右)眼在静息时呈内收位(A),且不能外展(B)

　　C. 核间性眼肌麻痹

　　核间性眼肌麻痹(internuclear ophthalmo-plegia,INO)是由内侧纵束(medial longitudinal fasciculus)病变所致,这是脑干内从展神经核投射到对侧的动眼神经核的上行性通路(见图 7-6)。作为核间性眼肌麻痹的后果,在随意凝视或冷热水诱发的眼球运动时，展神经与动眼神经的作用是分离的。外展眼球的偏移充分，但对侧眼球的内收受损（**图7-15**）。核间性眼肌麻痹不能通过冷热水刺激来克服，但是通过看到会聚时眼球内收功能保留可以与动眼神经麻痹鉴别。INO 通常是由多发性硬化或脑干卒中引起的。

D. 一个半综合征

脑桥病变同时影响内侧纵束和同侧的脑桥旁中线网状结构（paramedian pontine reticular formation）［侧视中枢（lateral gaze center）］，导致一种核间性眼肌麻痹伴不能向病灶侧凝视的综合征（**图7-16**）。同侧的眼球在水平面上不能活动，而对侧的眼球活动仅限于外展，外展可能伴有眼球震颤。病因包括脑桥梗死、多发性硬化，以及脑桥出血等。

▶ 复视测试

当患者主诉视物双影［复视（diplopia）］时，应测试眼球运动以确定其解剖学基础。患者被要求在 6 个主要凝视位置上的每一个注视一个物体，如手电筒（见图7-5）。在正常的共轭凝视时，手电筒的光线落在双侧眼角膜的同一位置上，这种一致性的缺乏证实凝视为非共轭性。当患者在一个特定的凝视方向上注意到复视时，应轮流遮盖每只眼睛，并让患者指出两个映像中哪个消失了。在凝视方向上移位较远的映像总是被归咎的无力的眼，因为映像不会落在中央凹上。这一程序的一种变异是**红玻璃试验**（red glass test），测试时一只眼用半透明的红玻璃、塑料或玻璃纸遮盖，这使得负责每个映像的眼可以被识别。

▶ 眼球震颤

眼球震颤（nystagmus）是眼球的节律性振荡。**摆动性眼球震颤**（pendular nystagmus）通常发生在婴儿期，出现在两个方向上的速度相等。**急动性眼球震颤**（jerk nystagmus）的特征是在一个方向上的慢相运动，随之在相反方向上的快相运动，急动性眼球震颤的方向被规定为被快相指示的方向［例如，向左 - 跳动性眼球震颤（beating nystagmus）］。急动性眼球震颤通常在向快相方向凝视时幅度增大［亚历山大定律（Alexander law）］。

眼球震颤可以出现在正常受试者随意凝视的极端，而且也是视动性反应和反射性眼球运动对冷热水刺激反应的正常组成成分。然而，在其他的情况下，它可能是由于抗惊厥药或镇静药，或者外周前庭器官、中枢性前庭通路或小脑疾病所致。

为了检测眼球震颤，两眼应在初始眼位

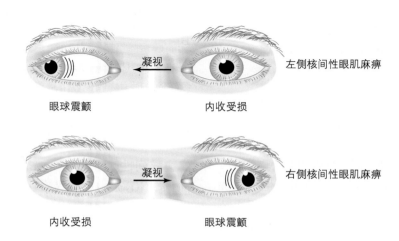

左侧核间性眼肌麻痹

眼球震颤   凝视   内收受损

右侧核间性眼肌麻痹

内收受损   凝视   眼球震颤

▲图 7-15　核间性眼肌麻痹（INO）的眼球运动是由内侧纵束的双侧病变所致

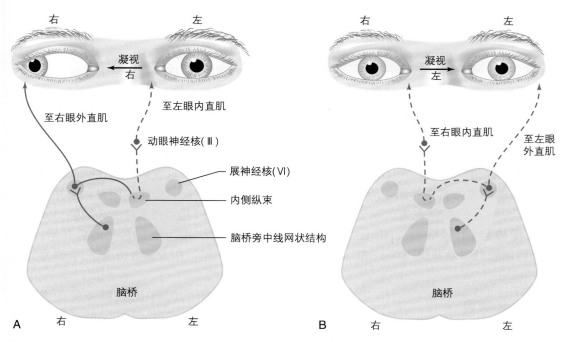

▲图 7-16　一个半综合征。这是由脑桥病变(蓝色区)所致,影响脑桥旁中线网状结构(凝视中枢),内侧纵束,以及有时也影响展神经核,以及影响由点线表示的神经元的通路。在试图背离病变凝视时(A),激活未受累的右侧凝视中枢和展神经核,右侧的外直肌收缩,右眼正常地外展。内侧纵束受累阻断至左侧动眼神经核的通路,使左眼不能内收。在试图向病变侧凝视时(B),左侧的凝视中枢不能被激活,使两眼都不能活动。在一个方向上(向病变侧)存在完全的(双眼)凝视麻痹,以及在另一方向上(背离病变侧)有一半的(单眼)凝视麻痹解释了这一综合征的命名

和每个主要凝视位置进行观察(见图 7-5)。眼震是根据凝视出现的位置、它的方向和幅度、诱发因素诸如头位改变,以及伴随的症状如眩晕等描述的。

许多形式的眼球震颤及相关的眼振荡已被描述,但迄今为止两种获得性**病理性急动性眼球震颤**(pathologic jerk nystagmus)综合征是最常见的。

A. 凝视诱发性眼球震颤

凝视诱发性眼球震颤(gaze-evoked nystagmus)出现于患者想要远离初始眼位向一个或多个方向凝视时。眼震的快相是在凝视的方向上。由凝视诱发的单一方向的眼球震颤是早期或轻度残留的眼肌麻痹的一个常见体征。多方向凝视诱发性眼球震颤

多为抗惊厥药或镇静药的作用,但也可能由小脑或中枢性前庭功能障碍引起。

B. 前庭性眼球震颤

眼球震颤由周围性前庭器官病变引起,是以单向性、水平性、或水平与旋转性振荡,伴有严重的眩晕为特征。它的振幅在快向凝视方向上增大。相反地,**中枢性前庭性眼球震颤**(central vestibular nystagmus)可以是双向性和纯水平性、垂直性或旋转性,而伴发的眩晕通常是轻微的。**位置性眼球震颤**(positional nystagmus)是由头位改变而引发的,可以出现在周围性或中枢性前庭病变。最有帮助的鉴别特征是,周围性病变时存在听力丧失或耳鸣,而中枢性病变时存在皮质脊髓束或额外的脑神经异常。

视觉系统疾病

单眼疾病

单眼视力丧失的常见综合征包括两种可逆性和两种不可逆性疾病。由视神经或视网膜缺血引起的**短暂性单眼盲**（transient monocular blindness）是突然起病和迅速消退。**视神经炎**（optic neuritis）产生亚急性、痛性、单侧的视力丧失伴部分消退。突然起病的不太可逆的视觉丧失出现于特发性**缺血性视神经病**（ischemic optic neuropathy），以及**巨细胞（颞）动脉炎**［giant cell（temporal）arteritis］。

短暂性单眼盲

短暂性单眼盲（transient monocular blindness）［**一过性黑矇**（amaurosis fugax）］的特征是，通常为无痛的，单眼的短暂性视力下降或丧失，在数秒钟发生，持续最长 1~5 分钟，并在 10~20 分钟缓解。虽然这些发作的病因经常是不确定的，但大多数病例是由于视神经或视网膜短暂性缺血所致。栓塞和非栓塞性病因都是已知的。在发作期间在视网膜动脉中似乎有栓塞性物质存在表明栓塞是一种频发的病因。随后发生半球卒中的风险增加，但这种风险与这些发作的频率或持续时间是无关的。

短暂性单眼盲患者的诊断评估和治疗类似于半球的短暂性缺血发作（TIAs）患者（见第 13 章，卒中）。

自身免疫性视神经炎

视神经的炎症产生视神经炎（optic neuritis）综合征。最常见的病因是脱髓鞘［急性脱髓鞘性视神经炎（acute demyelinating optic neuritis）］。不太常见的病因包括与病毒感染或病毒感染后综合征有关的脑膜旁的、脑膜的或眼内的炎症。罕见的病因包括毒素类（如甲醇或乙胺丁醇），神经梅毒，以

及维生素 B_{12} 缺乏等。一侧的视力受损发生在数小时至数日，在 2 周内达到高峰。在 90% 以上的患者中，视力丧失伴有头痛、眼球触痛或眼痛，疼痛通常由眼球活动加剧。

视野测试证明中心暗点（盲点）与视力下降有关。当视神经乳头受累时眼底检查显示一侧视盘肿胀，但当炎症过程在视盘后方［球后视神经炎（retrobulbar neuritis）］时，眼底检查正常，这在脱髓鞘疾病中是最常见的。两瞳孔等大，但患侧眼显示对光照反应收缩不明显（相对传入性瞳孔缺陷，马库斯-格恩瞳孔）。视力恢复在几周后开始，可能会持续一年。在大多数情况下，会恢复正常视力。

在 25% 的病例中，视神经炎是多发性硬化的最早的表现，而 70% 的多发性硬化患者在某一时间点会出现这种情况。在 MRI 上视神经的弥散性钆增强是急性脱髓鞘性视神经炎的典型表现，而在 50%~70% 的视神经炎患者脑内也可见 T2 高信号病变。在北美，经过 15 年的随访，72% 的脑内有一或多个 T2 病灶的视神经炎患者发展为多发性硬化，但只有约 25% 无 T2 病灶的患者进展为多发性硬化。

静脉滴注甲泼尼龙（methylprednisolone），1g/d，持续 3~5 天，伴或不伴口服强的松逐渐减量，从 1mg/（kg·d）开始，持续 11 天，可能会加速恢复，但并不改变最终的视力预后或发展为多发性硬化的可能性。发展的数据支持对视神经炎的免疫调节治疗，如果在脑 MRI 上看到了脱髓鞘病变，可以推测为多发性硬化（见图 9-4）。

双侧的自发性视神经炎和横贯性脊髓炎出现于视神经脊髓炎谱系疾病（neuromyelitis optica spectrum disorder，NMOSD），以前被称为德维克病（Devic disease）。存在水通道蛋白-4 抗体（aquaporin-4 antibodies，APQ4）是具有诊断性的，代表一组进行性自身免疫性脱髓鞘疾病。这种自身免疫性水通道蛋白-4 离子通道病（channelopathy）障碍目前包括超

过脊髓的病变,在第三和第四脑室周围以及 Sylvius 导水管,以及中枢神经系统(如骨骼肌)以外的病变。免疫抑制疗法正在发展之中。进一步的细节在第 9 章,运动疾病中提供。

非动脉炎性前部缺血性视神经病

视神经前部的缺血性梗死是中年开始的视力丧失的主要原因。危险因素包括高血压和糖尿病。视力丧失是突然发病的,为无痛性,始终为单眼性,没有先兆性眼部症状。视力缺陷通常在发病时即达高峰,通常是不完全性的,不同患者的视力丧失的模式不同。在某些情况下,病程是断续的或是进展的。

检查发现同侧的视盘肿胀,经常伴有视盘周围出血。一种瞳孔相对传入性缺陷将会出现。虽然缺血性视神经病通常被认为是动脉粥样硬化起源的,在醒来时出现症状是一个常见的特征,提示夜间的动脉低血压可能是病因,通常由抗高血压药物引起。前部缺血性视神经病(anterior ischemic optic neuropathy)患者有一个结构上较正常小的视盘(未受累眼可见到),而且 15%~25% 的患者在 3~5 年内将继续进展使对侧眼受到影响。血管性危险因素的干预是适宜的。

视力的自发性改善出现于 6 个月以上。当视盘肿胀消退后,检眼镜检查评估显示视神经萎缩。视神经的 MRI 成像正常。在最初的 2 周内糖皮质激素治疗可以促进恢复(泼尼松 80mg,持续 14 天,然后逐渐减量 1 个月)。阿司匹林是无效的。

动脉炎性前部缺血性视神经病:巨细胞(颞)动脉炎

视神经前部的动脉性炎梗死是巨细胞动脉炎(giant cell arteritis)或颞动脉炎(temporal arteritis)最具破坏性的并发症。这一疾病通常伴有全身性症状,诸如发热、不适、盗汗、体重减轻和头痛等(见第 6 章,头痛和面部疼痛),并经常伴发**风湿性多肌痛**(polymyalgia rheumatica)(见第 9 章,运动疾病)。可能出现头皮触痛及下颌跛行(jaw claudication)。视力丧失通常是突发的并经常为完全性,但是短暂性视力模糊(transient visual obscuration)可能先于视神经梗死。在检查时,视盘可见肿胀和苍白。红细胞沉降率和 C 反应蛋白通常是增高的。确定诊断是通过颞动脉活检。

患者应立即使用糖皮质激素治疗(甲泼尼龙 1 000mg/d,静脉滴注至少 3 天,随后泼尼松 60~80mg/d 口服),以保护残存的视力,并阻止在接下来的数日至数周内累及对侧眼(在 50% 的未治疗患者发生)。在监测红细胞沉降率的同时,泼尼松可以在数月中逐渐减量。

由于巨细胞动脉炎是可治疗的,作为单眼视力丧失的病因,最重要的是将其与特发性或非动脉炎性前部缺血性视神经病区分开来。巨细胞动脉炎患者往往年龄较大(70~80 岁),并可能有前驱症状。非常有帮助的鉴别特征是,红细胞沉降率在大多数巨细胞动脉炎患者中超过 50mm/h(Westergren 法),以及 C 反应蛋白增高。

双眼疾病

视盘水肿

视盘水肿(papilledema)是无痛的,被动形成的,典型的双侧视盘肿胀,伴有颅内压增高。短暂性视力模糊可能先于明显的视盘肿胀。颅内压增高伴发的非特异性症状包括头痛、恶心、呕吐,以及主要由展神经麻痹引起的复视。

视盘水肿发展的速度取决于潜在的病因。当颅内压突然增高时,如在蛛网膜下腔出血或脑出血时,可能在数小时内看到视盘水肿,但最常见是在数日内进展。在恢复正常颅内压后,视盘水肿可能需要 2~3 个月才能消退。

眼底检查(见图 1-11)显示,(按发病顺序)神经纤维层模糊,没有静脉搏动(预示颅内压高于约 200mmH$_2$O),神经纤维层出血,视盘表面抬高伴边缘模糊,以及视盘充血等。视盘水肿需要进行紧急评价,以寻找颅内的占位病变,并排除例如由脑膜癌、结节病,或梅毒等导致的视盘炎,这可能产生相似的眼底外观。**特发性颅内压增高**(idiopathic intracranial hypertension)[脑假瘤(pseudotumor cerebri)]的诊断是通过排除法被确立的,当脑脊液(CSF)压力增高,但根据病史、实验室检查、CT 扫描或 MRI 造影剂增强,排除了颅内占位性病变和其他与颅内压增高相关的疾病(见表 6-5),并根据 CSF 检查除外了脑膜炎症。这种特发性的形式是最常见的,最经常出现于育龄期的肥胖妇女。虽然本病通常是自限性的,但长期的颅内压增高伴视盘水肿可能引起永久性的视力丧失(在第 6 章,头痛和面部疼痛中进一步讨论)。

视盘水肿不太常见的病因包括紫绀型先天性心脏病(congenital cyanotic heart disease)和与脑脊液蛋白含量增高相关的疾病,诸如脊髓肿瘤和特发性炎症性多发性神经病(吉兰 - 巴雷综合征)。

视交叉病变

视觉障碍是视交叉病变最常出现的症状。主要病变是肿瘤,特别是垂体起源的肿瘤(可能伴有头痛、肢端肥大症、闭经、溢乳,以及库欣综合征等)。其他的病因包括创伤、多发性硬化,以及浆果样动脉瘤等。视交叉性视力缺陷的经典模式是**双颞侧偏盲**(bitemporal hemianopia)(见 图 7-7)。除了由于急性垂体内出血所致的**垂体卒中**(pituitary apoplexy),视交叉性视力丧失是逐渐起病的,在外侧视野缺失前有深度知觉受损。动眼(Ⅲ)、滑车(Ⅳ)、三叉(Ⅴ)或展(Ⅵ)神经的伴随受累提示肿瘤向外侧扩张到海绵窦(在后面讨论)。

在蝶鞍增大的患者中,可能出现头痛、内分泌异常,以及偶尔出现视力模糊或复视,但他们既未发现肿瘤也未发现颅内压增高。这种**空蝶鞍综合征**(empty sella syndrome)在多次妊娠的女性中最常见,并主要发生在 30 余岁与 60 余岁之间。垂体前叶缺乏症出现于 1/4 的这类女性中。

视交叉后病变

▶ 视束和外侧膝状体

视束(optic tract)和外侧膝状体(lateral geniculate body)的病变通常是由梗死引起的。导致的视野异常通常是**非一致性同向性偏盲**(noncongruous homonymous hemianopia),亦即视野缺损在双眼是不同的。伴发的偏身感觉丧失可能发生在丘脑病变时。

▶ 视辐射

视辐射(optic radiation)的病变会产生一种**一致性同向性偏盲**(congruous homonymous hemianopia)(双侧对称的)。视野未受影响的部分视力正常。在**颞叶**(temporal lobe)病变时,肿瘤是它最常见的病因,上部视野缺损要重于下部,导致一种**上象限盲**(superior quadrantanopia),"馅饼在天空"(pie in the sky)缺损,(馅饼暗喻实现不了或看不到的东西—译者注)(见图 7-7)。

影响**顶叶**(parietal lobe)视辐射病变可能是由于肿瘤或血管性疾病,且通常伴有对侧的无力和感觉缺失。一种凝视偏向在急性期常见,伴两眼向顶叶病灶侧的共轭性偏斜。视野异常或为完全性**同向性偏盲**(homonymous hemianopia)或为**下象限盲**(inferior quadrantanopia)(见图 7-7)。对于向病灶侧移动的视觉刺激的视动性反应受损,这在纯颞叶或枕叶病变时并非如此。

▶ 枕叶皮质

枕叶皮质(occipital cortex)的病变通常产

生影响对侧视野的**同向性偏盲**（homonymous hemianopia）。患者可能没有意识到视野缺损。由于黄斑为代表的枕叶皮质区经常是由大脑后动脉和大脑中动脉的分支双重供血的（见图 7-4），由血管性病变引起的枕叶视野异常可能表现为**黄斑视觉回避**（sparing of macular vision）（见图 7-7）。这种"黄斑回避"（macular sparing）也可能由视野的黄斑区的双侧皮质代表性所产生。

　　枕叶视觉损害最常见的病因是大脑后动脉供血区的梗死。枕叶动静脉畸形（arteriovenous malformation，AVM）、椎动脉血管造影，以及心脏停搏后的分水岭梗死等（见图 13-22）是不太常见的病因。基底动脉缺血的其他症状和体征也可能见到。肿瘤和枕叶的 AVM 经常伴不成形的视幻觉，通常为一侧性、静止或移动的，以及短暂或闪烁的，幻觉可以有颜色或没有颜色。

　　双侧的枕叶受累导致**皮质盲**（cortical blindness）。瞳孔反应正常，而双侧的黄斑回避可能保留中心的（管状）视觉。在更广泛

的病变时，可能出现否认失明［**安东综合征**（Anton syndrome）］。

眼球运动障碍

凝视麻痹

　　皮质或脑干的病变可能损害两眼球的协同（共轭）运动，导致凝视障碍。在较轻度凝视麻痹时，两眼球可以充分地活动，但是快速眼球运动的速度或幅度会降低。

半球病变

　　急性半球病变产生双眼向病灶侧强直性偏斜，背离轻偏瘫侧（图 7-17A）。这种凝视偏斜在意识清醒的患者可能会持续数日（在昏迷的患者时间会更长些）。影响额叶侧视中枢的痫性放电也可能通过驱动两眼球背离放电灶而导致凝视偏斜。当同侧的运动皮质也受到影响时会产生局灶性运动性发作，患者向癫痫发作诱发的运动活动侧凝

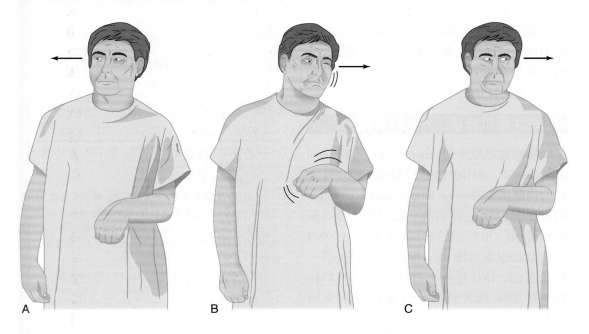

▲ 图 7-17　与半球和脑干病变相关的凝视障碍。A. 右侧大脑半球的额叶破坏性病变。B. 由右侧大脑半球的额叶引起的痫性发作。C. 右侧脑桥的破坏性病变。箭头指示凝视优势的方向［在（A）中，背离轻偏瘫侧，而在（B）和（C）中，朝向惊厥或轻偏瘫侧］

视(图 7-17B)。

中脑病变

中脑背侧病变影响负责随意性向上凝视中枢,因此可能导致上视麻痹。此外,可能出现**帕里诺综合征**(Parinaud syndrome)的全部或部分特征:采取玩偶头手法时保留反射性垂直眼球运动或 Bell 现象(眼睑闭合时眼球上抬),眼球震颤(尤其向下凝视,通常伴眼球退缩),调节麻痹,中等大小的瞳孔,以及对光 - 调节反射分离等。

脑桥病变

脑桥凝视中枢位于脑桥旁中线网状结构(paramedian pontine reticular formation)区域(见图 7-6)。在脑桥凝视中枢水平的脑干病变导致共轭性水平性凝视障碍,但与半球病变不同,引起眼球向轻偏瘫侧偏斜,而不是背离该侧(图 7-17C)。出现这种情况是由于调节凝视的皮质延髓通路在这一水平已经交叉,但下行的(锥体束的)运动通路尚未交叉。脑干凝视麻痹的特征是,对试图活动眼球(经玩偶头手法或冷热水刺激)的抵抗力比半球性凝视麻痹要大得多。此外,由脑干病变的凝视麻痹常伴有展(Ⅵ)神经麻痹,因为展(Ⅵ)神经核与脑桥凝视中枢毗邻。

核间性眼肌麻痹

核间性眼肌麻痹(internuclear ophthalmoplegia,INO)是由中部脑桥与动眼神经核之间的**内侧纵束**(medial longitudinal fasciculus)的病变引起的,它导致展(Ⅵ)神经核与对侧的动眼(Ⅲ)神经核的分离(见图 7-6)。INO 的位置是根据动眼(Ⅲ)神经功能受损的一侧命名的。INO 导致一种特征性的非共轭性凝视,伴有内收受损和外展眼的眼球震颤(见图 7-15)。

一种核间性眼肌麻痹通常意味着固有性脑干疾病。最常见的病因,尤其在年轻成人或双侧受累患者中是多发性硬化。在较

年老患者或单侧受累患者中,卒中的可能性最大。这两种病因至少包含了所有病例的80%。罕见的病因包括脑干脑炎、内生性脑干肿瘤、延髓空洞症、镇静药中毒,以及韦尼克脑病等。由于重症肌无力患者的眼球运动肌无力可能模拟内侧纵束的病变,在孤立性 INO 患者中必须排除重症肌无力。

眼神经麻痹

动眼(Ⅲ)神经病变

动眼(Ⅲ)神经的病变可能发生在几个水平的任意一处。**表 7-3** 列出了最常见的病因,由糖尿病引起的眼球运动障碍将在后面单独讨论。

表 7-3 动眼(Ⅲ)、滑车(Ⅳ)、展(Ⅵ)神经病变的病因[1]

病因	动眼神经	滑车神经	展神经	多数脑神经
病例的百分比				
未明	24	32	26	12
血管病[2]	20	18	12	4
动脉瘤	16	1	4	8
创伤	15	29	5	18
肿瘤	13	5	22	36
其他[3]	12	15	21	22

[1] 所有病例的脑神经百分比:Ⅲ,25%;Ⅳ,12%;Ⅵ,43%;多数脑神经,13%。

[2] 包括糖尿病。

[3] 包括(按频率为序)先天性疾病、神经外科疾病、多发性硬化、卒中、脑膜炎或脑炎、颈内动脉海绵窦瘘、肌无力、眼肌麻痹型偏头痛、脑积水、蛛网膜下腔出血、动静脉畸形、脊髓小脑萎缩、鼻窦疾病、放疗、化疗,以及带状疱疹等。

数据来源于 Richards BW,Jones FR Jr,Younge BR. Causes and prognosis in 4,278 cases of paralysis of the oculomotor, trochlear, and abducens cranial nerves. *Am J Ophthalmol.* 1992;113:489-496.

►脑干

在脑干内,其他的神经系统体征能够进

行病灶定位；伴对侧偏瘫（Weber 综合征）以及对侧共济失调（Benedikt 综合征）是最常见的血管性综合征。

▶ **蛛网膜下腔**

当动眼（Ⅲ）神经在脚间窝走出脑干时，它易于受到创伤和后交通动脉动脉瘤的损伤。这类的压迫性病变典型地损伤瞳孔对

光反射，而光反射在缺血性（如糖尿病性）病变时往往被保留。

▶ **海绵窦**

在海绵窦（cavernous sinus）内（**图 7-18**），动眼（Ⅲ）神经通常与滑车（Ⅳ）神经、展（Ⅵ）神经以及三叉神经的第 1 支（V_1），以及有时第 2 支（V_2）同时受累。霍纳综合征（Horner

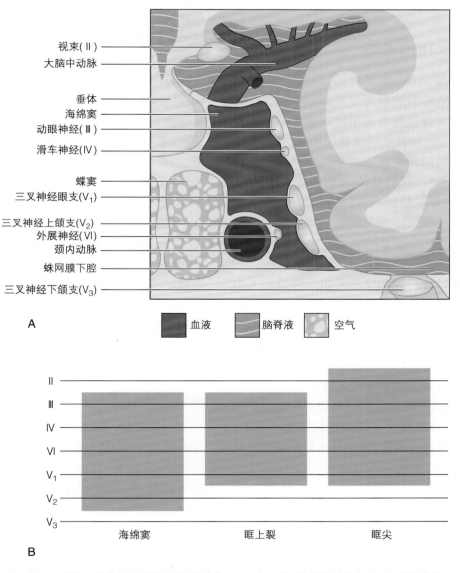

图中标注：
视束（Ⅱ）
大脑中动脉
垂体
海绵窦
动眼神经（Ⅲ）
滑车神经（Ⅳ）
蝶窦
三叉神经眼支（V_1）
三叉神经上颌支（V_2）
外展神经（Ⅵ）
颈内动脉
蛛网膜下腔
三叉神经下颌支（V_3）

A

血液　脑脊液　空气

Ⅱ　Ⅲ　Ⅳ　Ⅵ　V_1　V_2　V_3

海绵窦　眶上裂　眶尖

B

▲ **图 7-18** 脑神经在海绵窦和邻近结构的位置。A. 经过海绵窦的冠状位观，左侧为中线，而右侧为颞叶。B. 脑神经当其向前方（从左至右）走行时相对于海绵窦、眶上裂和眶尖的定位。需注意海绵窦病变保留视（Ⅱ）神经和下颌（V_3）神经，眶上裂的病变还保留上颌（V_2）神经，而眶尖的病变保留 V_2 与 V_3 神经，但可以累及 Ⅱ 神经

syndrome)可能出现。海绵窦内动眼(Ⅲ)神经受损往往导致部分性功能缺损,瞳孔反射可能被保留或不被保留。

► 眼眶

与海绵窦病变不同,影响动眼神经的眶部病变经常伴有视(Ⅱ)神经受累和眼球突出;然而,除非借助 CT 扫描或 MRI 检查,眶部和海绵窦疾病在临床上可能是不能区分的。

滑车(Ⅳ)神经病变

头部创伤,通常较轻,是孤立的滑车(Ⅳ)神经麻痹的最常见的病因(见表 7-3)。虽然滑车神经麻痹在中年和老年患者中常被归咎于血管性疾病或糖尿病,但是经常没有明显的原因发病。对于孤立的非创伤性滑车(Ⅳ)神经麻痹患者,如已排除了糖尿病、肌无力、甲状腺疾病,以及眶部占位性病变等,观察是适当的临床方法。

展(Ⅵ)神经病变

展(Ⅵ)神经病变患者由于外直肌无力而主诉水平性复视。外直肌麻痹可能或由于肌肉本身或由于展(Ⅵ)神经的疾病的结果,并应检查每种情况的可能性。展(Ⅵ)神经病变的原因总结于表 7-3。在老年患者中,展(Ⅵ)神经受累最常见的是特发性或由血管性疾病或糖尿病引起的,但应确定红细胞沉降率,以排除罕见的出现巨细胞动脉炎。颅底成像是应该检查的,以排除鼻咽癌或其他肿瘤。

在无痛性展(Ⅵ)神经麻痹患者,当上述检查正常时,没有其他全身性和神经系统症状,且颅内压不升高,可以谨慎地对患者进行随访。在痛性展(Ⅵ)神经麻痹的一项泼尼松试验,60mg/d 口服,连续 5 天,可能产生戏剧性的缓解,为初步诊断眶上裂[眶上裂综合征(superior orbital fissure syndrome)]或海绵窦的特发性炎症[托洛萨-亨特综合征(Tolosa-Hunt syndrome)]提供支持。虽然使用糖皮质激素治疗仍持续疼痛,应促使通过 CT 扫描或 MRI 检查海绵窦,在某些情况下,随后还应做血管造影。如同时存在霍纳综合征可将潜在的病变定位于海绵窦。

糖尿病性眼肌麻痹

孤立的动眼(Ⅲ)、滑车(Ⅳ)或展(Ⅵ)神经病变可能发生在糖尿病患者,无创性成像程序(CT 扫描或 MRI)没有发现异常。糖尿病性动眼(Ⅲ)神经病变以**瞳孔回避**(pupillary sparing)为特征,它常被归咎于该神经的中央部分梗死,而保留位于较周边的支配瞳孔收缩的纤维。

瞳孔回避的动眼神经麻痹也可能见于动眼(Ⅲ)神经的压迫性、浸润性或炎症性病变,或者见于中脑内影响动眼(Ⅲ)神经核或传导束的梗死、出血或肿瘤等。当存在疼痛时,可能严重到足以提示动脉瘤扩张被作为一种可能的诊断。

在已知的糖尿病患者中,痛性眼肌麻痹伴眼球突出和代谢性酸中毒需要紧急关注,以确定鼻旁窦、眶部或海绵窦等被**毛霉菌病**(mucormycosis)的真菌感染的可能性。确诊通常需做鼻黏膜活检。使用两性霉素 B(amphotericin B)和坏死组织的外科清创术紧急治疗是必要的。

痛性眼肌麻痹

一个或多个眼球运动神经的功能障碍伴有疼痛可能由位于从后颅窝到眶部的任何部位病变所致(表 7-4)。评估应包括详细记录临床病程,检查和触诊眼球突出(将病变进程定位于眶部或海绵窦前部),眼球听诊以发现杂音(支持颈动脉-海绵窦瘘或其他血管异常的诊断),以及对糖尿病进行评估。有用的实验室检查包括血糖、眶部的 CT 扫描或 MRI 检查、颈动脉造影,以及眶静脉造影等。

这些疾病的治疗是由具体的诊断决定的。眶部的特发性炎症(眶部假瘤)或

表 7-4　痛性眼肌麻痹的病因

眼眶
眶部假瘤
鼻窦炎
肿瘤（原发性或转移性）
感染（细菌性或真菌性）
海绵窦
Tolosa-Hunt 综合征（特发性肉芽肿性炎症）
肿瘤（原发性或转移性）
颈动脉 - 海绵窦瘘或血栓形成
动脉瘤
蝶鞍及后颅窝
垂体肿瘤或垂体卒中
动脉瘤
转移性肿瘤
其他
糖尿病
偏头痛
巨细胞动脉炎

海绵窦的特发性炎症（Tolosa-Hunt 综合征）对糖皮质激素有戏剧性的疗效，泼尼松 60~100mg/d 口服。然而，某些肿瘤伴发的疼痛和眼部体征在糖皮质激素治疗过程中也可能暂时改善，因此具体的病因诊断可能依赖于活检。

重症肌无力

约 90% 的患者肌无力最终累及到眼肌，60% 以上的患者是以眼肌受累就诊。此综合征为无痛性，瞳孔反应始终是正常的，而且没有感觉异常。诊断是通过静脉注射依酚氯铵［腾喜龙（Tensilon）］的阳性反应确定的。本病的细节在第 9 章，运动疾病中讨论。这种典型的功能障碍伴有在持续向上凝视 60 秒时可观察到上睑抬举的疲劳。

眼肌病

眼肌病（ocular myopathy）是一种无痛性综合征，瞳孔功能保留和通常影响到双侧。

最常见的是**甲状腺功能亢进**（hyperthyroidism）性肌病，是从中年期或中年以后开始复视的一个病因。许多患者在诊断时临床上甲状腺功能本来是正常的。在试图抬高眼球时出现复视是最常见的症状，但在轻症病例中凝视时有睑退缩（lid retraction），或在眼球快速上 - 下运动时有眼睑滞后（lid lag）。

眼球突出（exophthalmos）是一种特征性的表现，特别是在晚期的病例（见图 7-11）。这一诊断通过强力牵拉试验（forced duction test）可以被确认，该试验检测眶内麻醉的眼球被动活动的机械阻力。这种限制性眼肌病通常是自限性的。应转介患者进行甲状腺功能测试，并酌情治疗甲状腺功能亢进。

进行性眼外肌麻痹（progressive external ophthalmoplegia，PEO）是一组以缓慢进展、对称性眼球运动障碍为特征的综合征，不能通过冷热水刺激来克服。瞳孔功能不受影响，且没有疼痛，上睑下垂可能很突出。这种临床表现可能由因**眼肌型**（ocular）或**眼咽肌型肌营养不良**（oculopharyngeal muscular dystrophy）引起。高分辨率 T1 加权的眶部 MRI 显示在眼部肌肉内"海绵状"信号异常。

进行性眼外肌麻痹伴有叩诊肌群的肌强直性收缩（典型地为手掌鱼际肌群）提示**肌强直性肌营养不良**（myotonic dystrophy）的诊断。在与肌肉线粒体 DNA 缺失相关的**卡恩斯 - 塞尔 - 达罗夫综合征**（Kearns-Sayre-Daroff syndrome）中，进行性眼外肌麻痹伴有视网膜色素变性、心脏传导缺陷、小脑性共济失调，以及脑脊液蛋白水平增高等。

肌肉活检显示蓬毛样红纤维（ragged red fiber），这反映存在异常的线粒体。这些 PEO 综合征与相关的眶外共病被称为"眼肌麻痹叠加"综合征（"ophthalmoplegia plus" syndrome）。模拟进行性眼外肌麻痹的疾病包括进行性核上性麻痹和帕金森病，但在这些疾病中，眼球运动障碍（通常为垂直性）可以被头眼反射或冷热水刺激所克服。

（孙威 译　王维治 校）

平衡障碍
Disorders of Equilibrium

▼ 诊断路径

　　平衡（equilibrium）是维持躯体和其部分与外界空间关系的能力。它依赖于视觉、迷路和本体性躯体感觉持续的传入和它在脑干和小脑的整合。平衡障碍是由影响中枢的或周围的前庭径路、小脑或影响本体感觉的感觉通路疾病所致。这类疾病通常表现为两种临床问题之一：**眩晕**（vertigo）或**共济失调**（ataxia）。

眩晕

　　眩晕（vertigo）是躯体或环境的运动性幻觉。它可能伴有其他症状，诸如**冲击感**（impulsion）（一种身体被猛烈抛出或拉入空间的感觉）、**振动幻觉**（oscillopsia）（一种来回移动的视幻觉）、恶心、呕吐或步态共济失调等。

　　眩晕必须与非眩晕性的**头晕**（dizziness）区分开来，后者包括不伴运动错觉的头重脚轻、虚弱或眼花目眩的感觉。与眩晕不同的

是，这些感觉是由脑的供血、供氧和葡萄糖供给不足等情况产生的（例如，迷走神经过度刺激、直立性低血压、心律失常、心肌缺血、缺氧或低血糖等），并最终可能导致意识丧失［**晕厥**（syncope）；见第 12 章，癫痫发作和晕厥）。

　　眩晕的鉴别诊断第一步是将病理过程定位于周围或中枢的前庭神经径路（**图 8-1**）。眩晕的某些特征，包括出现任何相关的异常，都可以帮助鉴别周围性与中枢性病因（**表 8-1**）。

周围性眩晕

　　周围性前庭病变影响内耳的**迷路**（labyrinth）或**前庭耳蜗神经**（vestibulocochlear nerve）的前庭支。源自周围性病变的眩晕往往是间歇性的，持续时间较短，而产生的痛苦比中枢源性眩晕更大（见下文）。**眼球震颤**（nystagmus）（眼球的节律性振荡）总是出现于**周围性眩晕**（peripheral vertigo），它通常为单向的，而从不是垂直的。周围性病变通

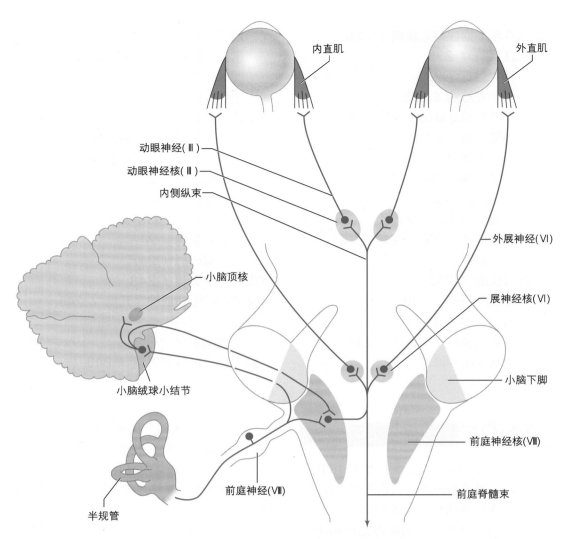

▲图 8-1　周围和中枢性前庭径路。前庭(Ⅷ)神经终止于脑干前庭神经核和中线小脑结构,该结构投射到前庭神经核。由此,内侧纵束中双侧通路上行至展(Ⅵ)神经核和动眼(Ⅲ)神经核,并下降至脊髓(前庭脊髓束)

表 8-1　周围性和中枢性眩晕的特征

	周围性	中枢性
眩晕	通常间断性,严重	常呈持续性,通常不太严重
眼球震颤	始终存在,单向性,从无垂直性	可能没有,单向或双向的,可为垂直性
听力丧失或耳鸣	经常出现	极少出现
脑干或小脑固有体征 [1]	无	通常出现

[1] 指运动或感觉功能缺失、反射亢进、伸性跖反射、构音障碍或肢体共济失调等。

常会产生内耳或前庭耳蜗（Ⅷ）神经功能障碍的额外症状，诸如**听力丧失**（hearing loss）和**耳鸣**（tinnitus）（一种不存在的声音错觉，如鸣铃音）。

中枢性眩晕

中枢神经系统起源的眩晕通常是由影响脑干**前庭神经核**（vestibular nucleus）或它的联系纤维的病变所致，罕见地，眩晕可被大脑的皮质病变造成，诸如，当它作为复杂部分性痫性发作的症状出现时（见第 12 章，癫痫和晕厥）。

中枢性眩晕（central vertigo）可能伴或**不伴眼球震颤**出现，如果存在眼球震颤，它可以是垂直的、单向的或多向的，而且两眼可能有不同的特征（垂直性眼球震颤是在一个垂直平面上的振荡，由向上凝视或向下凝视产生的眼球震颤并不一定在垂直的平面上）。源自中枢性病变的眩晕可能伴有脑干或小脑的固有体征，诸如**运动或感觉功能缺失、反射亢进、伸性跖反射、构音障碍或肢体共济失调**等。

共济失调

共济失调（ataxia）是运动的不协调或笨拙，而不是肌肉无力的结果。它可能是由前庭、小脑或感觉（本体感觉）障碍所致。共济失调可能影响眼球运动、言语（产生构音障碍）、个别的肢体、躯干、姿势或步态等（表8-2）。

前庭性共济失调

引起中枢性或周围性眩晕的相同的中枢和周围性病变也可以产生前庭性共济失调。**眼球震颤**是一种常见的表现，通常为单侧性的，而最明显是在凝视偏离前庭受累一侧。构音障碍不是前庭性共济失调的组成部分。前庭性共济失调是**重力 - 依赖性**的，只有当患者想要起立或行走时，肢体的不协调才会显现出来。

小脑性共济失调

小脑性共济失调（cerebellar ataxia）是由**小脑**或其在**小脑脚、红核、脑桥**或**脊髓**中的传入或传出联系纤维病变所致。由于大脑额叶皮质与小脑之间的交叉性连接，一侧的额叶疾病也偶可模拟对侧小脑半球的障碍。小脑性共济失调的临床表现是由随意运动的速度、节奏、幅度和力度的不规则性组成。

▶肌张力减低

小脑性共济失调常伴有**肌张力减低**

表 8-2　前庭性、小脑性和感觉性共济失调的特征

	前庭性	小脑性	感觉性
眩晕	有	可有	无
眼球震颤	有	常有	无
构音障碍	无	可有	无
肢体共济失调	无	常有（单肢、单侧、仅双下肢或所有肢体）	有（典型为双下肢）
站姿	或许可以双足并拢站立；通常闭眼时加重	睁眼或闭眼不能双足并拢站立	通常能双足并拢和睁眼站立，但不能闭眼站立（Romberg 征）
振动和位置觉	正常	正常	受损
踝反射	正常	正常	减弱或消失

(hypotonia)，它导致姿势维持障碍。四肢很容易被相对小的力量移动位置，当被检查者摇晃时，会表现出偏移的幅度增加。在行走过程中，手臂摆动的幅度也同样增大。腱反射呈现一种**钟摆样**(pendular)性质，以致在引出反射后可能出现几次肢体的振荡。当肌肉对抗阻力收缩时，它随即被消除，拮抗肌不能**牵制**运动，而代偿性肌肉松弛不能迅速出现。这导致了肢体的**反跳**(rebound)动作。

▶动作失调

除了肌张力减低之外，小脑性共济失调伴有随意运动的不协调。简单的动作在开始时被延迟，它们的加速和减速的速度会降低。运动的速度、节奏、幅度和力量波动，所以它们看起来是不稳定的。临床表现包括，当肢体指向一个目标时出现**终点辨距不良**(terminal dysmetria)或过指(overshoot)，以及当肢体接近目标时出现终末**意向性震颤**(intention tremor)。较复杂的动作可能被分解成一连串的个别的动作，而不是一整套连贯的动作[**协同动作不能**(asynergia)]。涉及快速转变方向或较大的生理复杂性动作，如行走，是最受影响的。

▶眼球运动异常

由于小脑在控制眼球运动中的显著作用，眼部异常是小脑疾病的一种常见的后果。这些包括**眼球震颤**和相关的眼振荡、**凝视麻痹**，以及扫视和追随运动缺陷。

▶临床体征的解剖学基础

小脑不同的解剖区域(图 8-2)在功能上是不同的，与它们的运动、感觉、视觉，以及听觉联系的躯体皮质定位结构是相对应的(图 8-3)。

1. **中线病变**(midline lesion)：小脑的中部区域，即蚓部和绒球小结叶以及相关的皮质下核(顶核)参与轴向功能的控制，包括眼球运动、头与躯干姿势、站姿，以及步态等。因此，中线小脑疾病导致一组临床综合征，以**眼球震颤**及其他眼球运动障碍、**构音障碍**、头和躯干摆动(蹒跚)、站立不稳，以及**步态共济失调**等为特征(表 8-3)。小脑上蚓部的选择性受累，如在酒精性小脑变性，正如通过小脑的躯体定位图预示的，主要引起步态共济失调(见图 8-3)。

2. **半球病变**(hemispheric lesion)：小脑的外侧区(小脑半球)帮助协调同侧肢体的运动和维持张力。半球在调节同侧的凝视中也起一定的作用。影响一侧小脑半球的疾病引起**同侧偏身共济失调**(ipsilateral hemiataxia)和肢体肌张力减低，以及眼球震颤和短暂性**同侧凝视麻痹**(ipsilateral gaze

表 8-3　小脑性共济失调的临床模式

受累模式	体征	病因
中线	眼球震颤，构音障碍，头和躯干蹒跚，步态共济失调	肿瘤，多发性硬化
上蚓部	步态共济失调	韦尼克脑病，酒精性小脑变性，肿瘤，多发性硬化
小脑半球	眼球震颤，同侧凝视麻痹，构音障碍，同侧肌张力减低，同侧肢体共济失调，步态共济失调，向病变侧倾倒	梗死，出血，肿瘤，多发性硬化
全小脑	眼球震颤，双侧凝视麻痹，构音障碍，双侧肌张力减低，双侧肢体共济失调，步态共济失调	镇静药中毒，甲状腺功能减退，常染色体显性脊髓小脑性共济失调，副肿瘤性小脑变性，威尔逊病，感染和类感染性脑脊髓炎，克 - 雅病，多发性硬化

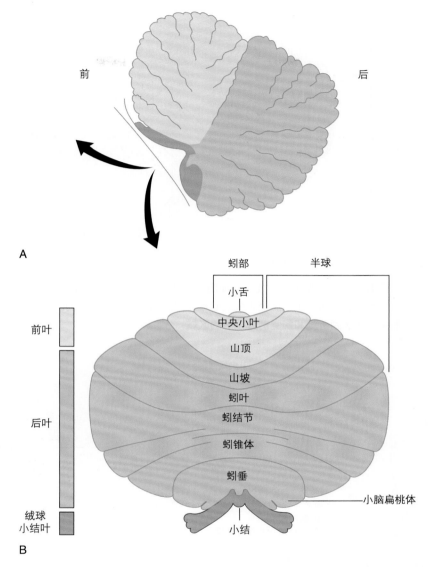

前

后

A

蚓部 半球

小舌

中央小叶

山顶

山坡

蚓叶

蚓结节

蚓锥体

蚓垂

小脑扁桃体

小结

前叶

后叶

绒球
小结叶

B

▲图8-2 小脑的解剖分区,显示在正中矢状位观(A),或展开的(箭头)并从后面观(B)

paresis)(不能自主地看向病变侧)。任何一侧的小脑半球内侧部(蚓部周围)还可能产生**构音障碍**。

3. **弥漫性疾病**(diffuse disease):许多小脑疾病,典型地如中毒性、代谢性和退行性疾病等都会弥漫地影响小脑。这类状态的临床表现兼有中线与两侧小脑半球疾病的特征。

感觉性共济失调

感觉性共济失调(sensory ataxia)是由影响周围感觉神经、感觉神经根、脊髓后索,或者内侧丘系的本体感觉径路的疾病所致。丘脑和顶叶病变是对侧感觉性偏身共济失调的罕见的原因。

关节位置和运动感觉[**运动觉**(kinesthesis)]起源于关节囊、韧带、肌肉和骨膜的环层小体和未封闭的神经末梢。这类感觉经由初级传入神经元富含有髓鞘的 A 纤维传递,它进入脊髓后角并在后索中不交叉上行(**图 8-4**)。来自双腿的本体感觉信息在位

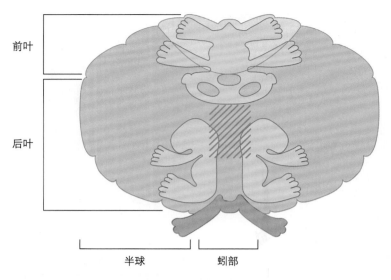

▲图 8-3 小脑的功能构成。该视图类似于图 8-2B,但它是猴的而不是人类小脑。这三个小脑矮人代表到本体感受和触觉刺激投射的区域,而条纹代表到听觉和视觉刺激投射的区域

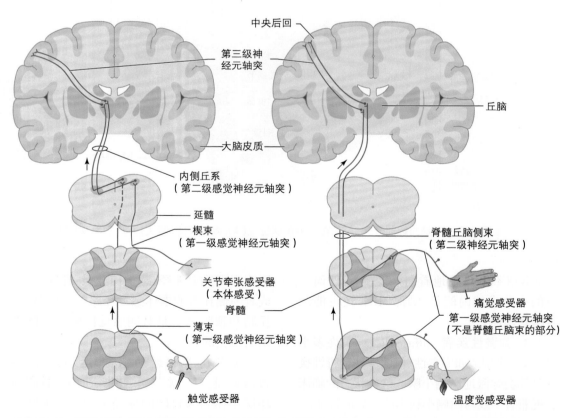

▲图 8-4 调节本体感觉(左图,浅蓝色)和其他躯体感觉形式的径路(左图与右图)(承蒙同意,引自 Fox SI. Human Physiology. 10th ed. Boston,MA:McGraw-Hill;2008)

于内侧的薄束中传递,而自双手臂的本体感觉在位于较外侧的楔束中传递。这些传导束在下部延髓的薄束核和楔束核中与第二级感觉神经元发生突触。第二级神经元作为内侧弓状纤维交叉,并在对侧的内侧丘系中上行。它们终止于丘脑的腹后核,由此发出第三级感觉神经元投射至顶叶皮质。

由于多发性神经病或脊髓后索病变的感觉性共济失调通常会以对称的方式影响步态和双下肢,双手臂受影响程度较轻或完全豁免。体检显示受影响肢体的**关节位置**(joint position)觉受损,**振动觉**(vibration sense)也常受损。眩晕、眼球震颤和构音障碍呈特征性的缺如。

病史

症状和体征

▶眩晕

真性眩晕必须与头晕或晕厥前的感觉鉴别。眩晕典型地被描述为旋转、转动或移动感。当描述含糊时,应特别询问患者,这些症状是否与自身或环境的**运动觉**有关。

症状出现的情境也可能在诊断上是有帮助的。眩晕通常由于变换头位引起的。相比之下,长时间躺着后起立出现的症状表明直立性低血压,而坐下或躺下后可能会立即缓解。直立性低血压和其他大脑低灌注状态也可能导致意识丧失,意识丧失与真性眩晕几乎没有关联。

与眩晕相关的症状可能帮助定位因果性病灶的部位。听力丧失或耳鸣强烈地提示周围性前庭器官的(迷路[X]或前庭耳蜗[Ⅷ]神经)障碍。构音障碍、吞咽困难、复视,或影响面部或肢体的局灶性无力或感觉缺失指示可能为中枢的(脑干)病变。

▶共济失调

共济失调(ataxia)伴有眩晕提示为前庭障碍,而在感觉性共济失调患者中,有双下肢麻木或麻刺感的共济失调是常见的。由于本体感觉缺失可能会被其他的感觉线索代偿,感觉性共济失调患者可能会报告说,当他们走路的时候通过看着他们的脚或用拐杖或同伴的手臂支撑,他们的平衡就会得到改善。因此,他们在黑暗中可能不那么稳定,下楼梯要比上楼梯更困难。

起病和时间进程

起病和时间进程的模式可能帮助确认平衡障碍的病因。

▶突发性

突然起病的不平衡,没有以前这类事件的病史,出现于脑干或小脑梗死和出血(如延髓外侧综合征、小脑出血或梗死等)。

▶发作性

急性起病的**发作性**(episodic)不平衡提示在基底动脉分布区的短暂性缺血发作、良性位置性眩晕、梅尼埃病,或前庭性偏头痛等。由于短暂性缺血发作的不平衡通常伴有脑神经功能缺失、肢体的神经体征或二者皆有。梅尼埃病(Ménière disease)通常伴有进行性听力丧失和耳鸣以及眩晕。前庭性偏头痛(vestibular migraine)会引起头痛或其他偏头痛的症状(见第 6 章,头痛和面部疼痛)。

▶慢性和进行性

慢性、进行性不平衡在数周到数月期间进展最能提示中毒性、营养性、免疫介导的或肿瘤性疾病。在数月至数年期间进展是遗传性脊髓小脑变性的特征。

医疗史

对于影响感觉通路(维生素 B_{12} 缺乏、梅毒),小脑(甲状腺功能减退),或二者(多发性硬化、肿瘤、副肿瘤综合征)的疾病,以及损害前庭或小脑功能的药物(乙醇、镇静药、苯妥英、氨基甙类抗生素、奎宁和水杨酸盐等),应仔细检查医疗史。

家族史

遗传变性疾病可能是慢性、进行性小脑性共济失调的病因。这类疾病包括脊髓小脑变性、Friedreich 共济失调、共济失调-毛细血管扩张症,以及威尔逊病等。

一般体格检查

一般体格检查的几个特征可能为潜在性疾病提供线索。

1. **直立性低血压**(orthostatic hypotension)与脊髓痨、多发性神经病,以及脊髓小脑变性有关。

2. **皮肤**可能显示出眼皮肤的毛细血管扩张[共济失调-毛细血管扩张症(ataxia-telangiectasia)],或者也可能是皮肤干燥,伴毛发焦枯(甲状腺功能减退),或柠檬黄染(维生素 B_{12} 缺乏)。

3. **角膜色素**(Kayser-Fleischer)**环**见于威尔逊病(见第 11 章,运动障碍疾病)。

4. **骨骼异常**包括在 Friedreich 共济失调的脊柱后侧凸(kyphoscoliosis),脊髓痨的肥大性或过度伸展性关节,以及某些遗传性神经病的弓形足(pes cavus)等。颅颈交界部异常可能与 Arnold-Chiari 畸形或其他影响后颅窝的先天性异常有关。

神经系统检查

精神状态检查

急性意识模糊状态(acute confusional state)伴有共济失调提示乙醇或镇静药中毒或韦尼克脑病(Wernicke encephalopathy)。**痴呆**(dementia)伴小脑性共济失调见于威尔逊病、朊蛋白病[克雅病(Creutzfeldt-Jakob disease,CJD)和格斯特曼-施特劳斯勒-沙因克尔综合征(Gerstmann-Sträussler-

Scheinker syndrome)]、甲状腺功能减退、副肿瘤综合征,以及某些脊髓小脑变性等。痴呆伴感觉性共济失调提示梅毒性脊髓痨性麻痹性痴呆(taboparesis)或维生素 B_{12} 缺乏。**遗忘症**(amnesia)和小脑性共济失调与慢性酒精中毒有关[科萨科夫遗忘综合征(Korsakoff amnestic syndrome),见第 5 章,痴呆和失忆症]。

姿势和步态

观察站立姿势和步态对于鉴别前庭性、小脑性以及感觉性共济失调是有帮助的。任何原因的共济失调都可能产生一种宽基底和不稳定的站姿和步态,通常与蹒跚的或东倒西歪的动作有关。

▶ 姿势

共济失调患者被要求双脚并拢站立,可能表现不情愿或不能完成。若执意令其完成,患者可能会逐渐把脚移到一起,但总会留下一些间隙。

1. **感觉性共济失调**(sensory ataxia)和一些**前庭性共济失调**(vestibular ataxia)患者睁眼时可能能够双足并拢站立,用视觉来补偿本体感觉或迷路输入的丧失。当闭上眼,消除了视觉线索,不稳定会有增加,有时还会跌倒[龙伯格征(Romberg sign)]。在前庭病变时,跌倒的倾向是向病变的一侧。

2. **小脑性共济失调**(cerebellar ataxia)患者不能靠视觉输入代偿他们的功能缺失,而且不论睁眼还是闭眼,他们的两脚都不稳。

▶ 步态

1. **小脑性共济失调**的步态是宽基底的,通常表现为跟跄的性质,会使人联想到醉酒。头或躯干的摆动[蹒跚(titubation)]可能存在。在一侧的小脑半球病变,当患者试图走直线或圆形或闭眼在原地行走时,有向病变侧倾斜的倾向。**踵趾步态**(tandem gait)(足跟对足尖),它需要用特别窄基底行走,在小脑性共济失调中始终是受损的。

2. 感觉性共济失调时,步态是宽基底的,踵趾步态是很差的。此外,双脚通常抬举离地较高,而且脚落地很重[**跨阈步态**(steppage gait)],来增强本体感觉的输入。通过让患者用一只手杖或将一只手轻轻搭在检查者手臂上作为支撑,稳定性可能会显著地提高。如果患者想要在黑暗中或闭眼行走,步态障碍就明显的多。

3. 步态共济失调也可以是**转换障碍**(conversion disorder)或**诈病**(malingering)的表现。在确认人为的步态共济失调时最有帮助的观察是,这样的患者可能会表现出非常严重的蹒跚或倾倒动作,而他们能在不摔倒的情况下恢复,从这样困难的位置恢复过来实际上需要极优异的平衡功能。

脑神经

眼外肌神经(Ⅲ、Ⅳ和Ⅵ)和前庭耳蜗神经(Ⅷ)功能异常通常出现于前庭疾病和经常出现于小脑病变。

▶眼球运动

1. 眼睛在凝视的初始位(正视前方)进行检查,以检测在水平或垂直平面的不重合(misalignment)。

2. 患者被要求向每个主要的凝视方向转动眼睛(见第1章,神经系统病史和检查),来检测眼神经麻痹或**凝视麻痹**(gaze palsy)(在任何一个主要凝视方向不能协同地活动两只眼睛)。

3. **眼球震颤**(nystagmus):是眼球的不自主摆动,它的特征是根据出现眼球震颤时凝视的位置[**凝视诱发的眼球震颤**(gaze-evoked nystagmus)],它的振幅,以及它的快相的方向等。**钟摆样眼球震颤**(pendular nystagmus),通常是由于在婴儿期开始的视觉障碍,在两个方向上有相同的速度;而**急动性眼球震颤**(jerk nystagmus)有快相(前庭诱发的)和慢相(皮质诱发的)。急动性眼球

震颤的方向是由快成分的方向决定的。

4. 通过让患者在视野的不同区域的目标之间快速地转移视线,可引出快速的自发性眼球运动[**扫视**(saccade)]。通过让患者追踪一个缓慢移动的目标,诸如检查者的手指,评价缓慢的自主性眼球运动[**追随**(pursuit)]。

5. **周围性**前庭神经障碍产生单向的水平性急动性眼球震颤,在注视远离受损伤的一侧时眼球震颤是最大的。

6. **中枢性**前庭神经障碍引起单向或双向的水平性眼球震颤、垂直性眼球震颤或凝视麻痹。

7. **小脑病变**与广泛的眼部异常有关,包括凝视麻痹、扫视或追随缺陷、在任何或所有方向的眼球震颤,以及**眼辨距不良**(ocular dysmetria)(在扫视性眼球运动时超越视觉目标)。

▶听力

前庭耳蜗(Ⅷ)神经的初步检查应包括听道和鼓膜的耳镜视诊,每侧耳的听力评估,以及用一个256Hz的音叉进行韦伯和林纳试验(见**表8-4**)。

表8-4　听力丧失的评定

	韦伯试验	林纳试验
正常	感觉声音居中	气导 > 骨导
感觉神经性耳聋	声音来自健侧耳	气导 > 骨导
传导性耳聋	声音来自患侧耳	患侧的骨导 > 气导

1. 在**韦伯试验**(Weber test)中,一侧的**感觉神经性**(sensorineural)听力丧失(由于耳蜗或前庭耳蜗神经病变)使患者感受由置于颅顶振动的音叉发出的声音如同来自健侧耳。在**传导性**(conductive)(外耳或中耳)障碍时,声音是位于患耳侧。

2. **林纳试验**(Rinne test)也可以区分患

耳的感觉神经性或传导性听力缺陷。气导（在外听道旁通过举着振动的音叉测试）正常时发出比骨导更响亮的声音（通过将音叉柄置于乳突上测试）。这也发生在由于前庭耳蜗神经病变引起的**感觉神经性**听力丧失时，但在传导性听力丧失中是相反的。

▶位置性眩晕测试

当眩晕的发生在位置改变时，Nylen-Bárány 或 Dix-Hallpike 手法（**图 8-5**）被用于尝试再现诱发的情境。将头部迅速降低到水平线以下 30°，观察两眼的眼球震颤，并嘱患者注意眩晕的发生、严重程度和终止。将头和眼先转向右侧，再转向左侧重复这一过程。

位置性眼球震颤（positional nystagmus）和**眩晕**通常与周围性前庭病变有关，而最经常是**良性位置性眩晕**（benign positional vertigo）的特征。这通常以严重的痛苦为特

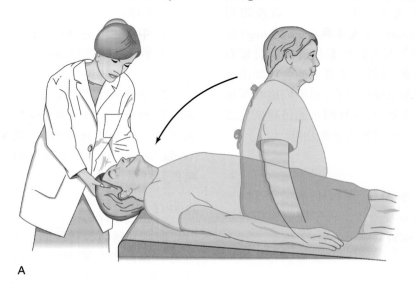

A

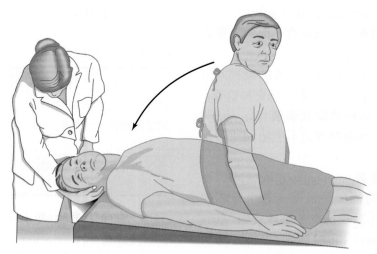

B

▲图 8-5　位置性眩晕和眼球震颤测试。患者坐在检查台上并头眼向前（A），然后快速躺下呈仰卧位，使头超越检查台边缘，低于水平面 45°。然后观察患者眼睛的眼球震颤，并让患者报告任何眩晕。该试验在患者头眼向右侧转 45°（B），以及头眼再向左侧转 45° 时重复进行（未展示）

征,在假定的位置与出现眩晕和眼球震颤之间有数秒钟**潜伏期**（latency）；当保持体位不变时,反应呈自发缓解的趋势[**疲劳性**（fatigue）]；当反复置于引起发作的体位时,该反应减弱[**习服性**（habituation）]（**表 8-5**）。位置性眩晕也可能出现在中枢性前庭疾病。

表 8-5　位置性眼球震颤的特征

表现	周围性病变	中枢性病变
眩晕	严重	轻度
潜伏期	2~40s	无
疲劳性	有	无
习服性	有	无

▶冷热水试验

眼前庭通路障碍可以通过冷热水试验（caloric testing）进行检测。冷热水试验前应进行仔细的耳镜检查,如果鼓膜穿孔则不宜施行。患者取仰卧位,头部抬高 30°,使位于浅表部位的外侧半规管成为直立位。每侧外耳道依次灌入冷水（33℃）或温水（44℃）维持达 40 秒,测试之间至少间隔 5 分钟。温水产生的不适感往往比冷水轻。

1. 正常的清醒患者,冷水的温度刺激产生的眼球震颤,慢相朝向,而快相背离灌水的耳。灌入温水会产生相反的反应,而通常耐受性更好。

2. 一侧的迷路、前庭耳蜗（Ⅷ）神经或前庭神经核功能障碍患者,受影响侧的灌水不能引起眼球震颤,或者诱发眼球震颤较健侧开始稍迟或持续时间较短。

▶其他脑神经

与不平衡相关的视盘水肿提示颅内占位性病变,通常是在后颅窝,导致颅内压增高。视神经萎缩可能出现在多发性硬化、神经梅毒,或维生素 B_{12} 缺乏中。病变同侧的角膜反射减弱和面瘫（以及共济失调）可能伴发于**脑桥小脑角肿瘤**（cerebellopontine angle tumor）。舌和上腭无力、声音嘶哑,或者吞咽困难是由下位脑干疾病引起的。

运动系统

在一例平衡障碍患者身上检查运动功能应揭示出共济失调的模式和严重程度,以及相关的锥体系、锥体外系或下运动神经元受累等,这可能提示病因。有助于区分小脑疾病与影响这些运动系统的其他疾病的临床特征总结于**表 8-6**。

表 8-6　小脑与其他运动系统疾病鉴别的临床特征

	小脑	上运动神经元	下运动神经元	锥体外系
肌力	正常	减弱	减弱	正常
肌张力	减低	增高（痉挛性）[1]	正常	增高（强直）[1]或减低
腱反射	正常	亢进[1]	减弱[1]	正常
跖反射	屈性	伸性[1]	屈性	屈性
肌萎缩	无	无	有[1]或无	无
肌束震颤	无	无	有[1]或无	无
震颤	意向性震颤[1]或无	无	无	静止性震颤[1]或无
舞蹈或手足徐动	无	无	无	有[1]或无
运动不能	无	无	无	有[1]或无
共济失调	有[1]	无	无	无

[1] 最有帮助的诊断特征。

►肌张力

1. **肌张力减低**（hypotonia）是小脑疾病的特征，一侧小脑半球病变时，同侧的肢体肌张力减低。

2. 锥体外系肌张力增高［**强直**（rigidity）］可能出现于影响小脑和基底节的疾病（如威尔逊病、获得性肝脑变性，以及一些脊髓小脑性共济失调等）。

3. 共济失调伴**痉挛状态**（spasticity）可见于小脑和上运动神经元通路都受到影响的情况，例如多发性硬化、后颅窝肿瘤或先天性畸形、椎基底动脉梗死、某些脊髓小脑性共济失调、Friedreich 共济失调，以及维生素 B_{12} 缺乏等。

►协调性

1. 通过检查步态（前文已述及）和通过观察坐着没有支持的患者，来评估躯干的稳定性。除了步态共济失调，患者坐着时可能表现出头或躯干摇晃［**蹒跚**（titubation）］和**躯干性共济失调**（truncal ataxia），从而导致跌倒倾向（在一侧的小脑病变，向受影响侧倾倒）。

2. 当患者的手指在其鼻尖或下颏与检查者手指之间来回移动时，观察其手臂的动作。在小脑性共济失调，一种**意向性震颤**（intention tremor）特征性地出现在每次这样的动作要开始和接近结束时，患者可能会过指（overshoot）目标。

3. 当患者被要求快速地将手臂举到一个特定的高度时，或者当伸展或伸出的手臂被一个突然的力移位时，可能有过指［**回弹**（rebound）］现象。检查肌肉收缩力的能力受损，也可以通过让患者在肘部弯曲手臂抵抗阻力，然后突然消除阻力来证明。如果肢体有共济失调，持续收缩而没有抵抗可能会导致手打击到患者自己（他的头应转向一侧以避免被击中面部）。

4. **双腿的共济失调**是通过仰卧的患者不能将足跟沿对侧胫骨平稳地上下移动来证明。

5. **任何肢体的共济失调**是通过快速的连续的敲击动作的速率、节奏、幅度和力量的不规则性来反映的。

►无力

1. 纯前庭性、小脑性或感觉性障碍并不引起肌无力，但无力可能出现于也影响运动通路的紊乱中。

2. **远端的无力**（distal weakness）可由也能引起感觉性共济失调的障碍，诸如多发性神经病和 Friedreich 共济失调等。

3. **轻截瘫**（paraparesis）可能叠加于共济失调，见于维生素 B_{12} 缺乏、多发性硬化、枕大孔病变，或者脊髓肿瘤等。

4. **共济失调性四肢轻瘫**（ataxic quadriparesis）、**偏身共济失调伴对侧轻偏瘫**（hemiataxia with contralateral hemiparesis）或**共济失调性轻偏瘫**（ataxic hemiparesis）提示脑干病变。

►异常的不自主运动

1. **舞蹈病**或**帕金森病**（见第 11 章，运动障碍）可能伴有小脑体征，见于多系统萎缩、威尔逊病、获得性肝脑变性、某些常染色体显性脊髓小脑性共济失调（如 SCA3 或 Machado-Joseph 病），齿状核红核 - 苍白球路易体萎缩（dentatorubral-pallidoluysian atrophy），以及共济失调 - 毛细血管扩张症等。

2. **肌阵挛**（myoclonus）是克 - 雅病和齿状核红核 - 苍白球路易体萎缩的突出表现，这两种疾病都可能产生共济失调。

感觉系统

►关节位置觉

在感觉性共济失调中，双下肢的关节位置觉总是被受损，双上肢可能也有缺陷。关节位置觉的检测是通过让患者觉察关节的被动活动,自远端开始并移向近端,以确定在每个肢体任何缺陷的上限。关节位置觉正常时,应能够察觉到检查者做出的甚至最小的位移。位置觉异常也可以通过将一个肢体摆放一个位置,并让患者闭目,将对侧肢体摆放相同的位置来证明。

▶振动觉

振动觉在感觉性共济失调中也经常受损。患者被要求察一个置于骨突上的 128-Hz 音叉的振动。再依次测试较近端部位,以确定每一肢体上缺失的上界。将患者觉察振动觉的阈值与检查者持音叉的手检测振动的能力比较。

反射

1. 在小脑性障碍中,腱反射通常是**活动减低**的,具有一种**钟摆样**性质,一侧的小脑病变产生同侧的腱反射减低。

2. **下肢腱反射减低**是 Friedreich 共济失调、脊柱结核和多发性神经病最突出的表现,均导致感觉性共济失调。

3. 腱反射**亢进**(hyperactive reflex)和**伸性跖反射**(extensor plantar responses)可以伴有共济失调,由多发性硬化、维生素 B_{12} 缺乏、局灶性脑干病变,以及一些常染色体显性脊髓小脑性共济失调等引起。

辅助检查

血液检查

血液检查可能发现维生素 B_{12} 水平降低和血液学异常(大红细胞性贫血、白细胞减少症伴分叶过多的粒细胞、血小板减少症伴巨大血小板),以及维生素 B_{12} 缺乏,甲状腺功能减退时的甲状腺激素水平降低,威尔逊病中的肝酶升高、血浆铜蓝蛋白和铜含量降低,共济失调 - 毛细血管扩张症中的免疫球蛋白缺乏和甲胎蛋白增高,或者发现自身免疫性(包括副肿瘤性)小脑变性的自身抗体等。

DNA 检测

血液、唾液,以及其他来源标本可以检出与导致平衡失调的各种疾病有关的基因缺陷,其中包括一些常染色体显性脊髓小脑性共济失调、齿状核红核 - 苍白球路易体萎缩、共济失调 - 毛细血管扩张症、脆性 X 相关的震颤 / 共济失调综合征,以及 Friedreich 共济失调等。

脑脊液

在脑桥小脑角、脑干或脊髓肿瘤,甲状腺功能减退,以及一些多发性神经病中可见脑脊液(CSF)蛋白增高。CSF 蛋白增高伴 CSF 淋巴细胞增多见于感染性或类感染性脑炎、副肿瘤性小脑变性,以及神经梅毒等。颅内压增高和血性 CSF 是小脑出血的特征,但如果疑似小脑出血时,腰椎穿刺应为禁忌。在脊髓痨,CSF 性病研究实验室试验(VDRL)呈阳性,在多发性硬化和其他炎症性疾病 CSF 可以出现寡克隆 IgG 区带。

CT 和磁共振成像

电子计算机断层扫描(CT)可以证明后颅窝肿瘤或畸形、小脑梗死或出血,以及小脑或脑干萎缩伴退行性疾病(如脊髓小脑性共济失调)等。**磁共振成像**(magnetic resonance imaging,MRI)为后颅窝病变通过更好的可视影像,包括脑桥小脑角肿瘤,而它对多发性硬化病变的检测优于 CT。MRI 也可以检测 Ménière 病的内耳内淋巴积水。

诱发电位

视觉诱发电位(visual evoked potential)在评价疑似多发性硬化患者中可能是有帮助的。**脑干听觉诱发电位**(brainstem auditory evoked potential)可将疾病定位于周围前庭径路,并有助于识别脑脑桥小脑角肿瘤。

胸部 X 线片和超声心动图

胸部 X 线可能发现在副肿瘤性小脑变性时的肺肿瘤,而胸部 X 线或超声心动图可能提供与 Friedreich 共济失调相关的心肌病的证据。

听力测定

在前庭疾病伴有听力损害,**听力测定**(audiometry)是有用的,并可以区分传导性、迷路性、前庭耳蜗(Ⅷ)神经,以及脑干疾病等。在传导性听力丧失,当声音通过空气传播,以及在迷路或前庭耳蜗(Ⅷ)神经疾病,声音通过空气或骨传导,**纯音听力测试**(tests of pure tone hearing)都是异常的。在

前庭耳蜗(Ⅷ)神经病变时言语分辨明显地受损,在迷路病变时损害较轻,而在传导性听力丧失或脑干疾病时是正常的。

眼球震颤电图

眼球震颤电图(electronystagmography)可以检测和描述眼球震颤的特点,包括用冷热水刺激诱发。

▼ 周围性前庭疾病

表 8-7 提供了周围前庭疾病的列表,以及帮助鉴别诊断的特征。

表 8-7   周围性前庭病的鉴别诊断

	偏侧性	听力丧失		其他脑神经麻痹
		传导性	感觉神经性	
良性位置性眩晕 [1,2]	单侧	−	−	−
梅尼埃病 [1]	单侧或双侧	−	+	−
急性周围性前庭病 [1]	单侧	−	−	−
耳硬化症	双侧	+	+	−
脑桥小脑角肿瘤	单侧 [3]	−	+	±
中毒性前庭病				
酒精	双侧	−	−	−
氨基糖苷	双侧	−	+	−
水杨酸盐	双侧	−	+	−
奎宁或奎尼丁	双侧	−	+	−
顺铂	双侧	−	+	−
前庭耳蜗(Ⅷ)神经病				
颅底脑膜炎	单侧或双侧	−	+	±
甲状腺功能减退	双侧	−	+	−
糖尿病	双侧	−	+	±
颅骨 Paget 病(畸形性骨炎)	双侧	−	+	±

[1] 最常见病因。
[2] 当(良性位置性眩晕)由头部外伤引起时,可能伴听力损失和其他脑神经麻痹。
[3] 神经纤维瘤病为双侧。

良性位置性眩晕

位置性眩晕是在头位改变时发生的眩晕。它通常与周围性前庭病变有关,但也可能由于中枢性(脑干或小脑的)疾病所致。

发病机制

良 性 位 置 性 眩 晕(benign positional vertigo)是周围源性眩晕最常见的病因。它由**半规管耳石症**(canalolithiasis)引起,在这种情况下,内淋巴中漂浮的碎片[**耳石**(otoconia)]刺激半规管,最常见的是后半规管。良性位置性眩晕可能出现在头外伤后,但在大多数情况下,不能确定诱发因素。当头部创伤是病因时,迷路是通常损伤的部位。然而,岩骨骨折可能会撕裂前庭耳蜗神经(Ⅷ)神经,产生眩晕和听力丧失;**鼓室积血**(hemotympanum)或**脑脊液耳漏**(CSF otorrhea)表明有这样的骨折。

临床表现

这一综合征以严重眩晕的短暂(数秒至数分钟)发作和眼球震颤为特征,可能伴有恶心和呕吐。症状可能出现在头位的任何改变时,但通常在患耳向下的侧卧位时最严重。发作性眩晕通常持续数周,然后自发地缓解,在某些情况下,它是复发性的。听力丧失不是一个特征。

位置性眩晕的周围或中枢性病因通常可以 Nylen-Bárány 或 Dix-Hallpike 手法进行鉴别(见图8-5)。当潜在的病因是周围性的,采取这一手法诱发的眩晕总是伴有位置性眼球震颤,通常是单向性、旋转的,且在假定的促发头位后延迟数秒钟出现。如果这个位置保持不变,眼球震颤和眩晕就会在数秒至数分内消失。若重复该手法,反应就会减弱。与此相反,中枢源性位置性眩晕往往不那么严重,而位置性眼球震颤可能缺如。相比之下,中枢性眩晕没有潜伏期、疲劳或习服性等。

当良性位置性眩晕用这一手法被证实

时,不需要其他的诊断性检查,例如听力或前庭测试,或者影像学等。

治疗

治疗的主要手段是**复位**(repositioning),即 Epley **手法**,它是利用重力作用将内淋巴碎片从半规管中移出,进入前庭,在那里它可以被重新吸收。在这样一个操作中(**图8-6**),将头部向患耳(临床确定的,如前所述)方向旋转45°,患者仰卧位躺着,使头部(仍旋旋转45°)低垂于检查床边缘。头部仍然低垂着,然后向相反的方向旋转90°,即向对

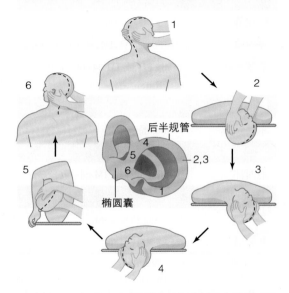

▲图8-6　内耳耳石症所致的良性位置性眩晕的复位治疗。在示例中显示,复位手法是将内淋巴的碎片移出右耳的后半规管(PSC)和进入椭圆囊(UT),后者是迷路前庭中两个膜性囊中较大者,碎片在此可被吸收。数字(1~6)是指患者的位置和迷路内碎片的相应部位。患者取坐位,头部向右侧旋转45°(1);头部被快速下降至水平位以下(2);检查者变换位置(3);将头部向相反的方向迅速转动90°,亦即头部转向左侧45°,在此维持30秒(4);患者然后转向左侧,而相对于身体头部不旋转,在此位置再维持30秒(5);然后坐起(6)。这一手法可能需要反复施行直至眼球震颤消失。然后患者必须避免仰卧位至少2天(承蒙同意,引自 Robert W. Baloh and Martin Allen Samuels. From Samuels MA,Feske SK,eds. *Office Practice of Neurology.* New York,NY:Churchill Livingstone;1995.)

侧耳旋转 45°。接下来,患者滚动到侧卧位,并使受影响的耳朵向上,而头部仍向未受影响的耳朵方向旋转 45° 并下垂。最后,患者转向俯卧位和坐起来。

前庭抑制性药物(**表 8-8**)在急性期也可能是有用的。前庭神经功能康复,通过其他感觉形式的募集效应促使前庭功能代偿,也可能有所裨益。

表 8-8　用于治疗眩晕的药物

药物	剂量
抗组胺药	
敏克静	25mg PO q4~6h
异丙嗪	25~50mg PO,IM,或 PR q4~6h
茶苯海明	50mg PO 或 IM q4~6h 或 100mg PR q8h
抗胆碱能药	
东莨菪碱	0.5mg 经皮 q3d
苯二氮䓬类	
地西泮	5~10mg PO 或 IM q4~6h
拟交感神经药	
苯丙胺	5~10mg PO q4~6h
麻黄碱	25mg PO q4~6h

IM,肌内注射;PO,口服;PR,直肠给药。

数据来自于 Baloh RW, Honrubia V, Kerber KA. *Baloh and Honrubia's Clinical Neurophysiology of the Vestibular System*. 4th ed. New York, NY: Oxford University Press; 2010.

梅尼埃病

梅尼埃病(Ménière disease)的特征是反复的**眩晕**发作,持续 20 分钟到 12 小时,伴有**耳鸣**和进行性低到中频率感觉神经性**听力丧失**。它被认为是眩晕的第二位最常见的周围性病因,仅次于良性位置性眩晕。

发病机制

大多数病例是散发性的,但高达 10% 呈家族性聚集。发病通常是在 20~50 岁之间,男性比女性更容易受到影响。症状被认为是由于迷路内淋巴的容积增多[**内淋巴积水**(endolymphatic hydrops)],这导致内淋巴空间的膨胀,并侵占淋巴周围的空间。耳蜗管和球囊是最常受影响的。内淋巴积水的原因尚不清楚,但免疫机制可能参与其中。

临床表现

在第一次急性发作时,患者可能已经注意到隐袭起病的耳鸣、听力丧失,以及一种耳内胀满感。急性发作以眩晕、恶心和呕吐,以及在数周至数年不等的间期中复发。听力以一种阶梯式方式恶化,在 15%~50% 的患者中双侧受累。随着听力丧失的加重,眩晕趋向于变得不那么严重。

在急性发作期间体格检查可见自发性水平或旋转性眼球震颤(或二者皆有),它可能改变方向。尽管在发作之间自发性眼球震颤特征性地缺如,但冷热水试验通常发现前庭功能受损。听力缺失不总是进展到在床边可检出的程度。听力测量显示低频纯音听力丧失,它在严重程度上有波动、言语分辨力受损,以及对响亮声音敏感性增高。内淋巴积水可以通过 MRI 证实。

治疗

急性发作的症状管理是使用抗组胺、苯二氮䓬类或列于表 8-8 的其他药物。在发作之间,患者可以用低盐饮食和利尿剂治疗,诸如氢氯噻嗪(每日 50mg 口服),加**氨苯蝶啶**(Triamterene)(每日 25mg 口服),或用组胺 H3 受体拮抗剂倍他司汀(Betahistine)(16~48mg 口服,3 次 /d)。在持续性、致残的病例中,通过鼓室内滴注庆大霉素前庭消融术,前庭神经(Ⅷ)切除术,或者迷路切除术可能是有益的。

急性周围性前庭病

急性周围性前庭病(acute peripheral vestibulopathy)这一术语被用于描述不明显原因的自发性眩晕发作,它自行缓解和不伴听力丧失或中枢神经系统功能障碍。它包括诊断为**急性迷路炎**（acute labyrinthitis）或**前庭神经元炎**（vestibular neuronitis）等障碍，可能伴随发热性疾病。急性周围性前庭病可能由病毒感染引起（例如，在前庭神经节中潜伏的单纯疱疹病毒的再活化），但这种联系从未得到证实。急性周围性前庭病被认为是在良性位置性眩晕和梅尼埃病之后，第三位最常见的周围性眩晕的病因。

这种疾病以急性起病的眩晕、恶心和呕吐为特征，通常持续长达 2 周。症状可能复发，而某种程度的前庭功能障碍可能为永久性的。在一次发作中，患者看起来病得很重，通常是侧躺着，受影响的耳朵向上，而且不愿移动头部。始终存在眼球震颤的快相偏离患侧耳。对冷热水测试前庭反应在一侧或双侧耳是受损的，但听力是正常的。

急性周围性前庭病必须与急性眩晕的中枢性病因鉴别，后者通过垂直性眼球震颤、意识改变、运动或感觉功能缺失，或者构音障碍等可被提示。

急性周围性前庭病治疗使用泼尼松 10~14 日疗程方案，20mg 口服，2 次/d，列于表 8-8 中的药物，或二者兼用。

耳硬化症

耳硬化症（otosclerosis）是由于镫骨不能移动引起的。它最显著的特征是双侧的传导性听力丧失，但也可能出现感觉神经性听力丧失和复发性发作性眩晕，而耳鸣是不常见的。听觉症状通常在 30 岁之前就开始了，且家族性出现很常见。影像学检查在诊断上可能是有用的。氟化钠、维生素 D、鼓室内滴注地塞米松，以及外科的镫骨切除术是公认的治疗方法。

脑桥小脑角肿瘤

发病机制

脑桥小脑角是在后颅窝的三角区，以小脑、外侧脑桥和岩骨嵴为边界，最常见的肿瘤是组织学上良性的**听神经瘤**（acoustic neuroma）。也称为**神经鞘瘤**（neurilemoma，neurinoma）或**施万细胞瘤**（schwannoma），它通常起自在内听道中前庭耳蜗（Ⅷ）神经的前庭部分的神经鞘。这一部位不太常见的肿瘤包括脑膜瘤（meningioma）、表皮样瘤（epidermoid tumor），以及脂肪瘤（lipoma）等。

听神经瘤通常在 30~60 岁患者中以孤立的病灶出现，但也可能是神经纤维瘤病的一种表现。**神经纤维瘤病 1 型**（neurofibromatosis 1）[**冯·雷克林豪森病**（von Recklinghausen disease）]是一种常见的常染色体显性遗传病，由**神经纤维瘤蛋白 1**（neurofibromin1，*NF1*）基因突变引起。神经纤维瘤 1 型以一侧的听神经瘤为特征，伴有皮肤牛奶咖啡斑、皮肤神经纤维瘤、腋窝或腹股沟的雀斑、视神经胶质瘤、虹膜错构瘤，以及发育异常性骨损伤等。**神经纤维瘤病 2 型**（neurofibromatosis 2）是一种罕见的常染色体显性疾病，由 merlin（*NF2*）基因突变引起。它的"金标准"是双侧的听神经瘤，可能伴有其他的中枢或周围性神经系统肿瘤，包括神经纤维瘤、脑膜瘤、神经胶质瘤，以及神经鞘瘤等。

病理生理

脑桥小脑角肿瘤（cerebellopontine angle tumor）通过使脑神经、脑干和小脑受压或移位，以及通过使 CSF 流动受阻产生症状。由于它们与前庭耳蜗（Ⅷ）神经、三叉（Ⅴ）神经和面（Ⅶ）神经的解剖学关系而经常受到波及。

临床表现

▶ **症状和体征**

隐袭性听力丧失通常是最初的症状。不太常见的，患者出现头痛、眩晕、步态共济失调、面部疼痛、耳鸣、耳部胀满感，或面部无力等。眩晕最终发生于 20%~30% 的患者，但非特异性不稳定性更常见。症状可以是稳定的，或在数月或数年的时间里进展。

一侧的感觉神经性听力丧失是检查时最常见的表现。其他常见的表现是同侧的面瘫、角膜反射减弱或消失，以及面部感觉缺失等。共济失调、自发性眼球震颤、其他较下位的脑神经麻痹，以及颅内压增高体征等不太常见。一侧的前庭功能障碍通常可以用冷热水测试来证明。

▶实验室表现

听力测定（audiometry）显示感觉神经性功能缺失，表现高频纯音听力丧失，言语分辨不良，以及明显的音调衰减。约 70% 的患者中 CSF 蛋白增高，通常在 50~200mg/dl 不等。最有用的影像学检查是脑桥小脑角的 MRI。听神经瘤可能引起脑干听觉诱发电位异常。

鉴别诊断

在症状多于孤立的前庭耳蜗（Ⅷ）神经疾病患者，应考虑**脑膜瘤**（meningioma）。传导性听力丧失、早期面肌无力或面肌抽搐，伴 CSF 蛋白正常提示**胆脂瘤**（cholesteatoma）。转移瘤也可能表现为脑桥小脑角的病变。

治疗

治疗方法是完全手术切除。听神经瘤和神经纤维瘤病 2 型患者可能从**贝伐珠单抗**（Bevacizumab）获益，一种抗血管内皮生长因子（VEGFA）的单克隆抗体。在未经治疗的情况下，严重的并发症可能由脑干受压或脑积水引起。

中毒性前庭病

酒精

酒精（alcohol）可引起急性位置性眩晕，早在摄入足以产生 ≥40mg/dl 血液浓度的酒精量后 30 分钟开始。酒精弥散进入壶腹顶部，然后进入内淋巴，离开壶腹顶部，最后离开内淋巴。由于酒精密度比内淋巴液低，这使得周围前庭系统呈重力敏感性，导致眩晕的两个阶段，共持续长达 12 小时。在第一个阶段时，壶腹比内淋巴轻，眩晕伴有眼球震颤，患者侧卧位时眼球震颤朝向下的耳跳动。这一阶段结束后约 3.5~5 小时，当内淋巴液变得比壶腹顶部重时，眩晕再次发作，眼球震颤朝向侧卧位时向上的耳跳动。

氨基糖苷类

氨基糖苷抗生素类（aminoglycoside antibiotic）被公认为耳毒性，它可能产生前庭神经和听觉症状。链霉素、庆大霉素和妥布霉素是最可能引起**前庭毒性**（vestibular toxicity）的药物，而阿米卡星、卡那霉素和妥布霉素与**听力丧失**（hearing loss）有关。氨基糖苷类聚集于外淋巴和内淋巴液中，并通过破坏感觉毛细胞起到耳毒性作用。毒性的风险与用药剂量、血浆浓度、用药持续时间、影响药物清除情况如肾衰竭、先前存在前庭或耳蜗功能障碍，以及合用其他耳毒性药物等有关。

眩晕、恶心、呕吐和步态共济失调等症状可能开始很剧烈，体检的所见包括自发性眼球震颤和 Romberg 征。急性期通常持续 1~2 周，随后逐渐的改善。长期或反复的氨基糖苷类治疗可能与慢性进展性前庭功能障碍有关。

水杨酸盐类

水杨酸盐类（salicylate）在长期和大剂量使用时可能引起眩晕、耳鸣和感觉神经性听力丧失，当停药时所有的症状通常是可逆的。症状是由耳蜗和前庭的终末器官损伤所致。**水杨酸中毒**（salicylism）的特征是头痛、耳鸣、听力丧失、眩晕、恶心、呕吐、口渴、过度通气，有时会出现意识模糊状态。严重的中毒可能伴有发热、皮疹、出血、脱水、癫痛发作、精神错乱或昏迷等。实验室所见包括血浆水杨酸盐水平增高（≥0.35mg/ml）以及代谢性酸中毒合并呼吸性碱中毒。治疗包括洗胃、活性炭、强利尿剂、腹膜透析或血液透析，以及血液灌流等。

奎宁和奎尼丁

奎宁（quinine）与**奎尼丁**（quinidine）可能产生**金鸡纳中毒**（cinchonism），它在很多方面与水杨酸盐中毒相似。临床表现包括耳鸣、听力受损、眩晕、视觉缺陷（包括色觉障碍）、恶心、呕吐、腹痛、皮肤发热潮红，以及出汗等。发热、脑病、昏迷，甚至死亡都可能发生。症状通常是由药物过量所致，但也可能由于对治疗剂量的特异体质反应。

顺铂

顺铂（cisplatin）是一种抗肿瘤药物，用于治疗卵巢、睾丸、子宫颈、肺、头颈、膀胱和其他组织的实体瘤。它会导致高比率的患者出现耳毒性，常为双侧的和不可逆的。耳鸣、听力丧失，以及前庭功能障碍等都可能发生。

前庭耳蜗神经病

系统性疾病影响前庭耳蜗（Ⅷ）神经是眩晕的一种不常见的原因。由于细菌、梅毒或结核性感染所致的**基底脑膜炎**（basilar meningitis）或结节病可能压迫前庭耳蜗神经和其他脑神经，但听力丧失是比眩晕更常见的一种后果。与前庭耳蜗神经病（vestibulocochlear neuropathy）有关的代谢性疾病包括**甲状腺功能减退**、**糖尿病**，以及**佩吉特病**（Paget disease）等。

小脑性和中枢性前庭疾病

许多疾病可引起急性或慢性小脑功能障碍（**表8-9**）。其中一些也可能影响中枢性前庭通路（例如韦尼克脑病、椎基底动脉缺血或梗死、多发性硬化，以及后颅窝肿瘤等）。由于这一原因，小脑性与中枢性前庭疾病在此一并讨论。

表8-9　急性或慢性小脑性共济失调的病因

急性
药物中毒：乙醇、镇静-催眠药、抗惊厥药、致幻剂
韦尼克脑病
椎基底动脉缺血或梗死
小脑出血
炎症性疾病
慢性
多发性硬化
酒精性小脑变性
中毒诱发的小脑变性
甲状腺功能减退
自身免疫性小脑变性
常染色体显性脊髓小脑性共济失调
齿状核红核苍白球路易体萎缩
共济失调-毛细血管扩张症
脆性X相关震颤/共济失调综合征
多系统萎缩
肝脑变性
朊蛋白病
后颅窝肿瘤
后颅窝畸形

急性疾病

药物中毒

全小脑功能障碍（pancerebellar dysfunction）表现为眼球震颤、构音障碍，以及肢体和步态共济失调等，是酒精、镇静催眠药、抗惊厥剂和一些致幻剂中毒的显著特征。症状的严重程度与剂量相关，镇静药或抗惊厥剂的治疗剂量通常会引起眼球震颤，但是其他的小脑体征意味着中毒。由于药物引起的小脑性共济失调通常伴有意识的变化，药物中毒在第4章，意识模糊状态中详细讨论。

韦尼克脑病

▶ 发病机制

韦尼克脑病（Wernicke encephalopathy）（在第4章，意识模糊状态中更详细讨论）是一种急性疾病，由**共济失调**、**眼肌麻痹**和**意识模糊**等临床三联征组成。它由**硫胺素**（**维生素 B₁**）缺乏引起的，在长期嗜酒者中最常见，但也可能作为各种原因引起的营养不良的后果而发生。

▶ 临床表现

小脑和前庭受累均导致共济失调，它主要或专一地影响步态；只有约 20% 的患者出现腿部共济失调，而 10% 是上肢共济失调。构音障碍是罕见的。其他的表现包括遗忘综合征或全面的意识模糊状态，水平性眼球震颤或水平与垂直复合性眼球震颤，双侧外直肌麻痹，以及踝反射消失等。冷热水试验显示双侧或单侧前庭功能障碍。共轭性凝视麻痹、瞳孔异常，以及低体温等都可能出现。

▶ 诊断和治疗

在嗜酒和其他营养不良风险的患者都应怀疑这一诊断，而通过对**硫胺素**（thiamine）的临床反应得到证实。眼肌瘫痪在数小时内改善，共济失调、眼球震颤和急性意识模糊在数日内改善。水平性眼球震颤可能持续存在。共济失调仅在约 40% 的患者中是完全可逆的，他们的恢复需要数周至数月的时间。

椎基底动脉缺血和梗死

椎基底动脉系统的短暂性缺血发作和卒中（见第13章，卒中）通常伴有共济失调或眩晕。

▶ 内听动脉闭塞

内听（迷路）动脉［internal auditory (labyrinthine) artery］起源于小脑前下动脉（或者不太常见的，起自基底动脉）（图 8-7）并且为前庭耳蜗（Ⅷ）神经供血。这一血管的孤立性闭塞引起眩晕和快相偏离患侧的眼球震颤，以及一侧的感觉神经性听力丧失。

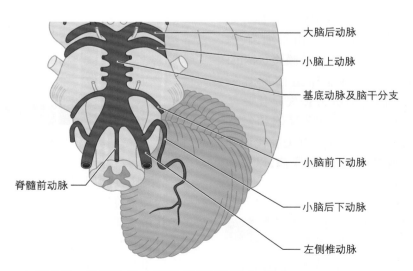

大脑后动脉

小脑上动脉

基底动脉及脑干分支

小脑前下动脉

小脑后下动脉

左侧椎动脉

脊髓前动脉

▲ **图 8-7** 后颅窝的主要动脉（承蒙同意，引自 Waxman SG. Clinical Neuroanatomy. 26th ed. New York，NY：McGraw-Hill；2010.）

▶延髓外侧梗死

延髓外侧梗死(lateral medullary infarction)，是由近端椎动脉闭塞，或较少见的，小脑后下动脉闭塞所致，产生瓦伦贝格综合征(Wallenberg syndrome)(图8-8)。临床表现各异，但最常见的在这里列出，连同它们可能的解剖学关联。

1. 眩晕、恶心、呕吐，以及眼球震颤(前庭神经核)

2. 对侧肢体和躯干的痛温觉丧失(脊髓丘脑侧束)

3. 同侧面部的痛温觉丧失(三叉神经脊束核和束)

4. 躯干和步态共济失调(前庭神经核和小脑下脚)

5. 同侧肢体共济失调(小脑下脚)

6. 同侧霍纳综合征(下行的交感神经束)

7. 吞咽困难，构音障碍，声音嘶哑，以及同侧的颚麻痹(疑核)

▶小脑梗死

小脑是由小脑上动脉、小脑前下动脉，以及小脑后下动脉供血。这些动脉的每一支供血区变异颇大，但小脑上脚、中脚和下脚通常分别是由小脑上、小脑前下以及小脑后下动脉供血。

小脑梗死(cerebellar infarction)的体征包括同侧肢体共济失调、偏侧倾斜(lateropulsion)(向病灶侧倾倒，不太常见地向病灶对侧倾倒)，以及肌张力减低。头痛、恶心、呕吐、眩晕、眼球震颤、构音障碍、眼肌或凝视麻痹、面肌无力或感觉缺失，以及对侧的轻偏瘫或偏身感觉缺失也可能出现。小脑上、小脑前下、小脑后下动脉的闭塞可能在临床上很难鉴别，但相关的脑干表现可能在这方面有帮助。因此，中脑，脑桥和延髓的体征可能提示梗死分别在小脑上动脉、小脑前下动脉以及小脑后下动脉供血区。脑干梗死或被小脑水肿压迫可能导致昏迷和死亡。

通过CT扫描或MRI检查来鉴别诊断梗死与出血，并应及时地获取检查结果。据此可作出小脑梗死的诊断。脑干受压是外科减压和切除梗死组织的指征，这能挽救生命。

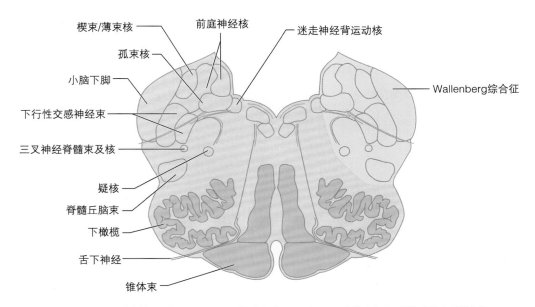

▲图8-8　延髓外侧梗死(Wallenberg综合征)，显示梗死区(蓝色)和受影响的解剖结构

▶中脑旁正中梗死

中脑旁正中梗死(paramedian midbrain infarction)是由基底动脉旁正中穿通支闭塞所致,影响到动眼(Ⅲ)神经根纤维和红核(图 8-9)。引起的后果[贝内迪克特综合征(Benedikt syndrome)]是同侧的动眼(Ⅲ)神经受影响(引起内直肌麻痹伴固定的散大的瞳孔),以及对侧的肢体共济失调(通常仅累及上肢)。小脑的体征是由于红核受累所致,它接受来自小脑上脚上升支的交叉性投射。

小脑出血

▶发病机制

小脑出血(cerebellar hemorrhage)(也见于第 13 章,卒中)通常是由于高血压性血管性疾病引起,不太常见的病因包括抗凝作用、动静脉畸形、血液恶病质、肿瘤,以及创伤等。高血压性小脑出血通常位于小脑的深部白质,通常破入第四脑室。

▶临床表现

高血压性小脑出血引起突然起病的头痛,可伴有恶心、呕吐和眩晕,其次是步态共济失调和意识受损,通常进展数小时。

在就诊时,患者可能是完全清醒、意识模糊或有昏迷。血压通常会增高,并可能出现颈强直。瞳孔通常缩小,并有反应迟钝。同侧的凝视麻痹(凝视偏向于偏离出血侧)和同侧的周围性面瘫是常见的。该凝视麻痹不能被冷热水刺激克服。眼球震颤可能存在,而同侧的角膜反射可能减弱。患者如果是警觉的,表现出姿势和步态共济失调,肢体共济失调不太常见。在脑干受压的晚期,双下肢有痉挛状态和伸性跖反射。

▶诊断和治疗

如果在每例高血压患者中,有急性头痛或有意识水平降低的患者没有及时测试步态,小脑出血的诊断就可能漏诊或延误,并会引起死亡。这是因为在这种情况下,步态共济失调通常是最早的神经学体征。

CSF 通常为血性,但若疑诊小脑出血则应避免腰椎穿刺,因为它可能导致脑疝。诊断通过 CT 检查作出。治疗包括血肿的手术清除术,这是可以挽救生命的。

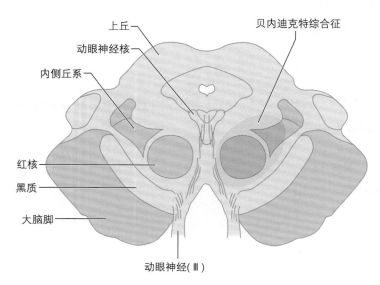

▲图 8-9　中脑旁正中梗死(贝内迪克特综合征)。梗死的区域用蓝色表示

炎症性疾病

▶病毒感染

小脑性共济失调可能是由各种病毒感染引起的小脑炎所致。其中,儿童中最常见的是水痘-带状疱疹病毒,成人中最常见的是水痘-带状疱疹病毒和E-B病毒的再激活。不太常见的原因包括柯萨奇病毒、埃可病毒、流感病毒,以及细小病毒B19。躯体性共济失调通常是小脑受影响最突出的体征,同时可能伴有头痛、恶心、呕吐和意识改变。病毒性小脑炎通常是自限性的,而且恢复良好,特别是儿童。

JC多瘤病毒引起进行性多灶性白质脑病(progressive multifocal leukoencephalopathy, PML),可以感染免疫缺陷患者的小脑。PML在第5章,痴呆和失忆症中更详细讨论。

▶细菌性感染

细菌性感染是小脑性共济失调的一种不常见的病因,但是10%~20%的脑脓肿位于小脑,而共济失调可能是单核细胞增多性李斯特菌(Listeria monocytogene)引起脑炎的一个特征。李斯特菌通常会影响健康成年人,这些人食用了被污染的食物,诸如奶酪、肉或水果等。在前驱性流感样疾病之后是影响脑干和小脑的神经系统紊乱。体征包括共济失调,脑神经(特别是Ⅴ、Ⅵ、Ⅶ、Ⅸ和Ⅹ)麻痹,轻偏瘫,意识改变,以及假性脑膜炎等。磁共振成像显示广泛的或局灶性脓肿样病变,脑脊液呈现淋巴细胞增多。治疗上应用氨苄西林(Ampicillin)(每4小时静脉滴注2g),通常与庆大霉素合用(静脉滴注负荷量1.5mg/kg,随后1~2mg/kg,静脉滴注,每8小时1次)。

▶真菌感染

小脑的真菌感染罕见,但可能发生在免疫缺陷的患者或神经外科手术或硬膜外注射后。涉及的病原体包括曲霉菌(Aspergillus)。

▶朊蛋白感染

朊蛋白病(Prion diseases),如克雅病(Creutzfeldt-Jakob disease,CJD)和格斯特曼-施特劳斯勒-沙因克尔综合征(Gerstmann-Sträussler-Scheinker syndrome)可以引起小脑性共济失调伴有痴呆。这些在第5章,痴呆和失忆症中更详细地讨论。

▶儿童期急性感染后小脑性共济失调

儿童期急性感染后小脑性共济失调(acute postinfectious cerebellar ataxia of childhood)是儿童急性共济失调最常见的病因。它通常影响年龄1~6岁的儿童,并发生在病毒感染或接种疫苗之后。MRI通常正常,脑脊液可能发现轻度淋巴细胞增多。大多数患儿在1个月内完全康复。

▶急性播散性脑脊髓炎

急性播散性脑脊髓炎(acute disseminated encephalomyelitis)是一种单相性疾病,是由免疫介导的中枢神经系统白质的脱髓鞘,可能影响小脑,引起共济失调。

其他常见的特征包括意识受损、痛性发作、局灶性神经体征,以及脊髓病等(见第9章,运动疾病)

▶吉兰-巴雷综合征Fisher变异型

共济失调、眼外肌麻痹(ophthalmoplegia)**和腱反射消失**是这种吉兰-巴雷综合征的变异型的特征(见第9章,运动疾病)。Fisher变异型的不完全形式以及与经典的吉兰-巴雷综合征重叠的形式也会出现。症状会进展数日,并被认为是由抗GQ1b神经节苷脂的自身抗体引起的,它位于眼球运动和后根神经节神经。共济失调主要影响步态和躯干,个别的肢体受影响较轻,构音障碍不常见。眼肌麻痹可能影响瞳孔以及眼外肌。CSF 蛋白可能增高，抗 -GQ1b 抗体可能在血液中检出。呼吸功能不全罕见，通常的病程为渐进性，经常在数周至数月完全恢复。

发作性疾病

晕动症

晕动症（motion sickness）影响到高达 30% 的一般人群，易感性受遗传因素、年龄（高峰到 9 岁）和并发性疾病（如偏头痛）影响。症状由受影响的个体或他 / 她的环境的真实的或被感知的运动所激发，如在乘车旅行、观看 3D 电影或使用虚拟现实设备时。特征包括恶心、呕吐、眩晕、头痛、面色苍白、出汗、唾液分泌、厌食、气味恐怖（osmophobia），以及一种温热感。晕动症可以通过仰卧或在旅行时观看地平线来预防，习服疗法（habituation therapy）可能是长期有效的。毒蕈碱性抗胆碱能药物（如莨菪碱，1.5mg 经皮应用）和 H1 抗组胺药物（如茶苯海明，50mg 口服）对急性发作是有用的，但多巴胺 D_2 和血清素 5-HT3 受体拮抗剂的止吐剂是无效的。

前庭性偏头痛

前庭性偏头痛（vestibular migraine）的特征是发作性眩晕伴有偏头痛发作的其他特点，诸如头痛、畏光、畏声，或视觉先兆等。治疗包括前庭康复训练，以及用于其他形式偏头痛的药物，在第 6 章，头痛和面部疼痛中详细讨论。

常染色体显性发作性共济失调

发作性共济失调（episodic ataxias）是常染色体显性疾病，以小脑性共济失调的短暂性发作为特征，它可能被身体或精神压力所诱发。发作性共济失调 1 型（EA1）是由 KCNA1 突变引起的，KCNA1 编码 Kv1.1 电压门控钾通道。发作持续从数秒到数分钟，每天可能发作多次；肌纤维颤搐（myokymia）是一种颤抖的、不自主的肌肉运动，通常发生在两次发作之间。

EA2 是由 CACNA1A 突变引起的，它编码 P/Q 型电压门控钙通道的 α1A 亚单位，这一基因在脊髓小脑性共济失调 6（SCA6，在本章后面讨论）和家族性偏瘫性偏头痛（见第 6 章，头痛和面部疼痛）中也受到影响。发作比在 EA1 持续时间更长，通常持续数小时，而眼球震颤和缓慢进展性共济失调在急性发作之间持续存在。乙酰唑胺（Acetazolamide），500mg 口服，每日 4 次，通常可预防或缓解 EA2 的急性症状。

EA5 同样会影响电压门控钙通道，但在这种情况下突变是在 CACNB4，它编码 β 亚单位。EA6 是由于 SLC1A3 突变所致，它编码 EAAT1 神经胶质谷氨酸转运体（glial glutamate transporter）。谷氨酸的摄取减少，导致对小脑浦肯野纤维兴奋输入的增强。EA1 和 EA6 被认为通过增强占主导作用的负面效应来损害通道的功能，而 EA2 涉及单倍型不足，EA5 的机制还不确定。

慢性疾病

多发性硬化

▶发病机制

多发性硬化（multiple sclerosis，MS）（也可见第 9 章，运动疾病）临床上以中枢神经系统多个部位神经功能障碍的缓解与复发为特征。由于这些包括前庭的、小脑的，以及感觉通路，多发性硬化可能会引起平衡障碍。症状和体征与主要影响白质的**脱髓鞘**（demyelination）和**轴突丢失**（axonal loss）有关。

▶临床表现

小脑体征会出现在约 1/3 患者的初次检查中，而最终发展为这个数字的两倍。

眼球震颤、**构音障碍**和**肢体共济失调**是常见的,但**眩晕**出现较少。**步态共济失调**是10%~15% 患者来诊的主诉,并通常是由于小脑受到影响。

► **诊断**

该诊断依赖于在时间与空间上分离的神经系统功能障碍的多次发作的病史。亚临床的病变可能是很明显的,这来自身体检查表现,诸如视神经炎、核间性眼肌麻痹或锥体束征,或者来自实验室检查。CSF 分析可能发现寡克隆带、IgG 增高、蛋白增高或轻度的 CSF 淋巴细胞增多等。视觉、听觉或体感诱发电位反应记录(见第 2 章,辅助检查)也可能证明受累的亚临床部位。CT 扫描或 MRI 检查显示脱髓鞘病变。

► **治疗**

治疗在第 9 章,运动疾病中讨论。

酒精性小脑变性

► 发病机制

在长期酗酒者中可能发生一种特征性小脑综合征,这很可能是由于营养缺乏造成的。小脑的变性改变主要局限于上蚓部(**图 8-10**),这也是在韦尼克脑病中受影响的部位。

► 临床特征

酒精性小脑变性(alcoholic cerebellar degeneration)在年龄 40~60 岁的男性中是最常见的。患者通常有每天饮酒或豪饮的历史,持续 10 年或更久,并伴有进食不足。大多数人曾经历过酒精中毒的其他内科并发症,诸如肝病、震颤性谵妄、韦尼克脑病或多发性神经病等。小脑变性通常呈现隐袭起病和在数周至数月的时间里逐渐进展,最终达到功能紊乱的顶峰。在偶然的情况下,共济失调突然出现。

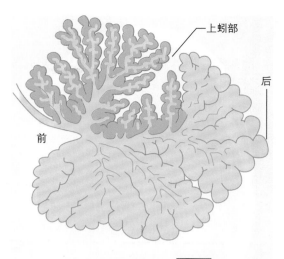

上蚓部

后

前

浦肯野细胞丢失 ▭

▲**图 8-10** 酒精性小脑变性中萎缩的分布。小脑的正中矢状切面显示浦肯野细胞的丢失,主要局限于上蚓部

步态共济失调(gait ataxia)是普遍的,而且几乎总是使患者就诊的问题。在大约 80% 的患者中,做跟 - 膝 - 胫试验时两腿是共济失调的。常见的相关表现包括双足远端的感觉缺失和踝反射消失,这是由多发性神经病所致。手臂的共济失调、眼球震颤、构音障碍、肌张力减低,以及躯干的不稳定等是不太常见的。CT 或 MRI 检查可能发现小脑萎缩(**图 8-11**)。

► **治疗**

患者应当接受**硫胺素**(Thiamine)治疗,因为硫胺素缺乏在发病机制中可能起作用。戒酒和充足的营养可能有助于阻止进展。

毒素诱发的小脑变性

小脑的浦肯野细胞(Purkinje cell)和颗粒细胞选择性地易于受到各种毒素的侵害。这些毒素可能引起小脑变性,伴有眼球震颤、构音障碍,以及共济失调影响肢体、躯干和步态等。除了酒精之外,这种综合征可以由苯妥英、锂剂、胺碘酮、氟尿嘧啶、阿糖胞苷、甲苯、铅、汞和铊等引起。治疗为停用致

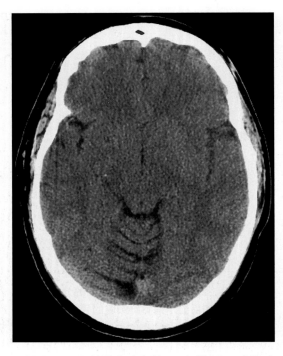

▲图 8-11　酒精性小脑变性 CT 扫描,显示中线小脑蚓部明显萎缩,而小脑半球相对保留。(承蒙 A. Gean. 允许使用)

病药物,对氟尿嘧啶还可使用硫胺素(维生素 B_1),但是毒素 - 诱发的小脑综合征可能是不可逆的。

甲状腺功能减退

甲状腺功能减退(hypothyroidism)可能引起亚急性或慢性进展性小脑综合征,它在中年或老年妇女中最常见。症状在数月至数年中进展。系统性症状(如黏液性水肿)通常在小脑紊乱之前出现。

步态共济失调是普遍的,并且是最突出的表现。肢体共济失调也很常见,而且可能是不对称的。构音障碍和眼球震颤不太常出现。其他与甲状腺功能减退有关的神经障碍可以与小脑受累共存,包括感觉神经性听力丧失、腕管综合征、神经病或肌病等。

诊断和治疗在第 4 章,意识模糊状态中讨论。

自身免疫性小脑变性

▶副肿瘤性小脑变性

自身免疫性小脑变性(autoimmune cerebellar degeneration)可能作为系统性癌瘤的一种远隔(副肿瘤性)效应出现。肺癌(尤其小细胞肺癌)、卵巢癌、霍奇金病,以及乳腺癌等是最常见的相关的肿瘤。

副肿瘤性退行性变弥漫地影响小脑蚓部和半球。病因似乎是自身免疫涉及**抗神经抗体**(antineural antibody),它针对神经元的核抗原或者更特异地在小脑浦肯野细胞的细胞膜或细胞质中表达的抗原(**表 8-10**)。

小脑症状可能出现于癌症诊断之前或之后,通常会进展几个月。步态和肢体共济失调很显著,而且可能是不对称的。构音障碍常见,但眼球震颤是罕见的。除了小脑外,其他区域受影响可能产生吞咽困难、痴呆、记忆障碍、锥体束征或神经病等。

在血液中有时可检出肿瘤神经抗体(onconeural antibody),CSF 可见轻度的淋巴细胞增多或蛋白增高。

当神经系统症状先于潜在的癌症出现时,诊断可能是困难的。构音障碍、吞咽困难和手臂的共济失调有助于副肿瘤性小脑变性与慢性酒精中毒或甲状腺功能减退所致的小脑综合征鉴别。然而由于癌肿患者可能罹患营养不良,始终要考虑到韦尼克脑病的可能。

治疗是针对潜在的肿瘤,在某些病例辅以免疫球蛋白 G、糖皮质激素、环磷酰胺、他克莫司、利妥昔单抗、麦考酚酯或血浆置换的免疫疗法。疾病通常平稳进展,但可能随着治疗稳定或缓解。

▶其他自身免疫性小脑变性

自身免疫性小脑变性(autoimmune cerebellar degeneration)也发生在没有癌症的患者身上,他们产生抗谷氨酰胺转移酶、

表 8-10　自身免疫性小脑变性

综合征	抗体	相关的肿瘤
副肿瘤性小脑变性	抗 -Yo	乳腺、子宫、卵巢
	抗 -Hu	小细胞肺癌
	抗 -Tr	霍奇金病
	抗 -CV2	小细胞肺癌、胸腺瘤
	抗 -Ri	乳腺
	抗 -Ma2	睾丸、肺
	抗电压门控钙通道（P/Q type）	小细胞肺癌
谷蛋白共济失调	抗 - 谷氨酰胺转胺酶 2,6	–
抗 -GAD 小脑性共济失调	抗 - 谷氨酸脱羧酶	–
桥本脑病	抗甲状腺球蛋白,抗甲状腺过氧化物酶,抗 -α- 烯醇化酶	–

数据来自 Mitoma H et al, Guidelines for treatment of immune-mediated cerebellar ataxias. *Cerebellum & Ataxias* (2015) 2：14

谷氨酸脱羧酶或甲状腺抗原的自身抗体。

谷蛋白共济失调（gluten ataxia）表现为步态共济失调、下肢共济失调，以及眼球震颤等。它似乎是由抗谷蛋白（gluten protein）[麦醇溶蛋白（gliadin）] 的自身抗体引起的，与小肠（TG2）和脑（TG6）的谷氨酰胺转移酶有交叉反应。谷蛋白肠病[乳糜泻（celiac disease）] 的症状通常不存在，但肠活检可能显示免疫沉积。MRI 可能发现小脑萎缩，抗谷氨酰胺转移酶抗体（anti-transglutaminase antibody）通常出现于血液中。治疗的主要方法是无谷蛋白饮食。

抗谷氨酸脱羧酶小脑性共济失调[anti-glutamic acid decarboxylase（GAD）cerebellar ataxia] 是与这种抗 GAD 酶的自身抗体相关，GAD 酶合成脑的主要抑制性神经递质 γ- 氨基丁酸（GABA）。步态共济失调是最一贯的临床特征，但肢体共济失调、构音障碍，以及眼球震颤也可能发生。静脉注射免疫球蛋白和糖皮质激素可能是有益的。抗 GAD 抗体也与僵人综合征（stiff-person syndrome）与关（见第 9 章，运动疾病）。

桥本脑病（Hashimoto encephalopathy）是与自身免疫性甲状腺炎相关的激素敏感性脑病。除了共济失调，也可能出现意识模糊状态、痫性发作，以及肌阵挛等。当首次被诊断为共济失调时，患者通常甲状腺功能正常，MRI 显示很少或没有小脑萎缩。可以在血液中检测到针对甲状腺抗原和 α- 烯醇化酶（α-enolase）的抗体。治疗是应用糖皮质激素。

常染色体显性脊髓小脑性共济失调

常染色体显性脊髓小脑共济失调（autosomal dominant spinocerebellar ataxia, SCA）包含一组超过 40 种遗传上和临床上异质性疾病（**表 8-11**）。

▶遗传学

几种类型的突变可能产生常染色体显性遗传 SCA 包括在非编码区为**多聚谷氨酰胺**（polyglutamine, polyQ）**片段**编码的 CAG **三核苷酸重复序列的扩增**,3 核苷酸或 5 核苷酸重复序列扩增,以及点突变等。其中, polyQ 障碍是最常见和最具特征性的。它们影响各种不同的蛋白质,包括离子通道、受体、酶类和细胞骨架蛋白等。

polyQ 障碍的显著特征是,潜在的三核苷酸扩增是不稳定的,并倾向于随着时间推移而扩大。这导致**遗传早现**（anticipation）,

表 8-11　常染色体显性脊髓小脑性共济失调（SCAs）的临床和遗传学特征

综合征[1]	临床表现	示例[2]	基因	蛋白	突变[3]
ADCA I	小脑性共济失调＋眼肌麻痹，痴呆，锥体外系体征，视神经萎缩或肌萎缩	SCA1	*ATXN1*	Ataxin-1	CAG 重复序列
		SCA2	*ATXN 2*	Ataxin-2	CAG 重复序列
		SCA3/MJD（Machado-Joseph 病）	*ATXN3*	Ataxin-3	CAG 重复序列
		SCA8	*ATXN8*	Ataxin-8	（CTG·CAG）重复序列
		SCA28	*AFG3L2*	ATP 酶家族基因 3 样蛋白 2	多种错义突变
ADCA II	小脑性共济失调＋视网膜变性	SCA7	*ATXN7*	Ataxin-7	CAG 重复序列
ADCA III	纯小脑性共济失调	SCA6	*CACNA1A*	钙通道,P/Q 型电压门控,α_{1A} 亚单位	CAG 重复序列

[1] ADCA，常染色体显性小脑性共济失调（autosomal dominant cerebellar ataxia）。
[2] 示例展示的是构成≥3% 的 SCAs 病例。
[3] 多聚谷氨酰胺束的 CAG 重复序列。

这表现在连续的子代中发病年龄提前，病情严重程度加重，或两者皆有。

除了 SCAs，polyQ 疾病还包括脊髓延髓肌萎缩[肯尼迪病（Kennedy disease），见第 9 章，运动疾病]和亨廷顿病（见第 11 章，运动障碍）。

▶发病机制

PolyQ 扩增使得靶蛋白功能获得毒性增加。异常长的 ployQ 片段易使蛋白发生构象变化、错误折叠，以及蛋白水解的裂缝等（图 8-12）。其结果是，产生的蛋白质片段容易聚集，在某些情况下，从细胞质转移到细胞核。神经元的功能障碍和死亡被认为是由异常蛋白的直接毒性或它们的细胞质或核的聚集、蛋白酶体功能受损、轴突转运或核功能，以及蛋白 - 蛋白相互作用的一些组合引起的。

▶临床表现

常染色体显性的 SCAs 表现出相当大的临床变异性，即使在一个特定的家族内也是如此。一般来说，SCAs 与成人期发病、缓慢进行性小脑综合征有关，步态共济失调是一种早期和突出的特征。其他的表现是构音障碍、复视和肢体共济失调等。小脑以外的表现是常见的，包括认知的、锥体束的、锥体外系的、运动神经、周围神经或黄斑受累等。

最常见的 SCAs 是 1、2、3、6 和 7。SCA1 导致步态共济失调、肢体共济失调以及构音障碍，伴有脑干受累，但几乎没有认知异常。SCA2 在共济失调和构音障碍与缓慢的扫视性眼球运动和多发性神经病的关联方面是显著的。SCA3[马查多 - 约瑟夫病（Machado-Joseph disease）]在葡萄牙血统的患者中尤其常见，共济失调伴有眼睑退缩、瞬目减少、眼外肌麻痹、构音障碍、吞咽困

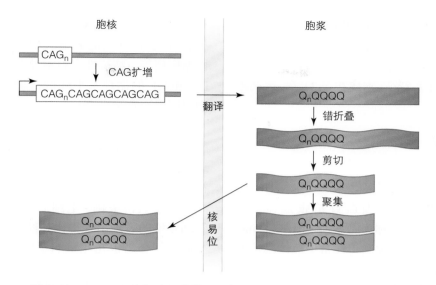

▲ **图 8-12** PolyQ 蛋白加工和毒性的可能机制。在 polyQ 疾病中,包括一些常染色体显性脊髓小脑性共济失调,一种包含 CAG 三核苷酸重复序列(CAG_n)的基因由于此重复序列的扩增而发生突变。所产生的异常蛋白(Q_nQQQQ)含有一段异常长的 polyQ 片段,它诱发构象改变,并促使错误折叠。错误折叠的蛋白容易发生蛋白水解性裂解,产生异常的和可能有毒的片段;它们也可能有从细胞质转移到细胞核,聚集或两者兼而有之的趋势。由于这些事件的结果,神经元功能受到损害,神经元可能最终死亡。神经毒性和神经元死亡最终是如何发生的尚不清楚,但可能有多种机制,这些机制可能因不同的 polyQ 疾病而异。可能的促发因素包括错误折叠的和裂解的蛋白单体或寡聚体的直接毒性,或者细胞质或核的聚集(图中的红色);蛋白酶体降解、轴突转运或核功能的受损;以及 polyQ 蛋白与其他细胞蛋白之间的相互作用等

难,以及有时帕金森综合征或周围神经病等。SCA6 相对地不太严重,进展较缓慢,比其他的 SCAs 更局限于小脑受累。SCA7 除了共济失调,其特征是视网膜变性导致失明。

小脑的萎缩,以及有时也是脑干的萎缩在 CT 或 MRI 上可能是很明显的(**图 8-13**)。然而,最终诊断是通过基因检测。没有特异的治疗方法,但作业治疗和物理治疗以及辅助行走器械可能是有帮助的,还应进行遗传咨询。

齿状核红核苍白球路易体萎缩

齿状核红核苍白球路易体萎缩(dentatorubral pallidoluysian atrophy,DRPLA)是一种常染色体显性遗传疾病,是由编码

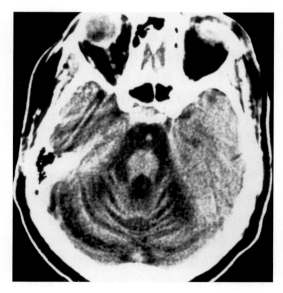

▲ **图 8-13** 脊髓小脑萎缩 CT 扫描显示萎缩的小脑和脑干(承蒙 A. Gean 同意使用)

atrophin 1 蛋白的 *ATN1* 基因的多谷氨酰胺扩增引起的。DRPLA 导致共济失调、舞蹈病、痴呆、癫痫发作,以及肌阵挛等。由于突出的锥体外系特征,本病在第 11 章,运动障碍中讨论。

共济失调 - 毛细血管扩张症

▶ 发病机制

共济失调 - 毛细血管扩张症(ataxia-telangiectasia)[也称为路易斯 - 巴尔(Louis-Bar)综合征]是一种遗传性常染色体隐性疾病,在婴儿期开始发病。它是由共济失调 - 毛细血管扩张症突变的(ataxia-telangiectasia mutated, ATM)基因的功能丧失突变引起的,该基因编码与磷脂酰肌醇 3- 激酶相关的丝氨酸 / 苏氨酸蛋白激酶。缺失、插入和置换等均曾有过描述。一种 DNA 双链断裂的修复缺陷被认为参与发病机制。

▶ 临床表现

共济失调 - 毛细血管扩张症是以进行性**小脑性共济失调**、**眼皮肤毛细血管扩张**(oculocutaneous telangiectasia)、**窦肺感染**(sinopulmonary infection),以及淋巴样肿瘤为特征。患者通常罹患进行性全小脑变性,特征是眼球震颤、构音障碍,以及步态、肢体和躯干共济失调。舞蹈手足徐动症、下肢振动觉和位置觉缺失、反射消失,以及自发性眼球运动障碍几乎是普遍的表现。在 10 多岁时常观察到精神上的缺陷。

眼皮肤的毛细血管扩张通常出现在青少年期。球结膜通常最先受到影响,随后影响皮肤的阳光照射区,包括耳、鼻、面部和肘前区和腘窝等。血管性病变极少出血,使中枢神经系统不受影响。

免疫功能受损通常在儿童晚期变得明显,80% 以上的患者会出现复发性窦肺感染。约 1/3 的患者发生恶性肿瘤,包括非霍奇金淋巴瘤、白血病和霍奇金病。

其他常见的临床表现是皮肤和毛发的早衰改变、性腺功能减退,以及胰岛素抵抗性糖尿病等。特征性实验室异常包括 IgG2,IgA 和 IgE 的循环水平降低,以及甲胎蛋白和癌胚抗原水平升高。

非典型的表现型可能与晚期(包括成人期)发病、进展较慢、没有血管扩张症,以及运动障碍而不是共济失调有关,作为主要的神经系统表现。

由于共济失调 - 毛细血管扩张症的血管和免疫的表现出现得比神经系统症状晚,本病可能会与也在儿童期发病的 Friedreich 共济失调相混淆(见后面)。共济失调 - 毛细血管扩张症根据它的较早期发病(4 岁以前)、伴有舞蹈手足徐动症,以及没有脊柱后侧突等可以进行鉴别。

目前还没有针对共济失调 - 毛细血管扩张症的特异性治疗方法,但抗生素管理感染方面是有用的。应避免 X 射线,由于本病对电离辐射有高度敏感性。

脆性 X 相关震颤 / 共济失调综合征

脆性 X 相关震颤 / 共济失调综合征(fragile X-associated tremor/ataxia syndrome, FXTAS)是一种 X 连锁的疾病,由脆性 X 精神发育迟滞 1(fragile X mental retardation 1, FMR1)基因的 5' 未翻译区域中功能 - 获得突变(CGG 表达)引起的。白质传导束,包括小脑中脚是主要受影响的。FXTAS 主要影响男性,平均年龄 60 岁时发病,特征包括意向性震颤和小脑性共济失调。诊断是通过 DNA 检测。

多系统萎缩

多系统萎缩(multiple system atrophy, MSA)是一种神经退行性蛋白病(neurodegenerative proteinopathy),与 α- 突触核蛋白在受累的神经元沉积相关。它导致自主神经功能障碍,以及帕金森综合征或共济失调。多系统萎缩在第 11 章,运动障碍中更详细地讨论。

肝脑变性

肝脑变性（hepatocerebral degeneration）是指同时损害肝脏和大脑功能的疾病，包括**获得性（非威尔逊病）肝脑变性**（例如由于肝硬化合并门体分流）和遗传性疾病。共济失调可能是在两种情况的一个特征。**威尔逊病**（Wilson disease）是一种铜代谢的障碍，以各种组织中铜沉积为特征，是遗传性肝脑变性的重要原因。它是一种常染色体隐性的疾病，由编码铜转运 ATP 酶的 β 多肽的 *ATP7B* 基因突变引起的。由于锥体外系特征通常是最突出的神经系统表现，威尔逊病在第 11 章，运动障碍中更详细地讨论。

朊蛋白病

克雅病（Creutzfeldt-Jakob disease，CJD）（在第 5 章，痴呆和失忆症中描述）和**格斯特曼 - 斯特拉斯勒 - 沙因克尔综合征**（Gerstmann-Sträussler-Scheinker syndrome）（一种罕见的常染色体显性疾病）是可以导致共济失调的朊蛋白病（prion disease）。小脑体征出现于大约 60% 的克 - 雅病患者，而大约 10% 的病例出现共济失调。小脑的受累是弥漫性的，但蚓部受影响通常是最严重的。与大多数其他的小脑性疾病不同，颗粒细胞丢失通常比浦肯野细胞丢失更显著。

有小脑表现的克 - 雅病患者通常最先主诉步态共济失调。痴呆在此时通常已很明显，而最终总会发生认知功能障碍。眼球震颤、构音障碍、躯干共济失调和肢体共济失调等最初都出现于约半数的共济失调型克 - 雅病患者中。病程以进行性痴呆、肌阵挛，以及锥体外系和锥体系功能障碍为特征。死亡通常发生在发病后 1 年内。

后颅窝肿瘤

后颅窝肿瘤（posterior fossa tumor）起源于小脑或从外面压迫小脑时会引起小脑症状。儿童最常见的后颅窝肿瘤是**髓母细胞**瘤、**囊性星形细胞瘤、室管膜瘤**，以及**脑干胶质瘤**，而**血管母细胞瘤、脉络丛乳头状瘤、脑膜瘤**，以及来自神经系统外的**转移瘤**（特别是肺和乳腺）在成人中占主导地位。

▶临床表现

小脑肿瘤患者通常会因颅内压增高出现头痛或出现共济失调。恶心、呕吐、眩晕、脑神经麻痹和脑积水等是常见的。临床表现的性质因肿瘤的部位而异。大多数转移瘤位于小脑半球，引起非对称性小脑体征。另一方面，髓母细胞瘤和室管膜瘤往往出现在中线，伴蚓部的早期受累和脑积水。

血管网状细胞瘤（hemangioblastoma）可能作为**冯·希佩尔 - 林道病**（von Hippel-Lindau disease）的一个特征出现，它是由 *VHL* 抑癌基因的显性突变所致，也可能会引起视网膜血管网状细胞瘤、肾或胰腺囊肿，以及红细胞增多症等。室管膜瘤通常出现于第四脑室，它容易通过脑室系统播种和引起脑积水。

▶诊断和治疗

CT 扫描或 MRI 对诊断是有用的，但活检对组织学特征描述可能是必需的。治疗方法包括手术切除、放疗和化疗等。糖皮质激素在控制肿瘤的相关水肿方面很有用。全切术对小脑的囊性星形细胞瘤和脑膜瘤可能是有效的。髓母细胞瘤显示基于分子亚群的预后有很大的差异。

后颅窝畸形

影响小脑和脑干的先天性异常包括后脑的畸形（如小脑发育不全、Dandy-Walker 畸形、蛛网膜囊肿）或颅骨的畸形（如阿诺德 - 基亚里畸形）。成人期出现的前庭或小脑症状，最常见的是 I 型**阿诺德 - 基亚里畸形**（Arnold-Chiari malformation），它表现小脑扁桃体通过枕骨大孔向下移位。临床表现与小脑受累、梗阻性脑积水（hydrocephalus）、脑干受压,以及**脊髓空洞症**(syringomyelia)(脊髓的囊肿或管)等有关。Ⅱ型阿诺德-基亚里畸形与**脊髓脊膜膨出**(meningomyelocele)有关(脊髓、神经根和脊膜经由脊柱的融合缺损的突出),而且在儿童期就发病了。Ⅲ型阿诺德-基亚里畸形伴有**脑膨出**(encephalocele)(后颅窝的内容物通过枕骨或颈骨的缺损而疝出)。

　　Ⅰ型畸形的小脑性共济失调通常影响步态,而且是双侧的,在一些病例是不对称的。脑积水导致头痛和呕吐。脑干被疝出的小脑组织压迫可能伴有眩晕、眼球震颤和下位脑神经麻痹。脊髓空洞症通常引起披肩样分布的痛温觉缺失。

　　阿诺德-基亚里畸形通过 CT 或 MRI 检查证明小脑扁桃体疝(cerebellar tonsillar herniation)可得到诊断。患者罹患头痛、颈痛、脑积水,或其他与小脑、脑干受压相关的症状可能从枕骨大孔外科减压术中获益。神经病性疼痛对抗抑郁药或抗惊厥药可能有效(见第 12 章,癫痫和晕厥)。

▼ 感觉性共济失调

　　感觉性共济失调(sensory ataxia)通常是本体感觉受损的结果,由于周围感觉神经[**感觉神经病**(sensory neuropathy)]、后根神经节[**感觉神经元病**(sensory neuronopathy)]或脊髓后索[**脊髓病**(myelopathy)]病变所致(表 8-12)。临床表现包括双下肢以及有时双上肢关节位置觉和振动觉缺失,站立不稳伴有 Romberg 征,以及拍击或跨阈性质步态。

感觉性神经病或神经元病

　　影响**大的有髓感觉纤维**(large myelinated sensory fiber)的多发性神经病和**感觉神经元病**(sensory neuronopathy)[走向**后根神经节**(dorsal root ganglia)]是最可能出现共济失调的周围神经病。突出的实例包括与小细胞肺癌有关的 Hu 抗体阳性的感觉性神

表 8-12　感觉性共济失调的病因

感觉性神经病或神经元病 [1]
副肿瘤性(如感觉神经元病伴抗 Hu 抗体)
其他免疫介导的(如干燥综合征 GALOP 综合征、抗 MAG 抗体综合征、Miller Fisher 综合征、抗 GD1b 抗体综合征)
感染(如白喉迟发性神经根病 HIV HTLV-1)
中毒(如吡哆醇顺铂衍生物依托泊苷紫杉醇异烟肼)
遗传(Dejerine-Sottas 病 /HMSN[2] Ⅲ型、遗传性共济失调性神经病)
脊髓病 [3]
急性横贯性脊髓炎
HIV 疾病(空泡性脊髓病)
多发性硬化
肿瘤或脊髓压迫症
血管畸形
联合病变
Friedreich 共济失调
神经梅毒(脊髓痨)
一氧化二氮
维生素 B_{12} 缺乏
维生素 E 缺乏(包括无 β 脂蛋白血症)

[1] 影响大的有髓感觉神经纤维或后根神经节神经元。
[2] 遗传性运动感觉神经病。
[3] 影响后索。

经元病,由于服用大剂量吡多辛(维生素 B_6)的感觉神经元病,以及吉兰-巴雷综合征的 Fisher 变异型等。这些在第 10 章,感觉障碍中更详细地讨论。

脊髓病

　　影响**后索**(posterior column)的脊髓病也可能引起共济失调。这一综合征的一个常见的病因是多发性硬化,它在前面作为小脑性共济失调的一个病因,而在第 9 章,运动疾病中作为脊髓病的一个病因被讨论。

联合性病变

　　某些疾病可能影响周围的和中枢的感觉通路(图 8-14)。实例包括神经梅毒(脊髓

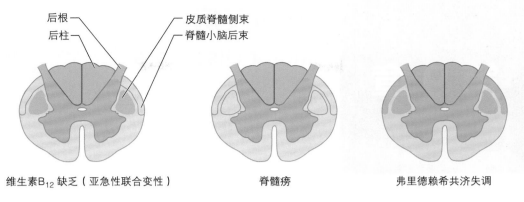

后根
后柱
皮质脊髓侧束
脊髓小脑后束

维生素B₁₂缺乏（亚急性联合变性）　　脊髓痨　　弗里德赖希共济失调

▲图 8-14　可引起感觉性共济失调的脊髓病的主要病变部位(蓝色)

病)和由维生素 B₁₂ 缺乏的联合系统性疾病，这些疾病作为痴呆(见第 5 章，痴呆和失忆症)或感觉障碍(见第 10 章，感觉障碍)的病因会另有讨论。另一个实例是接下来讨论的 Friedreich 共济失调。

弗里德赖希共济失调

弗里德赖希共济失调(Friedreich ataxia)是一种常染色体隐性疾病,通常在儿童期发病,是遗传性共济失调最常见的病因。它是由在 *FXN* 基因非编码区的 GAA 三核苷酸重复序列扩增所致,这使得一种**线粒体蛋白**(mitochondrial protein),frataxin 丧失功能。主要的病理学表现是后根神经节、周围感觉神经大的有髓的轴索、皮质脊髓束,以及小脑的齿状核变性,并继发性影响到脊髓小脑束、后索和 Clarke 背核等。

▶临床表现

平均发病年龄约为 13 岁,较长的 GAA 重复序列与更早期发病有关。首发症状通常是进展性步态共济失调,随后出现肢体共济失调、构音障碍,以及感觉性步态共济失调。神经系统检查通常发现膝腱反射和踝反射消失,双下肢关节位置觉和振动觉受损,腿部(有时手臂)无力,以及伸性跖反射等。通常存在弓形足(pes cavus)(高弓足伴有足内肌无力和废用引起的爪形趾),

但也可能出现于其他神经疾病(如 Charcot-Marie-Tooth 病)。

严重的进展性**脊柱后侧突**(kyphoscoliosis)可能导致慢性限制性肺部疾病(chronic restrictive lung disease)。**心肌病**(cardiomyopathy)可能导致充血性心力衰竭、心律失常和死亡等。其他异常包括由**视神经萎缩**(optic atrophy)和**糖尿病**(diabetes mellitus)引起的视力受损。

非典型的表现型可能见于较小的 GAA 扩增,包括迟发的(>25 岁)或非常迟发的(>40 岁)和保留的反射。这些综合征的特征是缓慢进展和缺乏非神经病学的表现。

Friedreich 共济失调根据它的早期发病和出现突出的感觉受损、腱反射消失、骨骼异常和心肌病等,通常可与其他的小脑性和脊髓小脑性变性鉴别。确定诊断是通过基因检测。

▶治疗和预后

目前还没有治疗 Friedreich 共济失调的神经系统症状的方法。矫形手术或装置可以改善脊柱后侧突和步态障碍。有症状的疾病的平均持续时间约为 25 年,死亡发生在平均年龄约为 40 岁。心肌病和感染是常见的死因。

(所芮 译　王化冰 校)

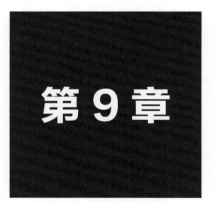

第9章

运动疾病
Motor Disorders

诊断路径

正常的运动功能取决于从脑到脑干或脊髓的信号传递,通过**上运动神经元**(upper motor neuron)以及从那里经由**下运动神经元**(lower motor neuron)到骨骼肌(**图 9-1**)。影响这一通路沿其路径的任何部位的病变均可能损伤运动功能。参与运动活动的调节或执行的解剖结构包括锥体系统和锥体外系统、小脑,以及在脑干的脑神经核和脊髓前角细胞的下运动神经元。

锥体系统(pyramidal system)(**图 9-2**)是由**上运动神经元**纤维组成,它起自大脑皮质经过内囊,横贯延髓锥体,然后大部分交叉,在对侧的皮质脊髓侧束中下行,在那里它们在脊髓中间神经元和下运动神经元上形成突触。

对下运动神经元所有其他的下行性影响属于**锥体外系统**(extrapyramidal system),主要起源于基底节和小脑。基底节(见第11章,运动障碍)和小脑的紊乱(见第8章,平衡障碍)分别被考虑。

脑神经和周围神经的运动纤维来自**下运动神经元**(lower motor neuron)(**图 9-3**)。周围神经系统任何部位(前角细胞、神经根、肢体神经丛、周围神经或神经肌肉接头)功能障碍均可能损害运动功能,肌肉疾病也是如此。

病史

运动功能缺失患者通常主诉无力、沉重感、僵硬、笨拙、肌肉控制受损,或执行动作困难等。**无力**(weakness)一词有时被用在非特定的场合,用来表示疲劳或精力、动力或热情的丧失,因此必须始终弄清它的含义。该词被恰当地用来表示肌肉力量的丧

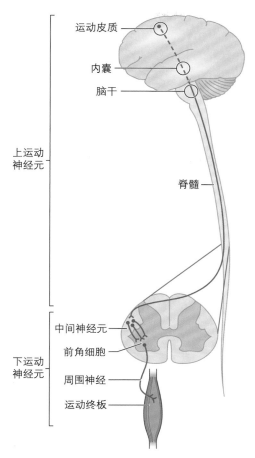

▲图9-1　上运动神经元和下运动神经元概念的解剖学基础

表9-1　急性或亚急性起病的无力的部分病因

脊髓以上的病变
卒中
其他结构性病变
脊髓病变
感染性：人类免疫缺陷病毒（HIV）感染
炎症性：横贯性脊髓炎、多发性硬化
压迫性：肿瘤、椎间盘突出、脓肿
血管性：梗死、脊髓出血
前角细胞疾病
脊髓灰质炎病毒、柯萨奇病毒、西尼罗病毒感染
周围神经病
吉兰 - 巴雷综合征
白喉
麻痹性贝壳类中毒
卟啉病
砷中毒
有机磷酸酯中毒
神经肌肉接头疾病
重症肌无力
肉毒中毒
氨基糖苷类中毒
肌肉疾病
坏死性肌病
急性低钾血症或高钾血症
周期性瘫痪

失，而它在这里所用的正是这个含义。

现病史

▶发病方式

突然发病提示一种血管性紊乱，诸如卒中，或某些中毒或代谢紊乱，而在数日至数周的亚急性起病通常与肿瘤、感染性或炎症过程有关（表9-1）。无力在数月或数年里缓慢进展通常具有遗传性、退行性、内分泌的或肿瘤的基础。

▶病程

从发病进行性加重的运动功能缺失提示潜在的过程持续活动。发作性进展提示血管性或炎症性起源，稳定进展的病程更可能提示肿瘤性疾病，或如运动神经元病这类的退行性疾病。在短期内症状快速波动（如在一天之中）是重症肌无力的特征。

▶症状的分布

无力的分布和相关症状的出现可能指示病灶的大致部位。例如，右臂和右腿的无力可能由对侧的运动皮质或皮质脊髓通路在脊髓的颈5节段以上任何部位病变所致。相关的右侧面部无力表明该病灶必须在脑干面（Ⅶ）神经核水平以上，而伴发失语（见第1章，神经系统病史和检查）或视野缺损

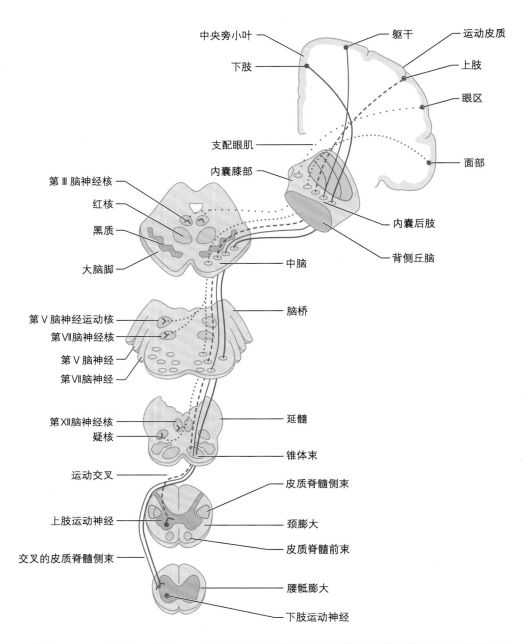

▲图 9-2 上运动神经元路径。在左下角的传导束为清晰起见被显示于脊髓之外（承蒙同意使用，引自 McPhee SJ,Hammer GD:*Pathophysiology of Disease:An Introduction to Clinical Medicine.* 6th ed.New York,NY:McGraw-Hill;2009.）

（见第 7 章,神经眼科疾病）将病变定位于大脑半球。

▶**伴随症状**

任何感觉异常的存在和分布也有助于定位病变。感觉异常偏向于无力的同侧提示为半球病变；当周围性感觉功能完整时，根据感觉忽视或注意力不集中，书写觉缺失（不能通过皮肤接触识别写的数字）、实体觉缺失（不能通过触摸辨别手中的物体）、重量觉缺失（不能判断放在手中物体的重量），或者两点辨别觉受损等都意味着皮质病变。

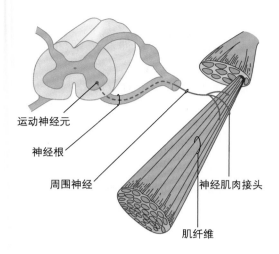

▲ 图 9-3   运动单位的解剖学组成

运动神经元

神经根

周围神经

神经肌肉接头

肌纤维

在躯干特定的节段水平以下的感觉缺失提示脊髓病变,而肢体远端的感觉改变支持周围神经病变。前角细胞、神经肌肉接头或肌肉的疾病均不伴感觉改变。

任何伴随症状的特征可能提示病变的性质。因此,当脊髓病是由于压迫性病变引起时,由脊髓病引起的进行性下肢无力经常先出现或伴有背痛或腿部疼痛;但当疾病有代谢性或遗传性基础时则无疼痛。

▶ 症状的严重程度

一种运动功能缺失的严重程度是通过确定日常活动是否有任何受限、执行以前容易的任务困难,或运动耐力减退来评估的。

功能障碍的性质取决于所涉及的肌肉。双腿近端肌肉的无力导致爬楼梯、下楼或从蹲位站起困难,而手臂近端无力导致像梳头这类动作困难。手臂远端无力可能导致笨拙,难以完成如系纽扣或系鞋带这类精细的运动任务,而最终不能用手拾起或抓住物体,以至于甚至进食都变得困难或不可能。

脑神经支配的肌肉受累时可能导致复视(动眼神经、滑车神经或展神经),咀嚼困难(三叉神经),或吸吮、吹气或做鬼脸困难(面神经),或吞咽困难,伴鼻反流和构音障碍(舌咽神经、迷走神经及舌下神经)。

呼吸肌无力导致呼吸急促、使用辅助呼吸肌,以及在动脉血气通常仍然正常的阶段出现焦虑。在成人无力逐渐加重时,肺活量不足 1 升。

过去医疗史

过去病史的重要性取决于患者当前的主诉和任何的既往疾病的性质。例如,在一例肺癌患者,肢体无力可能由于癌症的转移或远隔(非转移性)并发症。一例糖尿病患者下肢无力可能反映周围神经、神经丛或多数神经根受累,而一例黏液水肿患者的手无力可能与腕管综合征有关。

患者服用的所有药物都应予以记录。药物可能引起周围神经病,损伤神经肌肉传导,或者导致肌病(**表 9-2**)。

表 9-2   与药物有关的运动障碍

引起运动(或主要为运动)性周围神经病的药物[1]	
二氨二苯砜	
丙咪嗪	
某些磺胺类药物	
可能损害神经肌肉传递的药物	
促肾上腺糖皮质激素(ACTH)	青霉胺
氨基糖苷类抗生素	吩噻嗪类
β- 阻滞剂	苯妥英
氯喹	多粘菌素
粘菌素	普鲁卡因胺
糖皮质激素	奎尼丁、奎宁
锂剂	四环素
含镁泻剂	
与肌病有关的药物	
β- 阻滞剂	ε- 氨基己酸
氯喹	HMG-CoA 还原
氯贝丁酯	酶抑制剂
糖皮质激素	青霉胺
引起低钾血症药物	齐多夫定
依米丁	

[1] 许多药物引起混合性感觉与运动神经病(见表 10-2)。

发育史

当症状在成年之前发生时,特别重要的是获取一份完整的发育史,包括分娩的细节、出生体重、患者在新生儿期的状况,以及达到运动发育指标(motor milestone)的日期等。先天性或围产期脑部疾病是导致婴儿双侧瘫(infantile diplegia)(所有的四肢无力,双下肢受累比双上肢更严重)的主要原因。

家族史

遗传因素可能很重要,因此必须探究患者的家族背景。某些类型的肌病、运动神经元病和周围神经病具有遗传基础,部分脊髓小脑变性、遗传性痉挛性截瘫,以及某些其他神经系统疾病也与遗传有关。检查其他家族成员以确定患者的疾病是否有遗传基础有时是必要的。

神经系统检查

运动系统

检查运动系统的系统方法,有助于避免重要的异常被忽略。一个连续的程序对于检查很重要。

▶肌肉外观

1. 废用或肌肉**萎缩**(atrophy):表明无力是由于下运动神经元或肌肉本身病变。废用的分布可能帮助定位潜在的疾病。上运动神经元疾病通常不伴肌萎缩,尽管肌萎缩偶尔可能出现于长期废用时。

2. 肌肉**假性肥大**(pseudohypertrophy):出现于某些类型的肌病,但是表面上增大的肌肉实际上是无力和松弛的。

3. **肌束震颤**(fasciculation):是在受累肌肉表面可见的不规则细小摇曳,由于个别的运动单位的自发性收缩引起,表明无力是由于一种下运动神经元病变。肌束震颤在前角细胞疾病中最常见,但也可出现于正常的个体。

4. 肢体的**屈肌或伸肌痉挛**(flexor or extensor spasm)有时见于上运动神经元疾病,是由于反射活动的脊髓上控制受损造成的。

▶肌张力

就临床目标而言,张力可被定义为**肌肉对关节的被动运动抵抗**。肌张力取决于肌肉收缩的程度,以及肌肉和结缔组织的机械特性。肌肉收缩的程度,反过来,又取决于通过脊髓与脊髓上机制支配的前角细胞的活动。

肌张力是通过观察静止时肢体的姿势,通过触诊肌腹,特别是通过确定对被动牵张和运动的抵抗进行评价的。为了评定对被动运动抵抗,患者在检查时应该放松,通过以不同的速度、全方位地被动移动其主要关节,依次检查每个肢体,并估计所需要的力量是否大于或小于正常。

当反射功能障碍增加某些肌群活动时,可能会引起**姿势异常**(postural abnormality),许多曾罹患卒中的患者典型偏瘫姿势,上肢屈曲和同侧下肢伸直即是例证。

1. **张力增高**(hypertonia)——可被分为两种类型的张力增高。

a. **痉挛状态**(spasticity)——包括在不同程度上影响不同肌群的张力增高。上肢的屈肌和内收肌张力增高程度要比伸肌和外展肌更大;下肢的伸肌张力增高程度要比屈肌更大。在整个运动范围内,受影响肌肉的阻力是不相同的,往往在被动运动开始时最明显,然后随着运动的继续而减弱[**折刀现象**(clasp-knife phenomenon)]。肌张力增高是速度依赖性的,因而快速的被动运动,而不是低速运动时会遇到阻力增高。痉挛状态是由上运动神经元病变引起的,诸如卒中影响辅助运动皮质或皮质脊髓束。痉挛状态在急性损伤发生后数日可能就变得不明显了。

b. **强直**（rigidity）—包括对被动运动的阻力增加，但不受运动方向影响，也就是说，它对主动肌和拮抗肌群的影响是一样的［**铅管样强直**（lead-pipe rigidity）］。**齿轮样强直**（cogwheel rigidity）的术语被用于被动运动中叠加有锯齿样停顿，很可能与潜在的震颤有关。一般来说，强直目标锥体外系的功能障碍，并归因于基底节的病变（如帕金森病）。

2. **张力减低**（hypotonia）［**弛缓**（flaccidity）］：特征是肌肉过度的软弱，对被动运动的阻力减低，以至于当肢体被动地摇晃时，远端部分很容易来回摆动。在张力减低的肢体，经常可能会有关节过伸，而肌腹可能看起来有些扁平，感觉也没有通常的那样坚硬。尽管张力减低通常与下运动神经元支配的受累肌肉的病理性影响有关，但它也可能出现于原发性肌肉疾病、反射弧的感觉（传入）支的破坏、小脑疾病，以及某些锥体外系疾病，诸如 Huntington 病和锥体束损伤的急性期等。

3. **张力过度**（paratonia）：一些患者似乎不能放松，当医生移动它进行检查时，就会移动肢体，尽管指令是相反的。在更老年的病例，当检查者快速移动肢体时似乎是有强直，而当缓慢移动肢体时张力正常。这一伸展过度现象，特别倾向于出现在额叶或弥漫性大脑疾病的患者。

▶ **肌力**

为了测试肌肉力量，让患者抵抗检查者施加的外力。基于病史及其他表现，选择特别可能受影响的肌肉做初始评估，随后检查其他肌肉，更全面地确定肌无力的分布和缩短诊断可能性的列表。例如，如果怀疑上运动神经元（锥体束）病变，应最详细地测试上肢的伸肌、外展肌，以及下肢的屈肌，因为它们受影响最大。两侧的肌力应进行对比，以便能识别轻微程度的无力。

1. **上与下运动神经元损伤区别**：肌无力的分布可帮助区分上运动神经元或下运动神经元的功能障碍。上运动神经元损伤（如卒中）导致的无力的特征是，影响手臂伸肌和外展肌重于屈肌和内收肌，而影响腿部屈肌重于伸肌。下运动神经元病变产生受累神经元支配的肌肉无力，无力的具体分布可能指示下运动神经元障碍涉及脊髓、神经根、神经丛或周围神经。

2. **肌病性**（myopathic）和**神经病性**（neuropathic）**障碍区别**：无力也可能由原发性肌肉疾病（肌病）或由下运动神经元的障碍引起。在所有肢体运动障碍患者中，不是由于上肢运动神经元损伤引起，肌无力的近端分布提示肌病性障碍，而远端受累为主提示神经病性障碍。

3. **神经肌肉接头疾病**（neuromuscular junction disorder）：在短时间内（如一天的过程中）无力的严重程度和分布的显著变化表明为重症肌无力，一种神经肌肉传导障碍。

4. **心因性障碍**（psychogenic disorder）：在本质上不是器质性的明显无力，也表现出一种特征性的易变性，在正式的测试中，无力往往比患者的日常活动更严重。此外，触诊拮抗剂肌肉通常发现，每次让患者活动主动肌时，拮抗肌也收缩。

为了实用和比较的目的，肌力最好按照表 9-3 中所示的方式进行分级。

表 9-3　根据医学研究委员会建议的系统的肌力分级

分级	肌力
5	正常肌力
4	抵抗阻力和重力主动活动
3	抵抗重力但不能抵抗阻力主动活动
2	仅在重力消除的情况下可主动活动
1	肌肉颤动或有收缩迹象
0	无收缩

承蒙同意使用，来自 *Aids to the Investigation of Peripheral Nerve Injuries.* London, UK: H.M. Stationary Office; 1943.

单瘫（monoplegia）一词是指一个肢体的肌肉瘫痪或严重无力，而**单肢轻瘫**（monoparesis）是指一个肢体不太严重的无力，虽然这两个词经常被互换地使用。**偏瘫**（hemiplegia）或**轻偏瘫**（hemiparesis）是身体一侧的上、下肢无力（有时有面部）；**截瘫**（paraplegia）或**轻截瘫**（paraparesis）是双下肢无力；而**四肢瘫**（quadriplegia）或**四肢轻瘫**（quadriparesis）是全部四肢无力。

协调性

运动活动的协调性（coordination）可能由于无力、感觉障碍或小脑疾病而受损，并需要仔细地评估。

自发性活动要观察它的准确性、速度、范围和规律性，以及将个别活动整合成一种流畅的复杂的运动方式。

指鼻试验（finger-nose test）时，患者移动示指去触摸自己的鼻尖，然后触及检查者示指指尖；测试时，检查者可以在附近移动目标手指以改变目标的位置，而这个位置必须是患者伸展手臂能够完全达到的。

在**跟 - 膝 - 胫试验**（heel-shin test）中，仰卧的患者将一条腿从床上抬起，在膝部屈曲，将足跟置于另一条腿的膝盖上，然后尽可能平稳地将足跟沿着胫骨向下移动。

快速轮替动作（rapid alternating movement）的测试是要求患者用一只手反复地拍打另一只手的手背，用一只手的手掌与手背交替地拍打另一只手的手背或膝部，用每个手臂依次把一只假想的电灯泡拧入天花板，以及用一只手的手指在另一只手的手背上摩擦，做一种循环磨光动作等。

其他快速轮替动作的测试包括用示指尖敲击拇指肚，或用脚掌尽可能快地扣击地面，同时保持足跟位置不变。在所有这些测试中，检查者观察速率、幅度和节律的不规则性，以及动作的准确性。在锥体束病变中，执行精细的自主性运动缓慢。在小脑损伤时，这类动作的速率、节律和幅度是不规

则的。

如果感觉丧失可能导致协调性受损，应该重复做闭眼和注视肢体的动作，因为通过视觉反馈，明显的无力或不协调将会改善。在小脑疾病患者中，主诉和体征表现通常是不协调的，而检查可能没有其他的结果。小脑性共济失调的进一步讨论以及它用于描述方面的各种术语可见第 8 章，平衡障碍。

腱反射

肌腱（肌肉伸展）反射改变可能伴有运动或感觉功能障碍，并为任何运动功能缺失的原因提供指南。肌腱被一个叩诊锤敲击，产生肌肉及其包含的肌梭突然快速的伸展。临床上重要的牵张反射和支配它们的神经、神经根和脊髓节段如**表 9-4** 所示。当测试腱反射时，每侧的肢体都应置于相同的位置，并用相同方式引出反射。

表 9-4　腱（肌肉牵张）反射 [1]

反射	节段的神经支配	神经
下颌反射	脑桥	三叉神经下颌支
肱二头肌反射	颈（C）5，C6	肌皮神经
肱桡肌反射	C5，C6	桡神经
肱三头肌反射	C7，C8	桡神经
指反射	C8，胸（T）1	正中神经
膝（髌骨）反射	腰（L）3，L4	股神经
踝（Achilles）反射	骶（S）1，S2	胫神经

[1] 美国国立卫生研究院系统，腱反射按以下等级被分级：0 级，消失；1 级，减弱、痕迹反应或仅在加强时出现；2 和 3 级，分别在正常范围的下半和上半部分；4 级，腱反射增强，伴或不伴阵挛。

1. **反射消失**（areflexia）：腱反射明显消失可能仅仅反映检查者缺少临床专业技能。执行延德劳希克手法（Jendrassik maneuver）（患者试图拉开两只手钩在一起的手指）或一些类似的分散注意力的动作（诸如把没有

被检测的手攥成拳头)，就可能引出用其他方法未引出反射反应。反射可能被任何破坏反射弧的结构或功能连续性的病变丧失或减弱，如在神经根病或周围神经病。此外，在上运动神经元病变的急性期、在深昏迷期间，以及小脑疾病时腱反射通常是减弱的。

2. **反射亢进**(hyperreflexia)：腱反射增强出现于上运动神经元病变，但在某些健康人和处于精神紧张患者也可能出现对称性分布的腱反射增强。因此，存在反射不对称性有特殊的临床意义。**阵挛**(clonus)是由肌肉突然受到持续的牵拉的一系列节律性反射收缩组成的，每一次跳动都是由肌肉从前一次收缩状态放松时重新牵张引起的。**持续性阵挛**(sustained clonus)是对突然的持续牵张反应超过 3 次或 4 次跳动，始终是病理性并伴有异常活跃的反射。在腱反射亢进状态，可引出特定的反射反应的区域可能会扩大。例如，引出肱二头肌反射可能伴有反射性手指屈曲，或者引出手指屈曲反射可能引起拇指屈曲[**霍夫曼征**(Hoffmann sign)]。

3. **反射不对称**(reflex asymmetry)：虽然腱反射的强度在受试者之间有相当大的差异，但在任何个体中反射都应该是对称的。

a. **反射侧向不对称**(lateralized asymmetry)：一侧躯体的反射比另一侧的活跃，通常表明上运动神经元病变，但有时在反射减弱的一侧反映下运动神经元病变。

b. **局部腱反射缺失**(focal reflex deficit)经常是与神经根、神经丛或周围神经病变有关。例如，一侧踝反射减弱通常反映骶 1 神经根病(radiculopathy)，是由腰骶间盘病变引起的。

c. **远端腱反射消失**(loss of distal tendon reflex)（尤其踝反射），并保留较近端的腱反射，在多发性神经病中很常见。

浅反射

1. **多突触腹壁浅反射**(polysynaptic superficial abdominal reflex)，它依赖于 T8-12 脊髓节段的完整性，用一个钝物如小木棒轻轻划过腹壁每个象限来引出。正常的反应包括受刺激象限的肌肉收缩，伴有脐孔向刺激侧短暂的移动。该反射不对称性消失可能具有诊断意义。一侧受累的上运动神经元障碍患者，该侧的反射可能减弱或消失。节段性腹壁反射消失可能与腹壁的局部疾病或其神经支配有关，如在神经根病。两侧腹壁反射消失通常没有意义，发生在老年人、肥胖者、多产妇，以及曾做过腹部手术的患者。

2. **提睾反射**(cremasteric reflex)，是通过 L1 和 L2 反射弧调节的，包括当轻划大腿内侧时同侧的睾丸收缩，它在累及这些神经根的病变患者中消失。在对侧上运动神经元障碍患者中，这一反射也消失。

3. 在正常成人刺激足外侧缘导致足趾跖屈和踝部背屈。**巴宾斯基征**(Babinski response)是应答坚实地划足外侧缘的反应，由拇趾背屈及其他各趾扇形散开组成，此反射是 S1 皮节的一部分；髋部和膝部也可能出现屈曲。这样的**伸肌跖反射**(extensor plantar response)表明累及对侧运动皮质或皮质脊髓束的上运动神经元损伤。在麻醉或昏迷的受试者，刚刚有过痫性发作的患者，以及在正常的婴儿也可能发现双侧巴宾斯基征。

虽然不太可靠，伸肌跖反射也可以通过以下这类手法引出，例如用一个大头针刺痛大脚趾的背侧面[**宾恩征**(Bing sign)]，自膝部到踝部沿胫骨前缘用力向下滑[**奥本海姆手法**(Oppenheim maneuver)]，挤压腓肠肌[**戈登手法**(Gordon maneuver)]或跟腱[**恰费手法**(Schafer maneuver)]，轻弹小趾[**贡达手法**(Gonda maneuver)]，或在外踝下方划足背[**夏多克手法**(Chaddock maneuver)]。在解释这些手法的反应时，注意力必须只集中在大脚趾第一次移动的方向上。

步态

观察患者以轻松步伐行走情况。注意

力主要集中在位置和姿势上,患者开始和停止行走并转向两侧的地方,步幅的长度、步行的节律、通常存在的相关动作,诸如手臂的摆动,以及任何不自主运动等(见图 1-25)。

细微的步态障碍只有在要求患者跑步、用足尖或足跟走路、用任何一个脚单脚跳,或足跟接足尖沿直线行走时才变得明显。在许多神经障碍中出现步态障碍。运动或感觉障碍可能导致步态异常,患者的特征取决于病变受累的部位。

1. **失用步态**(apraxic gait):失用步态通常出现于某些双侧的额叶功能障碍患者,诸如在脑积水或渐进性痴呆障碍。没有肢体无力或不协调,但患者在没有支撑的情况下不能站立或正常行走,双脚好像粘到地面上。如果走路是可能的,步态是不稳定的、不确定的和短步距的,带有明显的蹒跚("冻结"),以及两腿的移动方向与重心不相称。

2. **皮质脊髓束病变**(corticospinal lesion):皮质脊髓束损伤,不论病因如何,可能要求步态障碍。

a. 在轻偏瘫患者,受影响的腿必须是**划圈样**(circumducted)才得以行进。患者在腰部向正常侧倾斜,患侧的腿向外侧以及向前摆动,从而代偿由于髋部和膝部屈肌或踝部背屈肌无力导致的任何脚的拖拉和接触地面倾向。患侧手臂通常是保持屈曲和内收。在轻症的病例,可能只有患侧下肢拖曳的倾向,以至于这侧鞋底往往会过度地磨损。

b. 在严重的双侧痉挛状态,两腿僵硬地向前伸和内收,通常有代偿性躯干运动[**剪刀样步态**(scissors-like gait)]。这种步态最极端的形式见于痉挛性双侧瘫患儿,是由围产期获得性静态脑病(acquired static encephalopathy)所致。在轻度痉挛性轻截瘫患者,步态呈拖曳、缓慢、僵硬,以及笨拙等,脚步往往是拖拉的。

3. **额叶障碍**(frontal disorder):一些额叶或白质病变患者有一种步态,以短距、拖曳步伐,起步("点火故障")或转弯时犹豫,不稳,以及宽或窄基底为特征。有时称为**小步态**(marche àpetit pas),这种异常可能被误诊为帕金森病步态,但它的宽基底,保留手臂摆动,缺乏帕金森病的其他体征,以及伴有认知障碍的表现,额叶释放征,假性延髓性麻痹,锥体系功能缺失,以及括约肌障碍等应提示正确的诊断。然而,在额颞痴呆患者中,可能存在帕金森病步态和其他锥体外系的表现。

4. **锥体外系障碍**(extrapyramidal disorder)

a. 晚期**帕金森病**(Parkinsonism)患者通常是弯腰驼背,开始起步时有困难。在原地行走时,可能需要身体向前倾斜越来越远才能前进;一旦走起来可能会出现转弯不稳和止步困难的情况。步态本身是以小步幅为特征,通常以越来越快的速度行进,直到患者几乎在跑步[**慌张步态**(festination)],以及正常时伴随于运动的手臂摆动消失。

有时当穿过门口时,患者可能无法前进["冻结"(freezing)]。转弯可能需要几次小步。轻症的帕金森病患者表现行走轻度减慢或步态不稳,屈曲姿势,或手臂摆动减少可以是唯一的异常表现。

b. **肌张力障碍**(dystonia)的特征是肢体或躯干的异常姿势,它可能阻碍运动或导致一种扭曲的和奇特的步态。

c. **舞蹈病**(chorea)可能引起一种不规则、不可预知和不稳定的步态,患者从一边到另一边跌跌撞撞。面部和肢体的舞蹈样动作通常很明显。

d. **震颤**(tremor)主要出现在站立时[直立性震颤(orthostatic tremor)],可能导致一种不稳定、不确定步态,伴有开始行走时犹豫不定。

5. **小脑障碍**(cerebellar disorder):在小脑障碍时可能出现几种步态障碍(见第 8 章,平衡障碍)。

a. **躯干性共济失调**(truncal ataxia)由中

线小脑结构,特别是蚓部受累引起。步态是不规则的、笨拙的、不稳的、不确定的和宽基底的,患者走路时两脚分开,以获得额外的支撑。转弯和趾踵步行(heel-to-toe walking)尤其困难。通常很少伴有肢体小脑功能紊乱的体征。病因包括中线小脑肿瘤和小脑退行性变,它可能发生于酒精中毒或甲状腺功能减退,作为癌症的非转移性并发症,以及发生在某些遗传性疾病。

b. 在极端情况下,小脑中线结构全部受累(特别是蚓部),患者不能站立,不可能不跌倒。

c. 一个小脑半球病变导致一种不稳的步态,患者总要跌倒或跌跌撞撞地向患侧倾斜。

6. **前庭障碍**(vestibular disorder):在一侧前庭功能障碍时,患者表现不稳定,向患侧偏转。如果两侧都受到影响,在黑暗中当视觉输入减少时,步态会变得特别不稳定。

7. **感觉受损**(impaired sensation):感觉受损,特别是本体感觉也会导致步态不稳,在黑暗中或闭眼行走时会加重这种情况,由于视觉输入无法代偿感觉缺失。由于位置觉缺失,许多患者走路时抬脚超过了必要的高度,从而产生了一种**跨阈步态**(steppage gait)。病因包括脊髓痨、感觉神经病、维生素 B_{12} 缺乏,以及某些遗传性疾病等(见第 10 章,感觉障碍)。

8. **前角细胞**(anterior horn cell)、**周围运动神经**(peripheral motor nerve),或**骨骼肌疾病**(skeletal muscle disorder):如果参与运动的肌肉受到影响,这些疾病会导致步态障碍。胫骨前肌无力导致**足下垂**(foot drop),为了避免走路绊住或擦伤脚,患者必须抬举患肢的腿高于另一条腿,类似于感觉障碍的**跨阈步态**。腓肠肌群无力导致不能用脚掌走路。躯干和肢带肌无力,诸如出现于肌营养不良、其他肌病障碍,以及库格尔伯格 - 韦兰德综合征(Kugelberg-Welander syndrome)(少年型脊髓性肌萎缩,又称 SMA- Ⅲ 型——译者注),由于骨盆易于向非承重侧下沉而导致鸭步(waddling gait)。

9. **老年人走路不稳或谨慎步态**:许多老年人抱怨走路不稳和害怕跌倒,但神经学检查没有发现异常。他们的步态是谨慎的、不稳的,以及有时启动困难。额叶功能障碍可能是其原因,因为它可能减少来自几个不同传入系统的感觉输入,并损害感觉输入的中枢处理,前庭功能的受损可能也很重要。

10. **心因性步态障碍**(psychogenic gait disorder):这是依据站姿和步态的波动提示的,通常对暗示有反应,经常伴有突然的膝关节屈曲,常常并没有摔倒。除了奇特的步态,神经学检查可能是正常的。看似不能站立和行走的患者[**站立 - 行走不能**(astasia-abasia)]实际上可能是能在一个窄基底上行走,但向各方向剧烈摇摆,经常挥舞着手臂,好像要摔倒一样。

病变的临床定位

检查结果应表明运动功能缺失是否由于上或下运动神经元障碍、神经肌肉传导障碍,或者原发性肌肉障碍引起。在上或下运动神经元障碍时,临床表现也可能帮助将病变定位到神经系统的单一水平,从而减少诊断可能性的数目。

上运动神经元病变

▶**体征**

上运动神经元病变的以下经典体征发生在上运动神经元任何水平的受累,进一步的临床表现取决于病变的实际部位。

1. **无力或瘫痪**
2. **痉挛状态**
3. **腱反射增强**
4. **伸性跖反射(巴宾斯基征)**
5. **腹壁浅反射消失**

6. 肌肉萎缩，即使有也极轻微

▶ 潜在病变的定位

1. **矢状窦旁的**(parasagittal)颅内病变产生一种上运动神经元功能缺失，它以影响双下肢，以后可能影响双上肢为特征。

2. **大脑皮质**(cerebral cortex)或其投射纤维的离散病变可能产生一种局灶性运动功能缺失，涉及例如对侧的手。大脑前动脉闭塞的患者，无力可能局限于对侧的腿，或如果大脑中动脉受累，无力会影响对侧面部和手臂。较广泛的皮质或皮质下病变将产生对侧面部、上肢和下肢无力或瘫痪，并可能伴有失语症、视野缺损或皮质型感觉障碍。

3. **内囊**(internal capsule)病变，由于从大脑皮质下行性纤维在此密集地聚集在一起，常导致影响对侧肢体和面部的严重的偏瘫。

4. **脑干**(brainstem)病变通常，但不总是导致双侧运动功能缺失，通常伴有感觉和脑神经障碍，并伴有不平衡等。较局限的脑干病变是以导致同侧脑神经障碍与对侧轻偏瘫为特征，脑神经受累取决于脑干受累的水平。

5. 颈(C)5 节段以上的一侧**脊髓**(spinal cord)病变引起同侧轻偏瘫，不影响面部和脑神经。C5 与胸 1(T1)节段之间的病变不同程度地影响同侧上肢和同侧下肢，T1 以下病变只影响同侧下肢。如果脊髓双侧受到影响，通常导致四肢瘫或截瘫。肌张力增强(痉挛状态)可能比无力更为明显。如果有一种广泛但一侧的脊髓病变，运动功能缺失可伴同侧的振动觉、位置觉受损，并伴有对侧痛温觉缺失[**脊髓半离断综合征**(Brown-Séquard syndrome)]。

6. 压迫性和其他局灶性病变，除了影响穿过脊髓的纤维束，还累及脊髓**前角细胞**，被受累的脊髓节段支配的肌肉出现无力和萎缩。因此，在病变的水平存在局灶性下运动神经元功能缺失，以及存在病变水平以下的上运动神经元功能缺失。此外，还有任何相关的感觉障碍等。

下运动神经元病变

▶ 体征

下运动神经元病变产生在受累水平的如下特征性体征：

1. **无力或瘫痪**
2. 受累肌肉的**消瘦和肌束震颤**
3. **张力减低**(松弛)
4. 当支配它们的神经元受累时**腱反射消失**
5. **腹壁反射和跖反射正常**，除非支配它们的神经元直接受累，在此情况下反射消失

▶ 潜在病变的定位

在鉴别由于**节段性脊髓、前角细胞、根性的**(radicular)[**神经根**(nerve root)]、**神经丛**(plexus)，或**周围神经**(peripheral nerve)病变的无力时，运动功能缺失的分布很重要。只有那些完全或部分由受累的结构支配的肌肉无力的(**表 9-5** 和**表 9-6**)。任何伴发的感觉缺失的分布同样地反映潜在病变的部位(见第 10 章，感觉障碍)。

由于神经根病变引起的无力与脊髓病变累及前角细胞引起的无力可能难以鉴别。然而，在后一种情况下，在病变的水平经常有更多的双侧运动功能缺失，病变水平以下的皮质脊髓束或感觉功能缺失，或有膀胱、肠道或性功能障碍等。

影响脊髓前角细胞的障碍通常会引起广泛的下运动神经元功能缺失不伴感觉改变，而这有助于将它们与运动神经障碍[运动神经病(motor neuropathy)]进行区分。

小脑病变

▶ 体征

1. **张力减低**。

表 9-5　上肢选择的肌肉的神经支配

肌肉	主要神经根	周围神经	主要作用
冈上肌	C5	肩胛上神经	手臂外展
冈下肌	C5	肩胛上神经	手臂在肩部外旋
三角肌	C5	腋神经	手臂外展
肱二头肌	C5,C6	肌皮神经	屈肘
肱桡肌	C5,C6	桡神经	屈肘
桡侧腕长伸肌	C6,C7	桡神经	伸腕
桡侧腕屈肌	C6,C7	正中神经	屈腕
尺侧腕伸肌	C7	桡神经	伸腕
指伸肌	C7	桡神经	伸指
肱三头肌	C8	桡神经	伸肘
尺侧腕屈肌	C8	尺神经	屈腕
拇短展肌	T1	正中神经	拇指外展
拇对掌肌	T1	正中神经	拇指对掌
第一背侧骨间肌	T1	尺神经	示指外展
小指展肌	T1	尺神经	小指外展

表 9-6　下肢选择的肌肉的神经支配

肌肉	主要神经根	周围神经	主要作用
髂腰肌	L2,L3	股神经	屈髋
股四头肌	L3,L4	股神经	伸膝
收肌	L2,L3,L4	闭孔神经	股内收
臀大肌	L5,S1,S2	臀下神经	伸髋
臀中肌、臀小肌、阔筋膜张肌	L4,L5,S1	臀上神经	外展髋
股后肌	L5,S1	坐骨神经	屈膝
胫骨前肌	L4,L5	腓神经	踝背屈
趾长伸肌	L5,S1	腓神经	足趾背屈
趾短伸肌	S1	腓神经	足趾背屈
腓骨肌	L5,S1	腓神经	足外翻
胫骨后肌	L4	胫神经	足内翻
腓肠肌	S1,S2	胫神经	踝跖屈
比目鱼肌	S1,S2	胫神经	踝跖屈

2. 腱反射减弱或钟摆样。

3. 共济失调(ataxia):这是一种复杂的运动障碍,至少在一定程度上是由协调受损引起的。它出现影响小脑半球病变的同侧肢体。在中线病变时,肢体不协调可能不明显,但行走时有明显的躯干共济失调。**辨距不良**(dysmetria)一词是被用于当动作不能被准确地调整到一定距离时,例如,移动的手指超过了它要对准的目标。

轮替运动障碍(dysdiadochokinesia)是指快速的交替动作在节律和幅度方面是笨拙和不规则的。**协同动作不能**(asynergia)或**协同动作障碍**(dyssynergia)是指把复杂的动作分解为组成它的个别的动作,例如,当要求患者用手指摸鼻尖时,他可能先屈曲肘部,而后把手举到鼻尖,而不是把这些手法组成一个动作。

意向性震颤(intention tremor)出现在运动时,而提出是在接近目标时最明显。**反跳现象**(rebound phenomenon)是当肢体对运动或姿势的阻力被突然撤除时的过度调节。

4. 步态障碍(gait disorder):小脑半球或中线结构病变患者步态都变得不稳。

5. 站立不平衡(imbalance of station)。

6. 眼球运动障碍(disturbances of eye movement):常见于一侧小脑半球病变患者的急动性**眼球震颤**(nystagmus),当眼球转向病灶侧时振幅最慢和最大。在小脑前蚓部病变患者不出现眼震。

7. 构音障碍(dysarthria):在病变影响小脑半球患者中,言语变成构音障碍的和呈现一种不规则和暴发的性质。当病变仅涉及中线结构时,言语障碍通常是不引人注意的。

▶ **潜在的病变的定位**

症状和体征与小脑不同部位病变的关系在第8章,平衡障碍中讨论。

神经肌肉传递障碍

▶ **体征**

1. 肌张力正常或减低。

2. 腱反射和浅反射正常或减弱。

3. 无感觉改变。

4. 无力,通常呈斑片状分布,不符合任何单一解剖结构的分布;常影响脑神经支配的肌肉,并在短时期内无力严重程度可能**波动**,特别是与活动有关。

▶ **潜在的病变的定位**

神经肌肉接头(neuromuscular junction)的**突触前**(presynaptic)(如肉毒中毒)或**突触后**(postsynaptic)(如重症肌无力)任何部分的病理性影响都可能损害神经肌肉传递。神经肌肉传递障碍在后面讨论。

肌肉疾病

▶ **体征**

1. **无力**,通常在近端最明显,而不是远端。

2. **无肌肉消瘦或腱反射减弱**,至少直到疾病的晚期才出现。

3. 腹壁反射和跖反射正常。

4. 无感觉缺失或括约肌功能障碍。

▶ **潜在的病变的定位**

重要的是确定无力是先天性还是获得性的,是否有类似疾病的家族史,以及是否有临床证据表明系统性疾病可能是其病因。**受影响肌肉的分布**在各种遗传性肌病的鉴别中通常是特别重要的(见后面的肌病障碍)。

辅助检查

局灶性大脑功能缺失的无力患者的辅助检查在第2章,辅助检查中讨论。这里讨论的调查在评估由于其他原因的无力患者中可能有帮助(**表 9-7**)。

影像学

▶ 脊柱的 X 线片

先天性异常,以及退行性、炎症性、肿瘤性或创伤性改变通过脊柱的 X 线片可能被发现,但是在疑似脊髓或神经根病变患者首选磁共振成像(MRI)或计算机断层扫描(CT),因为它提供了更多软组织结构的细节和可视化图像。

▶ CT 扫描或 MRI

脊柱的 CT 扫描,特别是在将水溶性造影剂注入蛛网膜下腔后[**CT 脊髓造影**(CT myelogram)],也可能会发现累及脊髓或神经根的疾病,但 MRI 在这方面更好(见第 2 章,辅助检查)。

电诊断检查

由下运动神经元及其支配的所有肌纤维组成的正常的运动单位的功能,在肌无力患者任何一些部位都可能受到干扰。例如,病变可能会影响脊髓前角细胞或其轴索,干扰神经肌肉传递,或者直接累及肌纤维,以至使其对神经活动无法正常反应。每一种情况下,受影响肌肉的电活动特征变化可以通过一个插入的针电极连接到示波器[**肌电图**(electromyography,EMG)]上记录下来。依据病变的部位,**神经传导速度检查**(nerve conduction study)或对**重复神经电刺激的肌肉反应**(muscle responses to repetitive nerve stimulation)也可能是异常的(进一步的细节

表 9-7 非大脑起源的肌无力患者的辅助检查

测试	脊髓疾病	前角细胞疾病	周围神经或神经丛疾病	神经肌肉接头疾病	肌肉病
血清肌酸激酶(CK)和其他肌酶	正常	正常或轻度升高	正常	正常	正常或升高
肌电图	随意控制下的运动单位数目减少;如果发病后经过足够长的时间,可能出现引起轴索变性、异常自发性活动(如肌束震颤、肌纤维震颤)的病变;出现神经再生,运动单位可能是大的、长的和多相波		通常正常,但个别运动单位的大小可能出现异常变化	运动单位电位小、短和丰富的多相波,肌炎的异常自发活动可能是显著的
神经传导速度	正常	正常	减慢,尤其在脱髓鞘性神经病;轴索性神经病可能是正常的	正常	正常
重复运动神经电刺激的肌肉反应	正常	正常,快速进展性疾病除外	正常	异常的减低或增加取决于刺激频率和疾病	正常
肌肉活检	在急性期可能正常,但随后提示失神经支配			正常	变化提示肌病
脊髓 MRI 或 CT 脊髓造影	可能有帮助	有助于排除其他疾病	没有帮助	没有帮助	没有帮助

见表 9-7 和第 2 章,辅助检查)。

血清酶学

肌纤维损伤可能导致某些酶的释放[如肌酸激酶(CK),醛缩酶,乳酸脱氢酶(LDH),以及谷丙转氨酶(ALT)和谷草转氨酶(AST)等],因此之后可能检出血清中这些酶含量增高。血清 CK 的增高最显著,并对于追踪肌肉疾病的病程是最有用的。然而,CK 在心脏和脑中也存在高浓度,而这些结构损伤可导致血清 CK 水平增高。血清 CK 区分为同工酶形式,对于确定组织来源是有用的。在无力的患者中,血清 CK 水平增高通常表明一种原发性肌病,特别是正在迅速进展的肌病。血清 CK 中度增高也可能出现于运动神经元病,然而,在创伤、手术、肌肉注射、EMG 检查或剧烈活动后出现更明显的升高。

肌肉活组织检查

无力肌肉标本的组织病理学检查可能帮助确定潜在的无力是否为神经源性还是肌源性的。在神经源性疾病(neurogenic disorder)时,萎缩的肌纤维成组出现,相邻的组是较大的、未受累的纤维。在肌病(myopathy)时,萎缩是以随机的形式发生的,肌细胞核可能位于中央,与通常位于周边部位不同;并可见纤维化或脂肪浸润。此外,病理学检查可能允许识别某些炎症性肌肉疾病(inflammatory muscle disease)(如多发性肌炎),对这些肌病可采用特异性治疗,并确认各种先天性或线粒体肌病。

▼ 脊髓障碍(脊髓病)

脊髓障碍(spinal cord disorder)可能导致运动、感觉或括约肌功能障碍或这些功能缺失的某些组合。C5 以上的病变可能引起同侧轻偏瘫或四肢轻瘫,这取决于病变是单侧还是双侧。当病变在颈髓较下端,上肢是部分受累,而在 T1 以下的病变仅影响一侧或两侧下肢。感觉障碍是在第 10 章,感觉障碍中详细论述,但脊髓后索的单侧受累导致同侧的位置觉和振动觉缺失。影响前外侧索的脊髓丘脑束会损伤对侧病灶水平以下的痛温觉。

痉挛状态(spasticity)是上运动神经元病变的一种常见的伴发症状,而在脊髓病(myelopathy)水平以下可能特别令人烦恼。当双腿无力时,痉挛状态的张力增高可能帮助支撑患者直立的体位。然而,显著的痉挛状态可能导致畸形,影响如厕功能,以及引起痛性屈肌或伸肌痉挛。药物管理包括使用地西泮、巴氯芬(Baclofen)、丹曲林(Dantrolene)或替扎尼定(Tizanidine)等治疗,正如在后面的创伤性脊髓病条目下讨论的,但是张力降低可能加重因潜在的下肢无力的残疾。

创伤性脊髓病

虽然脊髓损伤可能由甩鞭式(反冲)损伤引起,但脊髓的严重损伤通常与颈部、下胸部或上腰部骨折 - 脱位(fracture-dislocation)有关,它常伴有局部疼痛。椎间盘可能破裂或突出。

伴随的大脑和全身损伤可能使评估复杂化。在美国,最常见的原因是机动车事故,而最常受影响的群体往往是年轻男性。创伤性脊髓损伤最常见的部位是颈椎区域,特别是在 C2 或 C5 与 C7 之间,在这一水平的损伤可能涉及骨折或脱位。

临床表现

▶ 完全性脊髓横断

完全性横断导致病变平面以下立即永久性瘫痪和感觉缺失,包括骶骨区域。反射活动在一段时间内会消失,但随后又会增强。

1. 在急性期[脊髓休克(spinal shock)],

有弛缓性瘫痪伴腱反射及其他反射消失，伴有感觉丧失和伴尿、粪潴留。心动过缓和低血压也可能发生。

2. 在接下来的几周内，随着反射功能的恢复，出现一种**痉挛性截瘫**（spastic paraplegia）或**四肢瘫**（quadriplegia），伴有腱反射活跃和伸性跖反射；然而，弛缓性、萎缩性（下运动神经元）瘫痪可能影响病变水平脊髓节段所支配的肌肉，这里的前角细胞受到损伤。在病变水平的感觉减退，病变水平以下感觉消失。膀胱和肠重新恢复部分反射功能，就使尿液和粪便不时被排出。

3. **下肢屈肌或伸肌痉挛**可能变得越来越使人烦恼，最终即使最轻微的皮肤刺激也能诱发，特别是存在褥疮或尿路感染时。最后，患者会以腿部弯曲或伸展的姿势出现，前者特别容易出现于颈髓病变或完全性脊髓损伤。

▶ 不太严重的损伤

在损伤较轻时，神经功能缺失不那么严重，但患者可能遗留轻微的轻截瘫或四肢轻瘫，和/或肢体远端感觉障碍，通常没有运动功能缺失那么严重。括约肌功能也可能受到损伤，尿急和尿失禁尤其常见。颈部的过伸性损伤（hyperextension injury）可能导致局灶性脊髓缺血，引起**双臂轻瘫**（bibrachial paresis）（双手臂无力），双下肢相对保留，而感觉体征多变。

影像学

创伤后，特别是头部创伤之后，应假定有脊髓损伤，直到影像学研究证明并非如此。X线片将会显示错位、骨折和软组织肿胀，但CT扫描对检测脊柱骨折，特别是颈区更敏感，也能对脊髓进行评估。因此，它在急性情况下是首选的。脊髓MRI提供关于任何脊髓和脊髓旁损伤程度和性质，以及存在硬膜外血肿的补充信息，这对治疗和预后都很重要。对于稳定的患者和那些尽管CT扫描正常但仍疑似脊髓损伤的患者，最好做MRI检查。然而，存在心脏起搏器、金属异物或生命支持设备可能会阻止MRI检查。

治疗

▶ 制动、减压和稳定

最初的治疗包括制动，直到确定了损伤的性质和程度。在头部损伤患者应假定有脊髓损伤的可能，直至通过影像学检查排除为止。如果有脊髓受压，必须进行紧急的减压手术，并最好在受伤后12小时内进行。不稳定的脊柱可能需要手术固定，脊椎脱位可能需要脊柱牵引。早期手术治疗可以加速动员潜能，缩短住院时间，降低并发症发生率。

▶ 一般措施

必须确保呼吸道通畅，并维持循环、血压，以及通气等。可能需要做气管切开术（tracheostomy）。呼吸系统并发症诸如肺炎、肺不张和肺栓塞等必须积极治疗。呼吸和物理疗法很重要。阿片类镇痛药有助于减轻疼痛，但可能使临床评估复杂化。对于深静脉血栓形成的预防是使用低分子量肝素。预防应激性溃疡发生的措施通常包括使用质子泵抑制剂（proton pump inhibitor）。应保证充足的营养。心理咨询可能是必要的。

▶ 糖皮质激素

糖皮质激素（corticosteroid）曾一度被认为，在创伤性脊髓损伤8小时内开始用药，[例如，甲泼尼龙（methylprednisolone）30mg/kg，静脉推注，随后以5.4mg/（kg·h）剂量静脉输注，持续24小时]，在6个月时可能改善功能，这是否会有显著效益，还值得怀疑。尽管如此，除了贯通性脊髓损伤或合并严重头部损伤患者外，许多医生仍按常规给药。

▶痛性痉挛的治疗

痛性屈肌或伸肌痉挛可使用增强脊髓抑制机制（巴氯芬、地西泮）或从收缩中解除肌肉兴奋（丹曲林）的药物治疗。巴氯芬（Baclofen）应从 5mg 口服，每日 2 次开始，逐渐增量至 30mg，每日 4 次；地西泮 2mg 口服，每日 2 次，增至高达 20mg，每日 3 次；以及丹曲林（Dantrolene）每日 25mg 口服，至 100mg，每日 4 次。替扎尼定（Tizanidine）是一种中枢的 α2- 肾上腺能受体激动剂，通过增强突触前抑制和减少 α 运动神经元兴奋性也可能是有帮助的。每日剂量是逐渐增加的，通常增至 8mg，每日 3 次。副作用包括口干、嗜睡和低血压等，但该药通常耐受良好。不能从中获益的患者或不能耐受口服药物治疗足够剂量的患者，可能对鞘内输注巴洛芬或肌肉注射肉毒毒素有反应。

所有这些药物通过降低张力可能增加功能性残疾。丹曲林也可能加重无力，在呼吸功能严重受损的患者中应避免使用。

▶皮肤护理

皮肤护理很重要，任何单一区域的持续受压都必须避免。

▶膀胱和肠功能紊乱

取决于损伤的严重程度，首先可能需要导尿。随后，痉挛性膀胱的尿急、尿频可能对于抗副交感神经药物诸如奥昔布宁（Oxybutynin）有效，5mg，每日 3 次。栓剂和灌肠会有助于维持正常的通便，并可能预防或控制粪失禁。

▶试验性治疗

近年来，实验研究是关注于在脊髓损伤节段增强轴突再生，通过中和轴突再生抑制剂的方法，应用神经营养因子或生长因子以及其他神经保护剂，植入合成的轴索引导通道，以及细胞疗法等。在不久的将来，转化应用到脊髓损伤患者是可能的。

预后

脊髓损伤后的死亡率很高，死亡率最高的是颈髓损伤伴头部创伤、心血管和呼吸功能不全，以及共存疾病的患者。不完全损伤的患者可以有最大程度的改善，大部分恢复发生在最初几个月。

脱髓鞘性脊髓病

多发性硬化

▶流行病学

多发性硬化（multiple sclerosis，MS）是最常见的神经系统疾病之一，在美国约有 30 万患者，而它发病率最高是在年轻人。它在临床上被定义为，在不同的时间内累及中枢神经系统的不同部位，但前提是排除了其他的引起多灶性中枢性功能障碍的疾病。初始症状通常在 55 岁之前开始，发病高峰在年龄 20~40 岁之间，女性发病通常几乎是男性的 2 倍。

流行病学研究表明，该病的患病率随着与赤道距离增加而增加，而在北纬 40° 与南纬 40° 之间没有该病的高风险人群存在。维生素 D 水平也可能起一定的作用，因为可能暴露于 Epstein-Barr 病毒。双胞胎研究表明了遗传易感性，偶然的家族性发病，以及本病与特定的 HLA 等位基因之间的强相关等。IL2RA（白介素 -2 受体 α 基因）和 IL7RA（白介素 -7 受体 α 基因）的等位基因也被提出作为可遗传的危险因素。目前的证据表明本病具有自身免疫的基础。

▶病理

MS 病理上的特征是局灶性发生散在的脱髓鞘区，经常在小静脉周围，同时有反应性神经胶质增生、轴索损伤，以及神经元退行性变等。这些病变出现在脑和脊髓的白质和灰质,以及在视(Ⅱ)神经。

▶病理生理

　　多发性硬化的原因尚不清楚,但组织损伤和神经系统症状被认为是被一种针对髓鞘抗原的免疫机制所激发。病毒感染或其他刺激因子可能促使T细胞和抗体经由破坏的血-脑屏障进入中枢神经系统。这导致细胞黏附分子、基质金属蛋白酶,以及促炎症性细胞因子(proinflammatory cytokine)的表达增加。这些分子协同参与吸引其他的免疫细胞,分解细胞外基质以帮助免疫细胞迁移,并激活针对几种抗原的自身免疫反应,例如,髓鞘碱性蛋白、髓鞘结合糖蛋白、髓鞘少突胶质细胞糖蛋白、含脂质蛋白、αB-晶体蛋白、磷酸二酯酶,以及S-100等。通过抗原呈递细胞结合这些靶抗原会激发自身免疫反应,它可能涉及细胞因子、巨噬细胞,以及补体等。对髓鞘剥脱轴突的免疫攻击会使神经传导速度减慢。再加上轴突和神经细胞体的丢失,这就导致了渐进性神经症状。

▶临床表现

　　1. 首发或呈现症状(initial or presenting symptom):患者可能出现多种症状中的任何一种(**表9-8**)。常见的最初主诉是局部的无力、麻木、刺痛感或一个肢体的不稳定,一只眼睛突然失明或视物模糊[视神经炎(optic neuritis)],复视,不平衡,或者膀胱功能障碍(尿急或尿流不畅)。症状往往是短暂的,在数日或数周后消失,即使在神经系统检查时可能发现一些残留的缺陷。其他患者表现为一种急性或逐渐进展的痉挛性轻截瘫和感觉缺失,这应引起对潜在的结构性病变可能性的关注,除非在临床检查时有更广泛的疾病证据。

　　2. 后续病程(subsequent course):在最初的发作后,出现更多症状之前可能有数月或数年的时间过去了。然后,可能发生新的

表9-8　多发性硬化症状和体征

	患者百分比/%
症状(发病时)	
感觉异常	37
步态障碍	35
下肢无力或不协调	17
视力丧失	15
上肢无力或不协调	10
复视	10
体征	
腹壁反射消失	81
腱反射亢进	76
下肢共济失调	57
伸性跖反射	54
快速轮替动作受损	49
振动觉受损	47
视神经病	38
眼球震颤	35
关节位置觉受损	33
意向性震颤	32
痉挛状态	31
痛觉或温度觉受损	22
构音障碍	19
轻截瘫	17
核间性眼肌麻痹	11

承蒙同意,改编自 Swanson JW. Multiple sclerosis: update in diagnosis and review of prognostic factors. *Mayo ClinProc*.1989;64:577-586. Copyright © Elsevier

症状,或者原来的症状重新出现和进展。复发可能被感染所激发,而在女性中,更可能发生在分娩后3个月左右(但是在妊娠期间复发减少)。体温升高在固定和稳定的功能缺失患者可能引起短暂性恶化[安托夫现象(Uhthoff phenomenon)]。随着时间的推移,以及在多次复发后通常缓解不完全,患者可能会由于无力、僵硬、感觉障碍、四肢不稳、视力受损,以及尿失禁等变得越来越残疾。

根据它的病程,MS 被分为**复发 - 缓解型**(relapsing-remitting)(占 85% 的病例),在这种情况下,发作之间不出现进展;**继发进展型**(secondary progressive)(患病 25 年后 80% 的病例),特征是在最初的复发 - 缓解模式后逐渐进行性病程;以及**原发进展型**(primary progressive)(10% 的病例),特征是从临床起病残疾就逐渐进展。**进展复发型**(progressive-relapsing)是罕见的,其中急性复发发生在原发进展的病程中。

晚期患者检查通常发现视神经萎缩、眼球震颤、构音障碍,以及在部分或所有肢体上运动神经元、感觉或小脑的功能缺失(见表 9-8)。诊断不能基于任何单一的症状或体征,而只能根据表明在不同时期中枢神经系统不同部位受累的整个临床表现。

▶ **辅助检查**

辅助检查可能支持临床诊断并排除其他的疾病,但本身不能证明多发性硬化的最终诊断是正确的。

脑脊液(CSF)通常不正常,伴有轻度淋巴细胞增多或蛋白浓度轻度增高,尤其是在急性复发后立即检查。脑脊液蛋白电泳显示在 90% 患者中免疫球蛋白 G(IgG)区存在不连续的条带[**寡克隆带**(oligoclonal band)]。抗原导致这些抗体的原因还不清楚。

如果临床证据表明,病变只存在于中枢神经系统的一个部位,就不可能做出 MS 的诊断,除非其他区域还有亚临床的受累。这类亚临床的受累可以通过一个棋盘式单眼视觉刺激[**视觉诱发电位**(visual evoked potential)],用重复的卡嗒音单耳刺激[**脑干听觉诱发电位**(brainstem auditory evoked potential)],或者周围神经的电刺激[**体感诱发电位**(somatosensory evoked potential)]等诱发的大脑电反应进行检测。

MRI 也可能检测亚临床的病变,而且在确认诊断中几乎成为必不可少的(**图 9-4**)。

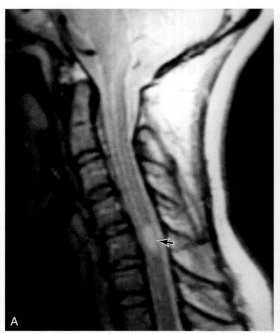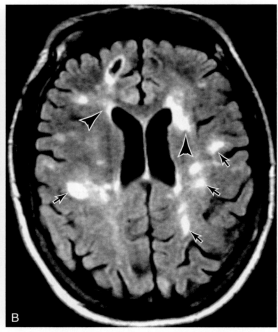

▲图 9-4 A. 一例年轻的多发性硬化女性,颈髓 T$_2$ 加权 MRI 正中矢状位像,可见高信号强度异常区(箭头)。(承蒙 RA. Heyman 同意使用)B. 一例 MS 患者,脑 MRI T$_2$ 加权轴位像显示多发的主要为斑点状白质斑块(箭);注意在脑室旁区域的典型部位(箭头)。(承蒙 RA. Heyman 同意使用)

T1 加权像可能会显示低信号的"黑洞"（black hole），它很可能代表永久性轴索损伤的区域；高信号病变也可能被发现。钆增强的 T1 加权像可能突出炎症的区域和血脑屏障的破坏。T2 加权像提供关于疾病负担（disease burden）或病变负荷（lesion load）（即病灶总数）的信息，病灶通常表现为高信号强度区域。其他的 MRI 技术，包括脑萎缩的测量、磁化传递成像（magnetization transfer imaging）、磁共振波谱分析（magnetic resonance spectroscopy），以及弥散张量成像（diffusion tensor imaging）等还提供更多的相关信息。健康受试者的 MRI 有时显示类似 MS 病变的"不确定的亮物"，但是没有临床关联或意义；因此影像学表现必须已获得的临床背景下进行解释。

脊髓 MRI 检查或 CT 脊髓造影可能是必要的，以排除单一先天性或后天性脊髓受累且无播散性疾病证据患者手术可治疗的病变。必须观察枕骨大孔区影像以排除诸如 Arnold-Chiari 畸形等病变的可能性，其中部分小脑和下位脑干移位到颈椎管，产生肢体的混合性锥体束和小脑功能缺失。

▶ 诊断

多发性硬化的诊断需要至少两个中枢神经系统白质的不同区域在不同时期受到影响的证据。多发性硬化在至少有 2 次典型发作和 2 个 MRI 病变的患者可以被直接诊断。典型的发作以中枢神经系统急性炎性脱髓鞘事件的典型症状或体征为临床特征，持续至少 24 小时，并在没有发热或感染的情况下发生。如果对典型发作的患者进行了影像学检查，但没有发现异常，则只有在排除其他可能的情况下才能诊断多发性硬化。

如果只发生一次临床发作，MRI 表现可能用于提供播散性的证据。为达到**空间播散**（dissemination in space）的标准，MRI 应在四个特征部位（近皮质、脑室周围、幕下和脊髓）中至少两个部位证明有一个 T2 病灶；在脑干或脊髓综合征患者中，症状区域内病变被排除。在仅有一次发作患者，为了显示**时间播散**（dissemination in time），在 MRI 上任何时间都同时显现无症状的钆增强和非增强病灶就足够了；或者，有必要等待在后续的 MRI 上出现一个新的 T2 或钆增强病灶，或者第二次临床发作。原发进展型多发性硬化的诊断至少需要一年的疾病进展加上以下的两项：①至少一个典型的 T2 脑部病变；②至少两个脊髓的 T2 病变；以及③脑脊液寡克隆带阳性，IgG 指数升高，或两者兼有。

在只有一次临床事件的患者，以及不符合多发性硬化的诊断标准时，就作出**临床孤立综合征**（clinically isolated syndrome，CIS）的诊断。这些患者罹患多发性硬化的风险增加，有时会如同他们患有此病而提供治疗，以期延迟进展到临床确诊的 MS。6~12 个月后应考虑随访 MRI，以确定是否有任何新的病变发生。

▶ 治疗

治疗方法在**表 9-9** 中作了总结。

1. **复发 - 缓解型**（relapsing-remitting disease）：糖皮质激素（corticosteroid）可能会加速急性复发的恢复，但恢复程度本身并没有改变。因此，治疗通常是针对导致功能能力急剧变化的发作，诸如引起视力或步态功能障碍。长期使用糖皮质激素并不能预防复发，而且由于不可接受的副作用，不应该使用。目前尚无糖皮质激素的标准治疗方案，但最常应用的方案是静脉滴注甲泼尼龙（Methylprednisolone），每日 1g，连用 5 天，然后口服泼尼松（Prednisone）逐渐减量，1mg/（kg·d），连用 1 周，在随后的 1~2 周里快速减量。当患者有严重复发而使用糖皮质激素无效时，**血浆交换**（plasmapheresis）有时是有帮助的。

表 9-9 多发性硬化或提示多发性硬化的临床孤立脱髓鞘事件的治疗。治疗的选择是个体化的，取决于方便性（口服药物）、安全性（干扰素）或有效性（静脉注射药物）

急性发作，包括复发[1]

- 甲泼尼龙，1g/d，静脉滴注，3~5d
- 泼尼松，1 000mg/d，口服，3~5d
- 地塞米松，160mg/d，口服，3~5d

预防复发，一线治疗[2]

- 干扰素（Interferon）

  β-1a（Rebif），44μg 皮下注射，3 次 / 周

  β-1a（Avonex），30μg 肌肉注射，1 次 / 周

  β-1b（Betaseron，Extavia），0.25mg，皮下注射，隔日 1 次

- 醋酸格列默（Glatiramer acetate）［考帕松（Copaxone）］，20mg/d，皮下注射
- 芬戈莫德（Gilenya）0.5mg/d，口服[3]
- 特立氟胺［奥巴捷（Aubagio）］16mg/d，口服[4]
- 富马酸二甲酯（Tecfidera）240mg，口服，2 次 /d
- 奥瑞珠单抗（Ocrelizumab）（Ocrevus）在第 1 天和第 15 天静脉滴注 300mg；以后每 6 个月静脉滴注 600mg
- 那他珠单抗（Tysabri），每月静脉滴注 300mg[5]
- 阿仑单抗（Alemtuzumab），每日 12mg，静脉滴注，连续 5d；以后（1 年后）每日 12mg，静脉滴注，连续 3d；可能需要或可能不需要进一步加量

尽管使用一线药物治疗，仍预防疾病活动复发

- 芬戈莫德（Gilenya）0.5mg/d，口服
- 特立氟胺（奥巴捷）16mg/d，口服[4]
- 富马酸二甲酯 240mg，口服，2 次 /d
- 米托蒽醌（Mitoxantrone）12mg/m[2]，每 3 个月静脉滴注 1 次；一生累计最大剂量 140mg/m[2]
- 那他珠单抗，每月静脉滴注 300mg[5]
- 利妥昔单抗（Rituximab），第 1 天和第 15 天静脉滴注 1 000mg；以后（24 周后）每 24 周静脉滴注 1 000mg
- 奥瑞珠单抗（Ocrevus）在第 1 天和第 15 天静脉滴注 300mg；以后每 6 个月静脉滴注 600mg
- 阿仑单抗，每日 12mg，静脉滴注，连续 5 天；以后（1 年后）每日 12mg，静脉滴注，连续 3 天；可能需要或可能不需要进一步加量

续表

高度疾病活动（通常伴有 MRI 上多数钆增强病变）

- 那他珠单抗，300mg/mon，静脉滴注
- 利妥昔单抗，第 1 天和第 15 天静脉滴注 1 000mg；随后（24 周后）每 24 周静脉滴注 1 000mg
- 奥瑞珠单抗在第 1 天和第 15 天静脉滴注 300mg；以后每 6 个月静脉滴注 600mg
- 阿仑单抗，每日 12mg 静脉滴注，连续 5 天；以后（1 年后）每日 12mg，静脉滴注，连续 3 天；可能需要或可能不需要进一步加量

[1] 糖皮质激素无效的复发病例可应用血浆置换或静脉滴注免疫球蛋白。

[2] 大剂量多次应用干扰素、芬戈莫德和醋酸格列默较每周应用一次干扰素更为有效。

[3] 首次应用或间隔 2 周以上再次应用醋酸格列默应监控心率 6 小时。

[4] 怀孕分类 X；如果患者怀孕，需要停药。

[5] 需要每 6 个月监测 JC 抗体状态。

使用**干扰素** β-1a（interferon β-1a），30μg，1 周 1 次，肌内注射，或 44μg，皮下注射，每周 3 次），或者干扰素 β-1b，0.25mg，皮下注射，隔日一次，无限期的治疗，降低了复发率。**醋酸格列默**（glatiramer acetate）［一种模拟髓鞘碱性蛋白（myelin basic protein）的氨基酸组分的随机聚合物合剂］经皮下注射用药（20mg/d），似乎同样有效。除了它们对复发的影响，干扰素 β-1a 和醋酸格列默也可能推迟复发型患者重大残疾的发生。

干扰素可以引起流感样综合征和（在干扰素 β-1b 的病例）注射部位反应。醋酸格列默通常耐受良好，但在注射部位可能会产生红斑，大约 15% 的患者注射后出现潮红、呼吸困难、胸闷、心悸，以及焦虑等短暂性发作。所有这三种药物被批准用于复发 - 缓解型 MS。这些药物很昂贵，但它们的价值必须与用药后减少的医疗护理需求和使用后工作时间减少的损失相权衡。

那他珠单抗（Natalizumab），是一种 α4 整合素抗体（α4 integrin antibody），每月静脉滴注一次会降低疾病复发率。它用于对其他疗法

反应不佳或起始病程急骤进展的复发 - 缓解型 MS,而且没有使用其他免疫调节疗法的患者。它几乎不被用于进行性多灶性白质脑病(progressive multifocal leukoencephalopathy,PML),但若 JC 病毒抗体测试为阴性,风险则很低。**阿仑单抗**(Alemtuzumab),是一种针对 CD52(免疫细胞表面的一种蛋白)的单克隆抗体,通过静脉滴注给药,连续 5 天,1 年后连续给药 3 天。它可显著地降低复发率,但可能有严重的副作用,诸如自身免疫性疾病(如血小板减少症)和抗肾小球基底膜疾病;也可能发生危及生命的输液反应,以及恶性肿瘤(包括甲状腺癌、黑色素瘤和血癌等)的风险增加等。

现在已经有了口服制剂疗法,有些人更喜欢口服,尽管它们的长期安全性状况还不清楚。目前还没有临床试验比较这些新药的疗效。**芬戈莫德**(Fingolimod)(每日 0.5mg)减少复发和疾病进展,它在复发 - 缓解型患者中也减少 MRI 病灶活动和脑容量的损失。它的作用机制尚不清楚,但很可能涉及防止淋巴细胞迁移进入中枢神经系统。它通常是安全的并具有良好的耐受性,但近期心肌梗死或某些其他心脏紊乱后是禁忌的。不良反应包括头痛、疲劳、背痛、腹泻、呼吸道感染、肝脏酶类升高、血压的影响、黄斑水肿,以及在治疗开始时短暂性心动过缓和房室传导减慢。因此,在服用首次剂量后,或在中断使用 2 周或以上之后重新开始使用芬戈莫德时,应监测心率 6 小时。皮肤癌及某些其他癌也有过报道。至少在已累积了更多的经验之前,应用芬戈莫德很可能最好是限于对 β 干扰素和醋酸格列默不耐受的活动性复发 - 缓解型 MS 患者,它也适用于新诊断的活动性复发型患者,如果他们了解相关的风险,他们就更喜欢口服治疗而不是肠外治疗。另一种口服制剂,**富马酸二甲酯**(dimethyl fumarate)120mg,2 次 /d,服用 1 周,然后 240mg,2 次 /d,也能降低复发率。副作用包括脸红、胃肠道不适(如腹泻、恶心、腹痛),以及外周淋巴细胞计数减少等。**特立氟胺**(teriflunomide)是一种免疫调节药物,每日剂量 7 或 14mg 口服,减少复发率和疾病进展。它具有肝毒性和致畸性的风险,副作用包括脱发、恶心、腹泻、感觉异常、流感样症状、血清转氨酶升高,以及周围神经病等。

以 B 细胞为靶点的**奥瑞珠单抗**(Ocrelizumab),在复发 - 缓解型疾病患者降低复发率和减轻致残的进展方面特别有效。本书还在编写中时,该药就被美国食品和药物管理局批准使用。它通过静脉输注给药。最常见的并发症是输液反应和呼吸道感染。

2. 原发或继发进展型多发性硬化(primary or secondary progressive multiple sclerosis):这些疾病类型的最佳治疗仍不清楚。对原发进展型 MS 尚无确定的治疗方法。直到最近,对于原发进展型多发性硬化还没有确定的治疗方法,但目前**奥瑞珠单抗**已被证明在临床和通过影像学研究都能减缓疾病进展。它通过静脉输注给药,可能发生输液反应和呼吸道感染。

干扰素 β-1b(以及很可能干扰素 β-1a)有效地降低由临床所确定的进展速率,以及通过 MRI 确定的继发进展的疾病,但在此情况下使用醋酸格列默仅有有限的经验。米托蒽醌(Mitoxantrone)很可能降低临床发作率和可能帮助减少病情正在恶化患者的疾病进展。应用环磷酰胺(Cyclophosphamide)、硫唑嘌呤(Azathioprine)、氨甲蝶呤(Methotrexate)治疗可能有助于遏制继发进展型 MS 的病程,但研究尚未定论。应用大剂量甲泼尼龙静脉滴注冲击疗法(每日 1g,每月 1 次)有时也是有效的,而且比细胞毒性药物可能具有更低的长期并发症的风险。

3. 一般健康和对症治疗:运动和物理疗法很重要,但必须避免过度劳累,特别是在急性复发期间。对于许多患者来说,疲劳是一个严重的问题,有时会对金刚烷胺(Amantadine)或一种选择性 5- 羟色胺再摄取抑制剂抗抑郁药有效。对于痉挛状态的治疗经常是需要的(前面讨论过),也应积极进行膀胱和肠道管理。晚期多发性硬化其他方面的治疗,诸如认知功能缺失、疼痛、震颤,以及共济失调等通常不太成功。

▶ 预后

从一次急性发作中部分恢复至少是可以期待的,但是不能预测下一次复发将会在何时发生。倾向于暗示较有利的预后特征包括女性、40 岁以前发病,以及出现视觉或躯体感觉障碍而不是锥体束或小脑功能障碍。尽管最终可能会出现某种程度的残疾,但是约半数患者在出现症状后 10 年仅有轻度或中度残疾。

视神经脊髓炎

视神经脊髓炎(neuromyelitis optica)这一复发性疾病,之前称为德维克病(Devic disease),并曾被认为是多发性硬化的一种变异型,它与一种特定的抗体标记物 NMO-IgG 有关,它的靶点是水通道蛋白 4(water channel aquaporin-4)。这种疾病的特征是视神经炎(optic neuritis)和急性脊髓炎(acute myelitis)伴有至少延伸 3 个脊髓节段的 MRI 改变。部分孤立的脊髓炎或视神经炎患者也是抗体阳性的。血清抗体阳性表明视力的预后不良。与多发性硬化不同,MRI 通常不显示广泛的白质受累,尽管这些变化并不排除诊断。

急性发作应用静脉滴注甲泼尼龙(每日 1g)治疗,连用 5 天,随后口服泼尼松,逐渐减量[1mg/(kg·d) 连用 1 周,在随后的 1~2 周迅速减量]。如果反应不佳,就进行血浆置换。静脉滴注免疫球蛋白治疗通常没有帮助。此外,长期应用免疫抑制疗法治疗,可能会减少发病频率和稳定病情,但它们的使用是经验性和超出适应证的。利妥昔单抗(Rituximab)(每次静脉输注 1g,每 2 周单独输注 2 次,通常每 6 个月重复治疗一次)

可能是有效的。此外,也可以给予吗替麦考酚酯(Mycophenolate mofetil)(通常 1 000mg 口服,每日 2 次)。最后,可以使用硫唑嘌呤(0~2mg/kg 口服),常用的每日剂量是 150mg。硫唑嘌呤通常是用滴定,直到外周白细胞总数降至大约 3 000/µl,而中性粒细胞绝对计数保持在 1 000/µl 以上。治疗通常是无限期地继续,因为疾病活动的复发通常是在治疗停止后。没有证据表明一种治疗方法优于另一种。

急性播散性脑脊髓炎

▶ 发病机制

神经系统症状和体征发生在与非特异性病毒感染有关的、免疫接种后数日内,或没有明显前因的情况下,则可能是多发性硬化的最初表现。在病理上,血管周围区域脱髓鞘分散在整个大脑和脊髓,并伴有相关的炎症反应。病灶的阶段都相似,脑部表现水肿。

▶ 临床表现

急性播散性脑脊髓炎(acute disseminated encephalomyelitis)在儿童期发病率最高。它通常是单相的,而发生复发的情况很罕见。首发症状经常包括头痛、发热和意识模糊,检查可见脑膜刺激征。多灶性神经功能缺失很常见。患者通常表现为脑病,意识障碍从嗜睡到昏迷程度不等,可能出现癫痫发作。双下肢弛缓性无力及感觉障碍、伸性跖反射,以及尿潴留是脊髓受累常见的表现。其他神经体征可能提示视神经或脑神经、大脑半球、脑干或小脑的受累,小脑性共济失调通常很明显(特别是与水痘有关时),但视神经炎、轻偏瘫及其他的长束体征、失语,以及运动障碍也可能发生。

至少在一定程度上,神经功能缺失在数周或数月的时间里自行消退。许多患者几乎完全康复,但一些患者遗留严重的残余的功能缺失。麻疹相关的疾病通常特别严重。

▶辅助检查

脑脊液偶尔正常,但许多病例显示有单个核细胞(mononuclear cell,MNC)计数增多,蛋白浓度可能增高,但糖浓度正常。有时出现一种非特异性所见寡克隆带(oligoclonal band)。CT 扫描通常是正常的,但 MRI 检查会有帮助:T_2 加权像和 FLAIR 序列显示不对称的高信号病变,特别是在大脑半球白质、视神经、基底节、丘脑、小脑、脑干或脊髓。可能有占位效应和水肿。在 T_1 加权像上,在白质中会发现低信号病变,取决于患者的年龄,应用对比剂钆可能均匀地增强(图 9-5)。钆增强是可变的,然而,增强和非增强病变可能出现在同一扫描上。灰质异常也可能存在。

▶鉴别诊断

诊断是根据临床和神经影像学特征。感染性脑膜炎、脑炎,以及其他炎症性疾病(如多发性硬化)必须予以排除。长期随访有助于确定诊断,复发提示其他的可能性,诸如多发性硬化。

▶治疗

广谱抗生素和阿昔洛韦(acyclovir)通常会被使用,直到通过诊断检查排除了细菌性感染和单纯疱疹病毒性脑炎。然后通常给予大剂量甲泼尼龙(methylprednisolone)静脉滴注,30mg/(kg·d),最大剂量高达每日 1g,连用 5 天。对甲泼尼龙反应欠佳的患者,应用免疫球蛋白静脉滴注或血浆置换有时是有效的。在其他方面进行对症治疗。

其他感染或炎症性脊髓病

脊髓硬膜外脓肿

▶发病机制

硬膜外脓肿(epidural abscess),它位于椎管内,但是在硬脊膜外,可能作为皮肤感染、败血症、脊椎骨髓炎、静脉药物滥用、脊柱创伤或手术、硬膜外麻醉或腰椎穿刺的后

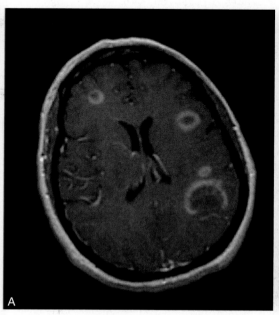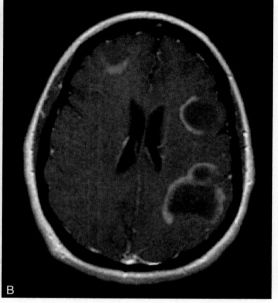

▲图 9-5 一例急性播散性脑脊髓炎患者钆增强 T_1 轴位 MRI 像,显示病变的演变。MRI 的 B 图是在 A 图后 7 天检查的(承蒙 A. Di Bernardo 同意使用)

遗症出现。诱发因素包括糖尿病、酒精中毒、获得性免疫缺陷综合征（AIDS），以及医源性免疫抑制等。

最常见的病原体是金黄色葡萄球菌、链球菌、革兰氏阴性杆菌，以及厌氧菌等。神经系统并发症是由脊髓受压或其血液供应、静脉回流受阻、炎症性反应，以及血管炎等所致。

▶临床表现

发热、背痛和压痛、脊神经根分布区疼痛、头痛，以及不适等是早期症状，随后是迅速进行性轻截瘫、下肢感觉障碍，以及尿便潴留等。脊髓硬膜外脓肿（spinal epidural abscess）是一种需要迅速诊断和治疗的神经系统急症。

▶辅助检查

MRI加钆增强是首选的影像学检查，应能够足以确定脓肿的范围。最好选择全脊髓成像，因为患者可能有不止一个病灶，而且病灶不一定是连续的。CT脊髓造影可能发现椎管梗阻。实验室检查发现外周血白细胞增多和红细胞沉降率增快。腰椎穿刺不应在疑似脓肿的部位进行，因为它可能使感染由硬膜外播散到蛛网膜下腔。CSF通常表现为轻度淋巴细胞数增多，伴有蛋白增高，但糖含量正常。血培养和切除的脓肿或其抽吸物培养有助于确定病原体。

▶治疗

治疗包括手术和抗生素。早期的手术减压和引流改善了远期的预后，当MRI显示脊髓受压或有任何神经缺失进展时应考虑手术。然而，随着MRI的出现，脊髓硬膜外脓肿越来越多地在它压迫脊髓之前即被诊断出来，而此时单靠静脉注射抗生素就能成功治疗。萘夫西林（Nafcillin）或万古霉素（Vancomycin）用于治疗葡萄球菌或链球菌感染，而第三代或第四代头孢菌素，诸如头孢他啶（Ceftazidime）或头孢吡肟（Cefepime）分别用于治疗革兰氏阴性杆菌感染；根据临床背景和切除组织革兰氏染色的结果加用或者替换其他药物。形成脓肿的坏死组织的培养结果可能改变后续的抗生素治疗方案。抗生素的剂量是用于治疗细菌性脑膜炎的剂量，如在第4章，意识模糊状态中所述。静脉滴注抗生素通常持续4~6周，但出现脊椎骨髓炎或者当对治疗反应缓慢时需要连续治疗6~8周。

随访MRI检查是在大约4周后，当患者病情好转时，但如果出现恶化，就随时进行检查。

▶预后

不受控制的败血症可能导致致命的后果。延迟的诊断或治疗和不理想的管理可能导致不可逆的轻截瘫或截瘫，它出现在高达20%的病例中，取决于研究组而不同。最重要的预后指标是患者在减压术前的临床状态，术前的功能缺失愈严重，预期的恢复就愈差。延迟诊断通常反映为更严重的功能缺失，因此预后较差。

急性横贯性脊髓炎

急性横贯性脊髓炎（acute transverse myelitis）这一综合征是由各种感染（细菌、病毒、真菌、寄生虫等），以及非感染性炎症性疾病（多发性硬化、视神经脊髓炎、急性播散性脑脊髓炎、系统性自身免疫性疾病、特发性等）所致，它引起脊髓解剖和功能紊乱。儿童和年轻人最容易受累。临床表现包括肢体和躯干的双侧感觉、运动及自主神经功能缺失，与脊髓炎症部位相对应的不连续的感觉平面，可数小时至数日的病程，炎症性脑脊液表现（CSF淋巴细胞增多和/或IgG指数增高，如伴随CSF糖降低表明感染性病因），以及MRI显示脊髓内的病变，通常注入钆造影剂有强化。脊髓的压迫性病变，诸如脊髓硬膜外脓肿，通常必须通过MRI排除，因为它们需要特殊的治疗。

治疗方法是使用糖皮质激素,通常使用甲泼尼龙(Methylprednisolone)(每日 1g,静脉滴注,连续 3~5 天),尽管它的疗效尚未得到严格地证实。血浆置换,静脉滴注免疫球蛋白,或环磷酰胺在激素治疗无效的患者可能是有益的,但它们的效用仍有待确定。患者往往在几个月后好转,但可能有残留的功能缺失,并曾有死亡率超过 30% 的报道。复发可能发生,这取决于潜在的病因。

梅毒

梅毒(syphilis)可能引起脊髓膜血管炎,导致脊髓梗死。血管性脊髓病在本章的后面讨论。

结核

结核(tuberculosis)可能导致脊椎疾病[波特病(Pott disease)]伴有继发性脊髓受压,如脊膜炎伴有继发的动脉炎和脊髓梗死,或者由结核瘤导致脊髓受压。这类并发症在世界某些地区推测有重大意义,特别是亚洲和非洲,以及在无家可归者和静脉吸毒者,这些人群接触结核的风险增加。结核性脊膜炎在第 4 章,意识模糊状态中有更详细的讨论。

艾滋病

空泡性脊髓病(vacuolar myelopathy)是一种脊髓疾病,在大约 30%~40% 的艾滋病患者尸检中被发现,但在大多数情况下,它是无症状的。脊髓白质的空泡形成在胸髓侧索和后索是最明显的。虽然归咎于人类免疫缺陷病毒 -1 型(human immunodeficiency virus-1,HIV-1)的直接参与,但 HIV-1 感染的存在和程度与脊髓病理改变之间的关联性较差。因此,提出它的代谢性基础。艾滋病患者的脊髓病也可能由淋巴瘤、隐球菌感染或疱疹病毒等引起。

大多数空泡性脊髓病患者同时存在

HIV-1 相关性痴呆。脊髓病通常出现在艾滋病的临床晚期。症状在数周至数月中进展,包括下肢无力、共济失调、尿失禁、勃起功能障碍,以及感觉异常等。通常没有腰背部疼痛。检查发现轻截瘫、下肢单肢轻瘫或四肢轻瘫、痉挛状态、腱反射增强或减弱、巴宾斯基征,以及振动觉和位置觉减低等。躯干的感觉通常是正常的,而感觉平面很难确定。脊髓 MRI 检查通常是正常的。治疗方法是联合抗逆转录病毒疗法(combination antiretroviral therapy,cART),但这是否有助于遏制脊髓病尚不清楚。痉挛状态和尿失禁需要对症治疗。

其他病毒感染

▶热带痉挛性截瘫

一种逆转录病毒(retrovirus),人类嗜 T 淋巴细胞病毒 I 型(human T-lymphotropic virus type I,HTLV-I)似乎是热带痉挛性截瘫(tropical spastic paraparesis)的病因,这种疾病特别见于加勒比海地区、哥伦比亚的太平洋海岸、塞舌尔群岛、日本南部、美拉尼西亚(西南太平洋群岛—译者注)、中东,以及非洲部分地区。病毒的传播发生在哺乳时、性交过程中,以及通过接触受到污染的血液制品等。胸段脊髓特别容易受到影响,MRI 可能显示这一区域有萎缩脊髓。临床体征包括痉挛性轻截瘫、振动觉和关节位置觉受损,以及肠道和膀胱功能障碍等。临床上类似的脊髓病也可能发生在人类嗜 T 淋巴细胞病毒 II 型(HTLV-II)感染之后。确切的发病机制尚不确定,缺少特异性治疗方法,治疗主要是对症性的(主要是痉挛状态和痉挛性膀胱)。预防治疗也很重要,患者应避免共用针头或注射器以及母乳喂养,使用避孕套以预防性传播,以及不捐献血液、精子或其他的组织。

▶疱疹病毒

疱疹病毒(herpesvirus)也可能引起脊

髓病,它常影响脊神经根以及脊髓[**神经根脊髓病**(radiculomyelopathy)],特别是在免疫功能低下的患者,诸如艾滋病患者。**巨细胞病毒**(cytomegalovirus)引起一种脊髓病,以脊髓后索的脱髓鞘和含有考德里 A 型包涵体(Cowdry type A inclusion bodies)巨细胞为特征。MRI 可能显示 T_2 信号增强伴有强化。CSF 通常有淋巴细胞增多和蛋白浓度增高,但有时是正常的。通过 CSF 聚合酶链反应以及抗体检测可能鉴定病毒。治疗使用抗病毒药物,诸如更昔洛韦(Ganciclovir)和膦甲酸(Foscarnet)。带状疱疹以及单纯疱疹病毒 1 型和 2 型可能对阿昔洛韦(Acyclovir)治疗有效(见第 4 章 意识模糊状态)。

破伤风

▶发病机制

破伤风(tetanus)是与破伤风梭状芽孢杆菌(*Clostridium tetani*)感染相关的神经传导障碍。病原体通常在伤口寄居,并在伤口中产生毒素,它将毒素沿着运动神经逆行运输到脊髓,或者随着伤口转移到面部或头部,再进入脑干。毒素也会通过血流播散到骨骼肌,骨骼肌中它可以接近更多的运动神经。在脊髓和脑干中,破伤风毒素(tetanus toxin)干扰抑制性神经递质甘氨酸和 GABA 的释放,导致运动神经极度活跃。自主神经活动也被解除抑制。

▶临床表现

在长达 3 周的潜伏期后,破伤风通常出现为**牙关紧闭**(trismus)[牙关紧闭症(lockjaw)]、吞咽困难,或者颇似扭曲样微笑的面肌痉挛[**苦笑面容**(risus sardonicus)]。痛性肌肉痉挛和强直进展到影响躯干和肢体肌群,并可能引起呼吸暂停发作和过伸姿势[**角弓反张**(opisthotonos)]。喉痉挛和自主神经功能不稳定是潜在的危及生命的并发症。

▶辅助检查

虽然诊断通常在临床上做出的,引出下颌反射后在咬肌出现持续的运动单位活动或缺乏正常的静止期是一种有帮助的肌电图表现。血清 CK 可能升高,并可能出现肌红蛋白尿。仅有少数病例从伤口可能培养出病原体。

▶预防

1. **免疫接种**:破伤风通过应用破伤风类毒素(tetanus toxoid)免疫接种是可预防的。在美国,破伤风类毒素通常与百日咳疫苗和白喉类毒素合用,定期地给婴儿和儿童服用(我国也使用百白破三联疫苗—译者注)。在 7 岁以下的儿童,三次剂量的破伤风类毒素每隔至少 1 个月服用,1 年后再服用一次加强剂量。对于较大龄儿童和成年人,第 3 次剂量在第 2 次剂量后至少推迟 6 个月,而且不需要第 4 次剂量。免疫效应持续 5~10 年。

2. **伤口清理**:创口的清创术是清除坏死组织和孢子的重要措施。开放性伤口患者如果他们在 10 年内未接受过加强剂量,或者如果最后的加强剂量是在 5 年之前,以及感染破伤风杆菌(*C.tetani*)风险是中或高度,就应接受一次追加剂量的破伤风类毒素。中度感染的可能性与穿透肌肉的伤口,伤口有木屑或道路泥土、人咬伤,以及非腹部枪弹伤等有关。高度风险创口包括在院落或下水道附近或其他废弃物来源受到的创伤,以及腹部枪弹伤等。为了中和未结合的毒素,中度或高度风险创口患者还应给予破伤风免疫球蛋白(tetanus immune globulin)(除注射破伤风类毒素外,其余部位肌内注射 3 000~6 000 单位,部分剂量注射在伤口周围)。

▶治疗

破伤风的治疗包括入住重症监护单元,

以进行呼吸和循环功能监护,破伤风免疫球蛋白中和毒素,以及甲硝唑(Metronidazole)500mg,静脉滴注,每6小时1次,7~10天,治疗感染本身。青霉素G也可以使用,但它是GABA的拮抗剂。地西泮(Diazepam)10~30mg,静脉滴注或肌内注射,每4~6小时1次,对于治疗痛性痉挛和僵硬是有效的,静脉滴注异丙酚(Propofol)也有效。鞘内注射巴氯芬(Baclofen)也被使用。当这些措施无效时,可能需要使用维库溴铵(Vecuronium)或泮库溴铵(Pancuronium)进行神经肌肉阻滞,辅以机械通气。

自主神经活动过度可以使用混合的α-和β-肾上腺受体拮抗剂拉贝洛尔(Labetalol)(高达1mg/min)或硫酸吗啡(Morphine sulfate)(0.5~1mg/kg.h)治疗。硫酸镁也可阻滞神经递质在神经肌肉接头的释放,也可能用来帮助控制肌肉痉挛。

▶ 预后

死亡率报道为10%~60%。较低的病死率最有可能通过早期诊断,在痉挛发生前及时进行适当的治疗,以及除了肌内注射破伤风免疫球蛋白(tetanus immune globulin),并可能通过鞘内用药取得的。在恢复的患者中,大约95%这样治疗的患者没有长期后遗症。

慢性粘连性蛛网膜炎

慢性粘连性蛛网膜炎(chronic adhesive arachnoiditis)这种炎症性疾病通常为特发性的,但可能继发于蛛网膜下腔出血、脑膜炎、鞘内注射青霉素、放射性造影剂和某种类型的脊髓麻醉、创伤,以及手术等。它可以发生在任何的平面,但目前最常出现在腰骶区域。

通常最初的主诉是持续的神经根痛,但在其他的情况下发生感觉异常和下运动神经元无力。最终,根据受累平面的不同,会出现痉挛性共济失调性轻截瘫,伴有括约肌受累和性功能障碍。

CSF蛋白增高,以及细胞数可能增多,但这些变化不是疾病的可靠指标。MRI显示神经根增厚和聚集。用糖皮质激素或非甾体抗炎镇痛药治疗可能有帮助。局限性脊髓受累的病例可行手术治疗。

血管性脊髓病

脊髓梗死

▶ 发病机制

脊髓梗死(spinal cord infarction)这一罕见的事件最常影响**脊髓前动脉**(anterior spinal artery)(**图9-6**)。这条动脉供应脊髓的前2/3,它本身仅由有限数量的供血血管供应,而成对的脊髓后动脉却在不同的水平上接受了大量的供血。因此,脊髓前动脉综合征通常是由单支供血的血流中断引起的。其他的受累模式包括中央和脊髓

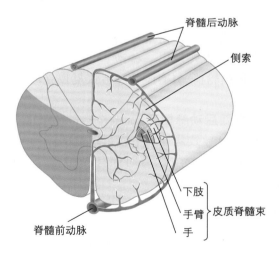

脊髓后动脉

侧索

下肢
手臂 皮质脊髓束
手

脊髓前动脉

▲图9-6 颈髓的血液供应(显示横断面)。左:由脊髓前动脉(暗阴影区)和脊髓后动脉的主要供血区(淡阴影区)。右:由髓内动脉供血的模式。从软膜血管(环绕脊髓外周),呈放射状分支供应大部分白质和灰质的后角。其余的灰质和白质的最内层部分是由中央动脉供血(位于脊髓前正中裂),它起自脊髓前动脉。下行的皮质脊髓束是由脊髓前动脉和脊髓后动脉双重供血

后动脉综合征(central and posterior spinal artery syndrome),以及横贯综合征(transverse syndrome)。病因包括创伤、主动脉夹层动脉瘤、主动脉造影术、结节性多动脉炎,以及低血压危象等。由于颈椎区域脊髓前动脉供血特别丰富,梗死几乎总是发生在较下端。

▶临床表现

脊髓前动脉综合征(anterior spinal artery syndrome)患者,急性起病的弛缓性、腱反射消失的轻截瘫,随后脊髓休克在数日或数周后逐渐消退,出现痉挛性轻截瘫伴腱反射活跃和伸性跖反射。此外,还有分离性感觉受损,表现受损平面以下痛温觉缺失而振动觉和位置觉被保留,由于后索是由脊髓后动脉供血的。可能发生膀胱、肠和性功能障碍。低血压是一种公认的脊髓缺血的原因,也可能发生在脊髓梗死后。神经功能缺失通常是双侧的,但有时出现单侧受影响,取决于侧支血液供应的完整性,以及闭塞的脊髓前动脉分支是否影响到一侧脊髓。治疗是对症性的。死亡率与潜在的病因有关。幸存者可能表现出一些改善,大多数患者仍需依赖轮椅,只有少数患者恢复独立行走能力。

脊髓后动脉梗死(posterior spinal artery infarction)导致病灶水平以下单侧的振动觉和关节位置觉消失,有时伴有轻度、短暂性无力。这是罕见的。

▶辅助检查

脊髓 MRI 对排除引起症状的其他病因很重要。在脊髓缺血患者中,它可能显示在一个血管供血区域 T$_2$ 信号异常,但有时在症状出现后不久表现是正常的。然而,弥散加权 MRI 显示弥散受限。

根据不同的临床背景,进行其他的检查以排除其他诊断的可能性。

▶鉴别诊断

一种亚急性、不对称性脊髓病有时作为血管炎过程的后果发生,脑脊液显示淋巴细胞数增多,而糖皮质激素治疗可能临床获益。一种更隐袭的非对称性缺血性脊髓病可能由于脊髓前动脉或其主要供血动脉受压所致,例如由于脊柱的退行性疾病。当出现上和下运动神经元功能缺失而没有感觉改变时,导致的疾病可能类似肌萎缩侧索硬化。

压迫性脊髓病通过影像学检查可以被排除,它应尽快进行检查。炎症性横贯性脊髓炎根据在数小时内进展的症状,临床和 MRI 累及范围超出血管供血区域,以及 CSF 表现(淋巴细胞或 IgG 水平增高)可以提示。

脊髓出血

脊髓出血(hematomyelia)是罕见的,它是由创伤、血管畸形、出血性疾病或抗凝治疗等引起的。这一严重的脊髓综合征急剧进展,且通常伴有血性 CSF。预后取决于出血的程度和发生出血的速度。

脊髓硬膜外或硬膜下出血

脊髓硬膜外或硬膜下出血(spinal epidural or subdural hemorrhage)可自发地发生,或与创伤或肿瘤有关,也可作为抗凝疗法、阿司匹林疗法、血小板减少症、凝血病、硬膜外置入导管,或者腰椎穿刺的并发症。当存在凝血障碍时腰椎穿刺后出血的可能性更大,通常是在硬膜外。因此,在腰穿前应确定血小板计数、凝血酶原时间和部分凝血活酶时间,如果要进行抗凝治疗,它应在操作后至少延迟 1 小时。血小板计数低于 20 000/μl 的患者或计数迅速下降到不足 50 000/μl 的患者在腰椎穿刺前应输注血小板。

脊髓硬膜外出血通常表现为背痛,可能在一支或多支脊神经根分布区发散,它偶尔没有疼痛。轻截瘫或四肢轻瘫、下肢的感觉障碍,以及肠道和膀胱功能障碍可能快速进展,必须进行紧急的 CT 扫描或 MRI 检查并进行血肿的手术清除。

动静脉畸形或瘘

动静脉畸形(arteriovenous malformation, AVM)或瘘(fistula)可能表现脊髓蛛网膜下腔出血或脊髓病。这些病变大多数累及脊髓的下部。症状包括腿部的运动和感觉障碍以及括约肌功能障碍。腿或背部疼痛经常很明显。

在检查时,可能有腿部的上运动神经元、下运动神经元功能缺失或混合性运动功能缺失。感觉缺失通常是广泛的,但是偶尔为神经根性的。体征提示脊髓纵轴广泛的病变。在颈髓病变患者,症状和体征也可能出现在手臂。在脊柱上有时可听到杂音,并可能有相关节段的皮肤血管瘤。

脊髓 MRI 显示多发的流空征(flow void)(图 9-7),但罕见的情况下可能正常;脊髓造影显示血管扩张引起的锯齿状充盈缺损。诊断的确定要通过选择性脊髓动脉造影。大多数病变是髓外的(硬膜的),位于脊髓后

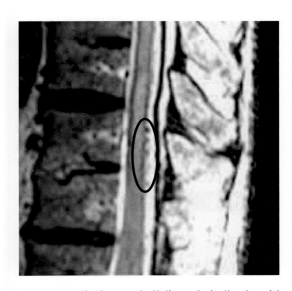

▲ 图 9-7 脊髓 MRI,矢状位,T₂加权像,在一例动静脉瘘患者,显示后部蛛网膜下腔多发的流空征(圆圈内)(承蒙 A. Di Bernardo 同意使用)

方,可以通过栓塞或结扎供血血管和切除异常的动静脉病灶来治疗。如果不及时治疗,患者可能会变得越来越残疾,直到离不开椅子或卧床不起。

营养性脊髓病

脊髓的 **亚急性联合变性**(subacute combined degeneration)是由于缺乏维生素 B_{12} 的结果,特征是四肢上运动神经元功能缺失,它通常出现在脊髓后索受累引起的感觉症状和体征之前(见第 10 章,感觉障碍)。除了脊髓病,还可能有视神经萎缩、精神改变或周围神经病。氧化亚氮中毒(nitrous oxide toxicity)可以产生类似的综合征,铜缺乏(copper deficiency)也是如此。

颈椎病

颈椎病(cervical spondylosis)有如下一种或所有的特征:

1. **颈部疼痛和僵硬**
2. **手臂疼痛,伴或不伴节段性运动或感觉功能缺失**
3. **下肢的上运动神经元功能缺失**

发病机制

颈椎病是由慢性颈椎间盘退行性变,伴有间盘物质疝出、继发的钙化,以及伴随的骨赘增生引起的。它可能导致一侧或两侧的一个或多个神经根受到侵犯,并引起与脊髓受压、血管功能不全或反复的轻微脊髓创伤有关的脊髓病。颈椎病是 50 岁以上患者脊髓病的最常见病因。

临床表现

症状通常呈潜隐性进展,虽然急性症状可能看似由轻微的颈部损伤引起,如机动车事故。患者通常表现颈痛和头部运动受限或伴有枕部疼痛。出现步态障碍也是常见的。在一些病例,手臂会出现神经根痛及其他感觉障碍,并有双侧手臂或腿部无力。膀

胱功能障碍(尿急、尿频、尿潴留和尿失禁)可能是一个棘手的问题,也可能出现排便和性功能障碍。生活质量通常受到严重影响。

检查通常发现颈部侧屈和旋转受限,有时伴有骨摩擦音。在一侧或双侧手臂可能有节段型无力或皮节区感觉缺失,连同由受累的神经根支配的腱反射减弱。颈椎病往往特别易于影响 C5 和 C6 神经根,因此,通常有这些节段支配的肌肉(如三角肌、冈上肌、冈下肌、肱二头肌和肱桡肌等)无力,肩部附近和手臂及前臂外侧的疼痛或感觉丧失,以及肱二头肌和肱桡肌反射减弱。如果有相关性脊髓病,在一侧或两侧下肢发生上运动神经元性无力,同时伴有张力和腱反射的变化。还可能有后索或脊髓丘脑束的感觉缺失。

辅助检查

X 线片显示骨赘形成、椎间隙变窄,以及椎间孔受到侵犯。然而,这些表现在无症状的中老年受试者中常见,而影像学异常的程度与疼痛的存在或严重程度相关性很差。脊髓 MRI 检查、CT 扫描或 CT 脊髓造影明确了诊断,提供了中央管狭窄的测量,并排除了脊髓病的其他结构性病因。在脊髓造影时获取的 CSF 通常正常,但蛋白浓度可能增高,特别是如果有蛛网膜下腔梗阻时。针式肌电图对鉴别神经根病是有帮助的,而确定是否有颈椎的退行性解剖异常是具有临床意义的。

鉴别诊断

颈椎病脊髓型(spondylotic myelopathy)可能类似于由诸如多发性硬化、运动神经元病、亚急性联合变性、脊髓肿瘤、脊髓空洞症、遗传性痉挛性截瘫等这类疾病,或其他影响颈髓的疾病引起的脊髓病。此外,脊柱退行性改变在中老年人很常见,并可能与这些其他疾病的一种同时发生。膀胱症状与步态障碍的组合可能导致误诊为正常压力脑积水,但临床背景和影像学表现应该有助于区分这类疾病。

治疗

限制颈部活动的颈圈(cervical collar)可能减轻剧烈的疼痛。疼痛也可能对普通镇痛药、非甾体抗炎药、肌肉松弛剂、三环类抗抑郁药(夜间服用),或者抗惊厥药等有效。必须避免诱发性活动。一旦疼痛不那么严重,物理疗法可能会有帮助,增加活动是可取的。颈椎神经根病和严重疼痛患者有时通过硬膜外注射类固醇来缓解,但并发症包括脊髓或脑梗死。

手术治疗可预防神经功能缺失的进展,如果神经根痛严重、持续并对保守治疗无效,而且影像学检查发现神经根受压,这可能需要手术治疗。急性或进行性脊髓受压是手术治疗的适应证,而且如果有括约肌功能障碍应尽早施行手术。

先天性脊髓异常

先天性骨骼异常,诸如扁平颅底(platybasia)(颅底部偏平)或基底部内陷(basilar invagination)(枕大孔边缘向上隆起),患者四肢可能同时出现皮质脊髓束和小脑体征的组合。**脊髓空洞症**(syringomyelia)(脊髓的空洞形成)可为先天性或后天获得性,可能导致下运动神经元功能缺失、手臂分离性感觉缺失,以及双腿的上运动神经元体征。由于感觉表现是如此的具有特征性,这一疾病通常伴有 Arnold-Chiari 畸形,在第 10 章,感觉障碍中详细讨论。

脊髓肿瘤

病因

肿瘤可被分为两类:**髓内的**(intramedullary)(10%)和**髓外的**(extramedullary)(90%)。**室管膜瘤**(ependymoma)是髓内肿瘤最常见的类型,而各种类型的**神经胶质瘤**(glioma)组成其余的部分。髓外肿瘤可以位于硬膜外或硬膜内。

在原发性髓外肿瘤中,**神经纤维瘤**(neurofibroma)和**脑膜瘤**(meningioma)较为常见且为良性,它们可以在硬膜内或硬膜外。癌转移(尤其来自支气管、乳腺或前列腺),淋巴瘤或白血病沉积,以及骨髓瘤通常是硬膜外转移。

脊髓病的发病机制

恶性肿瘤患者可能发生脊髓病,是由于脊髓受压或受到原发性肿瘤的直接影响,或由于转移,肿瘤或其治疗的缺血性或出血性并发症,放疗或化疗的并发症,继发性感染(特别是免疫功能低下患者),或副肿瘤性障碍等。

▶机会性感染

免疫功能受损的患者有感染的特别风险,通常具有可能引起脊髓病的不常见致病因子,诸如水痘带状疱疹病毒、巨细胞病毒、Epstein-Barr 病毒或单纯疱疹病毒等。感染性脊髓病的治疗在本章前面讨论过了。

▶副肿瘤性功能障碍

在**副肿瘤性坏死性脊髓病**(paraneoplastic necrotizing myelopathy)中,最常见的抗体是抗 Hu 抗体;其他抗体也可能被发现,但有时没有抗体也可以被识别。潜在的肿瘤通常是肺癌、乳腺癌、淋巴瘤或白血病等。患者表现为快速上升的弛缓性截瘫。脊髓病通常会伴有脑病和神经病变[**副肿瘤性脑脊髓炎**(paraneoplastic encephalomyelitis)]。MRI 表现通常是非特异性或正常的,但可能显示脊髓肿胀。脑脊液可能含有炎性细胞。治疗是针对潜在的恶性肿瘤,但脊髓病的改善很罕见。通常采取免疫抑制疗法,但是疗效是有限的。

▶脊髓受压

脊髓受压的常见原因是椎间盘突出、创伤和肿瘤等,在世界的某些地区,脊柱的结核病也是一个常见的病因。脊髓受压的罕见但重要的原因包括硬膜外脓肿和血肿。本节将只仅限于讨论肿瘤,因为本章的其他地方将考虑其他原因。

临床表现

无论它的性质如何,脊髓肿瘤可以通过直接受压、继发于动脉或静脉梗阻的缺血,或在髓内病变时的浸润等,导致脊髓功能障碍和神经功能缺失。

▶症状

症状可能隐匿发生和逐渐进展,或者如同转移癌引起的脊髓受压,表现出一种快速的病程。

在许多硬膜外病变患者中,**疼痛**(pain)是明显的,而且通常是最初的异常,它可能是根性痛,局限于背部,或在一个肢体弥漫的出现,咳嗽或用力时明显加重(见**表 9-10**)。

表 9-10 硬膜外转移癌的脊髓压迫症临床特点

体征或症状	初期特点 / %	诊断时出现率 / %
疼痛	96	96
无力	2	76
感觉障碍	0	51
括约肌功能障碍	0	57

数据引自 Gilbert RW, Kim JH, Posner JB. Epidural spinalcompression from metastatic tumor: diagnosis and treatment. *Ann Neurol*. 1978;3:40-51.

运动症状(沉重、无力、僵直,或者一个或多个肢体的局部消瘦)可能发生,或者可能有感觉异常或麻木,特别是双下肢。当出现括约肌功能障碍时,患者通常表现残疾很明显。

▶体征

有时存在叩诊时局限性**脊椎触痛**(spinal tenderness)。前根的受累导致对应的下运动神经元功能缺失，后根受累导致病变水平的皮节区感觉改变。通过脊髓的传导路的功能障碍可能引起病变水平以下的上运动神经元功能缺失，以及在躯干病变上界的感觉缺失。体征的分布因病变的水平而不同，并可能表现为脊髓半切（Brown-Séquard）综合征或脊髓中央综合征的形式（见表 10-5 和表 10-7）。

辅助检查

CSF 通常有黄变，由于蛋白浓度显著增高而不是出血所致，白细胞计数正常或增多，以及糖浓度正常或降低。脊髓 MRI 检查或 CT 脊髓造影术可以显示和定位病变。

治疗

硬膜外转移必须紧急治疗。根据原发性肿瘤的性质，最好使用镇痛剂、糖皮质激素、放射治疗和激素治疗等，减压性椎板切除术通常是不必要的。硬膜内（但髓外的）病变，如有可能最好切除。髓内肿瘤在可能时通过减压和手术切除治疗，以及进行放射治疗。

预后

预后取决于脊髓压迫被解除前的病因和严重程度。由于硬膜外转移的脊髓受压通常最初只表现为疼痛，并可能快速进展为运动、感觉和括约肌功能快速受损。因此，任何癌症患者有脊椎或神经根痛必须立即进行检查。只依赖于运动、感觉和括约肌功能障碍做出诊断，将会延误治疗并使预后恶化。

前角细胞疾病

临床上主要影响前角细胞的疾病是以受影响的肌肉废用和无力，不伴有感觉改变为特征。肌电图显示变化特征是慢性部分性失神经支配，静息肌肉的异常自发性活动以及在自主控制下运动单位数量减少，也可能存在神经再支配征象等。运动传导速度通常是正常的，但可以轻度减慢，而感觉传导速度检测正常。肌肉活检显示失神经支配的组织学变化。血清 CK 可轻度升高，但它从不会达到某些肌营养不良的极高值。

特发性疾病

特发性疾病（idiopathic disorder）的临床特征和前景在一定程度上取决于患者的发病年龄。这些疾病的病因尚不清楚，但一些有遗传学基础。

儿童运动神经元病

三种类型的脊髓性肌萎缩（spinal muscular atrophy）（SMA-Ⅰ、Ⅱ 和 Ⅲ）发生在婴儿和儿童，其中 95% 的患儿被确认运动神经元 1 存活（SMN1）基因突变。一个近旁基因，编码神经元凋亡抑制蛋白（neuronal apoptosis inhibitory protein，NAIP），也影响 45% 的 SMA-Ⅰ 和 18% 的 SMA-Ⅱ 和 SMA-Ⅲ 患者。NAIP 可以改变疾病的严重程度。运动神经元 2 存活基因（SMN2）是 SMN1 的同源基因，也是脊髓性肌萎缩的一个疾病修饰因子，它能改善生存。在 SMA 中，产生存活运动神经元蛋白减少了，它对维护运动神经元是关键性的。

一个新的疾病-缓和疗法（disease-modifying therapy）最近已被批准用于美国和其他地方。鞘内注射诺西那生钠（商品名 Spinraza），一个反义寡核苷酸（即一串合成核苷酸结合目标 RNA 和调节基因表达），改变拼接的 SMN2 前-mRNA（pre-mRNA），从而增加全长、功能完全的 SMN 蛋白的产物。它的使用减慢或停止了疾病进展，改善运动执行功能和发育，使之达到或维持运动功能状态，否则这不可能实现；而且降低了死亡率。最常见的副作用是上或下呼吸道感染、便秘、头痛以及背痛，还可能出现血小板减少症和肾毒性。

▶ 婴儿脊髓性肌萎缩(Werdnig-Hoffmann 病或 SMA-Ⅰ)

婴儿脊髓性肌萎缩(infantile spinal muscular atrophy)是常染色体隐性遗传病,通常在出生前 3 个月表现出来。婴儿身体松软,而且可能有吸吮、吞咽或通气困难。检查发现吞咽或吸吮受损,舌肌萎缩和肌束震颤,以及肢体肌肉消瘦,但它有时被皮下脂肪掩盖。腱反射正常或减弱,跖反射可能消失。没有感觉缺失。病情进展迅速,在大约 3 岁时通常由于呼吸道并发症导致死亡,除非使用诺西那生钠(Nusinersen)治疗。

▶ 中间型脊髓肌萎缩症(慢性 Werdnig-Hoffmann 病或 SMA-Ⅱ)

中间型脊髓肌萎缩症(intermediate spinal muscular atrophy)是常染色体隐性疾病,通常在出生的第一年后半期开始临床发病。四肢变得消瘦和无力,球部肌无力不太常见。发生进展缓慢,最终导致严重的残疾伴有脊柱后侧凸和挛缩,但其病程比婴儿型更为良性,而且许多患者存活到成年期。治疗使用诺西那生钠(Nusinersen),而且也是支持的,特别是针对预防脊柱侧凸和其他畸形。

▶ 青少年脊髓性肌萎缩(Kugelberg-Welander 病或 SMA-Ⅲ)

青少年脊髓性肌萎缩(juvenile spinal muscular atrophy)在儿童期或青春期的早期发病,在散发或遗传的基础上(通常是常染色体隐性遗传)。它特别影响近端肢体肌肉,球部肌群通常几乎不受影响。它遵循一个逐渐进展的过程,在成年早期导致残疾。肢体近端的无力可能导致误诊为肌营养不良,但血清 CK 测定、肌电图和肌肉活检将会鉴别这些疾病。治疗使用诺西那生钠(Nusinersen)。无创性通气支持已能延长生存。

成人运动神经元病

这些疾病是以脊髓前角细胞,脑干的后组脑神经的运动神经核,以及皮质脊髓束和皮质延髓束通路的变性为特征。

▶ 流行病学

成人运动神经元病一般在 30~60 岁之间开始发病,它的年发病率约为 2/100 000,具有男性优势,家族病例除外。偶有家族性病例在青少年起病。该病通常呈散发出现,但在 5% 到 10% 的病例中可能是家族性。

▶ 发病机制

遗传学:约 90% 到 95% 的病例是散发的和病因不明的,尚未出现强劲的环境危险因素。大约 20% 的家族性病例显示运动神经元病为常染色体显性遗传(伴上和下运动神经元体征),与铜/锌超氧化物歧化酶(*SOD1*)基因突变有关。其他常染色体显性方式是与 Senataxin(*SETX*)、肉瘤融合(*FUS*)、囊泡相关的膜蛋白相关蛋白 B(*VABP*)、血管生成素(*ANG*)、TAR DNA 结合蛋白(*TARDP*)、S.cerevisiae FIG4(*FIG4*)的同系物、Ataxin2(*ATXN2*)、抑制蛋白(profilin 1,*PFN1*),或者含缬酪肽蛋白(*VCP*)的突变有关。常染色体隐性遗传运动神经元病在部分病例与 Alsin(*ALSN*)连锁,而显性与隐性两种遗传方式已见于 Optineurin(*OPTN*)突变。X-连锁的突变在 ubiquilin 2(*UBQLN2*)也可能发生。

血管内皮生长因子(*VEGF*)基因多态性可能增加运动神经元病的风险。其他的易患基因包括重神经丝亚单位(heavy neurofilament subunit,*NEFH*)、外周蛋白(peripherin,*PRPH*),以及动力蛋白激活蛋白(Dynactin,*DCTN1*)等。

一个 GGGGCC 六核苷酸重复出现在 9q21 号染色体上 *C9ORF72* 基因的非编码区域内,解释了许多家族性和部分散发性病例,在后面讨论。C9ORF72 是一种 RNA 结合蛋白质,并为治疗提供了一个新的靶点。

机制:运动神经元病的病理生理学基础尚不确定,但提出了几种机制,主要基于 SOD1 突变动物模型的研究。因为这些是功能获得(gain-of-function)突变,推测的机制通常涉及突变蛋白的毒性作用。

细胞机制:尽管运动神经元是主要的细胞靶点,突变 SOD1 在不同的细胞类型选择性表达研究表明,非神经元细胞也促成运动神经元病的发病机制。神经元的受累似乎决定发病年龄和疾病的早期病程,而小神经胶质细胞(microglia)和星形胶质细胞(astrocyte)影响随后的进展速度。

分子机制:对突变体的 SOD1 毒性,以及可能涉及散发性运动神经元病有关的因素,已经提出了几种解释。这些不是相互排斥的,因为多种机制可能协同作用,或者不同的机制可能构成疾病的不同形式。与其他神经退行性蛋白病(proteinopathy)一样,SOD1 突变,这一早期致病性步骤是突变蛋白的**异常折叠**(abnormal folding)和**聚集**(aggregation)(见第 5 章,痴呆和失忆症)。这如何导致发病仍有争议。

兴奋性毒性(excitotoxicity):主要的兴奋性神经递质,谷氨酸盐(glutamate)当存在过量时对神经元具有毒性。在运动神经元病,脊髓星形胶质细胞表达 EAAT2 兴奋性氨基酸(谷氨酸盐)转运体的水平降低,而它是细胞外谷氨酸盐被清除的主要部位。这可能把运动神经元暴露在谷氨酸盐的毒性浓度中。

内质网应激(endoplasmic reticulum stress):突变的 SOD_1 在内质网中聚集,它可能会干扰错误折叠蛋白的降解或正常蛋白的合成。

蛋白酶体抑制(proteasome inhibition):蛋白酶体是一种大蛋白复合体,涉及蛋白水解的降解和异常细胞蛋白的清除。大量的突变 SOD1 的生成可能会压制蛋白酶体执行它的正常功能的能力。

线粒体损伤(mitochondrial damage):突变的 SOD1 与线粒体外膜结合,可能抑制 ATP 的产生或线粒体调节细胞内钙水平的能力。

分泌突变的 SOD1(secretion of mutant SOD1):SOD_1 释放到细胞外间隙可能激活小神经胶质细胞,导致免疫介导的运动神经元损伤。

超氧化物产生增加(increased production of superoxide):突变的 SOD1 通过神经胶质细胞 NADPH 氧化酶,可能刺激毒性的超氧化物自由基产生增多。

轴突运输受损(impaired axonal transport):顺行的和逆行的轴突运输,可能会被错误折叠的 SOD1 或其他蛋白质的蓄积所破坏。

微血管功能障碍(microvascular dysfunction):毛细血管内皮细胞之间紧密连接的缺失可能引起微出血,它使毒素如铁溢出到血管外间隙和损伤运动神经元。

▶ 分类

成人起病的运动神经元病的五种变异型可以在临床上加以区分,通过它们的主要分布[**肢体**(limb)或**球部**(bulbar)肌群],以及功能缺失是由**上**或**下**运动神经元受累(图 9-8)。

1. **进行性延髓麻痹**(progressive bulbar palsy):球部(脑干)受累为主,由于病变影响脑干的脑神经运动核(即下运动神经元)。

2. **假性延髓麻痹**(pseudobulbar palsy):球部受累为主,主要由上运动神经元疾病所致(即由于皮质延髓束通路双侧受到影响)。假性延髓麻痹可能发生在引起双侧皮质延髓束障碍的任何疾病(如血管性痴呆或进行性核上性麻痹),而不仅仅是在运动神经元疾病。

3. **进行性脊髓性肌萎缩**(progressive spinal muscular atrophy):主要是四肢的下运动神经元功能缺失,由脊髓前角细胞变性引起的。家族型已被确认。

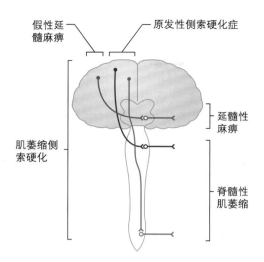

▲图9-8　成人发病的运动神经元病综合征(motor neuron disease syndromes)。上运动神经元用充填的圆圈，而下运动神经元用开放的圆圈表示细胞体。大脑皮质用暗色，脑干用白色，脊髓用浅色阴影来表示

4. **原发性侧索硬化**(primary lateral sclerosis)：在肢体发现纯上运动神经元(皮质脊髓束)功能缺失。

5. **肌萎缩侧索硬化**(amyotrophic lateral sclerosis)：在四肢出现混合性上和下运动神经元功能缺失。也可能出现上或下运动神经元的球部受累型。原发性侧索硬化和进行性脊髓性肌萎缩都被认为是肌萎缩侧索硬化的变异型，因为在活检时，可能是上和下运动神经元都有异常。在一些患者也出现认知和行为改变。

▶**临床表现**

1. **延髓肌**(bulbar muscle)：在大约20%的肌萎缩侧索硬化患者中，首发症状与延髓肌(即球部肌—译者注)无力有关。延髓受累较常见于家族性病例，通常是以吞咽、咀嚼、咳嗽、呼吸及说话(构音障碍)困难为特征。在进行性延髓麻痹中，检查可能发现腭下垂、咽反射减弱、咽部唾液堆积、咳嗽无力，以及舌肌消瘦和肌束震颤等。在假性延髓麻痹中，舌部收缩和痉挛，以及不能从一

侧到另一侧快速移动。眼外肌不受影响。

2. **肢体肌**(limb muscle)：患者可能首先出现上肢(约40%的患者)或下肢肌肉无力。肢体受累是以易疲劳性、无力、僵硬、颤搐、消瘦，以及肌肉痉挛等为特征，并可能有不明确的感觉障碍和体重减轻。

3. **其他系统**(other system)：肌萎缩侧索硬化与额颞痴呆(见第5章，痴呆和失忆症)在临床、病理和遗传学上有重叠。在染色体9q21上C9或f72基因的非编码区GGGGCC六核苷酸重复，出现在至少40%的肌萎缩侧索硬化的家族病例，25%的额颞痴呆的家族病例，以及5%到10%的显然是这些疾病的散发病例。认知和行为改变在肌萎缩侧索硬化患者中是常见的，包括人格改变、易怒、缺乏洞察力，以及执行功能缺陷等。在其他的情况下，可能出现帕金森综合征或家族性自主神经功能异常。感觉和括约肌功能特征性地被幸免。CSF是正常的。

▶**诊断**

肌萎缩侧索硬化的诊断标准已被世界神经病学联盟确定。标准根据诊断确定的水平而不同，如在**表9-11**所示。确定的诊断要求存在延髓支配区和至少2个其他脊髓支配区(颈、胸或腰骶区)或者3个脊髓支配区上和下运动神经元体征。必须被排除体征和症状的其他原因。

▶**鉴别诊断**

其他前角细胞非感染性疾病(后面讨论)必须被排除在外。它们有不同的预后和治疗意义。多灶性运动神经病(multifocal motor neuropathy)也是一个重要的考虑因素，它的临床表现和治疗在本章的后面讨论。

颈椎病当它引起双手臂下运动神经元体征和两腿的上运动神经元体征时，可能颇类似肌萎缩侧索硬化，但是，根据受影响的双下肢没有下运动神经元的临床和肌电图证据可以加以区分。

表 9-11　肌萎缩侧索硬化的临床诊断：世界神经病学联盟的 E1 Escorial 标准

诊断的确定性	临床表现[1]
临床确诊	在延髓以及 2 个脊髓区或 3 个脊髓区（颈、胸和腰骶区）上和下运动神经元体征
临床很可能	2 个或更多区的上和下运动神经元体征，部位可以不同，但某些上运动神经元体征必须在下运动神经元功能缺失的上部
临床可能，实验室支持	1 个区的上和下运动神经元体征，或 1 个区的上运动神经元体征，但下运动神经元体征是根据肌电图标准在至少 2 个肢体发现的，以及神经成像和电诊断检查排除其他原因
临床可能	仅在 1 个区的上和下运动神经元体征，或在 2 个或更多区单独上运动神经元体征，或下运动神经元体征在上运动神经元体征的上部。其他诊断可能必须排除在外
推测	至少 2 个区的下（而不是上）运动神经元体征

[1] 身体分为 1 个脑部区和 3 个脊髓区（颈、胸和腰骶区）。

▶治疗

1. **依达拉奉**（Edaravone）：一种自由基清除剂，FDA 新批准治疗肌萎缩侧索硬化，基于在日本临床试验显示延缓疾病早期的临床进展。它是静脉滴注用药，60mg 输注 1 小时以上，在 14 天的初始负荷剂量之后，每月输注 10 天。亚硫酸盐过敏患者是禁忌证。不良反应包括挫伤、步态障碍，以及头痛等。

2. **利鲁唑**（Riluzole）：50mg 口服，2 次 /d，可能降低死亡率和减缓肌萎缩侧索硬化的进展，可能因为它阻断了 NMDA 受体介导的谷氨酸能的传递。然而，它很可能仅延长约 2 或 3 个月生存。不良反应包括疲劳、头晕、胃肠道症状、肺功能降低，以及肝酶增

高等。

3. **对症措施**（symptomatic measure）：可能包括，如有令人烦恼的多涎，使用毒蕈碱样抗胆碱能药（如格隆溴铵、苯海索、阿米替林、经皮的东莨菪碱或阿托品等）。难治的流涎对腮腺或其他唾液腺注射肉毒毒素可能有效。支架或助行器可以改善患者的运动能力，而物理疗法可能预防肢体挛缩。职业疗法可能促进那些身体有限制的人的日常活动。

4. **饮食**（diet）：半流食或经鼻胃管进食对于有严重吞咽困难者可能是需要的。经皮内镜胃镜检查（percutaneous endoscopic gastroscopy，PEG）检查对于吞咽困难伴有体重快速下降是适应证，是由于热量摄取不足、脱水或食物噎塞所致。为了最佳安全起见，检查应在患者的肺活量大于期望的 50% 以上时进行。

5. **通气**（ventilation）：非侵袭性或侵袭性通气在发生换气不足时可能是必需的。通过呼吸治疗，患者更有可能试用非侵袭性通气和更长时间使用它。那么，姑息疗法（palliative care）在不延长生命的情况下减轻痛苦，就成为一个重要的考虑，需要与患者和家人进行详细的讨论。

这种讨论最好在病程早期开始，当疾病进展时继续讨论。

6. **其他**：应用塞来昔布（Celecoxib）、辅酶 Q-10、肌酸（Creatine）、加巴喷丁、胰岛素生长因子 -1、拉莫三嗪、锂剂、米诺环素（Minocycline）、托吡酯、丙戊酸、维拉帕米（Verapamil），以及维生素 E 等治疗，已经进行了试验研究，以期延缓疾病进展，但并未发现获益。基于干细胞的治疗正在进行中。

▶预后

运动神经元病呈进展性，而且通常在 3~5 年内有致命的预后，最常见是由于呼吸衰竭。有些家族性病例进展较缓慢。一般来说，延髓受累患者要比局限于肢体功能障

碍患者预后不良。以上运动神经元受累为主的患者(原发性侧索硬化)通常存活时间较长,尽管会有较严重的四肢轻瘫和痉挛状态。当患者在专业的多学科诊所随诊时,生存和生活质量会得到改善。

其他非感染性前角细胞疾病

延髓脊髓性神经元病(bulbospinal neuronopathy)也称为**肯尼迪病**(Kennedy's disease),是一种性连锁隐性遗传病,与**雄激素受体**(androgen receptor,AR)基因扩增的 CAG 三核苷酸重复序列有关。在脑干核和脊髓中,下运动神经元有渐进的,但进行性退行性变,也会出现内分泌紊乱,包括迟发性男性乳房发育和睾丸萎缩。这种疾病的预后比其他运动神经元病更为良性。它的临床特征包括震颤(类似特发性震颤)、痉挛、肌束震颤、延髓和近端与远端肢体无力,以及由于缩拢口唇促发下颏的颤搐动作。无力的严重程度和较早期发病与 CAG 重复长度有关。没有有效的治疗方法。

青少年脊髓性肌萎缩(juvenile spinal muscular atrophy)和**成年起病脊髓性肌萎缩**(adult-onset spinal muscular atrophy)可能出现于**氨基己糖苷酶缺乏**(hexosaminidase deficiency)患者,是一种涉及 HEXA 基因的常染色体隐性疾病。临床表现各不相同,包括痉挛状态、肌张力障碍和共济失调。直肠活检可能异常,在血清和白细胞中可发现氨基己糖苷酶 A 减少。

单克隆丙种球蛋白病(monoclonal gammopathy)患者可能表现纯运动综合征(pure motor syndrome)。血浆置换和免疫抑制剂治疗(使用地塞米松和环磷酰胺)在这种情况下可能是有益的。

前角细胞疾病(anterior horn cell disease)可能作为**淋巴瘤**(lymphoma)的一种罕见的副肿瘤性并发症出现。男性与女性皆可能罹患,而症状通常是在淋巴瘤已确定诊断后开始发病。主要的表现是无力,主要影响两腿,可能呈斑片状分布,使延髓肌和呼吸肌得以幸免。反射减弱,感觉异常较轻或缺如。神经功能缺失通常在数月内进展,随后会自发的缓解,而在一些病例可能消退。

感染性前角细胞疾病

脊髓灰质炎病毒感染

脊髓灰质炎(poliomyelitis)是由脊髓灰质炎病毒(polio virus)感染所致,在发达国家由于推行免疫接种程序已变得很罕见。感染通常是粪 - 口途径,潜伏期在 5~35 天之间不等。

在少数病例中,神经系统受累出现在一个发热、肌痛、不适,以及上呼吸道或胃肠症状的前驱期之后。这种受累可能只包括无菌性脑膜炎,但在某些情况下由于脊髓和脑干下运动神经元受影响导致无力或瘫痪。无力在一或数日病程中发展,有时伴有发热复燃,并伴肌痛和脑膜刺激征。无力呈非对称性分布,也可能是局部的或一侧性;延髓肌和呼吸肌也可能受影响,或单独或与肢体肌合并受累。受影响的肌肉张力减低,腱反射也可能消失。没有感觉缺失。

脑脊液压力通常轻度增高,脑脊液分析特征性地显示多形核或淋巴细胞计数增多,蛋白浓度轻度增高,而糖的水平正常。诊断可能依据从粪便或鼻咽分泌物,以及不常见地从脑脊液分离出病毒来确定。与疾病的急性期获得的血清相比,恢复期血清病毒抗体滴度增高也对诊断有帮助。一种临床类似的疾病是由柯萨奇病毒(coxsackie virus)感染引起的。

尚无特异性治疗方法。管理是纯支持性的,特别要注意呼吸功能。随着时间推移,即使在严重无力的肌肉,也常常能有效地恢复肌力。

脊髓灰质炎后综合征

脊髓灰质炎后综合征(postpolio syndrome)

的特征是,在原发性疾病发生数年后,先前受累的或看似未受累的肌肉无力越来越加重。肌肉疼痛和易疲劳是常见的。进展缓慢,可能导致日常活动越来越受限。脊髓灰质炎后综合征很可能与随着老化的前角细胞丧失有关,细胞库被原发性感染所衰竭。还没有特效的治疗方法。

西尼罗病毒感染

西尼罗病毒感染(West Nile virus infection)是由感染的蚊子传播的。它的最常见表现是脑膜脑炎。急性麻痹型脊髓灰质炎(acute paralytic poliomyelitis)是另一种表现,并以急性、局灶性或全身性、非对称性无力或快速上升性四肢瘫为特征,可能会被误诊为吉兰 - 巴雷综合征。电诊断检查有助于显示病变受累的性质和程度,本病与神经病鉴别,以及指导预后等。脑脊液检查也有帮助,脑脊液淋巴细胞细胞数增多,经常以中性粒细胞为主,也可能发现病毒特异性 IgM 抗体。治疗是支持性的,如同在麻痹性脊髓灰质炎病毒感染。

神经根和神经丛病变

急性椎间盘突出

腰椎间盘突出

腰椎间盘的急性突出(图 9-9)通常导致腰背部和腿部神经根痛(L5 或 S1),经常伴有麻木和感觉异常(表 9-12)。无力也可能发生,取决于受影响的神经根。L5 神经根病(radiculopathy)引起足和足趾背屈无力,而 S1 神经根受累导致足跖屈无力和踝反射减弱。脊柱的运动受到限制,并有局限的背部压痛,棘突旁肌可触及疼挛。仰卧位直腿抬高试验受限,屈髋通常约 20° 或 30°°,而正常值约为 80° 或 90°,由于腿后肌反射性疼挛所致[拉塞格征(Lasègue sign)]。中央型椎间盘突出可能引起双侧症状和体征以及括约肌受累。腰椎间盘脱出的症状和体征可能突然开始或隐袭发病,也可能在创伤后。骨盆和直肠检查以及脊柱成像帮助排除如肿瘤这类病因。

在硬板床卧床休息 2~3 天后逐渐活动经常可能使症状稳定,但持续性疼痛、逐渐加重的神经功能缺失,或括约肌功能障碍的任何证据均应进行 CT、MRI 或 CT 脊髓造影检查,随后进行手术治疗。疼痛的药物治疗包括阿司匹林或**对乙酰氨基酚**(Acetaminophen)与可待因 30mg 合用,每次两剂,每日 3 或 4 次,或其他非甾体类镇痛药如布洛芬(Ibuprofen)或萘普生(Naproxen)。肌痉挛可能对环苯扎林(Cyclobenzaprine)有效,10mg 口服,每日 3 次;或根据需要和耐受确定,或用地西泮 5~10mg 口服,每日 3 次或依据耐受而定。

表 9-12　神经根病变或者肌无力、感觉症状和反射改变的最常见模式 [1]

	C5	C6	C7	C8	L4	L5	S1
肌无力	三角肌 > 肱二头肌	肱二头肌	肱三头肌,指伸肌	指伸肌,食指和第五指展肌	股四头肌	踇趾伸肌	跖屈(站立试验 - 足趾站立)
感觉改变模式	上臂外侧	拇指	中指	小指	胫内侧	足内侧,踇趾	足外侧,小趾
反射减弱		肱二头肌	肱三头肌		膝反射		踝反射

[1] 存在重叠和个别的变异。在某些病例,单一的神经病变会产生相似的综合征(例如腰 5 和腓总神经),如怀疑为周围神经病变可参照表 9-5 和表 9-6。

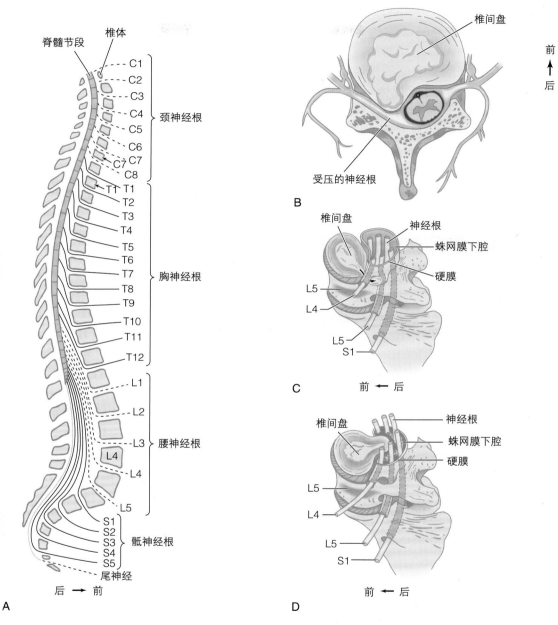

▲图9-9　A. 脊柱的侧面观,显示在不同的神经根出口水平;颈椎神经根出口在它们的椎体数的上部,但是在腰椎体数的下部。B. 颈椎侧方间盘突出引起走出的神经根受压和压迫颈髓。C. 腰椎侧方间盘突出引起下一个椎体水平走出的神经根受压(如 L4 间盘压迫 L5 神经根)。D. 腰椎中央间盘突出导致双侧的神经根受压

颈椎间盘突出

　　颈椎间盘的急性突出可能发生于任何年龄,通常没有先期的创伤,导致颈部和手臂神经根痛,因头部运动而加重。间盘向侧方突出时,在受影响侧的神经根分布区(通常是 C6 或 C7)可能成像运动、感觉或反射功能缺失(见表 9-12);在较中央方向的突出,脊髓也可能被累及(见图 9-9),导致一种痉挛性轻截瘫和双下肢感觉障碍,有时伴括约肌功能受损。诊断通过 CT 扫描、MRI 或 CT 脊髓造影被确认。可能需要手术治疗。

颈椎病

　　颈椎病作为脊髓病的一个病因在之前已经描述。

神经根创伤性撕脱

埃尔布 - 杜兴麻痹

　　C5 和 C6 神经根的创伤性撕脱可能在出生时,肩位分娩由于牵引头部发生的。它也可能由于头与肩部过度分离造成损伤。它导致肩部外展和肘部屈曲功能丧失。因此,受累及的手臂保持在肩部内旋,伴前臂旋前和肘部伸展。肱二头肌反射和肱桡肌反射消失,但感觉障碍通常不明显,局限于在三角肌上的一个小的区域。

克隆普克麻痹

　　C8 和 T1 神经根受累引起手部小肌肉以及指长屈肌和伸肌的麻痹和消瘦。霍纳综合征(Horner syndrome)有时是一种伴发的表现。这种下位臂丛神经麻痹通常发生在下落时,用一只手抓住一个固定物体想要阻止下落,或者可能由于牵拉外展的手臂引起的。

臂神经丛病

神经痛性肌萎缩(特发性臂神经丛病)

　　神经痛性肌萎缩(neuralgic amyotrophy) [特发性臂丛病(idiopathic branchial plexopathy)] 也被称为帕森尼基 - 特纳综合征(Parsonage-Turner syndrome),通常以肩部周围剧烈的疼痛开始,随后在数日内出现手臂无力、反射改变,以及感觉障碍等,特别是经常影响 C5 和 C6 节段。在大约 70% 的患者中,症状和体征是一侧性的。运动功能缺失有时与个别的神经支配区相对应,尤其是腋神经、肩胛上神经或桡神经,但在其他情况下,似乎出现在臂丛(图 9-10)。受影响肌肉的消瘦通常很明显。在约 25% 的患者会出现复发。

　　病因尚不清楚,但在本质上可能是自身免疫性。神经痛性肌萎缩有时出现于轻度创伤、注射、接种或轻微的全身性感染后,但是否这些有病因学相关性还不清楚。遗传性神经痛性肌萎缩偶尔地作为一种常染色体显性遗传疾病出现,以复发性症状为特征,在生命的第二或第三个 10 年开始。在一些病例中,它是由编码 septin 9,一种细胞骨架交互作用 GTP 酶的基因(SEPT9)突变所致。

　　治疗是对症的。非甾体抗炎药和阿片类合用通常有效的治疗急性期疼痛,而持续性疼痛可能对抗惊厥药和三环类抗抑郁药有效。通常出现在接下来的数周和数月,但有时恢复不完全。

颈肋综合征

　　C8 和 T1 神经根或者臂神经丛的下干可能被颈肋或发自第 7 颈椎的束带压迫。这导致手内肌,特别是鱼际隆起(thenar eminence)肌肉无力和消瘦,伴有适当的皮区分布的疼痛和麻木(通常就像尺神经病变,但扩展到前臂的内侧缘)。锁骨下动脉

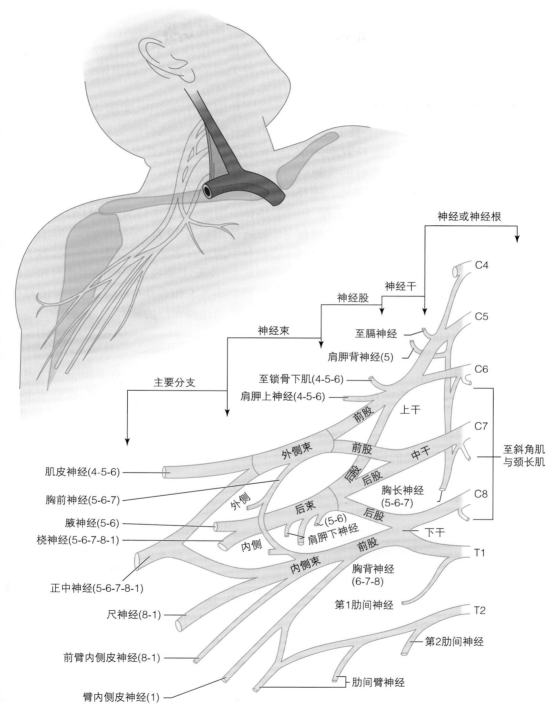

神经或神经根

C4

神经股 神经干

C5

至膈神经

肩胛背神经(5)

C6

神经束 至锁骨下肌(4-5-6)

肩胛上神经(4-5-6)

前股 上干

C7

主要分支 外侧束 前股 中干 至斜角肌
与颈长肌

肌皮神经(4-5-6) 后股

胸前神经(5-6-7) 外侧 后股 胸长神经
(5-6-7)

C8

腋神经(5-6) 后束 (5-6)

桡神经(5-6-7-8-1) 内侧 肩胛下神经 后股 下干

前股 T1

正中神经(5-6-7-8-1) 内侧束 胸背神经
(6-7-8)

尺神经(8-1) 第1肋间神经

T2

前臂内侧皮神经(8-1) 第2肋间神经

臂内侧皮神经(1) 肋间臂神经

▲图 9-10 臂丛。括弧中的数字是指描述的神经的起源节段(承蒙同意,引自 Waxman SG. *Clinical Neuroanatomy*. 26th ed. New York,NY:McGraw-Hill;2010.)

也可能受压,这构成了诊断该病的**阿德森试验**(Adson test)的基础。当取坐位的患者向患侧转头并深吸气时,桡动脉搏动幅度减弱。然而,阿德森试验阳性也可能见于正常受试者,在做此手法时锁骨上部杂音支持锁骨下动脉受损的诊断。

颈部或胸部的 X 线检查经常显示颈肋(cervical rib)或第 7 颈椎的一个长的横突。通过 CT 扫描或 MRI 检查可能只看到一个束带。肌电图显示手肌慢性部分的失神经支配,范围超出任何单一的周围神经。神经传导检查没有显示周围神经病的证据,但在刺激小指时有尺神经感觉神经动作电位变小或消失。治疗是通过手术切除颈肋或束带。

臂神经丛病的其他原因

臂神经丛病(brachial plexopathy)可能由于肿瘤浸润(特别是乳腺癌或肺癌)或放疗后,正中胸骨切开术,或者创伤引起的。电生理学检查对确定受影响程度和定位病变,以及区分辐射与臂神经丛病的其他原因都很重要。尽管充分检查而电诊断没有异常,提示是一个不正确的诊断,并提出转换反应、诈病,或所谓的非神经源性胸廓出口综合征(一个有争论和争议的概念)的可能性。

腰骶神经丛病

一种类似于特发性臂神经丛病的疾病偶尔会影响腰骶神经丛。治疗是对症性的。**腰骶神经丛病**(lumbosacral plexopathy)也可能是由肿瘤(结肠直肠的或妇科癌症、肉瘤或淋巴瘤)或辐射引起的。生产时母亲的腰骶神经丛病是一种不常见的,但在分娩过程中发生的急性足下垂的重要病因。它大多发生在矮小的女性,并与腰骶神经干在骨盆缘受到胎头的压迫有关。大多数患儿在 6 个月内完全恢复。

▼周围神经病

周围神经病(peripheral neuropathy)一词是指一个或多个周围神经的功能障碍。几种类型的周围神经病根据受影响的范围是可以区分的。

根据潜在的病因,可能有运动、感觉或自主神经纤维的选择性受累,或者所有的周围神经纤维较弥散性受累。

临床功能缺失通常是一种混合性缺失,感觉症状和体征经常是首发的和最明显的体征。因此,这些疾病及其治疗的进一步讨论将推迟到第 10 章,感觉障碍中,除了表现是典型地急性运动功能缺失。然而,为了方便起见,支配主要肢体肌肉的神经根和周围神经在表 9-5 和表 9-6 中陈述,以促使对表现下运动神经元型的局部无力患者的评估。

多发性神经病

在**多发性神经病**(polyneuropathy),由于有一些神经对称性和同时受累,在临床上不能识别由个别的神经所引起的功能缺失。多发性神经病在第 10 章,感觉障碍中讨论,但是在此简要提及表现急性无力患者的神经病。

急性炎症性多发性神经根神经病(吉兰-巴雷综合征)

急性炎症性多发性神经根神经病(acute inflammatory polyradiculoneuropathy)通常表现无力,这经常是对称性和最常见是从腿部开始。进展的速度和程度各有不同,但在严重的病例,所有的肢体都有明显的无力,并有双侧面肌无力。虽然客观的感觉障碍通常远没有运动功能缺失那么显著,但也可能有主观的感觉主诉。自主神经受累是常见的,并可能引起致命性结局,如吸入性肺炎或由于无力导致呼吸受损。关于本病更详细内容将在下一章中讨论。

危重病性多发性神经病

一种多发性神经病可能发生在败血症（sepsis）和多器官衰竭患者，把机械通气中断时，通常首先表现出意想不到的呼吸困难。在较晚期病例，出现肢体消瘦和无力，以及腱反射消失，感觉异常可能被运动功能缺失所掩盖。

电生理检查发现一种轴索性神经病（axonal neuropathy），与经典的吉兰-巴雷综合征不同。潜在的发病机制不清楚。多发性神经病与使用神经肌肉阻滞剂或糖皮质激素有关。治疗是支持性的。从潜在的危重病恢复患者远期预后是良好的。

白喉性多发性神经炎

白喉棒状杆菌（*Corynebacterium diphtheria*）感染可能或发生于上呼吸道或通过皮肤伤口感染，而神经病是由病原体释放的神经毒素所致。**白喉毒素**（diphtheria toxin）通过失活真核延长因子 2（eukaryotic elongation factor-2）并阻断蛋白合成，从而杀死细胞。

上腭无力可能发生在咽部感染后 2~3 周，**皮肤白喉**（cutaneous diphtheria）在相同的间隔后，可能紧随着邻近肌肉的局灶性无力。感染后约 4~5 周可能出现瞳孔调节反射受损，1~3 个月后出现全身性感觉运动性多发性神经病。多发性神经病可能表现一个双相病程，发病后 5~6 周进一步恶化。无力可能是非对称性的，而且通常近端比远端更明显。腱反射可能减弱或消失。在严重的病例出现呼吸肌麻痹。恢复通常在 2~3 个月的时间出现，但严重的病例需要更长的时间。

在白喉性多发性神经炎（diphtheritic polyneuritis）患者中，脑脊液蛋白含量增高，有时可见轻度淋巴细胞增多。电生理检查表明神经传导速度减慢，但这可能要到患者临床症状开始好转时才会表现出来。治疗包括早期使用**马白喉抗毒素**（equine diphtheria antitoxin），不必等待细菌培养的结果，只要患者不是对马血清高度敏感。两周疗程的青霉素或红霉素通常会根除感染，但不能改变严重并发症的发生。在明显无力的患者，支持性措施，包括通气辅助是必要的。

麻痹性贝类中毒

双壳类软体甲壳类，尤其在美国东部和西部海岸发现的贻贝和蛤蜊，食用可能是危险的，特别是在夏季的月份里。它们以形形色色有毒的浮游生物为食，而变得含有**贝类毒素**（saxitoxin）及其他毒素，它阻断钠通道，并因此影响运动和感觉神经以及肌肉中的动作电位。这种毒素不会被加热或冷冻破坏。

在食用受污染的贝类后 30 分钟内开始出现头痛、嘴唇和舌部刺痛，以及迅速进展的急性周围神经病，伴感觉症状和快速上升性麻痹，并可能导致呼吸肌麻痹和死亡。没有可用的抗毒素，但在适当的支持治疗（包括必要时的机械通气）下，患者可完全康复。泻药或灌肠可帮助清除未吸收的毒素。

卟啉病

急性多发性神经病可能发生在遗传性肝卟啉病（hereditary hepatic porphyrias）。发作可能被可诱导 δ-**氨基乙酰丙酸合成酶**（δ-aminolevulinic acid synthetase）的药物（如巴比妥类、雌激素、磺胺类药、灰黄霉素、苯妥英、琥珀酰亚胺等），或因感染，禁食一段时间，或偶尔因月经或妊娠等诱发。发作通常持续 1 到 2 周，但可能危及生命。

绞痛样腹痛，有时也会感觉背痛或大腿痛，通常发生在神经系统受累之前，还可能有焦虑、不安、急性意识模糊或谵妄，以及惊厥等。无力是主要的神经系统表现，是由运动为主的多发性神经病所致，引起对称性功能障碍，它有时近端比远端更明显。它可能从上肢开始，并进展到累及下肢或躯干。进展的速度和程度不同,经数日可能导致完全弛缓性四肢轻瘫,伴呼吸麻痹。感觉丧失不太明显和广泛,肌痛有时很突出。腱反射可减低或消失。发热、过度出汗、持续性心动过速、高血压、低钠血症(归因于抗利尿激素分泌不当),以及外周血白细胞增多等可能伴发急性发作,患者可能会变得脱水。

脑脊液可能显示蛋白浓度轻度升高,轻度的淋巴细胞增多。该诊断通过证实尿中胆色素原和 δ- 氨基乙酰丙酸水平增高,或红细胞中胆色素原脱氨酶(porphobilinogen deaminase)[**急性间歇性卟啉病**(acute intermittent porphyria)],或淋巴细胞中粪卟啉原氧化酶(coproporphyrinogen oxidase)缺乏[**遗传性粪卟啉病**(hereditary coproporphyria)]而得到确认。

使用氯高铁血红素(hemin)治疗会有效地改善临床状态,4mg/kg 在 15 分钟静脉输注,每天 1 次,连续 3~14 天,取决于治疗反应。或者,作为一种临时措施,静脉滴注葡萄糖来抑制血红素生物合成途径。普萘洛尔(Propranolol)有助于控制心动过速和高血压。进步的最佳指标是心率。腹部和精神症状(但不是神经病)可能得益于氯丙嗪或另一种吩噻嗪,苯二氮卓类可以缓解焦虑。缓解疼痛可能需要阿片类。呼吸功能受损、意识水平低下或惊厥发作患者应在重症监护单元接受治疗。呼吸衰竭可能需要气管造口术和机械通风。从瘫痪中恢复是渐进的,并可能不完全。

任何的促发因素均应去除,如诱发的药物治疗应予停止,感染应给予治疗,营养不足的膳食应予纠正。重要的是,通过避免已知的诱发因素预防未来的急性发作。应该停止吸烟和饮酒。在罹病患者识别责任基因突变,使得对其他家族成员进行基因筛查,以预防隐性疾病患者的急性发作。不同的基因已与不同的卟啉病有牵连,许多不同突变的胆色素原脱氨酶(*PBGD*)基因导致急

性间歇性卟啉病。

急性砷或铊中毒

急性砷或铊中毒(acute arsenic or thallium poisoning)可能产生一种迅速进展的感觉运动性多发性神经病,通常有一种伴发或先期出现的胃肠道紊乱和腹部绞痛。砷也可能引起皮疹,伴皮肤色素沉着和明显的表皮脱落,在长时间站立的情况下,指甲上还可能有 Mess 线(横向白线)。铊可能产生一种鳞状皮疹和脱发。感觉症状,经常是痛性的,通常是多发性神经病的早期表现,接下来是对称性运动功能受损,这通常远端比近端明显,出现在腿部而不是手臂。

脑脊液蛋白可能会增高,细胞成分极少或没有变化,而电生理表现有时类似吉兰 - 巴雷综合征的表现,特别是在该病的急性期。砷中毒的诊断最好是通过测量未受外界污染的毛发(如阴毛)的砷含量来确定。在急性期,尿中也含有砷。铊中毒的诊断是通过在身体组织或体液,特别是尿中发现铊来作出的。神经功能恢复的程度取决于中毒的严重性。**螯合剂**(chelating agents)治疗价值不确定。

有机磷酸酯多发性神经病

有机磷酸酯(organophosphate)化合物是被广泛用的杀虫剂,也是化学战争的神经毒气的有效成分。它们有各种**急性毒性效应**,特别是由于胆碱酯酶的抑制引起的胆碱能危象的表现。急性接触 1 到 4 天后,一些患者出现一种**中间综合征**(intermediate syndrome),以呼吸、颈部以及肢体近端肌无力为特征。它的发病机制尚不清楚,治疗是支持性的。然而,有些有机磷酸酯也诱发一种**迟发性多发性神经病**(delayed polyneuropathy),它通常在急性接触后约 1~3 周开始发病。

双下肢的痉挛性肌痛通常是神经病的首发症状,有时伴有远端的麻木和感觉异

常。然后出现进行性腿部无力,伴随腱反射减弱。数日后双上肢可能发生相似的功能缺失。在某些情况下会出现感觉障碍,最初是在腿部,然后是手臂,但通常较轻微或不明显。

检查显示远端、对称的运动为主的多发性神经病,伴远端腿部肌肉的消瘦及弛缓性无力。在一些患者中,受累可能严重到足以引起四肢瘫,而在其他患者中,无力要轻微的多。轻度的锥体束征也可能出现。感觉缺失的客观证据通常较少。

急性有机磷酸酯中毒的影响可以通过使用防护面具和防护服加以防备。接触后的治疗包括用去污用漂白剂或肥皂和清水去除皮肤污染,以及静脉滴注阿托品阻止毒蕈碱胆碱能受体(成人 2~6mg 每 5 分钟 1 次,直到支气管收缩缓解和分泌物可被清除)。一旦阿托品的影响变得明显,就使用解磷定(Pralidoxime)(每小时 1g,成人长达 3 小时)肌内注射或缓慢静脉滴注(超过 30 分钟),重新恢复乙酰胆碱酯酶活性。对于神经病,除了支持性疗法,没有其他的治疗方法。周围神经功能恢复可能会随着时间推移出现,但中枢性功能缺失通常是永久性的,并可能影响功能恢复的程度。

多数性单神经病

多 数 性 单 神 经 病(mononeuropathy multiplex)这一术语意味着有几个神经受到影响,但是以一种不对称的方式,在不同的时间,因此个别受影响的神经通常直到疾病晚期才能被识别出来。在此将限于评论两种疾病,是以运动受累为特征,没有感觉症状和体征。

铅中毒

铅中毒(lead toxicity)在某些职业的人中常见,也可能出现于使用含铅油漆或饮用污染的酒精的人。有机铅(organic lead)可能引起中枢和周围神经系统功能障碍。在儿童中,可能因摄食含铅油漆而发生中毒,这可能从老建筑和家具剥落的,急性脑病是主要的神经系统表现。

周围神经病是以运动为主,在成人它在手臂比双腿更严重。它通常影响桡神经,虽然其他神经也可能受到影响,导致一种非对称性进展性运动障碍。感觉缺失通常不明显或没有。可能有腱反射消失或减弱。铅中毒的系统性表现包括贫血、便秘、腹部绞痛、齿龈变色,以及肾病等。接触铅的工人发生轻度周围神经损伤的程度还不清楚。同样地,对于与周围神经损伤有关的血铅最低浓度也未取得一致。

最佳的治疗方法尚不清楚,但依地酸钙钠(edetate calcium disodium,EDTA)静脉或肌内注射,青霉胺口服曾被使用,以及二巯基丙醇(BAL)。

多灶性运动神经病

多 灶 性 运 动 神 经 病(multifocal motor neuropathy)是以进行性非对称的消瘦和无力为特征,电生理证据表现多灶性运动神经脱髓鞘,伴部分性运动传导阻滞而感觉反应正常,以及许多患者血清中存在抗糖脂(通常抗 -GM1 IgM)抗体等。手臂和手无力是典型的。有时会出现痛性痉挛和肌束震颤。没有感觉缺失或上运动神经元受累。本病通常隐袭起病和有慢性病程,但也出现较急性起病的变异型。为了确定诊断,电生理学检查应该证明在两个或多个命名的神经分布区运动功能缺失,而相关的传导阻滞是在常见的嵌压部位以外。一种仅影响单一神经的变异型已有过描述[单灶性运动神经病(monofocal motor neuropathy)]。传导阻滞是脱髓鞘所致,但轴突兴奋性改变也会促使传导故障。使用泼尼松和血浆置换治疗一直是令人失望的,但患者在接受 2g/kg 人免疫球蛋白静脉滴注治疗后,每 4~6 周给予 3~5 天,情况可能有所改善。如果无效,环磷酰胺 $1g/m^2$ 静脉滴注,每月 1 次,持续 6

个月,有时是值得的。病情改善有时伴随抗 GM1 抗体水平下降。

单发性单神经病

在单发性单神经病(mononeuropathy simplex)中,只有一个单一的周围神经受到影响。大多数常见的单神经病都包含运动和感觉受累(如在第 10 章,感觉障碍中所讨论的)。因此,只有贝尔麻痹,它主要导致运动功能缺失,将在这里讨论。

贝尔麻痹

由特发性面(Ⅶ)神经受累引起的下运动神经元型的面肌无力在中枢神经系统以外,没有较广泛扩展的神经疾病的证据,被称为贝尔麻痹(Bell palsy)。它的病因不清,但是它在妊娠妇女和糖尿病患者中较常发生。单纯疱疹病毒 1 型或水痘 - 带状疱疹病毒感染在膝状神经节的再激活可能损伤面神经,至少在一些患者中引起 Bell 麻痹。

面肌无力通常是在耳周疼痛之前或伴有耳周疼痛。无力一般是突然发生,但可能在数小时或甚至 1 天左右进展。根据病变的部位不同,可能伴有味觉受损、流泪或听觉过敏等。可能有受累神经支配的全部肌肉麻痹[**完全性麻痹**(complete palsy)]或不同的肌肉不同程度的无力[**不完全性麻痹**(incomplete palsy)]。临床检查显示,没有超出面神经支配区的异常。

大多数患者在数日或数月之中,不经治疗会完全恢复。在另一些病例需要数月。患者初诊时表现起病时严重疼痛和完全麻痹,提示完全恢复的预后不良。然而,永久性毁容或一些其他并发症只影响约 10% 的患者。

使用无环鸟苷(阿昔洛韦)或其他抗病毒药物治疗并没有获益。应用糖皮质激素治疗(泼尼松 60 或 80mg/d,口服 3 天,在随后的 7 天中逐渐减量),在瘫痪开始后 5 天内开始,增加患者随着时间完全康复的比

率。面神经减压的外科手术通常没有益处。如果眼睛不能闭合,应使用润滑滴眼剂和眼罩对眼加以保护。

可能引起面瘫的其他情况包括肿瘤、膝状神经节的带状疱疹感染[**拉姆齐 - 亨特综合征**(Ramsay Hunt syndrome)]、莱姆病、艾滋病、结节病,或涉及蛛网膜下腔的任何炎症过程,诸如感染性或肿瘤性脑膜炎。面瘫为双侧性或与另外的脑神经病有关,应做腰穿和脑 MRI 检查以搜索潜在的病因。

▼ 神经肌肉传递障碍

重症肌无力

发病机制

重症肌无力(myasthenia gravis)是由不同程度的神经肌肉传递阻滞引起的,与免疫介导的功能性烟碱型乙酰胆碱受体数量减少有关(**图 9-11**)。在约 80% 的病例中,存在**抗骨骼肌烟碱型乙酰胆碱受体抗体**(antibodies to the skeletal muscle nicotinic acetylcholine receptor),并导致受体功能丧失。这些抗体血清阴性的一些患者有**抗肌肉特异性受体酪氨酸激酶抗体**(antibodies against the muscle-specific receptor tyrosine kinase,MuSK),在发育过程中参与乙酰胆碱受体的聚类,并在成熟的神经肌肉接头中表达。一种相似的疾病可能出现在因类风湿性关节炎接受**青霉胺**(penicillamine)治疗患者,当停用该药时病情经常会缓解。

临床表现

重症肌无力可能发生于任何年龄,有时伴发胸腺瘤,甲状腺功能亢进、类风湿性关节炎或播散性红斑狼疮(disseminated lupus erythematosus)。在女性比男性更常见,它的特征是随意肌的**波动性无力**(fluctuating weakness)和**易疲劳性**(easy fatigability),不能

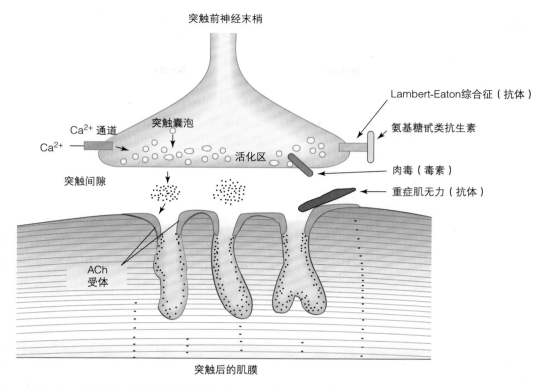

▲图 9-11　神经肌肉传递障碍的受累部位。在左侧,正常的传递包括通过电压门控通道,去极化诱导的钙(Ca)内流。这刺激乙酰胆碱(ACh)从活性区突触囊泡释放和进入突触间隙。ACh 结合到 ACh 受体,并使突触后的肌膜去极化。在右侧,由于钙通道阻滞所致的神经肌肉传递障碍(Lambert-Eaton 综合征或氨基糖苷类抗生素),钙介导的 ACh 释放受损(肉毒毒素),或抗体诱导的 ACh 受体的细胞内摄作用(internalization)和退化(重症肌无力)

维持肌肉活动,以及最初有力的运动很容易减弱等。眼外肌及一些其他的脑神经支配肌,包括咀嚼肌、面肌、咽肌和喉肌等更有易患性。呼吸肌和肢体肌也可能会受到影响。

▶病史

发病通常是隐袭的,但该病有时会被并发感染所掩盖,这会使症状加重。在妊娠和月经前也可能出现加重。症状可能被奎宁、奎尼丁、普鲁卡因胺、普萘洛尔、苯妥英、锂剂、四环素、钙通道阻滞剂、青霉胺,以及氨基糖苷类抗生素所加剧,应避免或谨慎使用。

肌无力是一种缓慢进展性病程。患者表现为上睑下垂、复视、咀嚼或吞咽困难、讲话鼻音、呼吸困难或肢体无力等(表 9-13)。

这些症状通常在日间有程度上的波动,这种日间的变化是叠加在可能持续数周的长期的自发性复发与缓解上。

表 9-13　重症肌无力的症状表现

症状	患者百分比 /%
复视	41
上睑下垂	25
构音障碍	16
下肢无力	13
全身无力	11
吞咽困难	10
上肢无力	7
咀嚼无力	7

资料引自 Herrmann C Jr. Myasthenia gravis—current concept. *West J Med.* 1985;142:797-809.

▶体格检查

临床检查证实可受影响肌肉的无力和疲劳性。无力并不符合任何的单一神经、神经根或中枢神经系统水平的分布。在 90%以上的**眼外肌**(extraocular muscle)受累的病例,通常导致不对称的眼肌麻痹和上睑下垂,而在 15% 的所有病例中,症状和体征被局限于这些肌肉上。瞳孔反应没有受影响。受影响的肌肉持续活动会导致无力暂时加重。因此,持续向上凝视 2 分钟可能引起上睑下垂加重,在短暂休息后受影响的肌肉力量会改善。在晚期的病例,受影响的肌肉可能会出现轻度萎缩。感觉是正常的,而且通常没有反射的改变。

诊断

诊断通常通过抗体和电生理学检查(见后),以及服用抗胆碱酯酶药后获益可以被证实,影响受累肌肉力量的剂量对正常肌肉没有影响,而对其他原因无力的肌肉影响很轻微(如果有的话)。

对于明显的上睑下垂或眼肌瘫痪患者,最常使用的药理学测试是依酚氯胺[**腾喜龙(Tensilon)]试验**。腾喜龙静脉注射一次剂量为 10mg(1ml),先给予其中的 2mg 作为试验剂量,如果试验剂量被很好地耐受,在约 30 秒后注射其余的 8mg。在肌无力的患者,无力肌肉的肌力会有明显改善,持续大约 5 分钟。或者,可给予新斯的明(Neostigmine)1.5mg,肌内注射,反应会持续大约 2 小时。硫酸阿托品(0.6mg 静脉注射)应可用于抵消毒蕈碱样胆碱能性副作用,如唾液分泌增加、腹泻和恶心。阿托品并不影响神经肌肉接头的烟碱样胆碱能功能。

辅助检查

胸部的 MRI 检查和 CT 扫描,使用或不用造影剂,可能发现胸腺瘤(thymoma);检查正常并不排除这种可能性。血液检查应包括甲状腺功能测试。通过肌肉对运动神经的重复超强刺激(以 2 或 3Hz)的**递减反应**,神经肌肉传递受损可以通过电生理检测,但是正常的表现并不能排除该诊断。单纤维肌电图(single-fiber electromyography)显示,来自临床上无力肌肉同一运动单位的两条肌纤维动作电位之间的间期变异增加。测定血清乙酰胆碱受体(acetylcholine receptor)和抗 MuSK 抗体水平是很有帮助的,因为 80%~90% 的全身型重症肌无力患者可发现抗体滴度增高。MuSK 抗体出现于 5% 到 10% 的病例中,并与较严重的病情有关。肌联蛋白(titin)和利阿诺定抗体(ryanodine antibody),以及乙酰胆碱受体抗体患者通常有胸腺瘤和严重的晚期肌无力。脂蛋白受体相关蛋白(lipoprotein receptor-related protein,LRP4)抗体存在于大约 3% 的肌无力患者中,他们的病情通常较轻。MuSK 和 LRP4 抗体都不与胸腺疾病相关联。在一些肌无力患者中也发现了其他的抗体。

治疗

损害神经肌肉传递的药物治疗(前已提及)应予避免。推荐以下方法治疗。

▶抗胆碱酯酶药物

使用抗胆碱酯酶药物(anticholinesterase drug)治疗使得症状改善而不影响潜在疾病的病程。最主要的治疗药物是**溴吡斯的明(Pyridostigmine)**,个体化地确定剂量,但通常在 30~180mg 之间(平均 60mg),大约每 4 小时一次。在醒来时有持续的、严重的无力患者,睡眠时可以使用长效制剂[麦斯提龙(Mestinon TS,180mg)。格隆溴铵(Glycopyrrolate)1mg、普鲁本辛 Propantheline)15mg,或硫酸莨菪碱(Hyoscyamine sulfate)0.125mg,每日 3 次口服,可以改善副作用,诸如肠道蠕动过强或过度流涎等。药物过量可能导致无力加重,但是不像肌无力的无力,静脉注射腾喜龙不受影响或者加重。这样的**胆碱能危象**(cholinergic crisis)可能伴有苍白、多汗、恶心、呕吐、流涎、腹绞痛,以及瞳孔缩小等。

▶胸腺切除术

所有的胸腺瘤患者均应施行胸腺切除术(thymectomy)。它也应该在没有胸腺瘤的60~65岁以下的患者中进行,以及在那些更老年的,并不局限于眼外肌无力患者也应考虑。在许多患者中,胸腺切除术通过不确定的机制导致症状改善或缓解,但它的有益的效应可能不会立即显现。

胸腺切除术不建议应用于那些有MuSK或LRP4抗体的患者,对于纯眼肌无力患者,它的效果不确定。胸腺切除术在抗体阴性的全身性肌无力患者通常是保留的,但是当免疫抑制药物反应较差时可以考虑。

▶糖皮质激素

糖皮质激素(corticosteroid)适用于对抗胆碱酯酶药反应不佳和已经做了胸腺切除的患者,但开始时可能会使无力加重。由于这种原因,当患者住院需要血浆置换或静脉滴注免疫球蛋白(IVIG)治疗时,通常开始应用大剂量泼尼松(Prednisone)或泼尼松龙(Prednisolone)。或者,类固醇在门诊条件下以小剂量开始服用,逐渐地增加剂量,达到60~80mg,隔日口服,以避免最初的恶化。当出现改善时,最初的大剂量泼尼松可逐渐递减量到相对小的维持量水平(5~15mg/d)。隔日治疗对于减少不良反应的发生率是有帮助的,这在第4章,意识模糊状态,肾上腺功能亢进(库欣综合征)小节中(作为临床表现)曾做了描述。

▶硫唑嘌呤

硫唑嘌呤(Azathioprine)可以用于严重的或进展性疾病患者,尽管他们做了胸腺切除术和使用抗胆碱酯酶药物治疗。它通常与糖皮质激素联合用药,然后激素可以减

少剂量或停药。当类固醇是禁忌的或被拒绝使用时,硫唑嘌呤可以单独给药。如果可能的话,应对患者首先筛查硫嘌呤甲基转移酶(thiopurine methyltransferase,TPMT)突变基因,这导致TPMT缺乏,或应测量酶活性水平。等位基因纯合突变患者(每1 000受试者3例)酶的水平缺乏,不应服用硫唑嘌呤,因为患者不能代谢,可能随之发生严重的毒性。等位基因杂合突变患者通常酶的活性低,但是能够耐受小剂量硫唑嘌呤。硫唑嘌呤的常规剂量是2~3mg/(kg·d),从一个较小的初始剂量增加。效益可能需要一年时间才能显现。

▶血浆置换

血浆置换(plasmapheresis)可被用于实现暂时改善患者病情迅速恶化或肌无力危象,以及在某些特殊情况下,诸如手术前,这可能产生术后呼吸功能受损。临床改善在数日之内开始,并与从循环中清除乙酰胆碱受体抗体有关。

▶静脉滴注免疫球蛋白

静脉滴注免疫球蛋白(intravenous immunoglobulin)也曾被用于获取暂时的疗效,通常在7~10天后,与应用血浆置换的情况相似。

▶吗替麦考酚酯

吗替麦考酚酯(mycophenolate mofetil)选择性地抑制T和B淋巴细胞的增生,并已被作一种免疫抑制剂,仅有轻微的副作用,包括腹泻、恶心、腹痛、发热、白细胞减少,以及水肿等。一些研究表明,许多轻至中度的重症肌无力患者对这一药物治疗改善或能够减少他们的糖皮质激素摄入量,(说明书以外的使用;1g口服,每日2次),但疗效通常要延迟6到12个月之后。

▶其他免疫调节药物

基于零星的报告获益,甲氨蝶呤、环孢

霉素、他克莫司，以及利妥昔单抗等是其他的二线免疫调节制剂，已经被应用于难治性重症肌无力。

预后

大多数患者通过药物治疗可以被成功地管理。本病可能有致命的预后，是由于呼吸系统并发症，诸如吸入性肺炎，与肋间肌和隔膜无力有关。

肌无力和胆碱能危象

呼吸肌无力越来越加重的患者需要插管或辅助通气，被称为肌无力危象（myasthenic crisis）。他们需要进入重症监护单元，并进行免疫球蛋白静脉滴注或血浆置换治疗；这两种方法同样有效，而选择则取决于可用的设施、医生取向和临床的情况。如果还没有开始，也应开始进行长期免疫调节疗法。肌无力危象可能由感染或者其他因素促发，诸如接触某些药物（如氨基糖苷类药、β 受体阻滞剂或神经肌肉阻滞剂等），或可能没有明显原因而出现。任何诱发原因都应被确认并积极治疗。

肌无力危象必须与胆碱能危象区别，它的无力是由于过量的抗胆碱酯酶药物引起加重；在这后一种情况下，需要通过气管插管通气支持，直到危象自行消失。腾喜龙（Tensilon）试验表明，由胆碱危象引起的无力不断恶化，但由于重症肌无力引起的会有改善。这是以不同程度的无力为特征，是由于神经肌肉接头乙酰胆碱释放缺陷。

肌无力综合征

发病机制

肌无力综合征（Lambert-Eaton syndrome）通常与潜在的肿瘤，有时与恶性贫血这类自身免疫性疾病有关，偶尔会找不到病因。在副肿瘤性疾病中，针对肿瘤抗原的抗体与参与乙酰胆碱释放的电压门控钙通道发生交叉反应，导致突触前神经肌肉传递障碍（见图 9-11）。

临床表现

临床上出现无力，特别是肢体的近端肌。与重症肌无力不同的是，眼外肌不受影响，而如果维持收缩，肌力会稳步增强。自主神经紊乱诸如口干、便秘和阳痿等可能发生。

诊断

本病诊断是通过神经重复电刺激递增反应的电生理检查被确定的。当运动神经受到高速刺激时，肌肉反应的大小会显著地增加，即使在没有临床无力的肌肉也如此。在神经肌肉接头的突触前膜上发现存在**电压门控性钙通道 P/Q 亚型自身抗体**（autoantibody to the P/Q subtype of voltage-gated calcium channel），对任何病因的 Lambert-Eaton 综合征都是高度敏感和特异的。

治疗

必须查找潜在的肿瘤，如果最初为阴性，在 3 到 6 个月后应重复筛查。治疗潜在疾病，通常是小细胞肺癌，会改善肌无力综合征。

血浆置换或静脉滴注免疫球蛋白治疗可能导致短期症状的好转，但必须重复治疗来维持疗效。免疫抑制剂治疗（在重症肌无力所述的糖皮质激素、麦考酚酯和硫唑嘌呤）可能导致肌肉力量改善。效应已在小系列的病例中显现出来，而不是随机对照试验证明。

盐酸胍（Guanidine hydrochloride）25~50mg/（kg·d），分 3~4 次剂量口服，最大剂量 1 000mg/d，有时在严重残疾患者是有帮助的，通过提高乙酰胆碱的释放，但不良反应包括骨髓抑制和肾衰竭。

对抗胆碱酯酶药诸如溴吡斯的明，单独或与盐酸胍合用的治疗反应是不同的，但通常是令人失望的。

3,4-二氨基吡啶(3,4-Diaminopyridine)〔也称为阿米吡啶(amifampridine)—译者注〕是一种钾通道拮抗剂,增强神经肌肉接头的乙酰胆碱释放,应用剂量高达 25mg 口服,每日 4 次,可能改善无力和自主神经功能障碍,但在美国没有批准用于这一目的。感觉异常是常见的副作用,并可能发生癫痫发作。

肉毒中毒

发病机制

肉毒梭状芽孢杆菌(Clostridium botulinum)的毒素可能引起神经肌肉麻痹,是通过阻止乙酰胆碱在神经肌肉接头和自主神经突触的释放引起的(见图 9-11)。**肉毒毒素中毒**(Botulism)最常发生在食用被毒素污染的家庭罐装食品后,它发生在感染的伤口很罕见。摄入毒素与出现症状之间的潜伏期越短,毒素的剂量越大,而神经系统进一步受影响的风险就越大。

临床表现

暴发性无力开始于摄食毒素后 12~72 小时,并特征性地表现为复视、上睑下垂、面肌无力、吞咽困难、讲话鼻音,以及随后的呼吸困难等,无力通常最后出现在肢体。除了无力,特征性视物模糊,瞳孔扩大和反应消失,以及可能有口干、麻痹性肠梗阻及体位性低血压等。没有感觉缺失,腱反射通常没有变化,除非受影响的肌肉非常无力。起病后症状可能进展数日。

在婴儿,肠道感染伴局部产生毒素会导致不同的临床征象,如张力减低、便秘、进行性无力和吸吮力弱等。这是现在美国最常见的肉毒中毒类型。

辅助检查

一旦疑诊本病的诊断,应通知当地的卫生当局,并将患者的血清标本和受污染食物(如能得到的话)送检毒素分析。临床上遇到的最常见的毒素类型为 A、B 和 E。电生理检查可能帮助确定诊断,因为随着运动神经的快速重复刺激,所引起的肌肉反应趋于逐渐增大。

治疗

患者应住院治疗,因呼吸功能不全可能迅速发展和需要辅助通气。一旦确定患者对马血清不过敏,就应开始使用**三价的抗毒素**(trivalent antitoxin,ABE)治疗,但对病程的影响尚不清楚。

在**伤口肉毒中毒**(wound botulism),通常给予抗生素治疗,但疗效不明,通常给予青霉素 G(成人 300 万单位静脉滴注,每 4 小时 1 次),或者**甲硝唑**(Metronidazole)(在对青霉素过敏患者,500mg,每 8 小时一次),但治疗方案可能需要根据伤口培养的结果而改变。

一种促进乙酰胆碱从神经末梢释放的药物,盐酸胍(25~50mg/(kg·d),分次服用),有时在提高肌肉力量方面是有帮助的,抗胆碱酯酶药通常是无效的。

在婴儿,应尽可能早地给予**人源肉毒杆菌免疫球蛋白**(human-derived botulinum immune globulin)静脉滴注。护理和支持疗法也很重要。

氨基糖苷类抗生素

大剂量抗生素,诸如**卡那霉素**(Kanamycin)和**庆大霉素**(Gentamicin)可能产生一种临床综合征,就像肉毒中毒,是因为乙酰胆碱从神经末梢释放受到阻止。这一效应可能与钙通道阻滞有关(见图 9-11)。当责任药物从体内被清除,症状就会迅速消退。须注意,这些抗生素在已存在神经肌肉传递障碍,诸如重症肌无力患者中是特别危险的,因此最好避免使用。

肌肉疾病

肌营养不良

肌营养不良（muscular dystrophy）是一组遗传性肌肉疾病，以进行性肌无力和消瘦为特征。它们在临床上依据遗传方式、发病年龄、受影响肌肉的分布、进展的速度，以及长期预后等被加以细分（见表 9-14）。各种各样的基因与不同的肌营养不良相关联。这些骨骼肌基因编码肌膜［如肌聚糖蛋白（sarcoglycan）］、细胞骨架［如抗肌萎缩蛋白（dystrophin）］、胞浆、细胞外基质，以及核膜蛋白等。这些蛋白的异常可能导致对肌纤维坏死更大的易感性，但涉及的分子机制尚不清楚。同一表现型的遗传异质性导致了临床主要疾病的细分，但不同临床表现型的基础尚不清楚。同一表现型的遗传异质性已导致了临床主要疾病的细分，但不同的临床表现型的基础尚不清楚。

对于肌营养不良尚无特异性治疗方法。患者应该尽可能过正常的生活。畸形和挛缩通过物理疗法和矫形外科手术通常可能预防或改善。必须避免长时间卧床休息，因为不活动往往会导致残疾的恶化。

Duchenne 型肌营养不良

杜兴肌营养不良（Duchenne dystrophy）是最常见的类型，它是一种 X- 连锁疾病，主要影响男性的（见表 9-14）。对 Duchenne 责任性基因缺陷已被确认，并成为诊断试验的基础。该基因位于 X 染色体的短臂上，编码肌营养不良蛋白（dystrophin）（即抗肌萎缩蛋白—译者注），这在本病患者肌肉中缺乏或显著减少。大脑皮质神经元的突触区肌营养不良蛋白缺如可能促使伴发于本病的认知功能受损。

症状在 5 岁时开始，到青春期时患者通常严重致残，死亡发生在 20 多岁或 30 多岁时。早期症状为踮脚走路、蹒跚步态和不能跑步等。无力在下肢近端最明显，但是也影响上肢的近端。在想要从仰卧位站起时，患者通常必须用他们的手臂攀附在其身体上［高尔斯征（Gowers sign）］。肌肉的脂肪浸润引起腓肠肌的假性肥大（pseudohypertrophy）很常见。心脏在病程晚期受累，而认知功能障碍是一种常见的伴发症。死亡通常由于呼吸衰竭或心律失常。血清 CK 水平异常增高。

管理应该包括监测心脏和呼吸功能；以及长期使用糖皮质激素患者监测体重、营养状况和骨骼状态（血清钙、磷、碱性磷酸酶和维生素 D 水平，以及骨矿物质密度的测量）。可能需要进行整形手术。

目前尚无确定的治疗方案可资利用，但泼尼松 0.75mg/（kg·d）口服，可能会改善肌肉力量长达 3 年。副作用包括体重增加、库欣样外观和多毛症等，泼尼松对这一疾病的长期影响尚不确定。一种泼尼松的类似物地夫可特（Deflazacort）0.9mg/（kg·d），很可能如同泼尼松一样有效，但副作用更少。

使用 Eteplirsen 治疗增加 10%~15% 的杜兴肌营养不良患者的肌肉肌营养不良蛋白，这类患者有抗肌萎缩蛋白基因的突变，容易使 51 号外显子跳过。在美国，食品和药物管理局（FDA）已批准该药用于治疗这类患者，但目前还不清楚这种治疗是否会带来任何临床效益，这个问题正在进一步研究中。

Becker 型肌营养不良

贝克肌营养不良（Becker dystrophy）也是 X 连锁的，并与一种类似于 Duchenne 肌营养不良的无力类型有关。然而，它的平均发病年龄（11 岁）和死亡年龄（42 岁）是较晚的。不发生心脏和认知功能损害，而血清 CK 水平没有 Duchenne 肌营养不良显著升高。肌肉的肌营养不良蛋白水平正常，但蛋白质品质上发生了改变。目前尚不清楚，糖皮质激素在这种肌营养不良

表 9-14 肌营养不良

疾病	遗传	发病（岁）	分布	预后	血清 CK	备注
Duchenne 型肌营养不良	X 连锁隐性	1~5	骨盆，然后肩胛带；以后肢体和呼吸肌	快速进展；发病后约 15 年死亡	明显增高	在某些阶段可能出现肌肉的假肥大；心脏受累，骨骼变形，以及出现肌肉挛缩；常见智能受损
Becker 型肌营养不良	X 连锁隐性	5~25	骨盆，其次肩胛带	缓慢进展；可能有正常寿命期	增高	通常无心脏受累，骨骼变形或挛缩
肢带型 (Erb) 肌营养不良	常染色体隐性或显性，或散发	10~30	最初骨盆或肩胛带，以后扩展到其他肌肉	严重程度和进展速度不同；中年可引起严重残疾	轻度增高	不同的临床表现，可出现腓肠肌肥大，智力功能正常，心肌受累罕见，已描述有许多亚型
面肩肱型肌营养不良	常染色体显性	任何年龄	最初为面部和肩胛带；后来骨盆带和下肢肌	缓慢进展；轻微残疾；通常寿命期正常	通常正常	常见顿挫的或轻微病例，肌肥大、挛缩和变形罕见
埃-德型 (Emery-Dreifuss) 肌营养不良	X 连锁隐性或常染色体显性或隐性	5~10	肱骨腓骨 (humeroperoneal) 或肩胛腓骨 (scapulaperoneal) 肌萎缩	不同	增高	不同的表现，常见挛缩、骨骼变形，心肌病，心脏传导功能缺陷，无假肥大
远端型肌病	常染色体显性	40~60	肢体远端起病；后来近端受影响	缓慢进展	通常正常	
眼肌型肌营养不良	常染色体显性（可隐性或散发）	任何年龄（通常 5~30）	眼外肌。也出现面、颈和手臂轻度无力	不明	通常正常	
眼咽型肌营养不良	常染色体显性	任何年龄	如同眼肌型，但伴有吞咽困难	不明	通常正常	
脊旁肌型肌营养不良	不明	≥40	脊旁肌肉	进展速度不同	轻度增高	导致背痛和明显的脊柱后凸

续表

疾病	遗传	发病(岁)	分布	预后	血清 CK	备注
先天性肌病	常染色体隐性或显性	婴儿或儿童期	肢体近端肌,一些类型的眼外肌	缓慢进展	正常	包括线状体、中央轴空病、肌管性、中央核和线粒体肌病,通过肌活检可被诊断
肌强直性肌营养不良	常染色体显性	任何年龄(通常 20~40)	面肌和胸锁乳突肌以及四肢远端肌	严重程度和进展不同	正常或轻度增高	伴发表现包括肌强直、白内障、生殖腺萎缩、内分泌病、心脏异常、智力改变;无症状的基因携带者有时可通过临床检查、裂隙灯检查晶状体异常或肌电图检查可能被检出

病（dystrophinopathy）的治疗中是否有任何作用。

肢带型肌营养不良

肢带型肌营养不良（limb-girdle dystrophy），以前这个笼统的名称可能包含了各种各样的疾病，包括未确诊的其他营养不良的病例，它的（经典形式）是以常染色体隐性方式遗传，虽然常染色体显性遗传和散发的形式也存在。不同基因突变患者在临床上可能难以区分，而具有相同突变患者可能表现出明显的表现型变异，即使在同一家系中。这种疾病临床上在儿童晚期与成年早期之间开始。与 Duchenne 和 Becker 肌营养不良不同，肩带肌和骨盆带肌肉受影响程度几乎相等。没有看到假肥大，而血清 CK 水平不太升高。

面肩肱型肌营养不良

面肩肱型肌营养不良（facioscapulohumeral dystrophy）是一种常染色体显性疾病，通常在青春期发病，与正常寿命相一致。这种基因缺陷涉及到 4 号染色体上重复的 DNA 序列缩减，加之为同源框基因 DUX4 创造一个多腺苷酸化（polyadenylation）位点的单核苷酸多态性。缩短产生一种更开放的染色质结构，促进 DUX4 的转录，而多聚腺苷酸化增强 DUX4 转录的稳定性。结果是，转录水平的增加，与蛋白功能的毒性增加一致。本病的临床严重程度呈高度可变性。无力通常局限于面部、颈部和肩胛带，但也可能发生足下垂。翼状肩胛（winged scapulae）是常见的。心脏不受累，血清 CK 水平正常或仅轻度增高。

埃 - 德型肌营养不良

埃 - 德型肌营养不良（Emery-Dreifuss dystrophy）以 X 连锁隐性、常染色体显性和常染色体隐性方式出现。涉及到各种不同的基因。在儿童期临床发病，随后是缓慢进展，并发生挛缩、无力和消瘦（特别是手臂肱三头肌和肱二头肌，以及腿部的腓骨肌和胫骨前肌，后来扩展到肢带肌），心脏传导异常，以及心肌病等。血清 CK 通常轻度增高。如果必要时应监测心脏功能和植入起搏器。物理疗法对维持活动性是很重要的。

远端型肌病

远端型肌病（distal myopathy）是常染色体显性的变异型，通常出现于 40 岁以后，尽管在纯合子中发病可能较早，症状也更严重。手和足部的小肌肉、腕伸肌和足背屈肌均受到影响。受累的准确类型在本病不同亚型中是不同的。病程进展缓慢。以常染色体隐性遗传或散发出现的远端型肌病在青少年或年轻人中表现为进行性无力。迟发的变异型也有发生，在一例患者有小腿后部选择性受累。

眼肌型肌营养不良

眼肌型肌营养不良（ocular dystrophy）通常是一种常染色体显性疾病，虽然也隐性遗传和散发病例出现。有些病例与线粒体 DNA 缺失有关。发病年龄通常是在 30 岁以前。上睑下垂是最早的表现，但随后发生进展性眼外肌麻痹；面肌无力也很常见，并可能发生肢体肌的亚临床受累。病程进展缓慢。在许多病例中，眼肌型肌营养不良与眼咽型肌营养不良不同的范围还不清楚。

眼咽型肌营养不良

眼咽型肌营养不良（oculopharyngeal dystrophy）是一种常染色体显性疾病，与 PABPN1 基因突变有关，这在某些特定的地理区域发病率增高，包括魁北克和美国西南部。它通常是在 20 多岁到第 40 多岁开始。临床表现包括上睑下垂、完全眼外肌麻痹、吞咽困难、面肌无力，以及通常的肢体近端无力。血清 CK 轻度升高。吞咽困难尤其使之不适应，并可能需要鼻饲或胃造口术。

脊旁型肌营养不良

进展性脊柱旁肌无力可能发生在 40 岁以后的男女患者,有些患者可能有该病的家族史。背痛和显著的脊柱后凸(脊柱弯曲综合征或驼背)是特征性的(见表 9-14)。血清 CK 轻度升高。CT 扫描显示脊旁肌为脂肪所代替。

先天性肌病

先天性肌病(congenital myopathy)是一组罕见的相对非进展的异质性疾病,它通常开始于婴儿或儿童期,但可能直到成年期临床上才变得明显。大多数主要以近端肌无力、张力减低、腱反射减弱,以及血清 CK 正常为特征,许多为遗传性。

先天性肌病是根据超微结构的组织病理学特征进行分类,并通过肌肉活检进行诊断。它们包括线状体肌病(nemaline myopathy),以肌纤维中的杆状体为特征,它也见于一些艾滋病相关性肌病患者(见后面);**中央核病**(central core disease)可能与恶性高热有关,作为全身麻醉的一种并发症;**肌管性肌病**(myotubular myopathy)或**中心核性肌病**(centronuclear myopathy),以及**线粒体肌病**(mitochondrialmyopathy),诸如**卡恩斯 - 塞尔 - 达罗孚综合征**(Kearns-Sayre-Daroff syndrome),它是进行性眼外肌麻痹的一个原因(见第 7 章,神经眼科疾病)。任何的这些肌病都没有可采用的治疗方法。

线粒体肌病

线粒体肌病(mitochondrial myopathy)是一组临床上异质性疾病,由氧化磷酸化缺陷引起的,在骨骼肌活检上伴有线粒体结构异常。它们的形态学标志是用改良的 Gomori 染色所见的"**蓬毛样红纤维**(ragged red fiber)",包含异常的线粒体聚集(图 9-12)。自 20 世纪 80 年代首次报道人类线粒体 DNA 的致病性突变,许多其他突变已被描述,包括点突变和大规模删除。

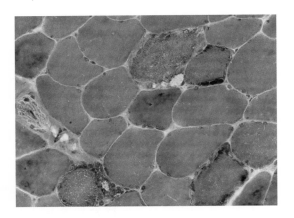

▲图 9-12　蓬毛样红纤维见于一例 65 岁女性线粒体肌病,三色染色的肌肉活检(承蒙 A. Hiniker 同意使用)

患者可能表现**卡恩斯 - 塞尔 - 达罗孚综合征**(Kearns-Sayre-Daroff syndrome)(进行性眼外肌麻痹、视网膜色素变性和心肌病),或肢体无力加重或被活动所诱发。在其他患者中,症状和体征是中枢神经系统功能障碍,并可能包括肌阵挛性癫痫[**肌阵挛性癫痫、蓬毛样红纤维综合征**(myoclonic epilepsy, ragged red fiber syndrome, MERRF)],或者**线粒体肌病、脑病、乳酸性酸中毒和卒中样发作**(mitochondrial myopathy, encephalopathy, lactic acidosis, and strokelike episodes, MELAS)的组合。这些不同的综合征是由线粒体 DNA 的单独的异常引起的。检查可能包括肌肉活检、血清和脑脊液乳酸测定,以及影像学检查等。当线粒体 DNA 突变在造血细胞中表达时,在如 MELAS,对外周血白细胞的基因测试是很重要的。治疗通常是支持性的。

线粒体 DNA 的正常功能依赖于由核 DNA 编码的各种因子。因此,核基因的突变可能影响线粒体的功能。这一例证是胸腺嘧啶磷酸化(thymidine phosphorylate)基因突变导致一种常染色体隐性疾病,称为线粒体神经胃肠道脑肌病(mitochondrial neurogastrointestinal encephalomyopathy,

MNGIE),表现为胃肠动力障碍和骨骼肌异常。

肌强直性疾病

在**肌强直**(myotonia)中,一种肌纤维膜〔**肌膜**(sarcolemma)〕异常引起受影响的肌肉在收缩后得到松弛之前有明显的延迟,这导致显著的肌肉僵硬。在检查中,经常有可能证明肌强直,通过持续紧握后难以放松手,或通过叩诊肌肉的肌腹,诸如手掌鱼际隆起后持续收缩。受影响的肌肉的肌电图可以显示特征性高频电位放电,这些电位的波辐和频率有盈亏,在肌电图扬声器发出一种类似俯冲轰炸机或链锯的声音。

强直性肌营养不良

▶强直性肌营养不良 1 型

强直性肌营养不良 1 型(myotonic dystrophy type 1,DM1)是一种显性遗传疾病,通常在 20 多岁或 30 多岁表现出来,尽管它在婴儿期或儿童早期也可能出现。基因缺陷是在 19 号染色体上,编码强直性肌营养不良蛋白激酶(dystrophia myotonica protein kinase,DMPK)基因的非翻译区一种扩增的三核苷酸(CTG)重复序列。这种扩增的三核苷酸重复构成了诊断试验的基础,重复长度大于 34 次重复是不正常的,但直到重复长度大于 50 时,这种疾病才会出现症状。在高危妊娠期间可进行产前检查。肌强直伴有面肌、胸锁乳突肌和肢体远端肌肉的无力和消瘦(**图 9-13**)。也可能有白内障、额秃、睾丸萎缩、糖尿病、心脏异常,呼吸紊乱、睡眠呼吸暂停和低通气、智力和行为改变、低丙种球蛋白血症,以及猝死等。严重的心电图异常和存在房性快速性心律失常都预示着猝死。

先天性模式也会发生在罹病母亲的婴儿,并以新生儿期疲软、面部无力、吸吮力差,以及呼吸衰竭为特征,可能导致新生儿

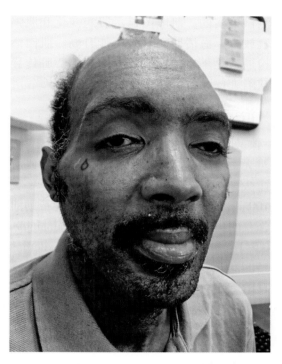

▲图 9-13 一例 48 岁的男性,罹患强直性肌营养不良、白内障、前额秃顶,以及颞肌、面肌和胸锁乳突肌的消瘦

期死亡。在出生前,可能会出现羊水过多和胎儿活动减少。

▶强直性肌营养不良 2 型

强直性肌营养不良 2 型(myotonic dystrophy type 2,DM2)患者,有时被指定为**近端肌强直性肌病**(proximal myotonic myopathy),有肌强直,白内障,近端为主的无力(颈屈肌和指屈肌,随后是髋部屈肌和伸肌,以及肘伸肌等),病程没有 DM1 那么严重。这种疾病主要是遗传性的,而且是由 3 号染色体上锌指蛋白 -9(ZNF9)基因的非编码(内含子)区的 CCTG 重复扩增引起的。发病通常是在年轻的成年人。先天性形式不会发生。一种较严重的肌肉受累和听力丧失的变异型曾被描述过。

▶诊断

诊断通常是基于临床疑诊和通过基因

测试证实的。肌电图显示肌病变化和肌强直放电。血清肌酶水平可能升高。肌肉活检通常是不必要的。心电图使得心脏传导缺陷进行识别和监控。

▶治疗

处理所需的辅助设备包括如需要时，对无力和并发症的管理，诸如白内障或心律失常。如必要时，肌强直可使用苯妥英100mg，每日3次治疗。其他可能会帮助肌强直的药物，诸如**普鲁卡因胺**（Procainamide）0.5~1g，每日4次；或者**美西律**（Mexiletine）150~200mg，每日3次，对心脏传导可能有不良的影响。对于无力的发生尚无治疗方法，药物疗法也不影响疾病的自然史。

非营养不良型肌强直

非营养不良型肌强直（nondystrophic myotonias）是由于某些骨骼肌离子通道功能紊乱引起的。它们包括先天性肌强直、先天性副肌强直，以及钠通道肌强直等。这些疾病主要表现由肌强直导致的肌肉僵硬，疼痛、无力和疲劳也可能很明显，但取决于具体疾病。

▶先天性肌强直

先天性肌强直（myotonia congenita）通常是以一种显性疾病遗传的[**汤姆森病**（Thomsen disease）]，它与CLCN₁骨骼肌氯通道基因突变有关。许多不同的突变已经被确定。全身性肌强直不伴有无力通常从出生就出现，但是直到儿童早期症状可能才发展。肌肉僵硬由于寒冷和不活动被加重，因运动而得到缓解。肌肥大有时很显著，这是它的另一特征。一种迟发的隐性方式[**贝克病**（Becker disease）]（不要与Becker肌营养不良混淆），伴有轻度无力，特别是开始运动时，以及伴有远端的肌萎缩。它也可能由于CLCN1突变。目前尚无特异地作用于CLCN1通道的药物，但使用美西律或苯妥

英治疗可能有助于治疗肌强直。

▶先天性副肌强直和钠通道肌强直

这些是等位基因的常染色体显性疾病，是由骨骼肌电压门控钠通道基因，*SCN4A*点突变引起的。

副肌强直（paramyotonia）以发作性肌肉痛性痉挛和无力为特征，它由于寒冷或运动而明显地恶化，并在儿童期症状明显。面部、舌和手的肌肉最易受影响，而下肢受累不太多。肌强直可能持续长达数分钟，但无力可能持续数小时和甚至数日。有时存在肌肥大。

钠通道肌强直（sodium-channel myotonia）患者通常对寒冷不敏感（虽然一些病例可能发生），但他们的肌强直因摄入钾而加重。并不发生肌无力。肌强直往往出现于开始运动后约10分钟或以上，用**乙酰唑胺**（Acetazolamide）治疗可能改善。在一些病例中，肌强直很严重并可能影响呼吸。

▶诊断

各种电生理测试程序可能会帮助诊断。肌膜兴奋性是通过在不同运动时间后复合肌肉动作电位大小的变化来间接测量的，并注意到肌肉冷却的效果。不同的模式已得到了认可，被用来直接的基因检测。

▶治疗

对于这组疾病，尚无充足的证据制定推荐的治疗方法，但钠通道阻滞剂减少细胞膜的兴奋性可能会有一定的效应。美西律通常是受欢迎的，但它可能引起心律失常或胃肠道紊乱，而有时是无效的。

炎症性肌病

肌肉活组织检查对确定**炎症性肌病**（inflammatory myopathy）的诊断是重要的，并促使识别不常见的变异型，诸如嗜酸性粒细胞、肉芽肿和寄生虫性肌炎等。

旋毛虫病、弓形体病和结节病

旋毛虫病、弓形体病和结节病(trichinosis, toxoplasmosis, & sarcoidosis)都可能导致肌肉的炎症性疾病,但这并不常见。治疗是针对潜在的病因。

多发性肌炎和皮肌炎

▶发病机制

多发性肌炎(polymyositis)和**皮肌炎**(dermatomyositis)是免疫介导的炎症性肌病,以肌纤维破坏和肌肉的炎症性浸润为特征(**表9-15**)。这两种疾病之间有免疫学和组织病理学的差异。皮肌炎是一种影响皮肤和肌肉的微血管病,肌内膜毛细血管的溶胞作用是由补体激活和沉积引起的,导致肌肉缺血。炎性浸润特别发生在肌束间区域,并包括 CD4⁺ 细胞。在多发性肌炎中,表达主要组织相容复合物(MHC)I 类抗原的肌纤维被同源扩增的 CD8⁺ 细胞毒性 T 细胞侵袭,并导致坏死。浸润主要是束内性的。

▶临床表现

多发性肌炎可以发生在任何年龄,它的进展速度是可变的,并导致对称性无力和消瘦,特别是肢体近端肌和肢带肌。

皮肌炎也是以肌无力为特征,但是临床上很突出的是在眼睑和眼周围,存在红斑皮疹[**鸡血石皮疹**(heliotrope rash)],或在关节的伸侧面[**高雪征**(Gottron sign)或**丘疹**(papule)](**图9-14**)。其他的皮肤表现也会发生,包括甲周病变、钙质沉着、光分布性皮

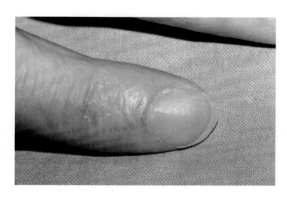

▲图9-14　在一例皮肌炎和结肠癌患者,指关节伸侧的高雪丘疹(Gottron papule)

表9-15　炎症性肌病

	多发性肌炎	皮肌炎	包涵体肌炎
性别	女>男	女>男	男>女
年龄	通常在成人	任何年龄	通常在50岁后
起病	急性或隐袭性	急性或隐袭性	隐袭性
无力的分布	近端>远端	近端>远端	选择性(见正文)
病程	经常迅速	经常迅速	渐进性
血清CK	经常很高	经常很高	正常或轻度增高(<12倍)
肌电图	肌病性±神经源性	肌病性±神经源性	肌病性±神经源性
对治疗反应	好	好	不良
皮肤改变	无	有	无
增加癌症发病率	无	有	无
活组织检查	CD8⁺ T细胞束内的炎症性浸润	束周和血管周炎症性浸润,包括B细胞和CD4⁺T细胞	肌内膜炎症伴CD8⁺ T细胞浸润、细胞内包涵体、边缘空泡

肤异色症,以及类似银屑病的头皮病变等。皮肤病变可能会先于或伴随肌肉参与受累出现。

多发性肌炎和皮肌炎也可表现出间质性肺疾病、吞咽困难、雷诺现象(Raynaud phenomenon)、关节痛、不适、体重减轻,以及低热等。据报道与各种自身免疫性疾病有关,包括硬皮病、红斑狼疮、风湿性关节炎,以及**干燥综合征**(Sjögren syndrome)等。此外,约 25% 的成人发病皮肌炎患者与恶性肿瘤相关(最经常为卵巢、肺、胃肠道或鼻咽癌等)。多发性肌炎与恶性肿瘤的关联性较低。

▶ 诊断

多发性肌炎或皮肌炎患者中血清 CK 通常升高,有时达很高的水平,但是正常值不能排除这一诊断。其他的肌酶水平,诸如乳酸脱氢酶、醛缩酶,以及天冬氨酸和丙氨酸转氨酶等通常也增加。针对氨酰基转移核糖核酸(tRNA)合成酶抗体存在于约 30% 的多发性肌炎和皮肌炎患者中。其中最常见的是抗 Jo-1 抗体,它的存在是与治疗反应不完全有关。针对信号识别颗粒(signal recognition particle,SRP)抗体出现在一些严重的多发性肌炎患者中,他们通常对治疗反应不佳;针对 Mi-2 抗体,一种核解旋酶,偶尔在皮肌炎患者中发现,并与良好的治疗反应相关。在不同的研究中,这些抗体出现的频率因炎症性肌肉疾病的类型和患者人群而异。

肌电图检查显示肌病的过程(在大约 90% 的情况下),但不是它的原因。像在任何肌病过程一样,能发现大量短的、低波幅多相运动单位电位,但异常的自发性活动通常也很明显。

肌肉活检通常显示肌纤维坏死和炎症细胞浸润,并对正确诊断是很重要的。根据具体情况,还进行了其他检查以排除恶性肿瘤。

▶ 治疗

对治疗的反应在一定程度上可以根据抗体检测的结果来预测。诊断(超过 18 个月)或开始治疗之前(6 至 12 个月)有较长的时间间隔,与较差的预后相关。治疗方法是使用抗炎药物。泼尼松的初始剂量通常是用每天 60mg 或 80mg,必要时还会补充钾和常用的抗酸剂。随着病情改善和血清 CK 值下降,泼尼松剂量逐渐减少至维持水平,通常在每日 10mg 与 20mg 之间不等。然而,患者可能需要继续这个方案 2 到 3 年,剂量过快减少可能导致复发。改善程度所表明的临床反应要比血清肌酶水平更为可靠。

节省糖皮质激素的药物可以在治疗开始时或之后开始使用。已经使用甲氨蝶呤(15mg/周,如有必要,3 个月后增加到 25mg/周),以及硫唑嘌呤(50mg/d,根据治疗反应和耐受性逐渐增加到每日 2.5mg/kg),或单独使用或与糖皮质激素合用,它们在糖皮质激素抵抗的患者特别有用。当出现缓解时,糖皮质激素通常停药,大约 6 个月后硫唑嘌呤或甲氨蝶呤逐渐减量停药。

较新型免疫抑制剂,诸如**吗替麦考酚酯**(mycophenolate mofetil)曾被用于难治性病例,但经验有限。静脉滴注免疫球蛋白疗法也被用于皮肌炎的难治性病例,但它在多发性肌炎效用尚不太清楚。

物理疗法可能有助于预防挛缩,而且,如果患者对抗炎性药物有效,主动运动可能加速恢复。

包涵体肌炎

▶ 流行病学

包涵体肌炎(inclusion-body myositis,IBM)在男性比女性更常见,而且隐袭性起病,通常在 50 岁以后。它的发病率尚不清楚,但是它正在越来越多地被人们认识。

▶病因学

肌炎的病因学还不清楚,但越来越多的证据表明是一种 T 细胞介导的**肌细胞毒性**(myocytotoxicity),很可能对该疾病的多因子的遗传易感性。相关的疾病包括各种自身免疫紊乱、糖尿病,以及弥漫性周围神经病等。

▶临床表现

包涵体肌炎引起下肢的无力,然后影响上肢。股四头肌和前臂伸肌与屈肌的无力和萎缩是特征性的。疾病呈进行性,并伴早期膝腱反射减弱。在一些患者中出现肌肉疼痛。远端的无力也会发生,但通常没有近端无力那么严重。由于环咽肌(cricopharyngeal muscle)受累的吞咽困难是常见的。

▶诊断

血清 CK 水平可能正常或轻度升高。肌电图显示非特异性表现,提示炎症性肌病。诊断是通过活检肌肉的组织学检查被证实的,通过电子显微镜或采用免疫组织染色显示,肌内的炎症、空泡化肌纤维、β- 淀粉样蛋白肌纤维包涵体,以及核内和胞浆的内丝等。

▶鉴别诊断

一种发生在年轻人的家族性疾病曾被描述过,特征是缓慢进行性无力,特别是远端肌肉无力,以及类似包涵体肌炎的组织学表现(伴有包涵体的空泡性肌病)。家族史有助于区分这种**遗传性包涵体肌病**(hereditary inclusion-body myopathy)与散发性疾病,组织学检查也没有发现炎症改变。表 9-15 总结了包涵体肌炎、多发性肌炎以及皮肌炎之间的差别。

▶治疗

免疫抑制或免疫调节疗法应予以尝试,但通常疗效甚微或没有效果。在应用静脉滴注免疫球蛋白疗法上相互矛盾的报告使之作用还不明确。物理治疗对维持和改善肌力方面是重要的。如需要应提供辅助设备诸如步行器。患者可能最终变得依靠轮椅,日常生活活动需要帮助。

艾滋病

某些类型的肌病可能出现在症状性或其他方面无症状的 HIV-1 感染患者(表9-16)。这些疾病通过肌肉活检可以被区分。

表 9-16　与 HIV-1 感染相关的肌病及其治疗

多发性肌炎
包涵体肌炎
肌肉消耗综合征 / Ⅱ 型肌纤维萎缩
棒状体(线形体)肌病
血管炎性病变
肌肉的机会致病菌感染
齐多夫定诱发的线粒体肌病
脂肪沉积(HIV-1 相关性脂肪营养不良)
肌炎(免疫恢复炎症性综合征)
急性横纹肌溶解

▶多发性肌炎

这一最常见的艾滋病 - 相关性肌病可能是由 HIV-1 感染激发的自身免疫机制所致。它类似于没有 HIV-1 感染患者的多发性肌炎(见前面),并可能对糖皮质激素治疗有效。

▶包涵体肌炎样综合征

艾滋病患者也可能发生一种类似于包涵体肌炎的肌病,显然是由于该病毒激发一种免疫反应,与发生在散发的包涵体肌炎的反应相似,似乎没有对肌肉的直接感染。

▶肌肉消耗综合征

这一综合征有时与 Ⅱ 型肌纤维萎缩

(type Ⅱ muscle fiber atrophy)有关,营养不良、恶病质、不活动或艾滋病相关性肿瘤的远隔效应等都可能有致病作用。近端肌无力是主要表现,血清 CK 是正常的。

▶ 杆状体肌病

杆状体肌病(rod-body myopathy)是一种非炎症性疾病,以杆形体和粗肌丝的选择性丢失为特征。临床表现包括近端肌无力和血清 CK 中度增高。使用糖皮质激素或血浆置换治疗可能是有益的。

▶ 血管炎性肌病

血管炎的过程可能影响肌肉(和神经),艾滋病患者治疗通常包括抗逆转录酶病毒和免疫调节剂,包括静脉滴注免疫球蛋白和糖皮质激素。

▶ 传染性肌病

肌肉的**机会性致病菌感染**(opportunistic infection)已被充分地认识,并可能表现为**化脓性肌炎**(pyomyositis);肌肉弓形体病可能导致一种亚急性的痛性肌病。治疗是针对侵犯的病原体。

▶ 线粒体肌病

在接受**齐多夫定**(Zidovudine)治疗的艾滋病患者中可能出现一种肌病,肌肉活检标本显示**蓬毛样红纤维**(ragged red fiber),表明线粒体受损,并可能与多发性肌炎共存。该病临床上以近端肌无力、肌痛以及血清 CK 中度到明显增高为特征,它被认为是齐多夫定对肌肉的毒性作用所致。轻微的症状可以用非甾体抗炎药或糖皮质激素来控制,而更严重的受累可能停用齐多夫定就有效。如果没有反应,应进行肌肉活检,以寻找其他原因的肌病。

▶ 治疗相关性肌病

HIV-1 感染患者应用**联合抗逆转录病毒疗法**(combination antiretroviral therapy,cART)治疗,可能发生一种脂肪营养不良(lipodystrophy),而后的肌活检(因无关的原因所做的)显示肌肉中脂肪堆积。在**免疫重构炎症性综合征**(immune restoration inflammatory syndrome,IRIS),接受 cART 治疗的 HIV-1 感染患者发生炎症性反应,这可能导致一种与多发性肌炎相似的肌炎。

▶ 急性横纹肌溶解症

急性横纹肌溶解症(acute rhabdomyolysis)有时发生在 HIV-1 感染患者,并引起肌痛、肌无力,以及血清 CK 升高;它也可能与药物治疗或机会感染有关。

风湿性多肌痛

风湿性多肌痛(polymyalgia rheumatica)在女性中要比男性多见,一般发生在 50 岁以上的患者,最好将它看作**巨细胞动脉炎**(giant cell arteritis)的一种变异型。它以肌肉疼痛和僵直为特征,特别是颈部周围肌和肢带肌,有时严重到干扰日常生活的简单活动,诸如在床上翻身。可能同时出现头痛、厌食、体重减轻、低烧,红细胞沉降率增加。血清酶、肌电图和肌肉活检是正常的。

应用小剂量糖皮质激素(如泼尼松 10~15mg/d 口服)通常会有戏剧性疗效。治疗通过临床指标和血沉进行监测,如能避免严重的并发症,可能需要持续 2 年或更长的时间,如在巨细胞动脉炎中提到的(见第 6 章,头痛和面部疼痛)。当泼尼松的每日剂量减至约 5mg 或更少时,可能会出现复发。甲氨喋呤是最常应用的糖皮质激素节省剂。

代谢性肌病

低钾血症

近端的肌病性无力可能由**慢性低钾血症**(chronic hypokalemia)引起的,一旦代谢紊乱已被纠正,肌力通常在数周之内恢复到正常。**急性低钾血症**（acute hypokalemia）或**高钾血症**（hyperkalemia）也可能导致肌无力，它通过纠正代谢紊乱可能迅速逆转。

周期性瘫痪

周期性瘫痪综合征（periodic paralysis syndrome）可能是家族性（显性遗传）的，以弛缓性无力或麻痹发作和保留通气功能为特征，它可能与血清钾水平异常有关。在发作之间肌力是正常的。发作时肌电图显示运动单位募集减少或缺失。这些疾病是**通道病**（channelopathy），通常有异常的钾敏感的肌膜兴奋性。编码 3 个离子通道的基因，*CACNAIS*、*SCN4A* 和 *KCNJ2* 突变是大多数病例的病因。

▶ 低钾型周期性瘫痪

在**低血钾型**（hypokalemic form）中，发作往往发生在醒来时、运动后，或者在一顿大餐后，并可能持续数日。一种进行性肌病可在病程的晚期发生。这种疾病通常是由编码左旋（L-）型〔二氢吡啶敏感性（dihydropyridine-sensitive）〕骨骼肌钙通道 α1S 亚单位的基因突变（*CACNAIS*）所致。临床功能紊乱是基因异质性的，也可能由IV型电压门控钠通道的 α 亚单位（*SCN4A*）突变引起的，它通常更与高血钾周期性瘫痪有关（见下文）。在一些家庭中，还没有确认遗传的原因。

这种疾病应该在发作期间通过测量血清钾水平与高血钾型周期性瘫痪区分，通过甲状腺功能测试与甲状腺毒性周期性瘫痪区别，以及通过心电图描记结果与心律失常性周期性麻痹鉴别（后面讨论）。

乙酰唑胺（Acetazolamide）（250~750mg/d），双氯磺胺（Dichlorphenamide）（50~100mg/d），或口服补钾可能预防发作，低盐和低碳水化合物饮食也可能预防。如果可以监测心电图，肾功能也令人满意，正在进行中的发作通过口服或甚至静脉滴注氯化钾可能会被阻止。应避免过度的用力。

▶ 甲状腺毒性周期性瘫痪

低钾型周期性瘫痪可能与甲状腺功能亢进有关，特别是在年轻的亚洲男性中。该病的临床特征如前所述。治疗甲状腺疾病可以预防复发。因此，所有疑诊低钾型周期性瘫痪患者都应筛查甲状腺疾病。

▶ 高钾型周期性瘫痪

这种疾病通常在生命的第一个 10 年表现出来。与**高钾血症**（hyperkalemia）相关的发作往往发生在运动后，但通常比低钾型周期性瘫痪的发作时间要短得多，通常持续不到 1 小时。发作也可能发生在寒冷暴露或禁食时。一天之内可能会发生几次发作。发作时血清钾增高。在以后几年里可能发生进行性肌病。

这种疾病是以常染色体显性方式遗传的。许多受影响的家庭家族有编码IV型电压门控钠通道 α 亚单位基因突变（*SCN4A*）；一些等位基因突变已被识别，并解释了一些表现型的变异，诸如出现的肌强直或副肌强直。

发作通常不需要治疗，因为它们持续时间短。严重的发作可以通过静脉注射葡萄糖酸钙（1~2g）、静脉注射利尿剂（呋塞米 20~40mg）或葡萄糖等来终止，每天服用乙酰唑胺或氢氯噻嗪可能帮助预防进一步发作。通过避免富含钾的食物和避免摄入过多的碳水化合物，可以预防或减少发作频率。乙酰唑胺（250~750mg/d）或双氯磺胺（50~100mg/d）也可能是有帮助的。对于需要全身麻醉的患者，可能需要采取特别的预防措施。

▶ 心律失常性周期性麻痹

心律失常性周期性麻痹（cardiodysrhythmic periodic paralysis）也称为安德森 - 塔韦尔综合征（Andersen-Tawil syndrome），

是由一种内向整流钾离子通道（inwardly rectifying potassium channel）基因（*KCNJ2*）突变所致。本病是以常染色体显性方式遗传，通常在20岁前表现出来，并以周期性瘫痪、室性心律失常，以及面部或骨骼肌畸形为特征。在心电图上QT或QU间期延长。在麻痹发作时血清钾水平可能升高、降低或正常，麻痹发作可能被用力后的休息所激发。

▶ 先天性副肌强直

先天性副肌强直（paramyotonia congenita）是一种显性遗传疾病，与*SCN4A*基因突变有关，前面已讨论过；也可能出现高钾性周期性麻痹的发作。

▶ 正常血钾型周期性瘫痪

正常血钾型周期性瘫痪（normokalemic periodic paralysis）在临床上与高钾性变异型相似，但发作时血浆钾水平正常；治疗是使用乙酰唑胺。本病有时对治疗无反应，在严重发作时甚至不能移动肢体，但呼吸和吞咽极少受到影响。

软骨病

软骨病（osteomalacia）时也可能发生近端肌无力，通常伴有骨痛和触痛、轻度低钙血症，以及血清碱性磷酸酶增高等。使用维生素D治疗后肌力改善。

内分泌性肌病

内分泌性肌病（endocrine myopathy）的发生可能与甲状腺功能亢进或低下、甲状旁腺功能亢进或低下、肾上腺功能亢进或低下、垂体功能减退，以及肢端肥大症等有关。治疗是针对潜在的内分泌紊乱。

酒精性肌病

急性坏死性酒精性肌病

酗酒豪饮可能会导致**急性坏死性肌病**（acute necrotizing myopathy），它在一或两天中发生。出现症状包括肌痛、无力，以及有时吞咽困难。检查时，受影响的肌肉肿胀、触痛和无力。无力呈近端分布，可能是不对称或局灶性的。血清CK中度至重度增高，可出现肌红蛋白尿。由于低钾血症和低磷酸盐血症在酒中毒患者中可能引起相似的综合征，应测定血清钾和磷的浓度。随着戒酒和营养充足的膳食，可望在数周到数月期间恢复。

慢性酒精性肌病

在酒中毒患者中，慢性肌病是以双下肢的近端无力为特征，可能在数周至数月隐袭进展。肌肉疼痛不是有关突出的体征。在大多数情况下，停止饮酒和改善膳食会在数月中伴随临床改善。

药物诱发性肌病

肌病可能伴随着应用药物治疗发生，诸如糖皮质激素、氯喹、氯贝特、依米丁、ε-氨基己酸、某些β阻滞剂、甲苯磺酸溴苄铵、秋水仙碱、他汀类[羟基甲基戊二酰辅酶A（HMG-COA）还原酶抑制剂]、齐多夫定，以及引起排钾的药物等。一种溶质载体有机阴离子转运蛋白基因（*SLCO1B1*）常见的变异型与他汀类药物诱发的肌病风险增加密切相关。药物诱发性肌病的症状，从无症状的血清CK水平增高到急性横纹肌溶解而各不相同，取决于致病药物和个体的患者。坏死性肌病主要是由于降脂药，而线粒体肌病由于抗逆转录酶病毒的核苷类似物。糖皮质激素肌病（corticosteroid myopathy）特别常见。药物诱发的肌病通常是可逆的，如果致病药物被停止使用。

危重病性肌病

重症监护病房（intensive care unit，ICU）患者由于原发性肌肉受累，可能发生近端和远端肢体无力。组织病理学检查显示一种弥散的**非坏死性恶病质肌病**（cachectic myopathy），是一种粗的（肌球蛋白）细丝的选择性丢失，或者一种急性坏死性肌病。肌病可能与神经病共存。它的病因还不确定，但它与应用非去极化神经肌肉阻滞剂和糖皮质激素有关。血清 CK 有时会升高，尤其已经发生肌肉坏死时。电生理学表现可能提示肌肉受累，并有助于区分肌病与神经病或神经肌肉接头疾病。肌肉活组织检查可能提示肌肉受累，并有助于区分肌病与神经病或神经肌肉接头障碍。肌肉活检可能是决定性的，但不总是会揭示病变。预后是良好的，除非肌肉坏死很明显。治疗是支持性的。败血症必须积极治疗。

肌红蛋白尿

肌红蛋白尿（myoglobinuria）可因肌肉创伤或缺血引起（不论其病因如何），并导致暗红色的尿液。以下是重要的病因：

1. 过度的异乎惯例的运动，导致肌肉坏死（横纹肌溶解），并因此引起肌红蛋白尿，有时有家族基础。

2. **挤压伤**（crush injury）

3. **肌肉梗死**（muscle infarction）

4. 长时间的**强直 - 阵挛性惊厥**（tonic-clonic convulsion）

5. **多发性肌炎**（polymyositis）

6. 慢性**钾消耗**（potassium depletion）

7. 一次急性**酒中毒狂饮**（alcoholic binge）

8. 某些**病毒感染**（viral infections）伴肌无力和疼痛

9. **高热**（hyperthermia）

10. **代谢性肌病**（metabolic myopathy），如肌糖原磷酸化酶缺乏［**麦卡德尔病**（McArdle disease）］

血清 CK 水平通常显著增高。尿中肌红蛋白可通过测试血红素的浸渍法测试（dipstick test）被检出，阳性试验表明尿中存在肌红蛋白，除非存在红细胞。在严重的病

例中，肌红蛋白尿可能导致肾衰竭，此时可能需要进行腹膜透析或血液透析。此外，治疗还包括通过补液增加尿量。必须监测血清钾水平，因为它可能迅速升高。

运动单位过度活动状态

影响中枢或周围神经系统不同部位的疾病可能引起运动单位异常的活动增加（**表 9-17**）。

中枢神经系统疾病

僵人综合征

僵人综合征（stiff-person syndrome）是一种罕见的，通常散发性和缓慢进展性疾病，表现为躯干和近端肢体肌的紧张、僵硬和强直，伴有叠加的痛性痉挛。

▶ 发病机制

一种免疫介导的中枢的 GABA 能传递（GABAergic transmission）缺陷被认为是该病的原因。在大约 60% 的患者中，血液和脑脊液含有**谷氨酸脱羧酶**（glutamic acid decarboxylase，GAD）自身抗体，GAD 参与神经递质 γ- 氨基丁酸（GABA）合成，并集中在胰腺的 β 细胞和中枢神经系统的 GABA 能神经元。另外的 10% 的患者有一种相关肿瘤和抗突触囊泡相关蛋白，即两性蛋白（amphiphysin）的循环自身抗体。在这些患者中，切除肿瘤后症状可能会改善。在一些患者中，也发现了 GABA 能突触针对突触后标记物的抗体，GABA$_A$ 受体 - 相关蛋白和**桥尾蛋白**（gephyrin）。在有与没有自身抗体的患者之间并未发现临床差异。

▶ 临床表现

僵人综合征有时具有自身免疫的基础，它可能与其他自身免疫性疾病有关，诸如甲状腺炎、重症肌无力，以及恶性贫血等。许

表 9-17   运动单位过度活动状态

病变部位	综合征	临床表现	治疗
中枢神经系统	僵人综合征	强直,肌痉挛	地西泮,巴氯芬,丙戊酸钠,氨己烯酸,加巴喷丁,免疫抑制剂
	破伤风	强直,肌痉挛	地西泮
	惊跳病	过度惊恐,跌倒,僵硬	氯硝西泮
周围神经	痛性痉挛	单一肌肉的痛性收缩,通过被动牵拉缓解	苯妥英,卡马西平,奥卡西平,巴氯芬,如其他治疗失败可用奎宁
	神经肌强直	僵硬,肌纤维颤搐,延迟的松弛	苯妥英,卡马西平
	手足搐搦	沃斯特克征(Chvostek sign),特鲁索征(Trousseau sign),腕足痉挛	钙,镁,纠正碱中毒
	偏侧面肌痉挛	不自主偏侧面肌收缩	卡马西平,肉毒毒素,减压手术
肌肉	肌强直	延迟的松弛,叩诊肌强直	美西律,苯妥英,卡马西平,普鲁卡因胺
	恶性高热	强直,发热	丹曲林

多患者罹患 1 型糖尿病。

僵人综合征患者出现肌肉僵硬,是由主动肌与拮抗肌的持续性不自主收缩引起的。特别是躯干肌和肢体近端肌受到影响,导致异常的姿势和步态,并经常跌倒。僵硬通常在睡眠时消失。检查可发现肌肉绷紧,缓慢或谨慎的步态,以及反射亢进等。在一些患者中,症状呈有限的分布,例如,一个肢体。

痛性痉挛经常被突然的动作、惊吓或情绪烦乱所诱发,并可能伴有多汗和血压升高。阵发性家族性自主神经异常(paroxysmal dysautonomia)也可能表现为呼吸急促,甚至是呼吸暂停,或许由于呼吸肌的僵硬所致,有时会导致猝死。一些患者也有部分性或全面性癫痫发作。

▶诊断

肌电图显示在脊旁肌和腿部肌肉连续的运动 - 单位活动,可因临床状态而不同。

▶鉴别诊断

僵人综合征根据它的较逐渐发病,没有牙关紧闭,以及它对地西泮的迅速反应可能与破伤风区分(后面讨论)。

▶治疗

副肿瘤性疾病在治疗潜在的恶性肿瘤后可能会缓解。对症治疗是应用增强 GABA 能传递的药物,诸如地西泮 5~30mg 或氯硝西泮 1~6mg 口服,每日 4 次。在一些患者中,巴氯芬(Beclofen)、氨己烯酸(Vigabatrin)、丙戊酸钠,以及加巴喷丁(Gabapentin)对于缓解症状也是有帮助的。应用糖皮质激素有助于治疗难治性和严重的病例,而静脉滴注免疫球蛋白疗法或血浆置换有时在其他治疗没有反应的患者是有效的。也有零星报告使用利妥昔单抗(Rituximab)获益。突然撤销对症治疗措施可能会危及生命。

破伤风

破伤风(tetanus)是由破伤风梭状芽孢杆菌(Clostridium tetani)产生的毒素引起的一种中枢抑制性神经传递障碍,已在本章前面讨论过。

惊恐综合征

在**惊跳病**（hyperekplexia）中，对意想不到的刺激的**惊吓反射**（startle reflexes）是过度的，可能出现惊恐诱发的跌倒，与短暂的全身性僵硬有关，这在惊吓反射几秒钟就发生。在这样的患者中，持续的僵硬出现于新生期，随着时间推移而消退。该病可能在散发或家族的（常染色体显性或隐性）基础上发生，通常与甘氨酸受体或基因（*GLRA1*）的α1亚单位突变有关。常染色体隐性方式也可能与**甘氨酸转运蛋白**（glycine transporter）基因（*SLC6A5*）或编码甘氨酸受体的β-亚单位基因（*GLRB*）突变有关，而在散发性病例中，已观察到在突触后的**锚定蛋白**（anchoring protein）**桥尾蛋白**（gephyrin）（*GPHN*）或者一种Rho-样GTP酶（*ARHGEF9*）突变。这种异常的惊吓反射似乎是起源于脑干，但有时还会提示皮质的基础。在该病的一些轻型患者中，过度的惊吓反射是唯一的异常，这一形式的遗传和病理生理基础尚不清楚。遗传或散发性惊跳病患者通常对**氯硝西泮**（clonazepam）反应良好，它加强抑制性递质GABA的效应。在偶发的患者中，惊跳病是症状性的，并与弥漫的获得性大脑或脑干病理改变有关。

神经精神性惊恐综合征（neuropsychiatric startle syndrome）[如缅因州跳跃的法国人（Jumping Frenchman of Maine）、拉塔病（latah）、西伯利亚跳蚤病（miryachit）]也曾被描述，而且在一些病例中，包括模仿行为以及文化或家族的因素。

周围神经病

痛性痉挛

这些不自主的、典型的肌肉或部分肌肉的痛性收缩被认为出现在运动神经元的远端。肌肉可能出现可触及的结节样肌肉硬结。**痛性痉挛**（cramp）的特征是通过被动地牵拉受影响的肌肉来缓解。它们通常代表一种良性情况，并在夜间或运动期间或运动后常见。

然而，痛性痉挛也可能是周围性血管疾病，运动神经元病或多发性神经病，代谢紊乱（妊娠、尿毒症、甲状腺功能减退、肾上腺功能不全等），或者体液或电解质紊乱（脱水、血液透析）等的表现。它们也可能是放疗或各种药物治疗的不良反应。如果不能发现可逆的潜在性病因，日间痛性痉挛可以补充维生素B、苯海拉明（每晚高达50mg）、某些钙通道阻滞剂，以及某些抗癫痫药物[苯妥英300~400mg/d口服，或卡马西平200~400mg口服，3次/d。有时使用的其他药物是**巴氯芬**（baclofen）和**奥卡西平**（oxcarbazepine）]。对于这些药物治疗尚无令人信服的有效的证据。**开放标签研究**（open-label study）表明，**左乙拉西坦**（levetiracetam）和**加巴喷丁**（gabapentin）偶尔会有帮助。

夜间痛性痉挛可能对局部应用热敷或冷敷，对睡前口服单一剂量的**硫酸奎宁**（Quinine sulfate）325mg、苯妥英钠（100~300mg）、卡马西平（200~400mg）或地西泮（5~10mg）等有效。然而，因为奎宁可能罕见地引起严重的血液学异常，诸如**溶血性尿毒症综合征**（hemolytic uremic syndrome）、血栓性血小板减少性紫癜、弥散性血管内凝血，以及出血素质等，它不应是常规用药，除非痛性痉挛是致残性的或其他的治疗方法无效。偶有患者对复合维生素B族或钙通道阻滞剂治疗有效，如地尔硫䓬（Diltiazem）和维拉帕米（Verapamil），但有效的证据是有限的或为轶事传闻。

神经肌强直

神经肌强直（neuromyotonia）[**艾萨克综合征**（Isaacs syndrome）]是一种罕见的散发性疾病，它产生连续的肌肉僵硬、涟漪样肌肉运动[**肌纤维颤搐**（myokymia）]，以及肌肉收缩后松弛延迟等。一些病例有一种常染色体显性遗传模式,另一些情况下,神经肌强直作为一种副肿瘤疾病出现,或者与其他的自身免疫性疾病或与遗传性运动和感觉神经病有关联。它也可能发生在神经系统的辐射之后。在获得性神经肌强直中,在血清和脑脊液中通常会发现抗电压门控性钾通道抗体。使用苯妥英 300~400mg/d 口服,或卡马西平 200~400mg 口服,每日 3 次,可能会控制症状。

手足搐搦

手足搐搦(tetany) 不要与**破伤风**(tetanus)混淆(见上文),它是周围神经的一种过度兴奋状态,通常伴有低钙血症、低镁血症或碱中毒。手足搐搦的体征,诸如**沃斯特克征**(Chvostek sign)、**特鲁索征**(Trousseau sign)、**腕足痉挛**(carpopedal spasm)等在第 4 章,意识模糊状态中,低钙血症小节已作描述。治疗是通过纠正潜在的电解质紊乱。

偏侧面肌痉挛

偏侧面肌痉挛(hemifacial spasm)是以一侧面神经(Ⅶ)支配的部分或全部肌肉反复的不自主收缩为特征。症状通常从眼轮匝肌开始,然后扩展到颊肌和口唇提肌。最初收缩是短暂的,但当疾病进展时变得较为持续,收缩可能被眨眼和随意活动诱发。检查时也可能会发现轻度的面肌无力。这一障碍通常与存在一个异常血管压迫颅内的面神经有关,但应进行 MRI 检查以排除其他结构性病变。这种不自主运动已被归因于受压节段脱髓鞘纤维的假突触传递和异位兴奋,归因于脑干面神经核的兴奋性改变,或者这两种机制。使用卡马西平或苯妥英治疗偶尔会有帮助。将 A 型肉毒毒素注射到受影响的肌肉内可暂时抑制收缩,但必须每 3 或 4 个月重复注射用以维持效应。

微血管减压手术通常是可治愈的。

肌肉疾病

肌强直

产生肌强直的疾病前面已经讨论。

恶性高热

恶性高热(malignant hyperthermia)经常是以常染色体显性方式遗传,对本病的易感性可能由兰尼定受体基因(ryanodine receptor gene,*RYR1*)突变引起的,或者不太常见地在 L- 型(二氢吡啶 - 敏感的)骨骼肌钙通道(*CACNA1S*)的 α 1S 亚单位或在其他位点不确定的基因所致。症状通常是通过服用神经肌肉阻滞剂,如琥珀酰胆碱(succinylcholine)或吸入麻醉剂而促发的。临床表现包括**僵硬**(rigidity)、**高热**(hyperthermia)、**代谢性酸中毒**(metabolic acidosis),以及**肌红蛋白尿**(myoglobinuria)等。已报道死亡率高达 70%。这一障碍必须与**神经安定药恶性综合征**(neuroleptic malignant syndrome)鉴别(**表 9-18**,以及第 11 章,运动障碍),它表现僵直、发热、精神状态改变,以及自主神经功能障碍等。

治疗包括迅速终止麻醉,使用兴奋 - 收缩解偶联剂(excitation-contraction uncoupler)丹曲林(Dantrolene)1~2mg/kg,静脉注射,必要时每 5~10 分钟一次,至最大剂量 10mg/kg;降低体温,以及静脉滴注碳酸氢盐纠正酸中毒。需要手术和已知或可疑罹患恶性高热的患者应在手术前一天应用丹曲林(口服剂量 1mg/kg,4 次)预处理。应避免术前使用阿托品(它也可能引起高热),而使用的麻醉药应限于那些已知对这种情况安全的药物(氧化亚氮、鸦片类、巴比妥酸盐类、氟哌利多等)。

表 9-18　神经安定药恶性综合征、恶性高热与中暑之间的区别

	神经安定药恶性综合征	恶性高热	中暑
高热	+	+	+
肌肉僵硬	+	+	罕见
出汗	+	+	罕见
遗传素质	−	+	−
促发因素	神经安定药	氟烷,琥珀酰胆碱	热暴露,运动
起病	数小时 - 数日	数分钟 - 数小时	数分钟 - 数小时
治疗	丹曲林,多巴胺激动剂	丹曲林	迅速的外部降温

数据来源于 Lazarus A, Mann SC, Caroff SN. *The Neuroleptic Malignant Syndrome and Related Conditions*. Washington, DC: American Psychiatric Association; 1989.

（陈红媛　黄湘楠　郑姣琳 译　王维治 校）

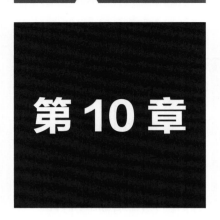

第 10 章

感觉障碍
Sensory Disorders

▼ 诊断路径

为了诠释**躯体感觉**(somatic sensation)障碍患者的病史及临床体征,必须通晓神经系统感觉组成部分的功能解剖学。正如这里所使用的,躯体感觉是指触觉或压力觉、振动觉、关节位置觉、痛觉,以及温度觉等,还有依赖于这些初级感觉形式的更复杂的功能(如两点辨别觉、实体觉和图形觉),它不包括**特殊感觉**(special sense),诸如嗅觉、视觉、味觉和听觉等。

躯体感觉通路的功能解剖学

在周围组织(如皮肤或关节)与大脑皮质之间的感觉通路包括三级神经元和两个中枢的突触(**图 10-1**)。

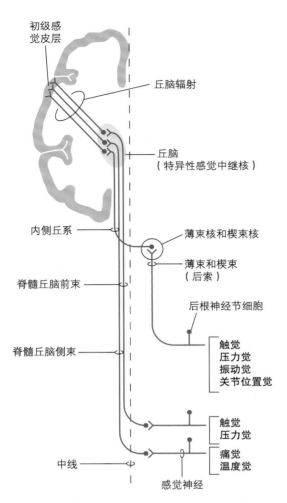

初级感觉皮层

丘脑辐射

丘脑
（特异性感觉中继核）

内侧丘系

薄束核和楔束核

脊髓丘脑前束

薄束和楔束
（后索）

后根神经节细胞

脊髓丘脑侧束

触觉
压力觉
振动觉
关节位置觉

触觉
压力觉

痛觉
温度觉

中线

感觉神经

▲ 图 10-1　传递触觉、压力觉、振动觉、关节位置觉、痛觉以及温度觉的感觉通路（承蒙同意，引自 Barrett KE，Barman SM，Boitano S，Brooks H. *Ganong's Review of Medical Physiology.* 23rd ed. New York，NY：McGraw-Hill；2010.）

起自肢体与躯干的**第一级感觉神经元**（first-order sensory neuron）的胞体位于**后根神经节**（dorsal root ganglia）。这些神经元的每一种都发出一个周围突，终止于游离神经末梢或囊状的感觉感受器，并发出一个中枢突进入脊髓。**感觉感受器**（sensory receptor）对于特定的感觉是相对特异的，除了游离神经末梢（疼痛、瘙痒），还包括麦斯纳小体（Meissner corpuscle）、默克尔小体（Merkel corpuscle）和毛细胞（hair cell）（触

觉），克劳斯终球（Krause end-bulb）（冷觉），以及鲁菲尼小体（Ruffini corpuscle）（热觉）等。第一级感觉神经元在中枢的突触部位取决于感觉的类型。传递肢体和躯干的触觉、压力觉或姿势觉的纤维在脊髓的**后柱**（posterior column）中上行抵达延髓，它们在延髓**薄束核**（gracile nucleus）和**楔束核**（cuneate nucleus）中形成突触。其他传递触觉纤维和专司肢体和躯干痛觉和温度觉和瘙痒感的纤维在脊髓**后角**（posterior horn）神经元，特别是在胶状质（substantia gelatinosa）中形成突触。来自面部的第一级感觉经元，它的胞体在三叉（半月）神经节，在三叉（Ⅴ）神经中走行和进入脑桥。传递面部触觉和压力觉的纤维在**三叉神经感觉主核**（main trigeminal nerve sensory nucleus）中形成突触，而传递面部痛觉和温度觉的纤维在**三叉神经脊束感觉核**（spinal trigeminal nerve sensory nucleus）中形成突触。

胞体在薄束核和楔束核的**第二级感觉神经元**（second-order sensory neuron）在中线交叉并在**内侧丘系**（medial lemniscus）中上行。起自脊髓后角的第二级感觉神经元交叉过中线，并在脊髓的前外侧部上行：传递触觉的纤维向上走行在**脊髓丘脑前束**（anterior spinothalamic tract），而疼痛、瘙痒、温度觉纤维通常走行于**脊髓丘脑侧束**（lateral spinothalamic tract）。来自于肢体和躯干的第二级感觉神经元在脑干加入到来自面部的纤维：传递面部的触觉和压力觉纤维从三叉（Ⅴ）神经感觉主核经由**三叉丘系**（trigeminal lemniscus）发出投射，而传导面部的疼痛、瘙痒及温度觉的纤维从三叉（Ⅴ）神经脊束核经由**三叉丘脑束**（trigeminothalamic tract）投射至同侧的**丘脑**（thalamus）。在丘脑中，内侧丘系和脊髓丘脑束纤维在**腹后外侧**（ventral posterolateral，VPL）核中形成突触；脊髓丘脑束纤维在**腹后下**（ventral posteroinferior，VPI）核和**板内**（intralaminar，ILa）核中也形成突触；而三叉丘系和三叉丘

脑束纤维在**腹后内侧**（ventral posteromedial, VPM）**核**中形成突触。此外，部分二级脊髓丘脑束感觉神经元发出侧枝到网状结构。

第三级感觉神经元（third-order sensory neuron）从丘脑投射到同侧的大脑皮质。来自腹后外侧（VPL）、腹后下（VPI）和腹后内侧（VPM）核发出的纤维主要走行到中央后回的**初级躯体感觉皮质**（primary somatosensory cortex）；来自板内核（ILa）的纤维还投射到纹状体、扣带回以及前额叶皮质。

病史

感觉障碍可能包括感觉缺失、感觉异常或疼痛。**感觉异常**（paresthesia）一词是指不正常的自发性感觉，诸如烧灼感、麻刺感或针刺感等，而**感觉倒错**（dysesthesia）是指由通常无痛的刺激产生的任何不愉快的感觉。**麻木**（numbness）一词经常被患者用来描述在躯体某部分的一种沉重感、无力感或无生机感，而有时意味着任何感觉都受损；无论什么时候使用这一词，都必须弄清楚它的意思。

重要的是，确定感觉症状的定位，症状的起病和进展模式，症状是持续的还是发作性的，是否有任何因素特定地产生、加重或减轻症状，以及是否有任何的伴随症状等。

症状的**定位**（location）可能反映它们的起源。例如，感觉障碍涉及所有肢体提示周围神经病、颈髓或脑干病变，或者代谢障碍诸如过度换气综合征（hyperventilation syndrome）。整个一个肢体或躯体一侧受累提示中枢性（脑或脊髓）病变。半球或脑干病变可能导致偏侧的感觉症状，但面部也经常受到影响。此外，可能出现其他症状和体征，诸如在半球疾病的失语、失用及视野缺损，或在脑干疾病时出现构音障碍、无力、眩晕、复视、不平衡，以及共济失调等。部分肢体或躯干的不连续区域受累提示神经或神经根病变的可能性，要根据精确的分布确定。在根性病变时，症状可能显示与颈或背部运动有一定的关系，疼痛经常是显著的。

感觉主诉的**病程**（course）为其病因提供了指导。间断的或反复的瞬态症状可能代表感觉性痫性发作、缺血现象，或是代谢紊乱诸如伴发于过度通气时。间断的局灶性症状，发生在一个一致的时间可能提示诊断或一个外源性促发因素。例如，腕管综合征（正中神经在腕部受压）引起的疼痛及感觉异常以出现在夜间和使患者从睡眠中疼醒为特征。

感觉检查

对各种感觉形式依次进行检查，并描绘出任何的异常分布，特别参照正常的神经根和周围神经支配区。完全丧失触觉感知是**感觉缺失**（anesthesia），部分缺失为**感觉减退**（hypesthesia），敏感性增加为**感觉过敏**（hyperesthesia）。对于痛觉感知的相应术语是**痛觉缺失**（analgesia）、**痛觉减退**（hypalgesia）和**痛觉过敏**（hyperalgesia or hyperpathia）或**异常疼痛**（allodynia），是指将一种轻微的触觉误认为疼痛。

初级感觉形式

▶ 轻触觉

轻触觉的感知是用一缕棉絮在一小片皮肤上轻轻地划下进行评价的。患者躺在床上和闭眼，每次感受到刺激就示意。轻触觉的感知依赖于在同侧脊髓后柱中走行的薄束（支配下肢）和楔束（上肢）（**图 10-1**和**图 10-2**），传递到脑干内侧丘系的纤维（**图 10-3**），也依赖于在对侧的脊髓丘脑前束的纤维。

▶ 针刺觉和温度觉

针刺觉（pinprick）感知的测试，是通过要求患者指出大头针尖（不是皮下注射针，它可能穿破皮肤和引起出血）的感觉是尖锐还是迟钝。对锐度的感知必须与对压力或触觉的感知区分开来。大头针在用过后应

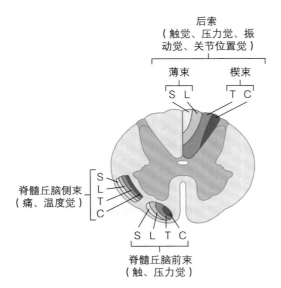

▲图 10-2 脊髓感觉通路的定位和分层。C(颈)、T(胸)、L(腰)和 S(骶)指示每一个传导束内的纤维的起始水平

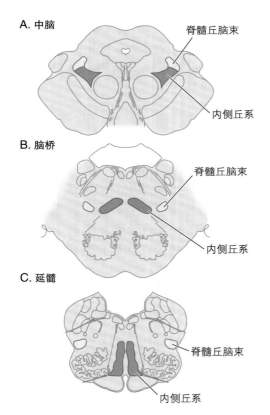

▲图 10-3 脑干的感觉通路。在延髓,传导痛觉和温度觉的脊髓丘脑束纤维,与传递触觉、压力觉的内侧丘系纤维被广泛地分开;当它们在脑桥和中脑中上行时,这些路径会聚在一起

小心处理并丢弃,因其是潜在的感染源。**温度**(temperature)感知是用盛有热水或冷水的容器放在皮肤上进行评估。为了方便起见,冷觉可通过将金属音叉的侧面放置于身体的不同部位来测试,在常规检查中,热觉的测试通常在常规检查中被省略。针刺觉及温度觉的鉴别取决于脊髓丘脑侧束的完整性(见图 10-1 和图 10-2)。传入纤维从它们进入脊髓的水平上升 2~3 节段后,在中央管的前方交叉至对侧。

► **深部压力觉**

深部压力觉(deep pressure)敏感性通过对肌腱施加压力进行评估,例如在踝部的跟腱上。

► **振动觉**

振动觉(vibration sense)测试是用音叉(128Hz),使音叉振动然后置于骨突起上,让患者指出是否感觉到振动,而不是简单的压力。许多健康的老年患者对膝以下的振动感知能力受损。

► **关节位置觉**

关节位置觉(joint position sense)测试是让患者指出手指和足趾末端的指(趾)间关节微小的被动运动方向。关节位置觉严重受损患者在闭着眼睛并想要保持双手伸出时,手指可能会表现出缓慢、持续的运动[**假性手足徐动样动作**(pseudoathetoid movement)]。在临床应用中,关节位置觉和感知振动的能力都被认为依赖于在脊髓后柱中传递的纤维,虽然这对于振动来说并非完全如此。

复合感觉功能

► **龙伯格试验**

患者两脚并拢、双臂伸展、闭目,保持稳定的姿势,观察有任何的摇摆或倾倒的趋势。如果闭眼时不稳定明显加重,例如在脊髓痨时出现的,试验为阳性(异常)。龙伯格试验(Romberg test)阳性表明双下肢位置觉的严重受损。

▶两点辨别觉

区分在两个相邻的点同时触碰的能力取决于中枢和周围神经系统的完整性、这两个点分开的程度以及身体受刺激的部位等。患者指出他们是被圆规的一点或两点触及到,当变换两点间的距离时,是为了确定他们在不同点能识别的最短距离。两点辨别觉(two-point discrimination)的阈值在指尖约为 4mm,而在背部可能是几厘米。当周围感觉功能完整时,两点辨别觉的受损提示影响感觉皮质的疾病。

▶图形觉、实体觉和重量觉(graphesthesia,stereognosis,barognosis)

图形觉缺失(agraphesthesia)是不能识别写在手掌皮肤上的数字,尽管皮肤的感觉是正常的,暗示影响对侧顶叶的病变。同样的道理也适用于不能通过触摸来区分不同的形状或质地[**实体觉缺失**(astereognosis)]或辨别不同重量的能力受损[**重量觉缺失**(abarognosis)]。

▶双侧的感觉分辨

在一些感觉明显正常的患者中,同时刺激身体的两侧发现一侧的感觉明显被忽略(或未注意到),通常是由于潜在的对侧大脑损伤。

感觉改变及其意义

必须确定任何感觉改变的性质和分布。在有感觉症状患者不能发现感觉缺失的临床证据时,并不意味着这些症状必定有心因性基础。感觉症状经常在感觉体征出现之前就已经发生。

周围神经病变

▶单神经病(mononeuropathy)

在单一的周围神经病变患者,由于与邻近神经的重叠,感觉缺失通常要比在解剖学基础上预测的小。此外,视病变的类型而定,感觉神经的纤维可以受到不同的影响。例如,压迫性病变倾向于优先影响司触觉的大纤维。

▶多发性神经病

在多发性神经病(polyneuropathy)患者中,感觉缺失一般是对称的,且远端重于近端[袜套和手套样感觉缺失(stocking-and-glove sensory loss)或长度依赖性神经病(length-dependent neuropathy)]。在双手受到影响之前,这种感觉缺失通常已经几乎发展到膝部了。然后感觉缺失可能伴有运动功能缺失和反射改变。糖尿病、淀粉样变性,以及某些其他代谢性疾病[如丹吉尔病(Tangier disease),一种几乎没有高密度脂蛋白的隐性遗传病]首先影响司痛觉和温度觉感知的小神经纤维;在纯小纤维感觉性神经病中,腱反射不受影响,也不出现运动功能缺失。

根性病变

神经根受累造成一种节段性模式的皮肤感觉受损(图 10-4),但由于神经重叠一般没有感觉缺失,除非两个或以上的相邻神经根受到影响。疼痛经常是压迫性神经根病变的显著特征。根据受影响的水平而定,可能有腱反射消失(C5-C6,肱二头肌和肱桡肌反射;C7-C8,肱三头肌反射;L3-L4,膝腱反射;S1,跟腱反射),如果前根也被累及,可能出现肌无力和肌萎缩。

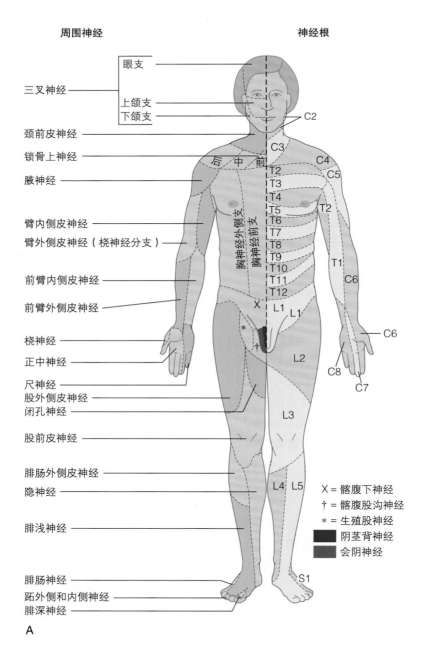

周围神经　　　　　　　　　　　　神经根

眼支

三叉神经

上颌支

下颌支

颈前皮神经

锁骨上神经

腋神经

臂内侧皮神经

臂外侧皮神经（桡神经分支）

前臂内侧皮神经

前臂外侧皮神经

桡神经

正中神经

尺神经

股外侧皮神经

闭孔神经

股前皮神经

腓肠外侧皮神经

隐神经

腓浅神经

腓肠神经

跖外侧和内侧神经

腓深神经

后 中 前

C2
C3
C4
C5
T2
T3
T4
T5
T6
T7
T8
T9
T10
T11
T12
T2
T1
C6
C8
C7
L1
L1
L2
L3
L4 L5
S1

X
†
*

胸神经外侧支
胸神经前支

X = 髂腹下神经
† = 髂腹股沟神经
* = 生殖股神经
■ 阴茎背神经
■ 会阴神经

A

▲图 10-4　**A.** 皮肤的神经支配（前面观）。节段性或根性（神经根）分布显示在身体的左侧，而周围神经分布在身体的右侧

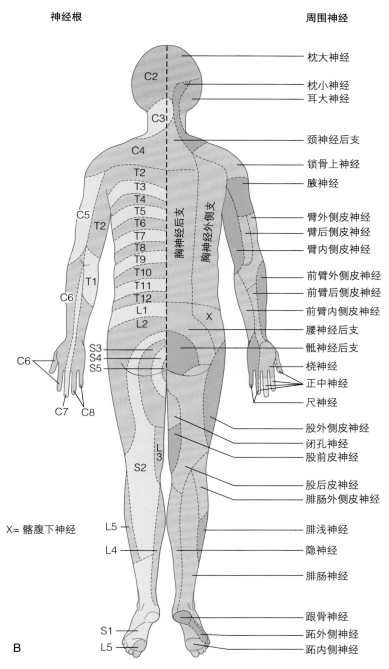

神经根　　　　　　　　　　　　　　　　　　　　周围神经

枕大神经

C2

枕小神经
耳大神经

C3

颈神经后支

C4

锁骨上神经

T2

腋神经

T3
T4
T5

臂外侧皮神经

C5　T6

臂后侧皮神经

T2　T7

臂内侧皮神经

T8
T9

前臂外侧皮神经

T10

前臂后侧皮神经

T1　T11

前臂内侧皮神经

T12

C6　L1

腰神经后支

L2

骶神经后支

X

桡神经

S3

正中神经

C6　S4

尺神经

S5

股外侧皮神经

闭孔神经

股前皮神经

C7　C8

L3

股后皮神经

S2

腓肠外侧皮神经

X= 髂腹下神经

L5

腓浅神经

L4

隐神经

腓肠神经

跟骨神经

S1

跖外侧神经

L5

跖内侧神经

B

胸神经后支　胸神经外侧支

▲图 10-4　续。B. 皮肤的神经支配（后面观）。节段性或根性（神经根）
分布显示在身体的左侧，而周围神经分布在身体的右侧。节段定位图显
示差异取决于它们是如何构建的（单根刺激或分段，局部麻醉注射到单一
的后根神经节）。桡神经、正中神经、尺神经、腓神经和股神经的详细情况
见附录

脊髓病变

在脊髓损伤的患者中,可能有一个横断性感觉平面。然而,在肋弓下缘、乳房和腹股沟确实会出现生理性敏感增高区,而这些切不可被视为不正常。因此,影响躯干的感觉缺失平面最好是在背部通过仔细的感觉测试确定,而不是在胸和腹部测试。

▶脊髓中央病变

脊髓中央病变(central cord lesion)时,诸如出现在脊髓空洞症、创伤后,以及某些肿瘤,有一种特征性痛觉和温度觉缺失而其他感觉形式保留。这种缺失是由于传输痛觉和温度觉的纤维从脊髓的一侧交叉到对侧的脊髓丘脑束时受到阻断。这种缺失通常是双侧的,可能是非对称的,并且只累及受影响节段的纤维。它可能伴有受累节段支配肌肉的下运动神经元性无力,有时伴病变以下的锥体束和后柱功能缺失(图 10-5)。

▶脊髓前外侧病变

影响脊髓前外侧部的病变(脊髓丘脑侧束)可引起对侧病变平面以下的痛觉和温度觉受损。脊髓丘脑束是层叠的结构,最外侧是来自骶髓节段的纤维。脊髓内部的(髓内的)病变经常使骶部的纤维保留,而髓外病变压迫脊髓往往影响这些骶髓纤维以及起自嘴端水平的纤维。

▶脊髓前部病变

对于主要影响脊髓前部的破坏性病变,由于脊髓丘脑侧束受到影响,在病变水平以下的痛觉和温度觉受损。此外,脊髓受影响节段支配的肌肉无力或瘫痪是由前角细胞损伤引起的。如果疾病的范围较广泛,侧索中皮质脊髓束受累可引起病变以下的锥体束功能缺失。后索功能相对地保留(图 10-6)。由脊髓前动脉闭塞引起的缺血性脊髓病表

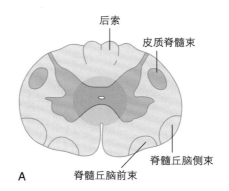

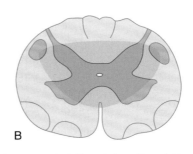

▲图 10-5　中度的(A)或显著程度的(B)脊髓中央病变(蓝色)。范围较小的病变通过阻断进入的感觉纤维,当它交叉到对侧的脊髓丘脑束时损害痛觉和温度觉;脊髓前角细胞受累引起下运动神经元无力。这些功能缺失限于受影响的脊髓节段神经支配的皮节和肌肉。较广泛的病变还会因后柱受累产生触觉、压力觉、振动觉及关节位置觉的障碍,以及由于皮质脊髓束受累引起锥体束征,特别是影响到双上肢(见图 9-6 皮质脊髓束的分层)。这些功能缺失出现在病变的水平以下

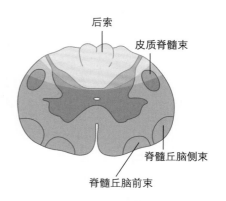

▲图 10-6　与脊髓前动脉闭塞有关的脊髓前部病变(蓝色)。临床特征与严重的脊髓中央病变所见的特征相似(见图 10-5B),除了后柱感觉功能被保留,痛觉和温度觉缺失扩展至骶神经水平

现为脊髓前部病变形式。

▶后柱病变

后柱病变（posterior column lesion）患者可能主诉在脊髓受影响的相应水平区域的紧缩感或束带感，而有时也有感觉异常（如触电样），屈颈时向下放射到四肢［莱尔米特征（Lhermitte sign）］。病变水平以下有振动觉和关节位置觉消失，伴其他的感觉形式保留。这种感觉缺失可能与后根的大纤维受累的表现类似。

▶脊髓半切征

脊髓的外侧半切损伤导致**布朗-色夸综合征**（Brown-Séquard syndrome）。在病变以下，有同侧的锥体束功能缺失以及振动觉和关节位置觉感知障碍，伴有对侧的病变平面 2~3 个节段以下的痛觉和温度觉缺失（**图10-7**）。病变同侧有时有明显的痛觉过敏和自发性疼痛。

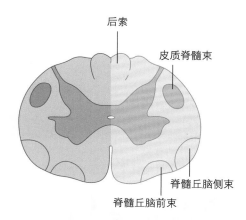

后索

皮质脊髓束

脊髓丘脑侧束

脊髓丘脑前束

▲图10-7　Brown-Séquard 综合征的脊髓病变(蓝色)。脊髓外侧半切征引起同侧的锥体束功能障碍和病变平面以下后柱感觉功能受损，以及对侧的上界略低于病变水平的痛觉和温度觉损害

脑干病变

对于脑干病变，感觉障碍可能会伴有运动功能缺失、小脑体征，以及脑神经麻痹等。

对于影响背外侧延髓和脑桥的脊髓丘脑束病变，身体对侧肢体和躯干就丧失了痛觉和温度觉感知能力。当这一病变位于延髓时，它典型地会影响三叉神经脊束核，导致病变同侧面部痛觉和温度觉受损。结果出现影响同侧面部与对侧肢体的**交叉性感觉缺失**（crossed sensory deficit）。相反地，在三叉神经脊束核以上的脊髓丘脑束病变影响病变对侧的面部、肢体，以及躯干。影响内侧丘系的病变，出现身体对侧触觉和本体感觉缺失。在上位脑干，脊髓丘脑束与内侧丘系在一起走行，因此单一的病变可能导致躯体对侧所有的浅感觉和深感觉丧失（见图 10-3）。

丘脑病变

丘脑病变可导致躯体对侧所有感觉形式的缺失或受损，它的分布可能与症状受累及的区域不同。自发性疼痛，有时具有一种特别不愉快的性质，可能发生在受影响的一侧。患者可能将它描述为烧灼感、撕裂感、刀割痛或戳刺感等，但往往难以描述它的性质。任何形式的皮肤刺激都能导致疼痛或不适的感觉。这种丘脑综合征［**德热里纳-劳西综合征**（Dejerine-Roussy syndrome）］也可偶尔地由顶叶白质或脊髓病变所致，如在后面讨论的。

感觉皮质的病变

局限于感觉皮质的疾病损害躯体对侧的辨别性感觉功能。患者可能无法定位受影响一侧的刺激或识别身体不同部位的位置。他们可能无法通过触摸或估计它们的大小、重量、质地或纹理识别对象。皮质的感觉障碍通常在手部要比躯干或肢体近端更明显。

器质性与心因性感觉障碍的鉴别

心因性感觉障碍（psychogenic disturbances）可能与转换障碍（conversion disorder）等

精神性障碍有关。它们可以以任何形式出现，但最常见是限于**皮肤感觉丧失**（loss of cutaneous sensation），可能有几种特征性表现。

非器质性感觉丧失在其分布上并不符合任何特定的**神经解剖模式**（neuroanatomic pattern）。它可能环绕一个骨骼标志或涉及一个被表面标志而不是神经支配限定的区域。事实上，在一个或多个肢体出现明显感觉丧失的情况并不罕见，在腋窝或腹股沟有周围的边缘，而器质性感觉丧失有这样边缘的不常见。在躯干或面部的器质性周围感觉丧失通常不会延伸到中线，而是在中线前3~5cm 停止，是由于在身体两侧神经支配的重叠；在非器质性感觉障碍，明显的感觉缺失通常精确地止于中线。

在非器质性感觉缺失区与正常感觉区之间经常会有一种**突然的过渡**（sudden transition）。与之相反，在器质性感觉障碍时，在感觉迟钝区与邻近的正常敏感区之间通常有一个感觉变化的区域。

在非器质性感觉障碍，可能有一种**分离性丧失**（dissociated loss），这很难在解剖学基础上解释。例如，针刺觉感知可能完全丧失，但是却保留了温度觉。此外，尽管后柱功能明显丧失，患者仍能正常行走或保持双手臂伸展，没有困难或有假性手足徐动样动作。

在非器质性感觉障碍，对**振动觉**的感知可能会在骨中线结构的一侧受损，但不在骨中线结构的另一侧受损，诸如颅骨或胸骨。实际上，振动觉是通过骨传导到两侧的，因此，在器质性感觉障碍患者，即使有偏身感觉障碍，但在身体任何一侧都能感受到振动。

最后，应该注意的是，感觉障碍经常是由检查者自己的预期**暗示**给患者的。这类表现可能特别有误导性，因为它们在神经解剖学上可能是正确的。一种有帮助的方法是，在进行正式的感觉测试之前，让患者在身体上描绘出任何感受到的感觉障碍的范围。

▼ 周围神经病变

感觉症状通常是周围神经病变患者的显著特征（**表 10-1**）。在多发性神经病患者中，感觉损害可能以一种远端的袜套和手套模式，在单神经病患者可能表现为单个的周围神经模式（见图 10-4）。

表 10-1　周围神经病的病因

特发性炎症性神经病
急性特发性多发性神经病（Guillain-Barré 综合征）
慢性炎症性脱髓鞘性多发性神经病
代谢性和营养性神经病
糖尿病
其他内分泌病
甲状腺功能减退
肢端肥大症
尿毒症
肝病
维生素 B_{12} 缺乏
感染性和肉芽肿性神经病
艾滋病（AIDS）
麻风病
白喉
结节病
败血症和多器官衰竭
血管炎性神经病
系统性坏死性动脉炎
肉芽肿病伴多发性血管炎（韦格纳肉芽肿病）
巨细胞动脉炎
类风湿性关节炎
系统性红斑狼疮
干燥综合征
硬皮病
混合性结缔组织病
肿瘤性和副蛋白血症性神经病
肿瘤的压迫和浸润
副肿瘤综合征
副蛋白血症
淀粉样变性

续表

药物诱发和中毒性神经病
酒精
治疗药物（见表 10-2）
中毒
有机化合物
六碳类
有机磷
重金属
砷
铅
铊
金
铂
色氨酸（污染物）

遗传性神经病
特发性
遗传性运动和感觉性神经病
遗传性感觉和自主神经性神经病
家族性淀粉样变性
Friedreich 共济失调
压迫性麻痹易感性遗传性神经病
代谢性
卟啉病
异染性脑白质营养不良
克拉伯（Krabbe）病
无 β- 脂蛋白血症
坦吉尔病（Tangier）病
雷夫叙姆（Refsum）病
法布里病（Fabry）病

嵌压性神经病

分类

单发性单神经病

　　单发性单神经病（mononeuropathy simplex）这一术语意味着单一的周围神经受累。

多数性单神经病

　　在 多 数 性 单 神 经 病（mononeuropathy multiplex）中，几个单个的神经受到影响，通常是随机和非相邻的。临床检查发现，临床功能缺失可归因于一个或多个孤立的周围神经受累，除非当多数性单神经病是广泛的，并使产生的感觉缺失变为融合性的。

多发性神经病

　　多发性神经病（polyneuropathy）一词是指几个周围神经的功能同时受到影响的一种疾病。这导致肢体远端的和对称性功能缺失为主，伴有腱反射消失，除非小纤维被选择性地受累。多发性神经病有时根据神经受影响的主要部位被再分为亚类。

　　在 **远 端 轴 索 病**（distal axonopathy）[**轴索性神经病**（axonal neuropathy）]，轴索是主要的病理靶点，大多数多发性神经病都属于这一类。

　　髓鞘质病（myelinopathy）[**脱髓鞘性神经病**（demyelinating neuropathy）]是涉及围绕轴突的髓鞘的疾病。这些疾病包括急性特发性多发性神经病（Guillain-Barré 综合征）、慢性炎症性脱髓鞘性神经病、白喉、某些副肿瘤性和副蛋白血症状态，以及各种遗传性病疾病，包括异染性脑白质营养不良、克拉伯病（Krabbe disease）（球形细胞脑白质营养不良—译者注），以及 Charcot-Marie-Tooth 遗传性运动感觉神经病 1 型、3 型（CMT1 和 CMT3）等。

　　最后，某些疾病，被称为 **神 经 元 病**（neuronopathy），主要影响脊髓前角或后根神经节的神经细胞体。实例是 Charcot-Marie-Tooth 遗传性运动感觉神经病 2 型、吡多辛 - 诱发的神经病（pyridoxine-induced neuropathy），以及部分副肿瘤综合征等。

临床表现

感觉障碍

　　感觉纤维受累可导致麻木和感觉受损，异常的自发性感觉，诸如疼痛和感觉异常，以及反常的感觉如痛觉过敏(hyperpathia)(对正常的疼痛刺激的放大反应)。

▶ 疼痛

疼痛是某些神经病的显著特点,特别是神经内的**小纤维**(small fiber)受到影响时。它发生的确切机制尚不清楚。多发性神经病伴明显疼痛包括与以下有关的神经病,诸如糖尿病、酒精中毒、卟啉病、法布里(Fabry)病、淀粉样变性、类风湿性关节炎和获得性免疫缺陷综合征(艾滋病),以及显性遗传的感觉性神经病和副肿瘤性感觉神经元病等。疼痛也是许多嵌压性神经病和特发性臂丛病(idiopathic brachial plexopathy)的特点。

▶ 分离性感觉缺失

分离性感觉缺失(dissociated sensory loss)是部分感觉形式受损,诸如痛觉和温度觉,而其他感觉形式保留,如轻触觉、振动觉,以及关节位置觉等。虽然出现分离性感觉缺失通常表明一种脊髓病变,但它也出现于周围神经病当一定大小的周围神经纤维选择性受损时,诸如发生在淀粉样神经病、麻风性神经炎或遗传性感觉性神经病。**小纤维**(small fiber)疾病通常伴有痛觉及温度觉不成比例的受损、自发性疼痛,以及自主神经功能障碍等。相反地,**大纤维**(large fiber)疾病导致触觉、振动觉和关节位置觉受损,早期腱反射消失,以及突出的运动症状等。

运动功能缺失

周围神经病变可导致该神经支配的肌肉无力,严重的病例伴有消瘦和肌束震颤。在执行精细的任务时可能有困难,这会由于任何伴发的感觉缺失而变得复杂。其临床表现反映一种下运动神经元功能缺失,这些体征的分布以及出现伴发的感觉和腱反射改变,均提示它们是由于周围神经受累所致。

腱反射

如果反射弧是在传入的或传出的一侧中断,腱反射会受损或消失(C5~6,二头肌和肱桡肌反射;C7~8,三头肌反射;L3~4,膝反射;S1,踝反射)。多发性神经病患者踝反射通常最先消失,但在健康的老年人也可能发生。

自主神经障碍

自主神经障碍在某些周围神经病中是特别显著的,尤其 Guillain-Barré 综合征以及与糖尿病、肾衰竭、卟啉病、一些副肿瘤性疾病和淀粉样变性等相关的神经病。症状包括体位性低血压、心动过速、四肢发冷、体温调节性排汗障碍、膀胱和直肠功能障碍,以及阳痿等。

粗大的神经

可触及粗大的周围神经提高了麻风、淀粉样变性、遗传性运动感觉性神经病、雷夫叙姆(Refsum)病、肢端肥大症,或慢性炎症性脱髓鞘性多发性神经病的可能性。

患者的评估

时间病程

在数日内急性发生的**多发性神经病**(polyneuropathy)通常与炎症性过程有关,如Guillain-Barré 综合征。它也可能与潜在的肿瘤,与感染如白喉,与代谢性疾病如急性间歇性卟啉病,或者与接触毒性物质如铊或三甲酚磷酸酯(triorthocresyl phosphate)有关。在数年中逐渐进展的长期病程是许多遗传或代谢性多发性神经病的典型表现,但也可能是慢性炎症性脱髓鞘性多发性神经病的特征。

急性起病的**单神经病**(mononeuropathy)可能是创伤性或缺血性起源的,而逐渐进展的单神经病更可能与嵌压(即由于邻近的解剖结构压迫)或与反复的微小创伤有关。

起病年龄

发生在儿童期或成年早期的**多发性神经病**经常有遗传基础,但也可能与潜在的炎症性疾病有关。发病较晚的多发性神经病更可能由代谢性、中毒性、炎症性疾病或原发性肿瘤所致。

在新生儿期出现的**单神经病**可能是发育性起源的或与产伤有关;较晚年发病的单神经病常可能与嵌压或损伤有关,这通常是职业引起的。

职业史

可能导致周围神经病的各种**工业毒物**(industrial toxin)包括二硫化碳、正己烷、环氧乙烷、溴化甲烷、丙烯酰胺、三甲酚磷酸酯,以及某些其他有机磷酸酯类、滴滴涕、砷、铅和铊等。单神经病有时是一种职业相关的多发性神经病的首发的临床表现,但它也可能发生在对嵌压或反复的轻微职业创伤的反应。例如,**腕管综合征**(carpal tunnel syndrome)在做重体力劳动或由于使用计算机终端发生反复的运动创伤的人中比较常见,尺神经掌深支损伤可能与手掌反复受压有关,例如,用订书机重重地按压或使用气动路钻等重型设备。

医疗史

▶代谢性疾病

周围神经病可能与代谢性疾病有关,诸如糖尿病、尿毒症、肝病、黏液性水肿、肢端肥大症、异染性脑白质营养不良,或法布里(Fabry)病等。由糖尿病引起的神经病特别重要,它可表现为以下形式,如嵌压性单神经病、急性缺血性单神经病、远端感觉运动性多发性神经病、亚急性近端运动性多发性神经根神经丛病(糖尿病性肌萎缩)、胸腹神经根病,或自主性神经病等。

▶肿瘤

外周神经、脊神经,以及四肢神经丛可能被原发性肿瘤或转移的淋巴结压迫或浸润。肿瘤性疾病也可能导致一种非转移性(副肿瘤性)感觉性或感觉运动性多发神经病,或者导致一种神经肌肉传递障碍,Lambert-Eaton 综合征,在第 9 章,运动疾病中讨论过。

▶结缔组织疾病

结节性多动脉炎、类风湿性关节炎、许尔 - 斯特劳斯(Churg-Strauss)综合征,以及肉芽肿病伴多血管炎[以前称为韦格纳肉芽肿病(Wegener granulomatosis)]可能伴发**多数性单神经病**(mononeuropthy multiplex),或不太常见的,伴发多发性神经病和脑神经病(cranial neuropathy)。多发性神经病在系统性红斑狼疮较常见。类风湿性关节炎可能可能引起受累关节附近的局部性嵌压或压迫性单神经病。

▶人类免疫缺陷病毒感染

获得性免疫缺陷综合征(AIDS)通常伴有一种远端对称性,主要为感觉性多发性神经病。不太常见的,艾滋病伴有急性或慢性炎症性脱髓鞘性多发性神经病、多发性神经根病、多数性单神经病,或自主性神经病等。神经病也见于无症状性人类免疫缺陷病毒 -1(HIV-1)感染和 HIV-1 血清转化。

药物和饮酒史

在**表 10-2** 中列出了引起周围神经病的一些药物,某些药物使运动或感觉纤维选择性受累。

家族史

多发性神经病可能有遗传基础,如在本章后面关于遗传性神经病小节中所讨论的。

表 10-2 诱发周围神经病的选择药物

感觉性神经病
氯霉素
顺铂
多西紫杉醇
维生素 B_6
紫杉醇
主要为感觉性神经病
乙胺丁醇
肼屈嗪
甲硝唑
米索硝唑
运动神经病
氨苯砜
丙咪嗪
磺胺类（某些）
混合性感觉和运动神经病
胺碘酮
氯喹
戒酒硫
金
吲哚美辛
异烟肼
硝基呋喃妥因
青霉胺
哌克昔林
苯妥英钠
反应停
色氨酸（污染物）
长春新碱

鉴别诊断

周围神经病（peripheral neuropathy）可能导致运动或感觉功能缺失或二者兼而有之。感觉和腱反射保留可区分纯锥体束病变、脊髓性肌萎缩、肌病或神经肌肉传递障碍与由周围神经受累引起的运动功能缺失。其他的鉴别特征在第 9 章，运动疾病中讨论。

脊髓病（myelopathy）是以病变平面以下锥体束功能缺失以及远端的感觉缺失为特征。在脊髓痨，通常有梅毒感染史，而查体

可见梅毒的其他特征。此外，触觉被保留。

神经根病（radiculopathy）与周围神经病的区别是依据运动或感觉功能缺失的分布（见图 10-4）。存在颈或背部疼痛，它以一种根性分布放射到肢体也提示为根性病变。

辅助检查

周围神经病患者的实验室检查是针对于确定诊断和发现任何潜在的病因。

肌电图（electromyography，EMG）可以揭示受影响肌肉中失神经支配的证据，并可用于确定是否有任何运动单元仍处于自主控制之下。**神经传导检查**（nerve conduction study）使得可以测量运动和感觉纤维的传导速度（见第 2 章，辅助检查）。根据电诊断或组织病理学检查，周围神经病可被分为脱髓鞘性或轴索性神经病。在**脱髓鞘性神经病**（demyelinating neuropathy），肌电图通常显示很少或没有失神经支配的证据，但在受影响的神经存在传导阻滞或最大传导速度的明显减慢。在**轴索性神经病**（axonal neuropathy），肌电图显示已发生失神经支配，特别是在肢体远端，但最大神经传导速度正常或仅轻度减慢。

测定全血细胞计数、红细胞沉降率、血清尿素氮和肌酐、空腹血糖、血清维生素 B_{12}、血清蛋白、蛋白电泳和免疫电泳、肝脏和甲状腺功能的血液测试、梅毒血清学测验（FTA 或 MHA-TP）、类风湿因子，以及抗核抗体等可能有助于确定周围神经疾病的原因，也可能包括胸部 X 线检查。依据临床的情况，可能需要作 Lyme 病、肝炎或感染人类免疫缺陷病毒（HIV）的血清学检测，或副肿瘤抗体检测。在适当的基因咨询之后，基因检查也可能是必要的。

如果怀疑中毒性病因，收集 24 小时尿液，然后做重金属分析可能会有帮助，可以对头发和指甲进行砷分析。如果疑诊卟啉病（porphyria），检查新鲜尿标本中的胆色素原和 δ- 氨基乙酰丙酸是必要的。

治疗

疾病特异性治疗

潜在的病因的治疗可能限制或甚至逆转神经病的进展。疾病-特异性治疗（disease-specific treatment）在后面的个别疾病中讨论。

辅助通气

必须监测**呼吸功能**，特别是急性特发性多发性神经病（Guillain-Barré 综合征）、慢性炎症性脱髓鞘性多发性神经病和白喉神经病，如果最大肺活量（forced vital capacity）达到 15ml/kg，平均吸气力（mean inspiratory force）达到 40mmHg，呼吸困难变得明显，或者动脉血饱和度降低，就需要准备辅助通气（ventilatory assistance）。

创伤预防

在严重的运动或感觉功能缺失患者，为了预防**褥疮溃疡**（decubitus ulcer）、**关节挛缩**（joint contracture）和额外的**压迫性周围神经损伤**（compressive peripheral never damage），护理是很重要的。在严重的**感觉迟钝**（dysesthesia）患者，可用一个支架（金属框架）来防止被子与皮肤的敏感区域接触。

感觉缺失（sensory loss）的肢体必须防止反复的轻微创伤，诸如可能破坏组织的烫伤。热的表面温度应该在感觉保留的身体部分进行检查，并且必须减少使用热水袋以防烫伤。皮肤和指甲必须精心护理。

减轻疼痛

感觉障碍患者可能遭受特别剧烈的疼痛，可能会影响生活质量。治疗这种疼痛是很重要的。

度洛西汀（Duloxetine）（60mg，1 次 /d）或**文拉法辛**（Venlafaxine）（用标准剂型，2~3 次 /d，滴定至 75mg，或给予相同剂量的缓释剂型

1 次 /d）通常是有帮助的；两者都是选择性血清素和去甲肾上腺素再摄取抑制剂。

普瑞巴林（Pregabalin）（150mg/d，1 周后增加至 300mg/d，分次服用，最大剂量 600mg/d）也能缓解神经病性疼痛。

苯妥英钠（Phenytoin）300mg/d、**卡马西平**（Carbamazepine）达到 1 200mg/d，或者**美西律**（Mexiletine）600~900mg/d 有时可能缓解某些神经病的刺痛。如果疼痛是持续、烧灼样或感觉迟钝的，**阿米替林**（Amitriptyline）25~100mg 睡前服，经常会有帮助，其他的三环类药物也有效。

加巴喷丁（Gabapentin）（300mg，3 次 /d，随后根据反应和耐受情况增加剂量）对治疗各种神经病性疼痛疾病是有效的，应用**拉莫三嗪**（Lamotrigine）、**妥泰**（Topiramate）或**丙戊酸钠**（Sodium valproate）可能同样地出现疼痛缓解，但这方面的文献记载较少。拉莫三嗪需要缓慢的剂量滴定，以避免皮疹及其他的并发症。加巴喷丁联合去甲替林（nortriptyline）治疗神经性疼痛（糖尿病性神经病或疱疹后神经痛）可能比单独用任何一种药物更有效，因此，对于单独使用任何一种药物有部分反应并需要额外止痛的患者，推荐使用这种药物组合。

外用**辣椒素**（Capsaicin）对神经病性疼痛综合征也有帮助。

自主神经障碍

自主神经障碍性症状（dysautonomic symptom）在一些多发性神经病中，特别是糖尿病性多发性神经病可能是难于处理的。穿齐腰高弹力袜、补充膳食盐，以及使用**氟氢可的松**（fludrocortisone）0.1~0.5mg/d 口服治疗可能缓解**体位性低血压**（posture hypotension），但必须监护患者以防止平卧性高血压。其他可能有所帮助的药物治疗包括可乐定（Clonidine）、米多君（Midodrine）、二氢麦角胺（Dihydroergotamine）、奥曲肽（Octreotide），或 β- 阻滞剂等。屈昔多巴

(droxidopa) 在外周自主神经功能障碍中的效用尚不清楚。指导患者睡眠采取半立位 (semierect) 而不是仰卧位 (recumbent) 姿势是有帮助的,因为自主神经障碍患者在仰卧位时往往不能保存盐和水分。

多发性神经病

特发性炎症性神经病

急性特发性多发性神经病(吉兰 - 巴雷综合征)

吉兰 - 巴雷综合征是一种急性或亚急性多发性神经病,这可能出现在轻微的感染性疾病、疫苗接种或外科手术后,或可能发生在没有明显诱因的情况下。临床和流行病学证据表明与先前的空肠弯曲菌 (*Campylobacter jejuni*) 感染有关。它也可能与寨卡病毒(Zika virus)感染有关。其确切病因尚不清楚,但可能有免疫学基础。脱髓鞘和轴突形式都会发生,具有独特的临床和电生理特征。**脱髓鞘的** (demyelinative) 形式在美国较常见,但轴索变异型 [**急性运动感觉轴索型神经病**(acute motor sensory axonal neuropathy,AMSAN)] 偶尔会遇到。在中国北方,相关的轴突形式经常发生 [**急性运动轴索型神经病**(acute motor axonal neuropathy,AMAN)]。轴索变异型是由轴突膜上抗神经节苷脂抗体引起的,包括抗 -GM1、抗 -GM1b、抗 -GD1a、抗 -GD1b,以及(在 AMAN 中)抗 -Ga1NAC-GD1a 抗体。Miller-Fisher 综合征是另一种亚型,以眼肌麻痹、共济失调和腱反射消失为特征,并与抗 -GQ1b 抗体相关(见第 8 章,平衡障碍),它有时与脑干脑炎 [**比克斯塔夫脑炎**(Bickerstaff encephalitis)] 相关。

▶临床表现

诊断特征在**表 10-3** 中做了总结。患者通常表现**上升性无力**(ascending weakness),通常是对称的,从下肢开始,近端往往比远端更明显,并可能危及生命,特别是影响到呼吸肌和吞咽肌时。一些患者却出现球部肌、颈部肌,以及肩部肌无力,或者伴随急性全自主神经功能紊乱(acute pandysautonomia)。如果发生了轴突变性,肌肉就会消瘦。感觉的主诉,虽然通常没有运动症状那样明显,但也很常见。深腱反射通常消失。可有明显的自主神经功能紊乱,表现心动过速、心律失常、血压不稳、出汗紊乱、肺功能受损、括约肌障碍、麻痹性肠梗阻,以及其他的异常。

表 10-3　吉兰 - 巴雷综合征的诊断标准

诊断必需的
一个以上的肢体进行性无力
远端反射消失伴近端反射消失或反射减低
支持诊断的
进展多达 4 周
相对对称性功能缺失
轻度感觉受累
脑神经(特别是面神经)受累
进展停止后 4 周内开始恢复
自主神经障碍
发病时无发热
1 周后 CSF 蛋白增高
CSF 白细胞计数 ≤10/μl
神经传导减慢或阻滞数周
不支持诊断
明显非对称性无力
肠或膀胱功能障碍(起病时或持续的)
CSF 白细胞计数 >50/μl 或多型核白细胞 >0/μl
界限清楚的感觉平面
排除诊断
分离性感觉受累
另一种多发性神经病能解释临床表现

数据来自 Asbury AK,Cornblath DR. Assessment of current diagnostic criteria for Guillain-Barré syndrome. *Ann Neurol.* 1990;27(suppl):S21-S24.

▶辅助检查

脑脊液（CSF）经常表现为蛋白浓度升高，但细胞计数正常［**蛋白 - 细胞分离**（cytoalbuminologic dissociation）］，但在第 1 周可能不出现异常。电生理检查可能发现运动和感觉传导速度明显减慢，或者失神经支配和轴索丢失的证据。电生理改变的时间进程不一定与任何的临床进展平行。由于发生神经病的临床背景、存在高危因素、或脑脊液淋巴细胞增多而怀疑 HIV-1 感染时，应进行适当的血清学检查。

▶治疗

血浆置换（plasmapheresis）可缩短恢复所需的时间，并可能减少残余的神经功能缺失可能性。它最好早期开始，它特别适用于病情严重或迅速进展的功能缺失或呼吸功能受损患者。**免疫球蛋白静脉滴注**（intravenous immunoglobulin，IVIG）［400mg/（kg·d），连用 5 天］同样有效，在心血管功能不稳定的成人和儿童中应优先于血浆置换被选用，这两种疗法不同时使用。

其他方面是对症治疗，目的是预防如呼吸衰竭或血管衰竭等并发症。基于这一原因，严重受累的患者最好在重症监护病房（ICU）管理，在此，如果必要时可得到监护和辅助呼吸的设备（例如，如果最大肺活量达到 15ml/kg，平均吸气力达到 40mmHg，患者呼吸短促或血氧饱和度下降时）。阵发性高血压可能需要使用拉贝洛尔（Labetalol）或硝普钠（Nitroprusside）治疗。有时需要扩容或用升压药治疗来对抗低血压，小剂量肝素可能帮助预防肺栓塞。心律失常很常见，根据其性质，可能需要治疗。糖皮质激素可能会对转归产生不利影响或延迟恢复，不是应用适应证。物理治疗和康复是治疗的重要方面。

▶预后

症状和体征在发病约 4 周时停止进展。

这种疾病是自限性的，发病后数周或数月就会有所改善。大约 70% 的患者完全康复，25% 的患者遗留轻微的神经功能缺失，5% 的患者死亡，通常是由于呼吸衰竭。当有前期空肠弯曲菌感染的证据时预后较差，当轴索变性是主要病理改变时，病程较迁延，恢复不完全。高龄、需要通气支持，或症状较快速起病也可能预示预后不良。

慢性炎症性脱髓鞘性多发性神经病

慢性炎症性脱髓鞘性多发性神经病（chronic inflammatory demyelinating polyneuropathy，CIDP）临床上与吉兰 - 巴雷综合征相似，除了它遵循一种慢性进展性病程或以复发为特征的病程，在起病后 6 个月内没有明显改善。它的病因还不清楚。它的临床特征总结在**表 10-4**。本病要与某些遗传性脱髓鞘性神经病鉴别，将在本章后面讨论。

表 10-4 慢性炎症性脱髓鞘性多发性神经病的临床表现

临床特征	患者百分率 /%
肌无力，腱反射减低或消失	94
肢远端	85
下肢远端	85
上肢近端	74
下肢近端	68
呼吸肌	11
颈肌	4
面肌	2
检查感觉缺失	
下肢远端	83
上肢远端	68
感觉异常	
上肢	79
下肢	72
面部	6

续表

临床特征	患者百分率 /%
疼痛	
下肢	17
上肢	15
构音障碍	9
吞咽困难	9
阳痿	4
失禁	2

经允许改编自 Dyck PJ, Lais AC, Ohta M, et al. Chronic inflammatory polyradiculopathy. *Mayo Clin Proc.* 1975；50：621-637. Copyright © Elsevier.

脑脊液的检查显示出与吉兰 - 巴雷综合征相似的结果，蛋白升高而细胞计数正常。电生理检查结果表明，脱髓鞘性神经病伴有叠加的轴索变性。实验室检查可能有助于确定引起神经病的疾病，例如糖尿病。

本病对使用**糖皮质激素**(corticosteroid) 治疗通常有效（泼尼松 60~100mg/d，连用 2~4 周，然后逐渐减量至隔日 5~20mg），这可能需要长期用药。使用**免疫球蛋白静脉滴注**(intravenous immunoglobulin，IVIG) 作为起始或后期治疗也是有效的［1g/（kg·d），连用 2 天，在 3 周时再额外输注一次；或 400mg/（kg·d），连用 5 天，总剂量 2g/kg，以后的病程可根据需要维持效应］。当作为初始治疗使用时，它的优势是副作用比泼尼松少，但费用较高。它的确切的作用模式尚不清楚。血浆置换是另一种有效的免疫调节疗法，但应用难度较大。在治疗无效的患者中，应用甲氨蝶呤(methotrexate)、硫唑嘌呤(azathioprine)或环磷酰胺(cyclophosphamide)可能是有帮助的，但是主张使用这些药物或应用环孢素、干扰素 -β 或干扰素 -α 获益需要通过随机试验证实。

代谢性和营养性神经病

糖尿病

周围神经受累在糖尿病(diabetes mell-itus) 中是常见的，可能有几种形式（**表 10-5**），可以单独发生，也可以任何的组合发生。周围神经受累的发病率可以受到糖尿病控制充分程度的影响，在任何情况下，它都应得到最佳的控制。

表 10-5　糖尿病伴发的神经病

类型	分布
多发性神经病	
混合性感觉、运动及自主神经感觉性为主	对称性，远端性，下肢重于上肢
多数性单神经病	不确定的
多发性神经根病 / 神经丛病	
糖尿病性肌萎缩	非对称性，近端性（骨盆带、大腿）
胸腹神经根病	胸，腹
单纯单神经病	
周围神经	尺神经、正中神经、桡神经、股外侧皮神经、坐骨神经、腓神经及其他神经
脑神经	动眼（Ⅲ）神经 > 展（Ⅵ）神经 > 滑车（Ⅳ）神经面（Ⅶ）神经

▶临床表现

远端多发性神经病(distal polyneuropathy) 是最常见的表现，并可能是混合性（感觉性、运动性以及自主神经性，占 70% 的病例）或以感觉性为主（30%）。症状通常在腿部比手臂更常见，包括麻木、疼痛或感觉异常。它可能由于存在腱反射减低和双下肢振动觉受损而被作出症状前诊断。在严重的病例，所有的肢体有远端的感觉丧失，而某些伴有运动障碍。

糖尿病性**自主神经功能异常**(dysau-tonomia) 导致许多症状，包括体位性低血压、心律失常、体温调节性出汗受损，以及膀胱、直肠、胃和性功能障碍等。

糖尿病性**多数性单神经病**(mononeur-opathy multiplex)通常以疼痛和无力为特征,通常有血管性基础。临床功能缺失取决于受影响的神经。

糖尿病**肌萎缩**(amyotrophy)是由于神经根神经丛病、多发神经根病或多发神经根神经病。骨盆带和股部肌肉的疼痛、无力和萎缩是典型的症状,伴股四头肌反射消失,几乎没有感觉缺失。

糖尿病性**单纯单神经病**(mononeuropathy simplex)通常突然起病,并经常是痛性的。

在糖尿病性多发性神经病和多数性单神经病中,脑脊液蛋白浓度通常是增高的。

▶治疗和预后

对糖尿病的周围神经并发症没有特异性治疗方法,除非当患者患有嵌压性神经病,并可能从减压过程获益。对疼痛或自主神经功能紊乱的治疗已在前面作了概述。糖尿病性肌萎缩通常自发地改善。优化糖尿病的控制是非常重要的。

其他内分泌病

▶甲状腺功能减退

甲状腺功能减退(hypothyroidism)与嵌压性神经病有关,特别是腕管综合征(carpal tunnel syndrome)(正中神经嵌压,见下文),但很少引起多发性神经病。在甲状腺功能减退性肌病(hypothyroid myopathy)引起近端肢体无力患者,或在腱反射延迟性松弛患者可能被误诊为多发性神经病,这是甲状腺功能减退的典型表现,与神经病无关。甲状腺功能减退的其他神经症状包括急性意识模糊状态(见第4章,意识模糊状态),痴呆(见第5章,痴呆和失忆症),以及小脑性共济失调(见第8章,平衡障碍)。

▶肢端肥大症

肢端肥大症(acromegaly)也经常导致腕管综合征,以及不太常见的多发性神经病。由于许多肢端肥大症患者也罹患糖尿病,在一个特定的患者可能很难确定主要是哪种疾病是多发性神经病的主要原因。

尿毒症

尿毒症(uremia)可发生对称性感觉运动性多发性神经病,主要是轴索型。它对腿部的影响大于对手臂的影响,远端比近端更明显,并与肾功能受损的严重程度有关。可能伴有不宁腿、肌肉痛性痉挛和烧灼足(burning feet)。神经病可因肾移植而明显改善。腕管综合征也可能发生在肾脏疾病(见后),并可能发生在血液透析期间在前臂造口形成动静脉瘘的远端。在长期血液透析患者,它通常与淀粉样变性和 β_2- 微球蛋白聚集有关。

肝脏疾病

原发性胆汁性肝硬化可能导致一种感觉性神经病,它很可能是轴索型。一种主要表现脱髓鞘性多发性神经病可能发生在慢性肝脏疾病。在神经系统表现与肝功能障碍的严重程度之间似乎没有任何相关性。

维生素 B_{12} 缺乏

维生素 B_{12} 缺乏(vitamin B_{12} deficiency)伴有对称性远端的感觉障碍和轻度运动受损,以及腱反射消失等。由于有关多发性神经病和脊髓病对产生这一综合征的相对重要性存在争议,维生素 B_{12} 缺乏将在后面,在脊髓病小节中详细讨论。多发性神经根神经病、多发性神经病,以及脊髓病可能发生在减肥手术(bariatric surgery)后,并与营养缺乏有关,包括但不仅限于维生素 B_{12} 缺乏。

感染性和肉芽肿性神经病

艾滋病毒(HIV)感染

神经病(neuropathy)是 HIV-1 感染的一种常见的并发症(**表 10-6**);大约 40% 的艾

表 10-6 艾滋病伴发的神经病

类型	HIV-1 感染阶段	免疫状态	分布
感觉运动性多发性神经病	早期或晚期	正常或低下	对称性,远端,下肢重于上肢
炎症性脱髓鞘性多发性神经病	早期	正常	近端重于远端肢体
腰骶多发性神经根病	晚期	低下	下肢近端、括约肌
多发性单神经病	早期或晚期	正常或低下	脑神经(如面神经)、周围神经(如腓神经)
单发性单神经病	早期	正常	脑神经(如面神经)、周围神经(如腓神经)
自主性神经病	早期或晚期	正常或低下	弥散性

滋病患者尸检发现周围神经受累。它可能是 HIV 感染或其他的微生物(如巨细胞病毒,水痘 - 带状疱疹病毒,苍白密螺旋体)继发性感染的结果,具有免疫学基础,或与营养缺乏或药物治疗有关。

远端对称性**感觉运动性**(sensorimotor)或**主要为感觉性多发性神经病**(predominantly sensory polyneuropathy)是与 HIV-1 感染相关的最常见的神经病。主要受影响的是轴索,而不是髓磷脂。原因尚不清楚,病因不明,但在一些患者中,维生素 B_{12} 缺乏或接触神经毒性药物(如有可能应停用)可能是部分原因。神经病的其他原因应排除在外。HIV-1 很少在受感染的神经中被发现。感觉症状主要包括疼痛和感觉异常,尤其影响足部。无力是次要的或较晚的特征。踝反射和有时膝腱反射消失。病程通常是进展的。联合抗逆转录病毒疗法(combination antiretroviral therapy,cART)可能有助于改善感觉功能。如前所述,疼痛可以通过药物控制。血浆交换是没有效益的。

炎症性脱髓鞘性多发性神经病(inflammatory demyelinating polyneuropathy)可能发生于 HIV-1 感染早期,表现为急性病程(症状在 4 周内达到最低点),或者在严重感染患者中的慢性病程(进展时间超过 4 周)。神经病可能是免疫介导的,但有时直接由继发性病毒感染,如由巨细胞病毒引起。它是以近端,有时远端无力为特征,伴有不明显的感觉障碍,腱反射消失或减低。脑脊液是异常的,蛋白浓度增高,并通常有 CSF 淋巴细胞增多(与没有 HIV-1 感染患者的吉兰 - 巴雷综合征或慢性炎症性脱髓鞘性多发性神经病的表现不同)。有些患者自发地改善或病情稳定,其他患者可能对皮质类固醇、血浆交换或静脉滴注免疫球蛋白治疗有效。

腰骶多发性神经根病(lumbosacral polyradiculopathy)发生于 HIV-1 感染病程晚期,通常是在前期机会性感染的患者。巨细胞病毒感染是其病因,至少在某些情况下如此。临床表现通常在数周中进展,包括普遍的渐进性腿软、腰痛、双脚和会阴的痛性感觉异常、下肢腱反射消失,以及早期尿潴留等。病程可以是暴发性的,由于上升性瘫痪导致呼吸衰竭,但有时是较良性的,特别是在病因不明的情况下。脑脊液所见包括单个核细胞或多形核细胞增多、蛋白浓度升高以及糖的水平下降;聚合酶链反应检测巨细胞病毒阳性提供了进一步的支持。排除脑膜淋巴瘤病、脊髓压迫症或梅毒作为潜在的病因始终是很重要的,因为这些疾病需要特殊治疗并影响预后。巨细胞病毒感染患者可能对更昔洛韦治疗有反应,2.5mg/kg 静脉注射,每 8 小时 1 次,连续 10 天,然后 7.5mg/(kg·d),每周用药 5 天。另一种方法是使用膦甲酸(foscarnet),在严重的病例,两种药物都给予。更昔洛韦治疗的前两周有些恶化并不表明治疗失败。3 周后应复查脑脊液,确定多形核细胞计数是否已经下降;如果没有下降,膦甲酸应该替代更昔洛韦。

多数性单神经病(mononeuropathy multiplex)影响多数的脑神经和周围神经,导致局部的无力和感觉丧失。这可能有自身免疫基础或肿瘤或感染的原因(如巨细胞病毒感染),或由于血管病变引起。在 HIV-1 感染早期,多数性单神经病可能是一种自限性疾病,局限于单一肢体,伴自发的稳定或缓解。在艾滋病晚期,一些肢体可能会以渐进性方式受到影响。

单发性单神经病(mononeuropathy simplex)往往在 HIV-1 感染早期急性发生,并自发地缓解。它可能表现为单侧或双侧面瘫。很可能是血管性的原因。

自主神经病(autonomic neuropathy)趋向于在 HIV-1 感染晚期发生,可能导致晕厥发作,直立性低血压、括约肌或性功能障碍、体温调节性出汗受损,以及腹泻等。家族性自主神经异常(dysautonomia)可能与中枢或周围的病理改变有关。治疗为对症性(如前一节所述)。

药物治疗 - 相关性神经病(medication-related neuropathy)可能由使用抗逆转录病毒药物扎西他宾(Zalcitabine,ddC)、地达诺新(Didanosine,ddI)和司他夫定(Stavudine,d4T)引起的,发生于大约 4 个月后,除非有其他共存的疾病使得患者更加易感。这是一种轴索性感觉神经病,以远端的刺痛、麻木和疼痛为特征。其他可能与艾滋病患者神经病相关的药物包括异烟肼(Isoniazid)、乙胺丁醇(Ethambutol)、长春新碱(Vincristine)、长春花碱(Vinblastine)、紫杉醇(Taxol)、沙立度胺(Thalidomide)和他汀类(Statins)等。

麻风

麻风(leprosy)是全球范围的周围神经病最常见的病因之一。反过来,神经病又是麻风病最致残的表现。麻风分枝杆菌(*Mycobacterium leprae*)影响皮肤和周围神经,因为体表较凉的体温促进它的生长。

在**结核样型麻风病**(tuberculoid leprosy),免疫反应足以将感染局限于一个或多个小块皮肤及其相关的皮肤的和皮下的神经。这会产生一种色素减退的斑疹和丘疹,它上面的感觉受损,痛觉和温度觉受影响最明显。无汗症发生于自主神经纤维受累时。感觉缺失最常出现于指(趾)神经、腓肠神经、桡神经,以及耳后神经的分布区,而运动表现通常与尺神经和腓神经受累有关。受影响的神经通常是肿大的。

瘤型麻风(lepromatous leprosy)是一种更广泛的疾病,它导致一种对称性,主要是感觉性多发性神经病,不成比例地影响痛觉和温度觉。它的分布是独特的,在身体的暴露区域,尤其在耳,鼻,颊部,手、前臂和脚的背侧面,以及小腿的外侧面优先地受到影响。与大多数多发性神经病不同,麻风引起的多发性神经病往往使腱反射保留。相关的表现包括指(趾)再吸收、营养性溃疡,以及手、足的发绀和无汗症。

治疗取决于麻风的类型,但通常涉及氨苯砜(Dapsone)、利福平(Rifampicin)和氯法齐明(Clofazimine)。应遵循世界卫生组织(WHO)最新的指南(http://www.who.int/lep/mdt/regimens/en/index.html)。在美国,可以从美国卫生与公众服务部(US Department of Health and Human Service)的国家汉森(Hansen)疾病计划获得更多的信息(http://www.hrsa.gov/hansensdisease/)。

白喉

白喉棒状杆菌(*Corynebacterium diphtheriae*)感染上呼吸道组织,产生毒素,导致周围神经脱髓鞘。在感染后大约 1 个月内,患者可能发生脑运动神经病(cranial motor neuropathy),伴有眼调节的明显受损。视力模糊是常见的主诉。眼外肌以及面部、上腭、咽部、横隔膜也可能受到影响,但瞳孔光反射被保留。恢复通常发生在数周之后。一种较迟发性综合征,通常在原发性感染后 2~3 个月开始发病,表现为对称的远端感觉运动性多发性神经病。大多数患者完全恢复。白喉性神经病(diphtheritic neuropathy)在第 9 章,运动疾病中更详细地讨论。

结节病

结节病(sarcoidosis)可引起单神经病,或者罕见的多发性神经病。单神经病通常影响脑神经,特别是**面神经**。在某些情况下,小纤维神经病(small-fiber neuropathy)导致疼痛、感觉迟钝和自主神经受累。对神经外疾病的临床评价、肺部和骨骼 X 线片、脑脊液检查,以及血管紧张素 - 转换酶的血清水平测定有助于确定结节病的诊断。治疗口服泼尼松 60mg/d,随后逐渐减少剂量,可能会加速恢复。

败血症和多器官衰竭

败血症(sepsis)和多器官衰竭(multiorgan failure)患者可能发生**危重病性多发性神经病**(critical illness polyneuropathy)。这主要表现为无力,因此在第 9 章,运动疾病中讨论。

血管炎和胶原性血管疾病性神经病

系统性血管炎病(systemic vasculitide)和胶原性血管疾病(collagen vascular diseases)可能引起多发性神经病、单发性单神经病、多数性单神经病,或者嵌压性神经病等(**表 10-7**)。

系统性坏死性血管炎

系统性坏死性血管炎(systemic necro-tizing vasculitis)包括**结节性多动脉炎**(polyarteritis nodosa)和变态反应性血管炎以及肉芽肿病(granulomatosis)[**许尔 - 斯特劳斯综合征**(Churg-Strauss syndrome)]。大约 50% 的患者发生神经病,最常见的是多数性单神经病,它可能表现为一个或多个脑神经

表 10-7   血管炎和胶原性血管疾病伴发的神经病

疾病	多发性神经病	单发性或多数性单神经病[1]	嵌压性神经病[1]
血管炎			
系统性坏死性血管炎[2]	+	+	−
肉芽肿伴多血管炎	+	+	−
巨细胞动脉炎	−	+(Ⅲ,Ⅵ,Ⅳ)	−
胶原性血管疾病			
类风湿性关节炎	+	+	+(M,U,R)
系统性红斑狼疮	+	+	−
干燥综合征	+	+(Ⅴ,Ⅲ,Ⅵ)	+(M)
进行性系统性硬化	−	+(Ⅴ)	
混合性结缔组织病	+	+(Ⅴ)	

+,存在;−,缺乏。
[1]常见受累的神经:Ⅲ,动眼神经;Ⅳ,滑车神经;Ⅴ,三叉神经;Ⅵ,展神经;M,正中神经;R,桡神经;U,尺神经。
[2]包括结节性多动脉炎和 Churg-Strauss 综合征。

或周围神经的急性发作性疼痛。远端对称性感觉运动性多发性神经病不太常见。一旦作出诊断,就应立即开始治疗,包括泼尼松 60~100mg/d 口服,以及环磷酰胺 2~3mg/d 口服。

肉芽肿伴多血管炎(韦格纳肉芽肿病)

在多达 30% 的肉芽肿伴多血管炎(granulomatosis with polyangiitis)[韦格纳肉芽肿病(Wegener granulomatosis)]病例中,出现多数性单神经病或多发性神经病。治疗方法与系统性坏死性血管炎相同。

巨细胞动脉炎

巨细胞动脉炎(giant cell arteritis)在第 6 章,头痛和面部疼痛中详述。影响支配眼外肌的脑神经的单神经病可能发生。

类风湿性关节炎

类风湿性关节炎(rheumatoid arthritis)在大约 45% 的患者中产生嵌压性神经病(最常累及正中神经),约 30% 的患者出现远端对称性感觉运动多发性神经病。多数性单神经病在合并坏死性血管炎病例中,是一种常见的表现。

系统性红斑狼疮

系统性红斑狼疮(systemic lupus erythematosus,SLE)作为急性意识模糊状态的一个原因,在第 4 章,意识模糊状态中讨论。神经病发生于多达 20% 的患者。最常见的模式是远端对称性感觉运动性多发性神经病。一种上升性,以运动为主的多发性神经病(吉兰 - 巴雷综合征,见上文)也可能发生,单发性或多数性单神经病也可能出现,它通常影响尺神经、桡神经、坐骨神经和腓神经等。

干燥综合征

干燥综合征(Sjögren's syndrome)在大约 20% 的病例中影响周围神经。远端对称性感觉运动性多发性神经病是最常见的,嵌压性神经病(特别是影响正中神经)也很常见,并可能发生多数性单神经病。

硬皮病和混合性结缔组织病

进行性系统性硬化(progressive systemic sclerosis)[硬皮病(scleroderma)]和混合性结缔组织病(mixed connective-tissue disease)可能引起脑的单神经病,它最常影响三叉(Ⅴ)神经。

肿瘤和副蛋白性神经病

肿瘤压迫和浸润

神经受压是多发性骨髓瘤、淋巴瘤和癌瘤的一种常见的并发症。肿瘤侵犯神经外膜可发生于白血病、淋巴瘤和各种癌症,特别是乳腺癌或胰腺癌。

副肿瘤综合征

癌症(特别是小细胞肺癌)和淋巴瘤可能伴发神经病,这些神经病被认为是免疫介导的,基于在一些病例中检测到神经元抗原的自身抗体。

▶感觉性或感觉运动性多发性神经病

感觉性或感觉运动性多发性神经病(sensory or sensorimotor polyneuropathy)发生在癌症和淋巴瘤。它可以是急性或慢性疾病,有时是不对称的,可能伴有明显的疼痛。脑脊液通常是非细胞性的,但蛋白质浓度可能略有升高。在不明病因的慢性感觉运动性多发性神经病患者中,约 10% 有一种单克隆丙种球蛋白病(monoclonal gammopathy);许多这样的患者最终发展为血液系统恶性肿瘤,如在后面的讨论。治疗恶性肿瘤可能使神经病改善。

▶感觉神经元病

癌症也可引起感觉神经元病（sensory neuronopathy），它主要影响在后根神经节的感觉神经元的胞体，并与存在抗 Hu（或 ANNA-1）抗体有关（见第 8 章，平衡障碍）。这种罕见的情况可以是癌症的首发表现。最初的疼痛和麻木症状通常是从远端开始，但有时从近端或面部开始。这种障碍通常会在数日或数周中进展，导致明显的感觉性共济失调和所有感觉形式的损害。运动受累较晚，而自主神经功能障碍是不常见的。脑脊液可能含有炎症因子。治疗潜在的肿瘤通常是无效的。

▶运动神经元病、吉兰 - 巴雷综合征及其他运动障碍

淋巴瘤（lymphoma）可能并发运动神经元病（motor neuronopathy），一种前角细胞的疾病。霍奇金病（Hodgkin disease）和血管免疫母细胞淋巴结病（angioimmunoblastic lymphadenopathy）有时伴发吉兰 - 巴雷综合征，这一综合征与非恶性肿瘤患者的治疗效果相同。这些及其他副肿瘤性运动疾病，包括兰伯特 - 伊顿肌无力综合征（Lambert-Eaton myasthenic syndrome）、神经性肌强直和僵人综合征等在第 9 章，运动疾病中讨论。

▶自主神经病

自主神经病（autonomic neuropathy）可作为一种副肿瘤性紊乱发生，特别是在小细胞肺癌患者。它最常见是与抗 Hu 抗体有关，但也可能与抗神经节烟碱型乙酰胆碱受体（anti-nAChR）抗体一起出现。对该病诊断不足，它通常发生在其他副肿瘤综合征的情况下，而且预后不良。症状可能包括低血压、直立性低血压、通气不足、体温调节性出汗异常、睡眠呼吸暂停、胃轻瘫、假性肠梗阻，以及心律失常等，有时导致猝死。即使治疗潜在的肿瘤后，罹病患者也不能从免疫疗法中得到改善。

副蛋白血症

副蛋白血症脱髓鞘性神经病（paraproteinemic demyelinating neuropathy）患者，特别是慢性远端感觉性神经病，可能有一种恶性浆细胞病（malignant plasma cell dyscrasia）。当副蛋白是免疫球蛋白 M（IgM）时，可能是神经病的基础。当它是 IgG 或 IgA 时，该神经病在临床和电生理上可能与慢性炎症性脱髓鞘性多发性神经根神经病没有区别，而且它的治疗反应相似。

多发性神经病是**多发性骨髓瘤**（multiple myeloma）的一种常见的并发症。罹患溶骨性骨髓瘤（lytic myeloma）患者通常是男性。临床表现为远端对称性感觉运动性多发性神经病。所有的感觉模式都会受到影响，疼痛是常见的表现，腱反射也会减低。这种疾病通常是进行性的，并在 2 年内导致死亡。

硬化性骨髓瘤（sclerotic myeloma）可能伴发慢性脱髓鞘性多发性神经病。运动受累为主，但振动觉和位置觉也可能受损，且反射减低。疼痛不如溶骨性骨髓瘤的神经病常见，症状可能会随着潜在癌症的治疗或通过血浆置换而改善。

POEMS 综合征（多发性神经病、器官肿大、内分泌病、M 蛋白和皮肤改变）可能使浆细胞病（plasma cell dyscrasias）复杂化，特别是骨硬化性骨髓瘤（osteosclerotic myeloma）。感觉运动多发性神经病可能表现出某些独特的电生理特征，诸如传导减慢在中间神经节段比远端节段更明显，而且往往对治疗有反应。应考虑局部照射或切除孤立的浆细胞瘤，以及使用美法仑（Melphalan），加或不加用糖皮质激素。

在 Waldenström **巨球蛋白血症**（Waldenström macroglobulinemia）或**良性单克隆丙种球蛋白病**（benign monoclonal gammopathy）中，也可能发生类似于溶骨性骨髓瘤所见的感觉运动性多发性神经病。应用免疫抑制

剂和血浆交换治疗有时是有帮助的。

淀粉样变性

非遗传性淀粉样变性(amyloidosis)以一种孤立的疾病[原发性广泛性淀粉样变性(primary generalized amyloidosis)],或在多发性骨髓瘤患者发生,并可能伴发多发性神经病。多发性神经病也是遗传性淀粉样变性的一个特征。淀粉样神经病(amyloid neuropathies)在后面关于遗传性神经病一节中讨论。

药物诱发的和中毒性神经病

酒精中毒

多发性神经病是慢性酒精中毒(chronic alcoholism)最常见的神经并发症之一,它可以单独发生,或与其他酒精相关性神经疾病一起发生,诸如 Wernicke 脑病(见第 4 章,意识模糊状态)或 Korsakoff 遗忘综合征(见第 5 章,痴呆和失忆症)。关于酒精的直接神经毒性和相关的营养(尤其是**硫胺素**)缺乏在引发多发性神经病中的相对作用存在争议。

酒精性多发性神经病(alcoholic polyneuropathy)通常是对称性远端感觉运动性神经病。腿部受到的影响最大,导致振动觉和触觉的感知缺陷,以及踝反射减低或缺失。在某些情况下,远端无力明显,并可能出现自主神经功能障碍。当出现疼痛时,它对先前描述的痛性神经病治疗可能有反应。

戒酒和硫胺素摄入可以阻止症状的进展。

其他药物

如表 10-2 示,很多药物可能引起神经病,而且大多数都不值得在此多加评论。关于**异烟肼**(isoniazid),一种广泛使用的抗结核药物,它干扰吡哆辛的代谢,多发性神经病主要影响感觉神经元。大剂量、药物代谢

的遗传变异和营养不良都会导致这一并发症。当停止服药物时会自发地改善。异烟肼所致的神经病可通过同时口服吡哆辛,100mg/d 来预防。

吡哆辛(维生素 B_6)毒性可能导致感觉神经元病(sensory neuronopathy),它不成比例地损害振动觉和位置觉。这种疾病通常发生在每天服用至少 200mg 吡哆醇的患者身上,大约是每天最低需要量的 100 倍。感觉性共济失调、龙伯格征(Romberg sign)、莱尔米特征(Lhermitte sign),以及踝反射消失是常见的表现。疼痛不太常见,运动受累也不常见。如果停止滥用,症状通常在数月到数年的时间里是可逆的,但也曾报告在静脉注射大剂量吡哆醇后,出现了不可逆的综合征。

中毒

涉及多发性神经病的病因的有机化合物包括,存在于溶剂和胶水中的**六碳化物**(hexacarbons)(如正己烷、甲基正丁基酮),以及用作增塑剂或杀虫剂的**有机磷化合物**(organophosphates),如磷酸三邻甲酚酯(triorthocresyl phosphate)。感觉受累在正己烷神经病(n-hexa neneuropathy)中是最显著的,而由磷酸三邻甲酚酯引发的神经病主要影响运动神经。有机磷神经病在第 9 章,运动疾病中更详细地讨论。

重金属也可能是多发性神经病的病因。由铅、砷和铊引起的神经病在第 9 章,运动疾病中讨论。用于治疗类风湿性关节炎的金,可能引起对称性多发性神经病,而顺铂(一种具有抗癌活性的铂类似物)可能导致感觉性神经病。

遗传性神经病

遗传性运动和感觉神经病

遗传性运动和感觉神经病(hereditary motor & sensory neuropathies)是特指夏科 -

玛丽 - 图斯（Charcot-Marie-Tooth，CMT）**遗传性神经病**（hereditary neuropathies），它们构成了一组具有相似临床表型的遗传异质性疾病。有肢体远端肌的无力和消瘦，伴或不伴感觉缺失，也可能出现弓形足及腱反射减低或消失。本病被分为**脱髓鞘型**（CMT1）和**神经元型**（CMT2），后者感觉神经元保留，类似于进行性脊髓性肌萎缩（progressive spinal muscular atrophy）（见第 9 章，运动疾病）。这两种类型都有常染色体显性遗传方式，尽管有明显的散发病例发生。

CMT-1 在 10 岁之内开始发病，表现慢性进展性病程，它的严重程度是可变的。神经通常明显增厚。神经传导速度显著降低。CMT-1 基于基因结果进行细分，但最常见的形式是由 CMT1A 的周围髓磷脂蛋白 -22（peripheral myelin protein-22，*PMP-22*）或 CMT1B 的髓磷脂蛋白 0（*MPZ*）的基因复制或突变造成的。

CMT-2 型通常不如 CMT-1 型严重，伴有正常或接近正常的神经传导速度，不会引起神经肿大。最常见的突变发生在线粒体融合蛋白 2（mitofusin 2，*MFN 2*）基因中，但也有各种其他基因突变，包括 *MPZ* 的报道。X- 连锁显性（CMT-X）和常染色体隐性（CMT-4）变异已被描述。

德热里纳 - 索塔斯病（Dejerine-Sottas disease）（HMSN3；CMT-3）在 2 岁时发病，伴运动发育延迟，以严重的感觉运动神经病为特征，它通常扩展到近端肌，并伴骨骼异常如脊柱侧凸。神经有严重的脱髓鞘。它有常染色体隐性或显性遗传，责任突变涉及与 CMT-1 相关的相同基因。

遗传性感觉和自主性神经病

这些神经病也有多种形式。在遗传性感觉和自主性神经病（hereditary sensory and autonomic neuropathy，HSAN）I 型中，有显性遗传，自成年早期起病逐渐进展，远端痛觉、温度觉对称性丧失，轻触觉相对保留。受压

点上的穿通性溃疡和四肢的无痛性感染是常见的。腱反射减低，但几乎没有运动障碍。这一表型是与编码丝氨酸棕榈酰转移酶长链亚单位（*SPTLC1* 和 *SPTLC2*）、GTP 酶 atlastin 家族（*ATL1* 和 *ATL3*），或 DNA 甲基转移酶 1（*DNMT1*）的基因突变有关。

HSAN-Ⅱ 型是隐性遗传，发病是在婴儿期或幼儿期，进展是缓慢的，所有的感觉模式都受到影响，自主神经受累是多变的，腱反射消失。有四个亚型已被识别。受影响的基因是赖氨酸缺陷蛋白激酶 1（lysine-deficient protein kinase 1，*WNK1*），序列相似性家族 134，成员 B（*FAM134B*），驱动蛋白家族成员 1A（*KIF1A*），以及电压门控钠通道Ⅸ型，α 亚基（*SCN9A*）等。

HSAN-Ⅲ 型 [**赖利 - 戴综合征**（Riley-Day syndrome），**家族性自主神经异常**] 是一种发生于婴儿期的渐进性隐性遗传疾病。它以显著的自主神经功能障碍（无眼泪，体温和血压不稳定），味觉缺失、痛觉和温度觉受损，以及腱反射消失为特征。这种疾病在德系犹太人中患病率越来越高，本病是与 B 细胞的 κ 轻肽多肽基因增强子的抑制因子基因，激酶复合物 - 相关蛋白（*IKBKAP*）突变有关。

HSAN-Ⅳ 型伴有先天性痛觉不敏感和无汗，与编码神经生长因子受体酪氨酸激酶基因（*NTRK1*）的隐性突变有关。这些患者中许多人有认知功能障碍。由于高热可导致死亡。

HSAN-Ⅴ 型类似于 HSAN-Ⅳ 型，但不发生认知异常。突变发生在神经生长因子 β- 亚单位基因（*NGFB*）中。

此外，还描述了其他不太常见的形式。

淀粉样变性

多发性神经病可发生在遗传性和非遗传性淀粉样变性（amyloidosis）。由于小直径的感觉和自主神经纤维特别易于受到影响，**痛觉**、**温度觉**和**自主神经功能**显著地受累。

临床表现多为远端感觉异常、感觉迟钝和麻木，体位性低血压，体温调节性出汗受损，以及膀胱、直肠或性功能障碍等。最终出现远端无力和消瘦。腱反射通常保留到相对晚期阶段。嵌压性神经病，特别是**腕管综合征**（carpal tunnel syndrome）可能是淀粉样沉积的结果。

在原发性淀粉样变性，诊断是通过确定组织中淀粉样沉积作出的，腹部脂肪抽吸检查通常是第一步。治疗包括烷基化剂（alkylating agents）或自体外周血干细胞移植。在遗传性（家族性）淀粉样变性中，对甲状腺素运载蛋白（transthyretin, *TTR*）突变基因检测比分析淀粉样沉积物组织更有助于诊断。原位肝移植治疗是有效的。

弗里德赖希共济失调

弗里德赖希共济失调（Friedreich ataxia）通常有常染色体隐性遗传模式，但偶尔也有显性遗传。它通常是由一种线粒体蛋白，**共济蛋白 frataxin（*FXN*）基因**的非编码区 GAA 三核苷酸重复扩增引起的。出现共济失调步态，随后出现手部笨拙和小脑功能障碍的体征。周围感觉纤维受累导致肢体的感觉缺失，伴腱反射减弱或消失。也可能有腿部无力和由于中枢性运动受累的伸性跖反射。这种情况在第 8 章，平衡障碍中详细讨论。

压迫麻痹易感性遗传性神经病

压迫麻痹易感性遗传性神经病（hereditary neuropathy with liability to pressure palsies）是一种遗传异质性疾病，这通常是与周围神经髓磷脂蛋白 22（peripheral myelin protein-22, *PMP-22*）基因缺失有关。遗传是一种常染色体显性性状，具有可变的表达。患者表现为单发性单神经病或多数性单神经病，发生在神经轻度受压或牵拉后，电生理研究显示，异常比临床显见的更广泛。应建议患者避免双腿交叉或倚在肘部长时间坐着，不要从事涉及手腕重复运动的活动。

在肘部或膝部佩戴护垫有时是值得的。

代谢性疾病

急性间歇性卟啉症（acute intermittent porphyria）是通过隐性遗传传递的，最初的神经系统表现通常是一种多发性神经病，通常累及运动纤维比感觉纤维更重。感觉症状和体征可能以近端或远端为主。在**混合性卟啉症**（variegate porphyria）中，周围神经也可能受到影响。由卟啉症引起的神经病在第 9 章，运动疾病中进一步阐述。

两种常染色体隐性遗传的脂质沉积症（lipidosis）与一种通常发生在婴儿或儿童期多发性神经病有关。这些是**异染性脑白质营养不良**（metachromatic leukodystrophy），它是芳基硫酸脂酶 A（arylsulfatase A）缺乏引起的，以及**克拉伯病**（Krabbe disease），是由于半乳糖脑苷脂 β- 半乳糖苷酶缺乏所致。

导致多发性神经病的脂蛋白（lipoprotein）缺乏包括**无 β 脂蛋白血症**（abetalipoproteinemia），它伴有棘红细胞增多症、吸收不良、色素性视网膜炎和小脑性共济失调，以及**丹吉尔病**（Tangier disease），它引起白内障、扁桃体呈桔色变色，以及肝脾肿大等。这两种是常染色体隐性疾病。

雷夫叙姆病（Refsum disease）（以前称为 HMSN Ⅳ）是一种常染色体隐性疾病，与植烷酸（phytanic acid）代谢受损有关，90% 的病例是由 PHYH 基因（编码植烷酸 - 辅酶 A 羟化酶）突变所致，10% 或以下的病例是 *PEX7* 基因（编码 PTS2 受体）突变所致。该病的特征是多发性神经病、小脑共济失调、色素性视网膜炎和鱼鳞病等。感音神经性耳聋、嗅觉丧失和心律失常也可能发生。治疗方法是限制饮食中植醇（phytol）的摄入。在治疗开始时，血浆交换减少植烷酸的体内储存也有帮助，特别是当出现急性虚弱或心律失常时。

法布里病（Febry disease）是一种由 α- 半乳糖苷酶 -A 缺乏引起的 X 连锁隐性遗

传疾病,它导致 α-D- 半乳糖基在不同细胞和组织中蓄积。这导致一种痛性的感觉和自主性(即小纤维)神经病、血管角质瘤、肾病、心脏病,以及卒中发病率增加。脑 MRI 上可见白质病变。已发现 α- 半乳糖苷酶 -A(GLA)基因的多个突变。男性可以通过白细胞或血浆中较低的 α- 半乳糖苷酶 A 活性来确定诊断。突变分析是诊断女性携带者所必需的。

药物学措施(前面讨论过)可能有助于治疗疼痛,特别是使用加巴喷丁(Gabapentin)或阿米替林(Amitriptyline)治疗。用重组的人半乳糖苷酶 A 酶(β)或重组人 α- 半乳糖苷酶 A 酶(α)酶替代疗法也是值得考虑的。它很可能应该给所有的低水平或无法检测到 α- 半乳糖苷酶 -A 的半合子男性,无论是否存在该病的临床特征,但对此尚无一致意见。酶替代疗法在减轻疼痛方面很重要,一旦开始,就应该无限期地继续下去;它可能有助于稳定或改善心脏和肾功能,尽管这还不清楚。抗血小板药物有助于预防缺血性脑卒中,如在第 13 章,卒中中讨论的。

▼ 嵌压性神经病

某些周围神经在易受伤害的部位特别容易受到机械损伤的影响。**嵌压性神经病**(entrapment neuropathy)一词被用于当神经受到相邻解剖结构的压迫、牵拉或成角,以致到出现功能障碍程度时。有许多种嵌压性神经病,而许多最初或最显著的临床主诉是感觉症状或疼痛。下面描述一些较常见的综合征。

上肢嵌压综合征

正中神经受压

正中神经(median nerve)在腕部腕管中受压是常见的。**腕管综合征**(carpal tunnel syndrome)可能发生在怀孕期间,并可作为创伤、退行性关节炎、腱鞘炎、糖尿病、粘液水肿,以及肢端肥大症的并发症。早期症状是局限于手的正中神经分布区的疼痛和感觉异常,亦即主要影响拇指、食指和中指以及无名指外侧一半(见附录)。前臂可能有疼痛,个别患者也会有更近端疼痛。症状通常在夜间特别使人苦恼,可能会使患者从睡眠中惊醒。随着神经病的进展,无力和萎缩可能最终发生在鱼际肌群。

检查显示手部正中神经分布区皮肤的感觉受损,并伴有运动受累,拇短展肌和拇指对掌肌的无力和萎缩(见附录)。可能出现**蒂内尔征**(Tinel sign)阳性(在腕部叩击神经引起它的分布区感觉异常)或对**弗伦手法**(Phalen maneuver)反应阳性(屈腕约 1 分钟加剧症状或使症状重现)。

诊断一般可以通过电生理检查来确认,如果局部注射皮质类固醇或用简单操作诸如佩戴夜间腕部夹板,症状没有反应,腕管的手术减压可能是必要的。

指间神经病

指间神经病(interdigital neuropathy)可能引起一或两个手指疼痛,而检查发现在受累的一或多个神经相应分布区痛觉过敏或皮肤感觉受损。这种神经病可能是由手的掌骨间管嵌压、直接创伤、腱鞘炎或关节炎引起的。应用皮质类固醇局部浸润治疗有时是有帮助的,但在严重的情况下,神经松解术(neurolysis)可能是必要的。

尺神经病

肘部尺神经(ulnar nerve)功能障碍导致感觉异常、感觉减退,以及小指和手的尺侧缘夜间疼痛。疼痛也可能出现在肘部附近。症状经常因肘部屈曲或使用手臂而加剧。

检查可能发现手的尺侧面感觉缺失,以及拇收肌,第 4 和第 5 指深屈肌,手固有肌的无力(见附录)。病变可能由外部受压、肘管内嵌压或由于肘外翻畸形引起神经的慢性牵拉损伤所致。电诊断检查可确定病变部位。

避免对肘关节施加压力或重复屈曲和伸展，在某些情况下，结合肘部伸展位夹板固定，有时足以阻止进展和减轻症状。手术减压或尺神经移位等手臂的屈肌表面也可能有帮助，这取决于病变的原因和严重程度以及症状的持续时间。

尺神经损伤也可能发生在**腕部**或**手掌**，与反复的创伤、关节炎或由于神经节或良性肿瘤压迫有关。手掌深部末梢分支损伤导致尺神经支配的手肌运动功能缺失，除了小鱼际肌群，而手掌更近端病变也可影响后者的肌肉，但没有感觉缺失。腕部病变影响尺神经本身或它的深支和浅支时，手部感觉和运动改变都会出现。然而，手背表面的感觉不受影响，因支配这一区域的皮支起自腕部近端。手术治疗有助于减轻神经节或良性肿瘤的压迫。

桡神经病

桡神经（radial nerve）可能在腋部因拐杖或其他原因受压，这常见于酗酒者或吸毒成瘾者，他们睡觉时胳膊搭在硬物表面〔所谓的"周末夜间麻痹"（Saturday night palsy）〕。导致的功能缺失是以运动为主，表现为该神经支配肌无力和麻痹，但也可能出现感觉变化，特别是在拇指与食指之间手背的一个小区域（见附录）。

治疗包括防止该神经进一步受压。恢复通常是自发的和完全的，除非非常严重的损伤导致轴索变性。物理治疗和手腕夹板可能会有帮助，直到康复出现。

胸廓出口综合征

颈肋或颈带或其他解剖结构可能压迫臂丛的下部。症状包括在 C8~T1 分布区的疼痛、感觉异常和麻木（见图 10-4）。可能有手固有肌的普遍性无力，特别是经常影响鱼际隆起的肌肉，从而模拟腕管综合征。关于颈肋骨综合征一节在第 9 章，运动疾病中包含了更多的细节。

下肢嵌压综合征

腓神经病

腓神经（fibular nerve）损伤可在创伤后或膝部周围腓骨小头受压时发生。导致足的无力或瘫痪和足趾伸展，以及足外翻，伴有足背和小腿下前部皮肤感觉受损（见附录）。踝反射是保留的，足内翻也是如此。

治疗完全是支持性的。神经必须防止进一步损伤或受压。足下垂患者可能需要支撑直到恢复。随着时间的推移，恢复自发地出现，通常是完全的，除非损伤严重到足以引起明显的轴索变性。

胫神经病

胫后神经（posterior tibial nerve）或它的分支可能在跗管底部与韧带顶之间受压，跗管（tarsal tunnel）位于踝部正下方和内踝后方。通常的主诉是足部烧灼感，特别是在夜间，有时伴足固有肌的无力。诊断通常可以通过电生理检查来证实。如果局部注射类固醇治疗无效，手术减压可能是必要的。

股神经病

孤立的股神经病（femoral neuropathy）可能伴发于糖尿病、血管性疾病、出血素质（如血友病或应用抗凝药治疗），或者腹膜后肿瘤等。股四头肌无力伴有膝反射减弱或消失，大腿前内侧和小腿内侧也可能出现感觉障碍。治疗是针对其潜在病因。

隐神经病

隐神经（saphenous nerve）是股神经的终末感觉分支，支配腿内侧面周围和膝以下的皮肤感觉（见图 10-4）。神经的机械损伤可出现在沿此神经走行的几点上,患者主诉此神经分布区的疼痛和感觉受损。股四头肌功能(如膝部伸展,见附录)减弱表明股神经受累,而非隐神经受影响。目前尚无特效治疗,但是神经应该受到保护,防止进一步损伤。

股外侧皮神经病

股外侧皮神经(lateral femoral cutaneous nerve)支配股外侧区的感觉(见附录)。它的功能可能因邻近的解剖结构过度成角或压迫而受到损害,特别是在妊娠或其他导致腰椎过度前突的情况。这会导致股外侧疼痛和感觉异常,这一区域检查可见感觉受损。这一综合征被称为**感觉异常性股痛**(meralgia paresthetica),最好采取对症措施治疗,诸如单纯口服镇痛药。它的病程通常呈自限性,但偶尔的情况,它会发展为一小片区域永久的、无痛性麻木。

闭孔神经病

闭孔神经(obturator nerve)的创伤,例如,由于骨盆骨折或手术操作,可能导致疼痛从腹股沟向下放射到大腿内侧面。闭孔疝或耻骨炎可以引起相似的疾病,伴有股内收肌的无力(见附录)。

▼ 神经根和神经丛病变

压迫性和创伤性病变

急性椎间盘脱出症、颈椎病、创伤性神经丛病、颈肋综合征,以及神经痛性肌萎缩等引起的临床障碍在第9章,运动疾病中讨论。除了这些情况外,转移癌患者可能发生神经根或神经丛病变,是由于肿瘤压迫或放疗引起的损伤所致。

神经根病变(root lesions)典型为压迫性的,通常出现在肿瘤性脑膜炎的情况下,这在第4章,意识模糊状态中讨论过。

臂神经丛病(brachial plexopathy)可能是由**肿瘤浸润**(tumor infiltration)引起的,特别是肺癌和乳腺癌,引起剧烈的手臂疼痛,有时引起感觉迟钝。由于神经丛的下干受损最常见,症状通常发生在C8及T1皮节,大约50%的病例存在霍纳综合征(见第7章,神经眼科疾病)。当臂丛的上干(C5及C6神经根)受累时,应怀疑**辐射损伤**(radiation injury),而不是由于肿瘤直接侵犯,无力是突出的首发症状,出现手臂肿胀,或者症状发生在放射治疗结束后1年内,总剂量超过60Gy。MRI显示臂丛增粗和弥漫性增强,不伴有局灶性占位病灶,支持辐射诱导的神经丛病,肌电图上显示肌纤维颤搐放电(myokymic discharges)的发现也支持病因。

腰骶神经丛病(lumbosacral plexopathy)通常见于结肠直肠癌、子宫颈癌、卵巢癌或肉瘤患者。提示肿瘤侵犯的临床特征包括早期和剧烈疼痛、单侧受累、腿部肿胀,以及可触及直肠肿块等。辐射损伤更常伴有早期明显的腿部无力和双侧的症状。

脊髓痨

目前这种类型的**神经梅毒**(neurosyphilis)已很罕见,它主要以感觉症状和体征为特征,表明明显的后根受累,特别是腰骶区,导致脊髓的后索变性。常见的主诉是平衡不稳、突发撕裂样躯体疼痛和尿失禁等。以剧烈腹痛为特征的内脏危象(visceral crises)也会发生。

检查显示两腿振动觉和关节位置觉明显受损,同时伴有共济失调步态和Romberg征。深部痛觉受损,但是浅感觉通常保留。膀胱经常是明显增大,因为它的松弛和感觉迟钝,有充溢性尿失禁(overflow incontinence)。腱反射消失,肢体肌张力减低。感觉丧失和低张力可能导致出现**肥大性(Charcot)关节**。在许多患者中,还可有神经梅毒的其他体征,包括阿吉尔-罗伯逊瞳孔(Argyll-Robertson pupils)、视神经萎缩、上睑下垂，多变的眼肌麻痹，以及在某些病例，由于大脑受累[脊髓痨麻痹性痴呆（taboparesis）]出现锥体束征和精神改变，如在第 5 章，痴呆和失忆症中所讨论的。治疗是针对潜在的感染。

莱姆病

莱姆病（Lyme disease），如同梅毒一样，是一种螺旋体感染，它同时产生中枢和周围神经系统疾病。中枢神经系统受累表现为脑膜炎和脑膜脑炎（见第 4 章，意识模糊状态）。Lyme 病也伴有炎症性单发性或多发性神经根病、臂神经丛病、单神经病（包括面瘫），以及多数性单神经病等。神经根病（radiculopathy）导致受影响的皮节疼痛、感觉缺失或感觉迟钝，它也引起局部无力。一个或多个颈、胸或腰神经根可能受到影响。肌电图可证实神经根病的存在，血清学测试确定 Lyme 病是其病因。治疗方法已在第 4 章中描述。

脊髓病

脊髓病（myelopathy）可能表现为疼痛或各种感觉不适，并有运动障碍。临床表现应提示病变的水平，但需要进一步的检查，更全面地阐明和确定它的性质。压迫性、缺血性、炎症性、脱髓鞘性，以及创伤性脊髓病在第 9 章，运动疾病中讨论。

脊髓空洞症

脊髓空洞症（syringomyelia）是脊髓的空洞形成。**交通性脊髓空洞症**（communicating syringomyelia），在脊髓中央管与空洞之间有沟通，是脑脊液通路的流体动力学紊乱。在**非交通性脊髓空洞症**（noncommunicating syringomyelia），脊髓呈囊性的扩张，它与脑脊液通路没有交通。

脊髓空洞症可以是无症状的，在影像学研究时偶然被发现。当出现症状时，临床

紊乱取决于空洞的部位。典型的是，病变水平出现**分离性感觉缺失**（dissociated sensory loss），针刺觉和温度觉受损，但轻触觉被保留（见图 10-5）。感觉缺失可能反映在无痛性皮肤溃疡、疤痕、水肿、多汗征、神经病性关节、终末指（趾）骨的吸收，以及其他的功能障碍等。由于脊髓前角受到累及，病变水平出现肌无力和消瘦（见图 10-5）。

有时在病灶水平以下出现锥体束功能缺失和括约肌功能障碍，是由于下行性皮质脊髓通路的神经胶质增生受压。病变水平腱反射可能减低，因为它们的传入、中枢和传出通路中断，而在病变水平以下腱反射增强。**脊柱侧凸**（scoliosis）是脊髓空洞的常见的伴发症状。

空洞通常发生在颈椎区域，导致一侧或两侧肩部**披肩样**（capelike）分布的感觉缺失、颈部弥漫性疼痛，以及双手臂根性疼痛等，T1 节段的受累通常导致同侧的 Horner 综合征。如果空洞涉及到更下位的脑干[**延髓空洞症**（syringobulbia）]，也可能有同侧的舌肌消瘦、软腭无力、声带麻痹、分离性三叉神经感觉缺失，以及其他脑干受累的证据等。

交通性脊髓空洞症通常是与脑干和枕骨大孔区发育异常[如**阿诺德 - 基亚里畸形**（Arnold-Chiari malformation），见第 8 章，平衡障碍），或与基底池的慢性蛛网膜炎有关。Arnold-Chiari 畸形可导致脑积水、小脑性共济失调、四肢锥体束和感觉缺失，以及后组脑神经的异常，单独地或任意组合。CT 扫描显示小的后颅窝和扩大的枕骨大孔，颅底及上位颈椎可能存在其他骨骼异常。MRI 发现脊髓空洞和 Arnold-Chiari 畸形，伴第四脑室尾侧移位，以及小脑扁桃体经枕骨大孔疝出。

非交通性脊髓空洞症通常是由于创伤、髓内肿瘤（如室管膜瘤或血管母细胞瘤），或者脊髓蛛网膜炎所致（图 10-8）。创伤后脊髓空洞症通常发生在已存在严重神经功能

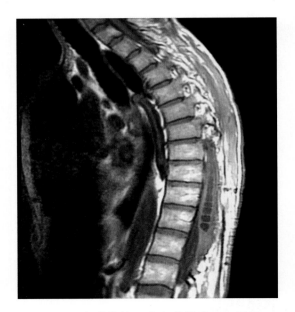

▲图 10-8 矢状位的 T₁ 加权的脊髓 MRI 显示，一例播散性结核病患者的腰髓内一个大的分隔的空洞（承蒙 A. DiBernardo 同意使用）

缺失患者身上，与脊髓损伤后间隔为数年，虽然罕见地在几个月后发生。表现以往稳定的功能缺失加重，无力、感觉受损和痉挛状态通常很显著，而疼痛通常是根性的，可能让人苦恼。在与先前损伤或髓内肿瘤相关的空洞症患者，MRI 发现脊髓局灶性增大。蛛网膜炎、脊髓压迫或椎管狭窄的存在意味着预后比其他疾病更差。

治疗取决于潜在的病因。扩张的空洞的减压术可以得到暂时的获益。在交通性脊髓空洞症伴 Arnold-Chiari 畸形的病例，切除枕大孔的后缘和小脑扁桃体切断术有时会有帮助。脊髓空洞应予引流，如有必要应为第四脑室开一个出口，应用空洞分流术更具有争议。如果创伤后脊髓空洞症引起进行性神经功能缺失或难以忍受的疼痛，可以通过手术治疗。多种手术方法已经被采用，包括从脊髓空洞的各种各样引流术、脊髓切开术，以及脊膜膨出的成形术等。对根性痛和感觉障碍通常是有帮助的，而对痉挛状态和运动功能缺失的疗效不太令人满意。

亚急性联合变性

维生素 B₁₂ 缺乏（图 10-9）可能由胃肠道吸收障碍引起的，诸如发生于**恶性贫血**（pernicious anemia）或因胃肠道手术、口炎性腹泻或由于鱼绦虫感染等，它也可能由于严格的素食所致。维生素 B₁₂ 缺乏可能导致脊髓后索和侧索的亚急性联合变性（subacute combined degeneration）。

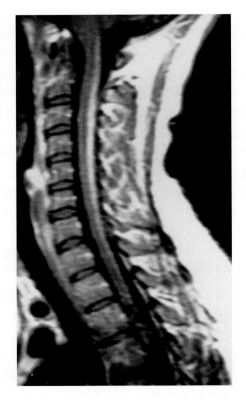

▲图 10-9 一例 30 岁女性维生素 B₁₂ 缺乏脊髓病，需要坐轮椅，有 18 个月进行性脊髓病病史。维生素 B₁₂ 水平 60pg/ml。钆增强、T₁ 加权颈椎和上位胸椎 MRI 成像显示脊髓后部明显的强化。（承蒙 R. Laureno 同意使用）

临床起病时出现四肢远端感觉异常和无力（双手受累出现相对较早），随后发展为痉挛性轻截瘫，伴有两腿位置觉受损出现的共济失调。可能存在莱尔米特征（Lhermitte sign），而检查可见下肢联合性后索（振动觉和关节位置觉）与锥体束功能缺失。跖反射呈伸性,但腱反射可能增强或减弱,取决于受累的部位和严重程度。脊髓受累的体征可伴有盲中心暗点(centrocecal scotoma)或视神经(Ⅱ)受累引起的视神经萎缩,行为或精神改变,或伴有周围神经病等。神经系统表现通常伴有**大细胞性巨幼红细胞性贫血**(macrocytic megaloblastic anemia),但这并不一定存在。

未治疗的患者血清维生素 B_{12} 水平较低,而血清**同型半胱氨酸**(homocysteine)和甲基丙二酸水平升高。在恶性贫血时,胃酸缺乏症很常见,抗内源性因子和胃壁细胞抗体证实诊断。然而,血液学检查结果可能是正常的,特别是如果已经补充了叶酸。电生理检查可证实周围神经受累,正中神经或胫神经-源性体感诱发电位可能显示异常,表明后索功能障碍。脊髓 MRI 有时显示后索异常。

治疗给予维生素 B_{12} 1 000μg,每日肌内注射,连续 2 周,然后每周 100μg,连续 2 个月,此后每月 100μg。需要注意的是,补充叶酸无助于神经功能紊乱,此外,它们可能会掩盖相关的贫血。

一氧化二氮滥用(nitrous oxide abuse)可能导致一种类似的障碍,它使得维生素 B_{12} 失活。管理重点是防止进一步接触一氧化二氮。

铜缺乏(copper deficiency)也可能导致亚急性联合变性。铜缺乏可能发生在全肠外高营养、肠道饲用铜不足、吸收不良、胃手术,或者过量摄入锌,这抑制了肠道的铜吸收。血清铜和铜蓝蛋白水平降低以及尿铜排泄证实诊断。治疗包括补充铜和改变任何的危险因素,使得神经功能缺失稳定下来。

大脑疾病

感觉症状可能与累及脑干或大脑半球的不同疾病(如卒中)有关。感觉缺失的临床特征已在本章的前面描述过,连同伴随的任何神经体征的性质和范围,应提示病变很可能的部位。

疼痛综合征

由于感染、炎症或肿瘤进程引起的疼痛是许多内脏疾病的一个特征,并可能是某些神经或精神疾病的显著的组成部分。它也可以在没有明显原因的情况下发生。

在评估疼痛患者时,重要的是确定疼痛产生的神经系统水平,以及它是否具有基本的神经学基础。在病史中,注意力应关注于疼痛的发病模式、持续时间、性质、严重程度,以及疼痛定位等,有任何相关的症状,以及那些促发和缓解疼痛的因素。

治疗取决于疼痛的潜在原因和临床背景,这在后面讨论。然而,关于**刺激产生的镇痛**(stimulation-produced analgesia),以及特别是,关于脊髓刺激("后索刺激")和周围神经刺激,有必要作一简要的评论。这些方法都是基于**门控理论**(gate control theory)所概括的原理,门控理论认为,大的有髓纤维的激活可以阻断脊髓内感受伤害的传递,但其确切的作用机制尚不确定。已知脊髓刺激会影响某些神经递质系统,特别是 P 物质和 γ- 氨基丁酸(GABA 源性)系统。

周围神经疼痛

周围神经病变引起的疼痛通常位于神经损伤的部位或局限于受影响的神经支配区。它可能有烧灼的性质,当混合性(运动和感觉性)神经受累时,可能有伴发的运动功能缺失。**痛性周围神经病**(painful peripheral neuropathies)包括由糖尿病、多发性动脉炎、酒精-营养缺乏状态所引起的神经病,以及各种嵌压性神经病等。伴发于周围神经病的疼痛治疗已经在前面讨论过。

反射交感性营养不良(reflex sympathetic dystrophy)是一个统称,它是指由各种组织损伤诱发的交感神经介导的疼痛综合征,这包括软组织创伤、骨折和心肌梗死等。指定**复杂的局部疼痛综合征**(complex regional pain syndrome，CRPS)，**1 型**，目前被用于创伤后疼痛，但扩展到创伤部位以外(更倾向于反射交感性营养不良)，分布不符合单个的周围神经，要比创伤预期的范围更大，并可能随着时间的推移而进展(有时发展到对侧肢体)。它已被归因于创伤后神经痛，与小直径周围神经轴索的远端变性有关。**复杂的局部疼痛综合征**(CRPS)**2 型**，或**灼性神经痛**(causalgia)，是指**神经创伤**(nerve trauma)引起的严重持续性疼痛，通常是烧灼性质。这种疼痛伴有剧烈的触痛。疼痛的发作可能发生在神经损伤后最初 6 周左右的任何时间。病因尚不确定，但它曾被归咎于损伤部位传出性交感纤维与传入性体感纤维之间的**假突触传递**(ephaptic transmission)。其他提出的机制包括炎症反应，以及促进疼痛的中枢机制的改变。

在这两种类型的复杂的局部疼痛综合征(CRPS)中，疼痛可能伴有受累肢体的肿胀、出汗增多和血管收缩，患者通常会将这些症状掩盖起来并保持沉默，触摸痛、痛觉过敏、肌萎缩和骨质疏松也可能发生。目前还不清楚这些症状和体征的其他原因。

治疗主要是经验性的，缺乏支持特异性治疗方案的研究。内科疗法包括物理疗法及职业疗法，重点是增加受影响肢体的活动。松弛疗法或生物反馈疗法可能有帮助，外用利多卡因或辣椒素乳膏也可能有效。各种药物方法都曾尝试单独或联合使用，剂量根据个体量身定制。这些药物包括三环类抗抑郁药、5- 羟色胺去甲肾上腺素再摄取抑制剂(SNRI)(如度洛西汀或文拉法辛)、非甾体抗炎药、加巴喷丁、普瑞巴林、拉莫三嗪，以及阿片类等。如果这些措施不能得到满意的缓解，有时会采用泼尼松试验治疗(开始每日 1mg/kg，连续 3 天)。添加降钙素(Calcitonin)或二磷酸盐(Bisphosphonate)可能是有用的。

通过向交感神经链注射局部麻醉药或局部注射利血平或胍乙啶进行交感神经阻滞，可使某些患者获得暂时的疗效。这样是一种方法有时会产生永久性终止疼痛，在其他情况下，可能需要反复的交感神经阻滞。在多达 75% 的病例中，手术交感神经切断术是有益的。在某些情况下，脊髓刺激对于治疗这两种类型的 CRPS 都是有效的，包括阿片类药物在内的其他措施无效时。

神经根痛

神经根痛(radical pain)最常见是由椎间盘突出、椎管狭窄或先天性异常造成的机械性根性压迫引起的，但感染性、炎症性和肿瘤的原因需要除外。带状疱疹感染是要单独考虑的。疼痛局限于一个或多个神经根的分布区，经常因咳嗽、打喷嚏和其他导致**椎管内压力增加**(increased intraspinal pressure)的动作加重。它还因牵拉受影响神经根的动作而恶化。被动直腿抬高导致骶和下部腰神经根的牵拉，颈部的被动屈曲也是如此。使椎间孔缩窄的脊柱运动可能加剧神经根痛。头部向受累侧的**伸展**(extension)和**侧屈**(lateral flexion)可能加重颈神经根症状。除了疼痛，根性病变还会引起皮节分布区感觉异常和麻木(见图 10-4)；病变也可能引起节段性无力和反射改变，取决于受影响的水平(见第 9 章，运动局部，表 9-12)。对于机械性原因有效的治疗方式包括固定，非甾体抗炎药或其他镇痛药，以及手术减压等。

丘脑痛

丘脑病变可能导致对侧半身全部或部分的灼热感和不舒服的疼痛。视其范围和确切位置而定。**丘脑痛**(thalamic pain)会因情绪压力而加重，并往往在潜在的丘脑病变引起感觉缺失部分恢复过程中出现。轻微的皮肤刺激可能产生非常不愉快和疼痛的感觉。这种感觉缺失、自发性疼痛和反常的皮肤感觉的组合被称为**德热里纳 - 劳西综合征**（Dejerine-Roussy syndrome）。类似的疼痛可由顶叶或脊髓（后索或脊髓丘脑束），或脑干感觉通路任何位置的损伤引起。治疗使用止痛剂、抗惊厥药（卡马西平、苯妥英、加巴喷丁、普瑞巴林和拉莫三嗪等），或三环类抗抑郁药、5- 羟色胺 - 去甲肾上腺素再摄取抑制剂、美西律（Mexiletine）、巴氯芬，以及吩噻嗪类等，单独或联合应用，根据零星的观察，偶尔是有用的。阿片类药物有时会被使用，但会带来依赖和上瘾的风险。

背部和颈部疼痛

脊髓疾病最常见发生于颈部和腰部，并可能引起局部性疼痛或神经根痛，或二者皆有，而疼痛会涉及到受影响皮节的其他部分。例如，来自下部腰椎的疼痛经常涉及到臀部。相反地，疼痛可以从内脏影响到背部，特别是盆腔器官。局部疼痛可导致保护性反射肌痉挛，它进而引起进一步的疼痛，并可能导致异常姿势、运动受限和局部的脊柱压痛等。

病史可能提示潜在的病因，体格检查将确定任何的神经损害。辅助检查可能包括全血细胞计数，红细胞沉降率（特别是怀疑感染性或炎症性疾病或骨髓瘤时），血清蛋白测定和蛋白电泳，血清钙、磷、碱性及酸性磷酸酶测定，以及尿酸检测。肌电图可能表明神经根受累的程度和严重性，并为预后提供指导。脊柱 CT 扫描、MRI 检查，或者 CT 脊髓造影可能是必要的，特别是如果怀疑肿瘤，神经功能缺失呈进展性，尽管采取了保守治疗措施但疼痛仍然存在，或者有脊髓受累的证据时。在脊髓造影时，可留取脑脊液作实验室检查。

腰痛

腰痛（low back pain）是导致工作时间减少的常见原因。原因有很多。急性或亚急性腰痛患者进行常规的即时成像，如果没有临床特征提示患者存在严重的潜在疾病，就不会改善临床预后，也没有必要进行不必要的检查。

▶ 创伤

非习惯性用力或活动，或者在没有足够脊柱支撑的情况下举起重物，会导致肌肉骨骼的疼痛，随着休息而改善。临床检查经常发现腰肌痉挛和脊柱活动受限。治疗方法包括局部热敷、卧硬板床休息、非甾体抗炎药或其他止痛剂，以及肌松药等（如地西泮 2mg，每日 3 次，逐渐增加剂量直到症状缓解或达到最大的耐受剂量）。较严重损伤后的脊椎骨折，并导致局部疼痛和触痛，可以在放射线照相中显示出来。如果怀疑脊髓受累，例如，由于受伤后双下肢无力，患者必须固定直到影像检查，以确定是否发生骨折脱位。

▶ 腰椎间盘突出

腰椎间盘突出（prolapsed lumbar intervertebral disk）通常影响 L5-S1 或 L4-5 间盘。间盘突出可能与创伤有关，但经常发生在轻微拉伤或正常活动后。突出的间盘物质可能压迫一个或多个神经根，从而产生神经根疼痛、节段性运动或感觉缺失，或者括约肌功能障碍，还有背部疼痛僵直。这种疼痛可以通过扣击脊柱或坐骨神经，通过被动的直腿抬高，或在髋部屈曲时膝部伸展可以使之再现。双侧的症状和体征提示间盘物质是向中央突出，这比侧突更容易引起括约肌的受累。

L5 神经根病引起足和趾的背屈无力，而 S1 神经根病变导致踝反射减低和足的跖屈无力（见第 9 章，运动疾病，表 9-12）。在任何一种情况下，脊柱活动都受限，有局部压痛，以及 Lasègue 征阳性（通过直腿抬高牵拉坐骨神经使患者的疼痛再现）。L4 神经根偶尔会受到影响，但影响较高的神经根应引发对神经根受压的其他原因的怀疑。

骨盆和直肠检查,以及脊柱的 MRI 或 CT 和 CT 脊髓造影有助于排除其他疾病,诸如局部的肿瘤或转移性肿瘤的存积。

单纯用镇痛药、地西泮,以及躺硬板床休息 2~3 天,然后逐渐活动通常会使症状缓解。卧床休息超过 2~3 天并没有得到额外的益处,非甾体抗炎药对急性腰痛可能是有好处的,但对神经根压迫患者通常是无效或仅有轻微或短暂的受益。硬膜外注射类固醇的好处尚不确定,而且伴有潜在的严重的不良反应。

持续性疼痛、神经功能缺失加重,或有任何括约肌功能障碍证据均应进行 MRI、CT 扫描或 CT 脊髓造影,如果这些检查结果表明适合,可以手术治疗。存在结构异常并不需要手术治疗,除非临床情况适合,如退行性异常通常见于无症状患者,特别是随着年龄的增长,因此可能与临床无关。

尽管做了手术,疼痛仍然持续,可能由于减压不充分,间盘突出的复发,神经根受压或与手术操作有关的损伤,在错误水平做了手术,手术的感染或炎症性并发症,或者脊柱不稳等。然而,通常情况下,无法确定具体原因,而且大多数患者不需要进一步的手术。然而,在这种情况下,慢性疼痛可能会对脊髓刺激产生反应。患者不能重返工作的风险很高。

▶腰椎骨关节病

腰椎骨关节病(lumbar osteoarthropathy)往往发生于晚年,并可能导致腰痛,它因活动而加重。MRI 是首选的成像模式,病变异常的严重程度不同,它们的临床相关性不总是明确的。许多无症状的老年受试者都有腰椎的退行性改变。对于症状轻微的患者,一种外科束腹带(surgical corset)是有帮助的,而在更严重的病例,手术治疗可能是必要的。

在先天性**椎管狭窄**(spinal stenosis)患者,即使微小的变化都可能引起神经根或脊髓功能障碍,导致**脊髓或马尾的间歇性跛行**(intermittent claudication of the spinal cord or cauda equina)综合征。黄韧带骨化、硬膜下脂肪瘤病、波特病(Pott disease)(脊柱结核病—译者注)、骨髓炎、类风湿关节炎或创伤后椎管狭窄等也可引起类似的症状。它们也可能与硬膜动静脉瘘同时发生。这一综合征特征是疼痛,有时伴有两腿无力或根性感觉障碍,这些出现在活动或某些姿势时,休息可以缓解。

与椎管狭窄相关的轻至中度症状患者应采取保守治疗,使用止痛药、非甾体抗炎药和物理疗法减轻腰椎前凸。肌肉松弛剂和抗抑郁药也经常处方给患者。目前还缺乏审查这些方法的相对优缺点和成本效益的研究。避免卧床休息。如果症状严重,当保守治疗连续 3~6 个月无效,或存在明显的运动功能缺失或**马尾综合征**(cauda equina syndrome)的症状时(在脊髓末端或脊髓圆锥以下,椎管内腰骶神经根受压),可进行减压手术。这种手术可使疼痛缓解,但恢复的速度和程度是可变的。并发症包括硬膜外血肿、减压不足而残余狭窄、不稳定性,以及再骨化伴重新神经受压。多达 25% 的接受手术减压或者将在接下来的 10 年里需要再次手术。

▶强直性脊柱炎

强直性脊柱炎(ankylosing spondylitis)的特征是腰背痛和僵直,随后出现运动逐渐受限,它主要发生在年轻人身上。早期典型的放射学表现包括骶髂关节的硬化和狭窄。治疗方法是使用非甾体抗炎药,特别是消炎痛或阿司匹林。物理疗法,包括姿势练习也很重要。

▶肿瘤疾病

硬脊膜外恶性肿瘤是腰背痛的一个重要原因,如即使卧床休息仍有持续性疼痛加重,就应怀疑这一疾病。肿瘤疾病(neoplastic disease)最终可能导致脊髓受压或马尾综合征,取决于受累的水平。诊断是通过脊髓MRI或CT以及CT脊髓造影来确定。脑脊液细胞学检查对软脑膜受累可以是诊断性的,但最初有时是阴性。良性成骨性肿瘤(benign osteogenic tumors)也会引起腰背痛,治疗方法是手术切除。

▶感染

椎骨或椎间盘的结核和化脓性感染可能引起进行性腰痛和局部压痛。虽然有时并没有全身性感染体征,外周血白细胞计数和红细胞沉降率是升高的。脊柱成像可能显示间盘间隙狭窄和软组织团块,但有时最初是正常的。

骨感染(骨髓炎)需要长期抗菌治疗,也可能需要外科清创术和引流。脊髓硬膜外脓肿(见第9章,运动疾病)同样表现为局部疼痛和压痛,有时伴有骨髓炎。脊髓受压可能以迅速进展的弛缓性截瘫起病。如果有脊髓受压,要紧急进行MRI检查、CT扫描或CT脊髓造影,然后进行手术治疗。在没有神经受累的早期病例,单独用抗生素治疗可能就足够了。

▶骨质疏松症

腰痛是骨质疏松症(osteoporosis)患者常见的主诉,椎体骨折可能自发地发生,也可能发生在轻微外伤后。用一个支架支撑背部可能会缓解疼痛。重要的是,患者要保持活动,停止吸烟,并摄取含有足够量的卡路里、钙、维生素D和蛋白质的膳食。雌激素疗法对绝经后的妇女可能有帮助,但已不如以前使用的广泛。二磷酸盐阿仑磷酸钠(Bisphosphonates alendronate)和利塞磷酸钠(Risedronate)可能是有帮助的,并在随机试验中减少了骨折的发生率。其他的骨转换抑制剂(antiresorptives)包括雷洛昔芬(Raloxifene),一种选择性雌激素受体调节剂,以及二磷酸盐唑来磷酸(Bisphosphonate

zoledronic acid)。在特殊的情况下,甲状旁腺素、降钙素或锶是有益的。

▶脊柱的佩吉特病

佩吉特病(Paget disease)是以过度的骨破坏与修复为特征的,病因不明,但可能有家族性基础。疼痛通常是首发症状。椎骨受累也可能导致脊髓或神经根受压的证据。血清钙和磷水平是正常的,但碱性磷酸酶明显升高。当疾病活动时,尿羟基脯氨酸(hydroxyproline)和钙是增高的。X线显示受累的骨膨胀和密度增加,长骨中裂隙性骨折可能是很明显的。

在活动性、进展性疾病,用降钙素或二磷酸盐治疗减少破骨细胞活动。减压手术有时对神经并发症是必要的。

▶先天性异常

轻微的脊柱异常可能引起疼痛,由于力学或排列的改变或由于椎管缩小,使得脊髓或神经根更易于受到退行性或其他变化的压迫。患有先天性脊柱融合缺陷[**脊神经管闭合不全**(spinal dysraphism)]的儿童和年轻人偶尔会出现疼痛,一侧或两侧下肢神经功能缺失,或者括约肌功能障碍。治疗针对潜在性疾病。

先天性**椎管狭窄**(spinal stenosis)可能导致神经源性跛行综合征(syndrome of neurogenic claudication),但正前所述,只是到晚年,当轻微的退行性改变又叠加在先天性异常时,通常才会出现症状。

▶蛛网膜炎

严重的腰背和腿部疼痛可能由脊膜膜的蛛网膜层的炎症和纤维化引起[蛛网膜炎(arachnoiditis)],它可以是特发性的,也可能与以前的手术、感染、脊髓造影或长期存在的间盘疾病有因果关系。尚无满意的治疗方法,但如果蛛网膜炎是局限性的,就可能采取手术治疗。脊髓刺激治疗可能使症状缓解。这种情况在第 9 章,运动疾病中更详细讨论。

▶牵涉痛

髋关节疾病可能引起腰背痛和大腿疼痛,活动可使之加剧;检查发现关节活动受限,伴帕特里克征(Patrick sign)阳性(髋部外旋时引起髋部疼痛),X 线片可见退行性改变。主动脉瘤、心脏缺血、内脏和泌尿生殖系统疾病(尤其女性的骨盆疾病),以及腹膜后肿块也可引起腰背痛。通常有其他症状和体征提示潜在的疾病。此外,没有局限性脊柱压痛或活动受限。治疗应针对潜在的病因。

▶非特异性慢性腰背痛

在许多慢性腰背痛患者中,尽管做了详细的检查,但没有客观的临床体征或明显的疼痛原因。在某些情况下,疼痛可能有姿势的基础;在另一些情况下,它可能是精神障碍的一种躯体化表现。最初有器质性基础的疼痛往往会因非器质性因素而增强或持续,并导致与症状不成比例的残疾。

非甾体抗炎药可能会使症状短期缓解。对于长期使用麻醉镇痛药治疗持续性腰痛患者仍存有争议,但这类的药物通常最好避免使用。应用三环类抗抑郁药治疗有时是有益的,心理评估可能是值得做的。卧床休息是不推荐的,并没有得到比对症限制活动(symptom-limited activity)更大的好处。必须避免不必要的手术治疗。

颈部疼痛

颈部疼痛(neck pain)在一般人群中是一个常见的问题,调查表明,大约三分之一的成年人口在过去的一年中曾经历过颈部疼痛,而在某些情况下,它会持续 6 个月以上。

颈椎的**先天性异常**(congenital abnormalities),诸如半椎体或椎体融合、颅底凹陷症,以及寰枢关节不稳定等都可能引起颈痛。上文提到的引起腰痛原因的创伤、感染和肿瘤性疾病也会影响颈椎,导致颈部疼痛。类风湿性关节炎可能影响脊柱,特别是颈椎部位,导致疼痛、僵硬和活动性下降;脊髓受压可能由椎体移位或寰枢椎半脱位引起,如果不采取固定治疗,可能威及生命。

颈部损伤(cervical injuries)是引起颈部疼痛的重要原因。**甩鞭样**(whiplash)屈 - 伸损伤(flexion-extension injuries)通常是由汽车事故引起的。其他隐匿性颈部损伤,诸如在某些情况下,椎间盘分裂和裂缝可能是症状的原因,但很难识别。甩鞭样损伤后持续症状的处理仍存有争议。保守性治疗措施是适当的。有时提倡的其他方法包括应用布比卡因(Bupivacaine)阻滞颈椎的小关节,以及注射到储存皮质类固醇的关节,但反应是多变的,而且往往很短暂。颈椎小关节半脱位是汽车事故中另一个常见的并发症。在弥漫性特发性骨质增生患者,即便轻微创伤都可能导致关节明显僵硬区域的颈椎骨折,在这种情况下,主要的神经功能缺损是常见的。

▶急性颈椎间盘突出

急性颈椎间盘突出(acute cervical disk protrusion)患者经常表现颈部疼痛和手臂神经根痛,头部活动会加重,伴有肌肉痉挛。疼痛病理生理的机制尚不清楚,神经根受压不可能是唯一的原因,因为尽管持续受压,但随着时间推移和保守治疗疼痛会缓解。椎间盘侧方突出时,还可能有节段性运动、感觉或反射改变,通常是在受累侧的 C6 或 C7 水平(见图 9-9 和表 9-12)。间盘在更中央方向突出时,由于脊髓受累的结果,可能出现下肢痉挛性轻截瘫和感觉障碍,有时伴括约肌功能受损。诊断通过 CT 扫描、MRI 检查和 CT 脊髓造影被确定。然而,在中老年无症状的受试者中,这些影像检查经常显示异常,因此任何的椎间盘突出都可以是偶然的,与患者的症状无关。肌电图可能有助于确定解剖学异常是与功能相关的。

治疗建议只有有限的客观证据,而且是基于零星的经验。在轻微的病例中,姿势调整,夜间临时使用软领,在白天的短时间内把脖子固定在颈圈里通常会有帮助。应该避免诱发疼痛的活动。对乙酰氨基酚或非甾体抗炎药可以减轻疼痛,而当疼痛持续并干扰睡眠时,三环类抗抑郁药和肌肉松弛剂通常也值得试用。当疼痛严重时,短期口服糖皮质激素可能会有帮助。物理疗法的效益不确定,间断的颈部牵引也是如此。如果这些措施失败,并有持续 2 个月以上的根性疼痛或明显进展的神经功能缺失,外科治疗可能是必要的。如果这些措施无效或如果有显著的进展性神经功能缺失,手术治疗可能是必要的。

▶颈椎病

颈椎关节强直(cervical spondylosis)(即颈椎病——译者注),是颈部和手臂疼痛的一个重要原因,有时伴有手臂节段性运动或感觉缺失,或者伴痉挛性轻截瘫。这在第 9章,运动疾病中讨论了。

带状疱疹

带状疱疹(herpes zoster,shingles),这种病毒性疾病,随着年龄增长变得越来越常见,在一个或多个后根或脑神经节,在受影响的神经根或神经本身,以及在脑脊液中引起炎症反应。水痘病毒(varicella virus)在以前感染后仍然潜伏在感觉神经节内,似乎有自发的再激活。带状疱疹常见于淋巴瘤患者,特别是局部放疗之后。

最初的主诉是在受累皮节的烧灼样或电击样疼痛,随后在 2~5 天内发展成水泡性红斑疹。随着皮疹的出现,疼痛程度可能会减弱。几天后皮疹会结痂并有鳞状,然后消退,留下小片感觉缺失的疤痕。继发性感染很常见。疼痛和感觉迟钝可能持续数周,或

在某些情况下,在消退前持续数月,称为**带状疱疹后神经痛**(postherpetic neuralgia)。

带状疱疹后神经痛最可能发生在老年人,当皮疹严重时,就诊前皮疹持续时间较长,并有三叉神经第 1 支(V_1)受累。随着年龄的增长,带状疱疹后神经痛的发病率和严重程度增加,这可能反映了病毒特异性细胞免疫年龄相关性降低。目前尚不清楚,继发于艾滋病毒感染的免疫损害,还是结缔组织病易于诱发带状疱疹后神经痛。

触摸受累的区域会加剧疼痛。浅感觉在受影响的皮节经常受损,也可能发生局部无力和萎缩。体征通常局限于一个皮节,但偶尔有多个皮节受到影响。脑脊液有时出现轻度淋巴细胞增多和蛋白浓度增高。最常见的受累部位是**胸部皮节**(thoracic dermatomes),但是三叉神经第一支受累也常见,特别让人痛苦的是,可引起角膜瘢痕和感觉缺失,以及其他各种眼部并发症。

与疱疹性皮疹同时发生的面神经(Ⅶ)麻痹,影响到耳、腭、咽或颈部,称为**拉姆齐 -亨特综合征**(Ramsay Hunt syndrome)。带状疱疹其他罕见的并发症包括其他运动神经病、脑膜炎、脑炎、脊髓病,以及脑血管病等。

除非有其他禁忌,50 岁以上患者接种**减毒带状疱疹活疫苗**(live-attenuated zoster vaccine)是预防发生带状疱疹和降低疱疹后神经痛风险的重要方法。带状疱疹一旦已经发生,就没有特异性治疗方法。止痛剂,诸如对乙酰氨基酚或非甾体抗炎药对轻度疼痛可缓解症状,当疼痛更严重时,使用阿片类镇痛药。抗病毒疗法(口服阿昔洛韦、伐昔洛韦或泛昔洛韦,连续 1 周)加速皮肤病变的恢复,并有助于缓解急性疼痛;当发现患者在 72 小时内出现症状或新的皮肤损害继续发展时,通常使用这些药物。它们的使用是否能减少带状疱疹后神经痛的发生率尚不确定。皮质类固醇的价值不确定,而且不影响疱疹后神经痛的发生率。虽然带状疱疹后神经痛可能是非常痛苦,但度洛西

丁（Duloxetine）60mg，每日 1 次，或普瑞巴林（Pregabalin）150mg/d，1 周后增量至 300mg/d，分次口服，最大剂量 600mg/d，对缓解疼痛可能是有帮助的。疼痛有时也对卡马西平治疗有效，剂量可达 1 200mg/d，苯妥英 300mg/d，加巴喷丁达到 3 600mg/d，或者阿米替林 10~100mg，睡前服。

试图通过周围神经切断术来缓解带状疱疹后神经痛通常是徒劳的，但局部应用局麻药治疗有时会有帮助，如同局部应用辣椒素乳剂（capsaicin cream），可能因为周围感觉神经元的痛觉调解肽（pain-mediating peptides）被耗尽。鞘内应用甲泼尼龙对顽固性疼痛可能有帮助。

（付锦　肖兴军 译　王维治 校）

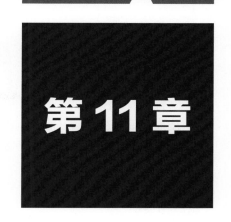

运动障碍
Movement Disorders

第 11 章

运动障碍（movement disorder）［有时称为**锥体外系疾病**（extrapyramidal disorder）］损害随意性运动活动的调节，而不直接影响肌力、感觉或小脑功能。它们包括**运动过多性**（hyperkinetic）疾病伴发异常的不自主运动，以及以运动贫乏为特征的**运动减少性**（hypokinetic）疾病。

运动障碍疾病是由称为**基底节**（basal ganglia）的皮质下深部灰质结构的功能障碍引起的。尽管目前基底节还没有被普遍接受的解剖学定义，但从临床角度看，基底节可以认为是由尾状核、壳核、苍白球、丘脑底核以及黑质组成的。壳核与苍白球被合称为**豆状核**（lentiform nucleus），豆状核与尾状核的组合被指定为**纹状体**（corpus striatum）。

基底节的基本环路是由三个相互作用

的神经元回路组成（**图 11-1**）。第一个是**皮质 - 皮质回路**（corticocortical loop），它起自大脑皮质行经尾状核和壳核、苍白球内侧部以及丘脑，然后再回到大脑皮质。第二个是**黑质 - 纹状体回路**（nigrostriatal loop），连接黑质与尾状核和壳核。第三个是**纹状体 - 苍白球回路**（striatopallidal loop），从尾状核和壳核投射至苍白球外侧部，然后到丘脑底核，而最终到达苍白球内侧部。在一些运动障碍疾病（如帕金森病）中，这些通路内病变的不连续部位可能被确认，在其他的情况下（如特发性震颤），确切的解剖学异常尚未可知。

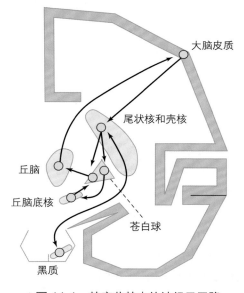

▲**图 11-1** 基底节基本的神经元回路

▼ 异常运动的类型

　　对一种异常运动分类通常是通往神经病学诊断的第一步。异常运动可以被分类为震颤、舞蹈病、手足徐动症或张力障碍、颤搐、肌阵挛或抽动等。它们可能起源于不同的背景下，诸如在退行性疾病或由于结构性病变。在许多的疾病中，异常运动是仅有的临床特征。

震颤

　　震颤（tremor）是一种有节律的振荡性运动，以其与自主性运动活动的关系为显著特点，亦即根据它是发生在静止时、维持特定姿势时，或者运动时。震颤的主要病因列于**表 11-1** 中。震颤因情绪紧张加重和在睡眠时消失。当肢体在静止时发生的震颤通常被称为静态性震颤（static tremor）或静止性震颤（rest tremor）。如果在维持姿势期间出现，它被称为**姿势性震颤**（postural tremor），尽管这种震颤在运动期间可能继续，但运

表 11-1　震颤的病因

姿势性震颤
生理性震颤
强化的生理性震颤
焦虑或恐惧
过度的身体活动或睡眠剥夺
镇静药或酒精戒断
药物中毒（如锂剂、支气管扩张剂、丙戊酸钠、三环类抗抑郁药）
重金属中毒（如汞、铅、砷）
一氧化碳中毒
毒性甲状腺肿
家族性（常染色体显性）或特发性（良性特发性）震颤
张力障碍性震颤
小脑疾病
威尔逊病
意向性震颤
脑干或小脑疾病
药物中毒（如酒精、抗惊厥药、镇静剂）
威尔逊病
张力障碍性震颤
静止性震颤
帕金森综合征
威尔逊病
重金属中毒（如汞）
张力障碍性震颤

动不会加重它的严重程度。当在运动时而不是静止时出现,一般被称为**意向性或运动性震颤**(intention or kinetic tremor)。姿势性和意向性震颤也被称为**动作震颤**(action tremor)。

姿势性震颤

▶生理性震颤

伸出双手时的 8~12Hz 震颤是一种正常的表现。它的生理学基础尚不确定。

▶强化的生理性震颤

生理性震颤(physiologic tremor)可能会因恐惧或焦虑而增强。在过度的体力活动后或睡眠剥夺后也可能发现较显著的姿势性震颤。它可能使某些药物的治疗复杂化(尤其是锂剂、三环类抗抑郁药、丙戊酸钠和支气管扩张剂等),而在酒中毒或在酒精或药物戒断状态患者中经常是很突出的,而且在甲状腺毒症中常见。它也可能因许多物质中毒引起,包括汞、铅、砷和一氧化碳等。没有特异性治疗方法。

▶其他原因

异常的姿势性震颤最常见的类型是**良性特发性震颤**(benign essential tremor),它可能是家族性的。姿势性震颤在威尔逊病或小脑疾病患者中可能是很明显的。肌张力障碍患者可能会出现手的姿势性震颤,与特发性震颤不能区分。张力障碍性震颤(dystonic tremor)的名称是指发生在已受到肌张力障碍影响的部分身体的姿势性或意向性震颤。它是肌张力障碍的一部分,而且当企图对抗张力障碍性姿势时表现最明显。

扑翼样震颤

扑翼样震颤(asterixis)可能是与姿势性震颤有关,但是它本身被看做是一种肌阵挛(myoclonus)类型(后面讨论)而不是震颤更

为合适。它最常见于**代谢性脑病**(metabolic encephalopathy)患者,并随着脑病的好转而消退。

为了检测扑翼样震颤,患者维持伸出双臂,手指和手腕伸展。肌肉活动的片断性终止会引起腕部的突然屈曲,随后再回复到伸展位,以至于双手以一种规律的节奏拍打,或更常见地,是以不规律的节奏。脚踝部也可能出现类似的现象。

意向性(运动性)震颤

意向性或运动性震颤出现在活动期间。例如,如果患者被要求用一个手指指他或她的鼻子,在此动作时手臂表现出震颤,当要达到目标时往往更明显。这种形式的震颤有时被误认为肢体共济失调,但是后者没有节律性振荡的成分。

意向性震颤(intention tremor)是由影响**小脑上脚**(superior cerebellar peduncle)的病变引起的。由于震颤通常很粗大,可能会导致严重的功能性残疾。目前尚无满意的内科疗法,但是当患者严重地丧失功能时,对侧丘脑的腹外侧核的立体定向手术或通过一种植入装置的高频丘脑刺激有时是有帮助的。

意向性震颤可伴有小脑发育的其他征象,作为某些镇静药、抗惊厥药(如苯妥英)或酒精的毒性的一种表现;它可见于威尔逊病患者。

静止性震颤

▶帕金森病

静止性震颤(rest tremor)通常呈 4~6Hz 的频率,而且是**帕金森病**(Parkinsonism)的特征,不论该病是特发的或继发的(即脑炎后、中毒或药物引起等起源)。震颤的速率,它与活动的相互关系,以及存在强直和运动减少等通常可区分帕金森病与其他形式的震颤。手的震颤可能表现为如同一种**搓丸**

样(pill-rolling)动作,拇指与食指呈节律性相对的圆周动作。可能有手指或手的交替性屈曲与伸展,或者前臂的交替性旋前与旋后,在脚上,也常见节律性交替性屈曲和伸展。帕金森病在后面更详细讨论。

▶其他原因

静止性震颤的不太常见的原因包括威尔逊病和诸如汞等重金属中毒。

舞蹈病

舞蹈病(chorea)一词是指快速的不规则的肌肉抽动(jerk),它不自主地和不能预知地出现在身体的不同部位。在症状典型的病例中,肢体和头部经常有力的不自主运动,以及伴有扮鬼脸和舌的动作都是毋庸置疑的。自主性动作可能由于叠加的不自主动作受到曲解。然而,在轻症的病例,患者可能只是表现出一种持续的不安定和笨拙。肌力是正常的,但是维持肌肉收缩可能会有困难,例如握拳时被间断地放松[**挤奶妇手法**(milkmaid grasp)]。步态变得不规则和不稳,因患者突然向一侧或另一侧倾斜或跌撞[**舞蹈步态**(dancing gait)]。讲话经常变得音量和语速不规则,并可能呈现暴发的特点。在一些患者中,手足徐动症样动作或张力障碍性姿势(见后面)也可能很突出。舞蹈病在睡眠期间消失。

舞蹈病的病理基础尚不清楚,但有些病例与尾状核和壳核细胞丢失有关。多巴胺类药物可引起舞蹈病。舞蹈病的病因被列于**表 11-2**,并在后面讨论。当舞蹈病是由于一种可治性的内科疾病引起时,诸如真性红细胞增多症或甲状腺毒症,原发性疾病的治疗可能使之消失。

偏身颤搐

偏身颤搐(hemiballismus)是一侧性的舞蹈病,由于肢体的近端肌受到影响,它表现得特别猛烈。它最常见的病因是对侧**丘**

表 11-2 舞蹈病的病因

遗传性
亨廷顿病
亨廷顿病样(HDL)疾病
齿状核红核苍白球路易体萎缩
良性遗传性舞蹈病
威尔逊病
阵发性舞蹈手足徐动症
家族性舞蹈病伴棘红细胞增多症
静态性脑病(脑瘫),产前或围产期获得的(如因缺氧、出血、创伤、核黄疸等)
西德纳姆舞蹈病
妊娠舞蹈病
药物中毒
左旋多巴及其他多巴胺能药物
抗精神病药物
锂剂
苯妥英
口服避孕药
其他(如抗胆碱能药、巴氯芬、卡马西平、地高辛、菲尔氨酯、拉莫三嗪、丙戊酸、某些娱乐性毒品)
各种内科疾病
甲亢、甲状旁腺功能低下、艾迪生病
低钙血症、低镁血症、低钠血症、高钠血症
高血糖症、低血糖症
真性红细胞增多症
肝硬化
系统性红斑狼疮、原发性抗磷脂抗体综合征
脑炎或脑膜脑炎(各种病毒包括人类免疫缺陷病毒、支原体肺炎、结核分枝杆菌、莱姆疏螺旋体病、梅毒密螺旋体、弓形虫、其他微生物)
副肿瘤综合征
脑血管疾病
血管炎
缺血性或出血性卒中
硬膜下血肿
丘脑底核结构性病变

脑底核(subthalamic nucleus)血管性疾病,并常在发病后数周内自发地消退。它有时是由于其他类型的结构性疾病,在过去,它是丘脑切开术偶发的并发症。药物治疗与舞蹈病的相似(后面讨论)。

张力障碍和手足徐动症

手足徐动症(athetosis)这一术语通常是指不正常的运动,表现为缓慢的、迂回的和蠕动的特点。当这些动作非常持续时,最好把它看做是异常的姿势,使用**张力障碍**(dystonia)一词,现在很多人都交换地使用这两个词。在张力障碍时,过度或不适当的肌肉收缩(通常协同肌与拮抗肌),导致身体受影响区域持续的异常姿势。异常的动作和姿势可能是全身性(影响躯干和至少两个其他部位)或局限性分布,诸如影响颈部(斜颈)、手和前臂(书写痉挛)或口部(口下颌张力障碍)等。在局限性张力障碍时,两个或多个相邻的身体部位(如上面部和下面部)可能受到影响[**节段性张力障碍**(segmental dystonia)],或者张力障碍可能被局限于局部的肌群,因此仅有单一的身体部位受影响[**局限性张力障碍**(focal dystonia)]。依据国际共识,目前张力障碍沿着一个**临床轴**(clinical axis)被分类,包括发病年龄、身体分布、时间模式,以及相关的特征,诸如其他运动障碍或神经系统特征,以及沿着一个**病因轴**(etiologic axis),它包括神经系统病理和遗传。张力障碍可能是孤立的(即除了震颤,没有其他神经系统症状和体征出现)或者继发性的(见图 11-3),在这种情况下,也存在其他临床特征。

影响张力障碍的因素

异常的动作在睡眠期间是不出现的。它们通常因情绪压力和自主活动而增强。在某些情况下,异常的运动或姿势只出现在自主活动时,而有时仅出现于特定的活动时,诸如书写、讲话或咀嚼等。

病因

表 11-3 列出了遇到这些运动障碍的一些情况。围产期缺氧、产伤以及由高胆红素

表 11-3　张力障碍和手足徐动症的病因

遗传的张力障碍
常染色体显性遗传疾病
孤立的全身性扭转张力障碍及不完全型
亨廷顿病
肌阵挛性张力障碍
张力障碍性帕金森病
多巴 - 反应性张力障碍
齿状核红核苍白球路易体萎缩
神经铁蛋白变性病(脑铁积累神经变性 3: NBIA3)
脊髓小脑变性
常染色体或 X 连锁的隐性遗传疾病
脑铁积累神经变性
X 连锁张力障碍(Lubag)
舞蹈 - 棘红细胞增多症
溶酶体储存病(如:Pezaeus-Merzbacher 疾病,Krabbe 病,异染性脑营养不良)
线粒体病
Leber 遗传性视神经萎缩
获得性张力障碍
静态围产期脑病(脑瘫)
帕金森病
进行性核上性麻痹
肝豆状核变性
药物
左旋多巴和多巴胺激动剂
抗精神病药
抗惊厥药
钙通道阻滞剂
5- 羟色胺再摄取抑制剂
其他(见正文)
毒素(如:甲醇、锰、一氧化碳、二硫化碳)
感染:病毒,病毒感染后,细菌,其他
血管性:缺血性缺氧;出血
肿瘤性疾病
精神性

血症引起的核黄疸是最常见的病因。在这些情况下,异常动作通常发生在年龄 5 岁之前。仔细的询问通常会发现异常的早期发育史和经常有癫痫发作史。检查除了运动障碍之外,可能发现认知功能障碍或锥体束功能缺失的体征。

肌张力障碍性运动和姿势是**孤立性扭转性张力障碍**(isolated torsion dystonia)的主要特征(后面讨论)。扭转性张力障碍也可能作为威尔逊病或亨廷顿病的表现或者作为脑炎的后遗症出现。

急性张力障碍性姿势可能由于应用多巴胺受体拮抗剂治疗引起的(后面讨论)。

单侧性张力障碍可能偶尔与局灶性颅内疾病有关,但它出现的临床背景通常会发现潜在的病因。

肌阵挛

肌阵挛性抽动(myoclonic jerk)是突然的快速的抽搐样肌肉收缩。它们可以根据它们的分布、与诱发刺激的关系、起源部位(**表 11-4**)或病因进行分类。**全面性肌阵挛**(generalized myoclonus)有广泛的分布,而**局限性或节段性肌阵挛**(focal or segmental myoclonus)是局限于身体的特定部位。肌阵挛可以是自发的,或者它可能被感觉刺激、唤醒或开始运动而引起[**动作性肌阵挛**(action myoclonus)]。肌阵挛可能作为一种正常现象在健康人中出现[**生理性肌阵挛**(physiologic myoclonus)],以及作为一种孤立的异常[**特发性肌阵挛**(essential myoclonus)],或作为癫痫的一种表现[**癫痫性肌阵挛**(epileptic myoclonus)]。肌阵挛也可能作为影响大脑皮质、脑干或脊髓的各种退行性、感染性及代谢性疾病的一个特征出现[**症状性肌阵挛**(symptomatic myoclonus)]。肌阵挛有时不是表现为突然的抽搐样的肌收缩,而是表现肌肉活动的突然丧失[**负性肌阵挛**(negative myoclonus)]。这在**扑翼样震颤**(asterixis)时看得最明显,

表 11-4　肌阵挛的解剖起源

皮质的
大脑缺氧(Lance-Adam 综合征)
代谢和中毒性疾病(如尿毒症、透析综合征、锂剂、左旋多巴)
神经退行性、感染、创伤、血管性、影响大脑皮质的肿瘤性疾病,如阿尔茨海默病、克雅病、帕金森病和帕金森叠加综合征等
癫痫和部分性癫痫持续状态
皮质反射性肌阵挛
皮质下和脑干
过度惊愕(如遗传性,静态脑病,脑干脑炎,多发性硬化,副肿瘤性障碍)
特发的,肌阵挛 - 张力障碍,以及颤搐充溢肌阵挛(ballistic overflow myoclonus)(遗传性或散发性)
网状反射肌阵挛(尾端脑干病变,如尿毒症,缺氧后反应)
腭阵挛(齿状核 - 橄榄病变)
脊髓的
脊髓固有性肌阵挛(如创伤、肿瘤、特发性)
部分性肌阵挛(如创伤、感染、炎症性、肿瘤、压迫性、血管病变、特发性)
周围性
偏侧面肌痉挛(微血管压迫、肿瘤、炎症性)
周围神经或神经丛损伤(物理损伤、肿瘤)
心因性

前面已讨论过。仔细的临床评估,包括注意发病年龄、肌阵挛的特征及分布、诱发刺激和缓解因素、家族史以及存在任何相关的症状和体征等,都可能提示病因,并限制不必要的检查。

全身性肌阵挛

病因总结于**表 11-5** 中。生理性肌阵挛包括出现于入睡或觉醒时的肌阵挛[**夜间的肌阵挛**(nocturnal myoclonus)],以及**呃逆**(hiccup)时发生的肌阵挛。特发性肌阵挛(essential myoclonus)是一种良性疾病,它出

表 11-5　肌阵挛的病因

生理性肌阵挛
夜间肌阵挛
呃逆
特发性肌阵挛（遗传性或散发性）
癫痫性肌阵挛
症状性肌阵挛

变性疾病

　贮积病（如 Lafora 体病、脂质沉积、腊样脂褐
　　质沉积症）

　泛酸激酶 - 相关性神经变性

　威尔逊病

　亨廷顿病

　肌阵挛性张力障碍

　阿兹海默症

　帕金森病和帕金森叠加障碍

　脊髓小脑变性

感染性疾病

　克雅病

　艾滋病伴发痴呆

　亚急性硬化性全脑炎

　病毒性脑炎

　Whipple 病

代谢性疾病

　药物中毒（如青霉素、抗抑郁药、铋剂、左旋多
　　巴、抗惊厥药）

　药物戒断（乙醇、镇静剂）

　低血糖症

　高渗性非酮症性高血糖症

　低钠血症

　肝性脑病

　尿毒症、透析综合征

　缺氧（Lance-Adams 综合征）

局部性脑或神经损伤

　头部创伤

　卒中

　肿瘤

　周围神经或神经丛损伤（物理损伤、肿瘤）

现在没有其他神经系统异常的情况下，有时是遗传性的。癫痫性肌阵挛可能从临床上与非癫痫型不能被区分。然而，它们在电生理上可以加以鉴别，通过与抽动相关的肌电图暴发的时限，通过证明脑电图与抽动在时间上的关联，或者通过确定参与同一抽动的肌肉是否同步地被激活等。

局灶性或节段性肌阵挛

局灶性或节段性肌阵挛（focal or segmental myoclonus）可能由影响大脑皮质、脑干或脊髓或周围神经的病变引起。它可能由许多产生症状性全面性肌阵挛的相同的障碍引起（见表 11-5）。代谢性障碍，诸如高渗性非酮性高血糖症可能引起**部分性癫痫持续状态**（epilepsia partialis continua），在此过程中，出现反复的局灶性痫性放电，来自对侧的感觉运动皮质，并导致节段性肌阵挛。由于卒中、多发性硬化、肿瘤及其他的障碍，脑干影响齿状核红核橄榄体通路可能产生**腭肌阵挛**（palatal myoclonus），它可能伴发一种可听到的咔哒声，或者眼肌、面肌及其他球部肌的同步运动。出现的软腭有节律的垂直振荡，最好将它看成一种震颤。周围的或脑神经的刺激性病变可能导致肌阵挛，如偏侧面部痉挛作为例证（在第 9 章，运动疾病中讨论）。节段性肌阵挛通常是不受外界刺激影响，并在睡眠时持续存在。

脊髓固有性肌阵挛

脊髓固有性肌阵挛（propriospinal myoclonus）起源于脊髓，然后在脊髓向上和向下扩散，导致短暂的身体收缩。肌电图体表记录对显示肌肉活动的有序扩散可能是必要的，并可能帮助定位肌阵挛的起源部位。这种疾病可能是特发性的，或者继发于不同的病理改变，这在某些情况下通过成像被揭示。脊髓固有性肌阵挛也可能有心理性基础。

治疗

虽然肌阵挛可能是难以治疗的,特别是皮质性肌阵挛(cortical myoclonus)有时对抗惊厥药治疗有效,诸如丙戊酸 250~500mg 口服,3 次 /d;或左乙拉西坦(Levetiracetam)滴定高达 500~1 500mg 口服,2 次 /d。它可能也对吡拉西坦(Piracetam)有效(在美国没有)。苯二氮䓬类诸如氯硝西泮(Clonazepam)0.5mg 口服,3 次 /d,逐渐增量至多达 12mg/d,可能对所有类型肌阵挛有帮助。联合药物治疗通常是必要的。**缺氧后动作性肌阵挛**(postanoxic action myoclonus)对神经递质 5-羟色胺(血清素)的前体,5- 羟色胺酸有显著的疗效。5- 羟色胺酸(5-hydroxytryptophan)被逐渐增加到 1~1.5mg/d 的最大剂量口服,并可与卡比多巴合用(最大剂量 400mg/d 口服)以抑制在周围组织的代谢。局部性肌阵挛,不管起源如何,可能对肉毒毒素注射有反应。各种其他的药物治疗已被用于治疗不同类型的肌阵挛,包括卡马西平、扑米酮、托吡酯、唑尼沙胺、地西泮,以及对特发性肌阵挛,抗胆碱能药物有受益的轶事报道。

抽动

抽动(tic)是突然的、反复的、快速和协调的异常运动,它通常可能是不难模仿的。同样的动作重复地出现,并可能短时间自主地抑制,尽管这样做可能会引发焦虑。抽动往往会随着压力而加重,在自主活动或精神集中时减弱,并在睡眠时消失。

分类

抽动根据它是否为简单的或多发的,以及短暂的或慢性的可以被分类为如下四组:

1. **短暂性单纯抽动**(transient simple tic)在儿童中很常见,通常在 1 岁以内(经常在数周内)自发地终止,一般不需要治疗。

2. **慢性单纯抽动**(chronic simple tic)在任何年龄都可能发生,但通常是在儿童期开始,而在大多数情况下是不需要治疗的。必须向患者解释本病的良性的性质。

3. 儿童期或青春期的**持续性单纯或多发性抽动**(persistent simple or multiple tic)通常是在 15 岁之前开始。可能有简单的或多发的运动抽动,并经常有发声抽搐,但在青春期结束时出现完全缓解。

4. **慢性多发性运动和发声抽动**(chronic multiple motor and vocal tic)通常是指**吉勒·德·拉·图雷特综合征**(Gilles de la Tourette syndrome),这位法国医生描述它的临床特征。它在后面详细讨论。抽动症也可能发生在服用左旋多巴和苯丙胺以及长期使用精神安定药后[迟发性抽动(tardive tic)],头部创伤或病毒性脑炎后,以及自闭症的患儿。它们发生可能与基底节的退行性疾病有关,诸如亨廷顿病,以及在神经棘红细胞增多症(neuroacanthocytosis)中有很好的描述,当患者可能有自残的特征时。

运动迟缓和运动减少

运动迟缓(bradykinesia)(缓慢的动作)和**运动减少**(hypokinesia)或**运动不能**(akinesia)(运动贫乏或没有)是帕金森病的主要特征,而且可能相当致残的。表现包括面部表情不变[所谓的**面具脸**(masked face),伴瞬目减少、睑裂开大,以及明显的冷漠表情],以及肢体的自发性运动缺乏(如行走时手臂摆动减少)。一些患者有"冻结"(freezing)现象,是指暂时不能移动。这些症状对患者来说是很难描述的,而且经常被错误地归咎于无力。

这些现象在临床上被测试时,例如,要求患者轮流做每个肢体的重复的交替的动作。这可能包括用示指或无名指轻敲拇指,举起的手臂旋前与旋后(好像把一个灯泡拧到天花板),张开和握紧拳头,在地上跺脚,以及维持脚跟着地时用脚敲击地面等。动作的幅度或速度进行性减少,节律不规律,或运动受阻都表明异常。活动应该连续到至少做了 15 次重复,而有时持续时间更长些。必须把异常与运动的缓慢而无疲劳和减量的情况区分开来,这可能发生在锥体系或小脑功能障碍患者(在后一种情况通常有不规则的节律)。抑郁症患者的缺乏表情的面孔可能类似于帕金森病的面具脸,应该通过缺少其他的锥体外系表现和异常的影响来鉴别。

患者的临床评估

病史

起病年龄

运动障碍的起病年龄可能暗示潜在的病因。例如,婴儿期或儿童早期起病表明产伤、核黄疸、大脑缺氧,或者一种遗传性疾病,儿童期发生的异常的面部运动更可能代表抽动症而不是其他不自主运动,而在成人早期出现的震颤更可能是良性特发性震颤变异型,而不是由于帕金森病。

起病年龄也会影响到预后。例如,在**孤立的扭转性张力障碍**(isolated torsion dystonia),当症状发生在儿童期而不是后来的生活中,进展到严重残疾就更为常见。相反地,**迟发性运动障碍**(tardive dyskinesia),当它发生在老年要比在青春期更可能是永久性的和不可逆的。

起病模式

在儿童或年轻成人突然起病的张力障碍性姿势暗示药物引起的反应,在青少年中,一种更渐进的起病意味着一种慢性疾病,诸如孤立的扭转性张力障碍或威尔逊病。类似地,突然起病的严重舞蹈病或颤搐表明一种血管性病因,而突然发病的严重的帕金森病提示一种神经中毒性病因,更渐进的、隐袭的起病意味着一种退行性过程。

病程

从发病的进展方式在诊断上可能也是有帮助的。例如,西德纳姆舞蹈病通常在发病后大约 6 个月内消退,因此不应与发生于儿童期的其他舞蹈病变异型混淆。

医疗史

▶ 用药史

由于许多运动障碍是医源性的,对患者在过去几年中服用的所有药物作出正确说明是很重要的。神经安定药可能会导致患者在服用过程中或停用后发生异常运动,而运动障碍(dyskinesia)可能是不可逆转的,如后面讨论的。

可逆的运动障碍可能发生在服用某种其他药物的患者,包括口服避孕药、左旋多巴和苯妥英等。几种药物,特别是锂剂、三环类抗抑郁药、丙戊酸以及支气管舒张药等可能引起震颤。5- 羟色胺再摄取抑制剂曾与许多运动障碍有关,包括帕金森综合征、静坐不能、舞蹈病、张力障碍和磨牙症等。

▶ 一般医疗史

1. 舞蹈病可能是风湿热、甲状腺疾病、系统性红斑狼疮、红细胞增多症、甲状旁腺功能减退或肝硬化的症状。

2. 运动障碍,包括震颤、舞蹈病、偏侧颤搐、张力障碍以及肌阵挛等,可发生在获得性免疫缺陷综合征(AIDS)患者。机会性感染诸如大脑弓形体病或隐球菌病是常见的病因,而人类免疫缺陷病毒 1 型(HIV-1)感染也可能有直接的致病作用。

3. 产伤或围产期窘迫的历史可能表明在儿童期发生运动障碍的原因。

4. 在 20 世纪 20 年代流行的昏睡性脑炎(encephalitis lethargica),通常会伴发各种运动障碍,包括帕金森综合征。各种其他的病毒性脑炎(日本脑炎、西尼罗、圣路易斯、单纯疱疹、登革热、腮腺炎和麻疹等病毒）可能伴发或随后出现运动障碍。

▶家族史

一些运动障碍疾病有遗传基础，必须获得完整的家族史，如果可能的话，可以通过近亲的个体的详细检查来补充。应该注意到任何血缘关系的可能性。

检查

临床检查表明异常运动的性质、神经系统受累的程度，以及存在的共存疾病，这些反过来可能提示诊断。

精神疾病或认知障碍增加了运动障碍与精神疾病或使用精神药物治疗相关的可能性，或可能患者罹患一种有异常运动和行为障碍的疾病，诸如亨廷顿病或威尔逊病。

局灶性运动或感觉缺陷增加了结构性占位病变的可能性，视乳头水肿也是如此。凯瑟-弗莱舍环（Kayser-Fleischer rings）（K-F环）暗示着威尔逊病。血管性、肝脏的或代谢性疾病的体征可能暗示其他引起运动障碍的原因，诸如获得性肝-脑变性或血管炎。

辅助检查

血和尿检验

1. 血清和尿铜（copper）以及血清铜蓝蛋白（ceruloplasmin）水平在威尔逊病的诊断中是很重要的。

2. 全血细胞计数和红细胞沉降率（complete blood count and sedimentation rate）有助于排除红细胞增多症、血管炎或系统性红斑狼疮等，任何这些疾病都可能会偶尔地导致运动障碍。血液湿片可以显示循环的棘红细胞。

3. 血液化学（blood chemistry）可能揭示与威尔逊病或获得性肝脑变性有关的肝功能障碍，作为舞蹈病的病因的甲状腺功能亢

进或低钙血症，或者与肌阵挛相关的各种代谢性疾病等。

4. 血清学测试（serologic test）对诊断由系统性红斑狼疮或狼疮抗凝物综合征（lupus anticoagulant syndrome）引起的运动障碍是有帮助的。在不明病因的神经疾病患者中，应始终通过适当的血清学试验来排除神经梅毒和 HIV-1 感染。

电生理测试

脑电图（EEG）可能帮助评估肌阵挛以及发作性运动障碍（paroxysmal dyskinesias）与癫痫发作的鉴别，否则，它的用途有限。肌电图和躯体感觉诱发电位可能帮助确定在肌阵挛中神经受影响的程度。

成像

在一些患者中，通过颅部 X 线片或 CT 扫描可能发现颅内的钙化；然而，这一发现的意义并不总是很清楚。CT 扫描或磁共振成像（MRI）也可能发现肿瘤或其他病变，它们可与局灶性运动障碍或张力障碍，或与症状性肌阵挛，由亨廷顿病引起的尾状核萎缩，或者与威尔逊病相关的基底节异常等。正电子发射断层显像（PET）使用 ^{18}F-多巴可能监测帕金森病的黑质纹状体投射的丢失，并可能对不完全性帕金森综合征患者的诊断有帮助，但不是广泛可采用的。应用单光子发射断层扫描（SPECT）的多巴胺转运体成像（DaT 扫描）也可能被用于这一目的。

基因检查

重组的 DNA 技术已被用于产生基因探针测定某些可遗传的运动障碍，诸如亨廷顿病和威尔逊病。然而，它们的应用可能是有限的，这由于某些疾病的遗传异质性，某些探针的基因定位不精确，对致死性疾病的症状前诊断的不良心理反应的伦理关注，以及这类的信息被未来的雇主、保险公司及政府机构滥用的可能性等。

心理评估

认知和情感障碍可以通过神经心理学评估来记录和表征。这在某些疾病的诊断中可能是有帮助的,诸如亨廷顿病或弥漫性路易体痴呆。某些运动障碍,诸如吉勒·德·拉·图雷特综合征与行为异常相关,诸如注意缺陷障碍和强迫性障碍等。这些发现在指导有关侵入性干预,诸如脑深部电刺激的决策中也可能很重要,它在非典型帕金森综合征或经典的帕金森病患者同时存在明显的痴呆或重性抑郁症时是禁忌的。

选择性运动障碍

这里讨论了以异常运动为特征的较常见和明确的疾病或综合征,以及它们的治疗原则。

家族性或特发性震颤

发病机制

在其他方面都正常的受试者中,姿势性和运动性震颤可能很显著。尽管这一疾病的病理生理基础还不确定,但它通常有一种常染色体显性遗传模式的家族性基础。有几个基因或基因位点被牵涉其中,但这种紊乱在遗传学上是异质性的,并在许多情况下缺乏遗传相关性。有证据表明,橄榄小脑的和小脑 - 丘脑 - 皮质通路的参与其中。尸检在齿状核中曾发现 γ- 氨基丁酸 A(GABAA)与 γ- 氨基丁酸 B(GABAB)受体水平降低。原发性震颤患者发生帕金森病的风险比一般人群更高。

临床表现

家族性或特发性震颤(familial or essential tremor)的症状可能在青少年期或成年早期发生,但通常直到更晚些时候才出现。震颤通常影响一只手或双手、头部或声音,或这些的组合,但下肢往往不受影响。检查通常不会发现其他严重的异常,但有些患者可能有轻微的共济失调、轻度齿轮样强直或人格障碍等。虽然震颤随着时间的推移可能会有所加重,但它除了带来表面的与社交的尴尬,一般几乎不导致残疾。

在偶发的病例,震颤妨碍用手执行精细或细微的操作能力,书写有时被严重地受损。当喉肌受累时言语受到影响。少量饮酒有时可使症状显著缓解但较短暂,其机制不清。诊断是在临床的基础做出的,根据震颤的类型和缺少震颤的其他原因或神经系统异常。多巴胺转运蛋白(DaT)扫描是正常的,然它在帕金森病中是异常的。

治疗

如果因残疾或社交受限而需要减少震颤幅度的治疗,可使用**普萘洛尔**(Propranolol),40~160mg 口服,2 次 /d,但可能需要无限期服用。其他的 β 阻滞剂,诸如阿替洛尔(Atenolol)和索他洛尔(Sotalol)也曾被使用过。如果震颤在某些可预测的情况下是特别致残性的,在预期可能促发的情况下,可以单次服用 40~120mg 剂量普萘洛尔。

扑痫酮(Primidone)也是有效的,但患者通常对于此药特别敏感,因此要比用于癫痫时更加逐渐地增量。患者开始服用 50mg/d,每 2 周增加每日剂量 50mg,直至出现疗效或不良反应限制进一步加量。100mg 或 150mg 剂量,每日 3 次,通常是有效的。没有证据表明大剂量(超过 750mg/d)会获得任何额外的疗效。

偶尔会有患者对阿普唑仑有效,剂量达到 3mg/d,分次服用。据报道,一些患者获益于加巴喷丁(Gabapentin)1 200mg/d,托吡酯(Topiramate)400mg/d,唑尼沙胺(Zonisamide)高达 200mg/d,或者肉毒毒素(Botulinum toxin)肌内注射等。当震颤是致残性的并对药物治疗无效时,手术治疗可能是必要的。通过植入电极的高频**丘脑刺激**(thalamic stimulation)是有效的,而且发病率低。在大多数严重残疾患者中疗效维持多年。丘脑切开术(thalamotomy)可能有帮助,但是比丘脑刺激术有明显高的发病率。经颅聚焦超声丘脑切开术(transcranial focused ultrasound thalamotomy)也可能降低震颤的幅度和提高生活质量,对于那些不愿意做手术治疗的患者来说,这仍然是一个选择。

帕金森病

帕金森病(Parkinsonism)在所有的种族中都有发生,在美国和西欧它的人群患病率为1‰~2‰,性别分布大致相同。随着年龄不断增长,这种疾病变得越来越普遍。它以震颤、运动减少、强直,以及异常的步态和姿势为特征。

病因

▶ 特发性

帕金森综合征最常见的一种发生在没有明显的病因时,这种特发型被称为**帕金森病**(Parkinson disease)或**震颤麻痹**(paralysis agitans),当没有非典型特征时,它不是继发于某些已知的原因,而且对多巴胺能药物治疗有持续的疗效。在临床前阶段时,回溯到发生运动功能缺失之前的几年,可能出现嗅觉减退、便秘、焦虑、抑郁,以及快速眼动(REM)睡眠行为障碍等。

▶ 脑炎

在20世纪的上半叶,帕金森综合征经常发生在有冯·埃科诺莫昏睡性脑炎(von Economo encephalitis lethargica)病史的患者,但这种**脑炎后帕金森综合征**(postencephalitic parkinsonism)的病例越来越少见了,尽管帕金森综合征仍会偶尔伴发于其他脑炎性疾病。

▶ 药物或毒素引起的帕金森综合征

1. **治疗性药物**(therapeutic drug):许多药物,诸如吩噻嗪类、丁酰苯类、甲氧氯普胺(胃复安)、利血平以及丁苯那嗪(tetrabenazine)等,可能导致一种可逆性帕金森综合征(见后面)。这种情况通常通过撤除致病的药物是可逆的,虽然症状和体征可能需要几个月的时间才能消除。

2. **毒性物质**(toxic substances):环境毒素,诸如锰尘或二硫化碳可能导致帕金森综合征,用于家庭制作甲卡西酮(methcathinone)的锰似乎是静脉注射这一非法兴奋剂使用者帕金森综合征的病因。该病也可能表现为后遗症,如严重的一氧化碳中毒,以及罕见的接触农药或焊接过程中的烟雾。

3. MPTP(1-甲基-4-苯基-1,2,5,6-四氢吡啶):一种药物引起的帕金森综合征类型,发生在合成和自己使用哌替啶(meperidine)类似物,MPTP的人们中。这种化合物被代谢成一种毒素,它选择性地破坏黑质中多巴胺能神经元和蓝斑中肾上腺素能神经元,在人类和非人灵长类中引起一种严重类型的帕金森综合征。这种药物能够重现帕金森病的神经化学、病理和临床特征,这表明环境毒素可能是特发性疾病的原因。MPTP诱发的帕金森综合征已被用做一种模型,以帮助开发治疗这种疾病的新药。

▶ 血管性帕金森综合征

多发性皮质下白质梗死可能导致症状和体征暗示着帕金森综合征,通常伴有腱反射活跃和伸性跖反射。在一些患者中,震颤通常是相对不明显的,而步态异常是特别明显的["下身帕金森综合征"(lower-body parkinsonism)]。MRI的发现有助于提示或支持诊断,而管理专注于预防卒中。对抗帕金森病药物治疗反应通常令人失望。

▶创伤后帕金森综合征

拳击运动员和从事其他一些接触运动比如足球的人,可能发生一种痴呆综合征[拳击手痴呆(dementia pugilistica)],行为和精神障碍,帕金森综合征,以及锥体束和小脑功能缺失,由于反复的头部创伤导致慢性创伤性脑病。尚无满意的治疗方法。

▶家族性或遗传性帕金森病

罕见地,帕金森病发生在家族的基础上。约3%的病例是由单一的基因原因引起的,而且通常不能与特发性障碍鉴别。早发性和家族性发病偏好于遗传的原因。易感性基因位点正在被识别。常染色体显性帕金森病可能由一种或几种基因突变所致,包括α-突触核蛋白(α-synuclein)(SNCA)、富含亮氨酸重复激酶2(leucinerich repeat kinase 2,LRRK₂),空泡蛋白质分选相关蛋白35(vacuolar protein sorting-associated protein 35,VPS35),以及可能地,泛素羧基末端酯酶L1(ubiquitin carboxylterminal esterase L1,UCHL1)和DNA J热休克蛋白家族(heat shock protein family,Hsp40)成员C13(DNAJC13)等。PARKIN、DJ1和PINK1基因突变引起早发的常染色体隐性,以及散发性青少年发病的帕金森病。其他几个基因或染色体区也与该病的家族型有牵连或作为易感因素,包括β葡糖苷酶(GBA)基因,在溶酶体贮积病戈谢病(Gaucher disease)的酶缺乏等。

▶与其他神经疾病相关的帕金森病

发生在与其他神经疾病的症状和体征相关的帕金森病在后面的鉴别诊断小节中简要地讨论。

病理

特发性帕金森病[帕金森病(Parkinson disease)]是一种蛋白病(proteinopathy),以α-突触核蛋白(α-synuclein)的错误折叠和聚合为特征。因此,它也被称为突触核蛋白病(synucleinopathy)。晚期阶段的组织病理学检查显示,在黑质(substantia nigra)及其他脑干中心色素和细胞丢失,苍白球和壳核细胞丢失,以及基底节、脑干、脊髓和交感神经节中含α-突触核蛋白的丝状嗜酸性神经内包涵体颗粒[路易体(Lewy body)]。路易体的分布比最初估计的更广泛,伴有下部脑干(如迷走(X)神经的背侧运动核)、嗅球,以及肠神经系统的早期受累,以及随后扩展到蓝斑、黑质、穿内嗅皮质(transentorhinal cortex)、海马,以及新皮质等。脑炎后帕金森综合征没有看到路易体,而是可能有许多间脑结构的非特异性神经原纤维变性,以及黑质的变化。

发病机制

如同在其他的神经变性的蛋白质病一样(在第5章,痴呆和失忆症中讨论),本病被认为是由蛋白的错折叠和聚合引起的。在帕金森病中,涉及的蛋白是α-突触核蛋白。异常的蛋白随后可能从细胞向细胞扩散,从而将疾病传播到神经系统邻近的部分。本病也与微生物组(microbiome)有关,也就是肠道的细菌含量,而这一联系正在被进一步研究。线粒体功能异常在帕金森病中有很好的描述,可能在发病机制中发挥作用。其他可能的因素包括不适当的产生活性氧种类,以及在没有感染的情况下炎症反应的发生。

帕金森病的运动表现似乎是由基底节内及其经由直接与间接通路连接的抑制和兴奋的变化模式引起的(图11-2)。多巴胺和乙酰胆碱在这一区域起到神经递质的作用。在特发性帕金森病,由于在多巴胺能黑质纹状体系统中多巴胺耗竭,这两种拮抗性神经递质之间的正常平衡发生紊乱(图11-3)。其他神经递质,诸如去甲肾上腺素,在帕

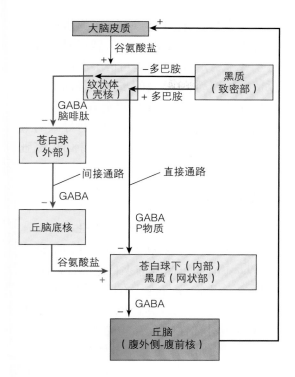

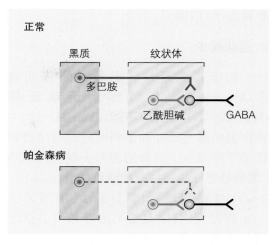

▲图11-3 涉及帕金森病的神经元顺序图示。顶部:起始于黑质的多巴胺能神经元(红色)通常抑制来自纹状体(尾状核和壳核)的 GABA 能性输出,而胆碱能神经元(绿色)起到兴奋的作用。底部:在帕金森病中,有一种多巴胺能神经元(红色虚线)选择性丢失。这导致来自纹状体的抑制性输出增强(承蒙同意,引自 Aminoff MJ. Pharmacologic management of parkinsonism and other movement disorders. In:Katzung BG,Trevor AJ, eds. *Basic and Clinical Pharmacology*. 13th ed. New York,NY:McGraw-Hill;2015.)

▲图11-2 大脑皮质、基底节和丘脑之间的功能回路。图示主要的神经递质及其兴奋性(+)或抑制性(–)效应。在帕金森病,存在黑质致密部的变性,导致间接途经(红色)活动过度和丘脑底核的谷氨酸能的输出增强(承蒙同意,引自 Aminoff MJ. Pharmacologic management of parkinsonism and other movement disorders. In:Katzung BG, Masters SB,Trevor AJ,eds. *Basic and Clinical Pharmacology*. 11th ed. New York,NY:McGraw-Hill;2009.)

金森病患者脑中也被耗竭,但这种缺乏的临床相关性还不太清楚。

临床表现

▶震颤

帕金森病的 4~6Hz 震颤典型地在**静止时**最明显,它在情绪紧张时增强,而经常在随意活动期间改善。它通常以拇指与示指有节奏的、相对的圆周运动("搓丸样")开始,如同手指、手或脚的节律性屈曲 - 伸展,或如同节律性的前臂旋前 - 旋后。它也经

常影响到下颌和下颏。虽然它可能最终会出现于所有的肢体,但在它变为更普遍之前的数月或数年,震颤局限于一个肢体或在一侧的上下肢也并非罕见。在一些患者中,震颤从未变得很突出。

▶强直

强直或张力增高(亦即对被动运动的抵抗增加)是帕金森病的一个特征。张力障碍是许多患者的**屈曲姿势**(flexed posture)的原因。这种抵抗在一个特定的关节的整个运动范围通常是一致的,并同样影响主动肌和拮抗肌,与痉挛状态不同,它通常在被动运动开始时最明显[折刀现象(clasp-knife phenomenon)],且在某些肌肉要比另一些肌肉更明显。在某些情况下,帕金森病的强直被描述为**齿轮样强直**(cogwheel rigidity),这可能部分地由于存在震颤而使被动运动出

现棘齿样的中断。

▶运动减少

帕金森病最致残的特征是运动减少(hypokinesia)[有时称为**运动迟缓**(bradykinesia)或**运动不能**(akinesia)],是一种缓慢的随意运动和走路时自动运动诸如摆动手臂减少。患者的面部表现相对不动[**表情缺乏**(hypomima)或**面具样脸**(masklike face)],伴睑裂增宽、瞬目减少,面部表情一定程度固定,以及微笑出现和消退都缓慢。语音较柔软[**发音过弱**(hypophonia)]和调节不良。精确的或快速的交替动作受到损害,但力量并没有减弱,如果时间允许它发展的话。书写字迹很小[**写字过小症**(micrographia)]、颤抖的和难于阅读。

▶异常步态和姿势

患者发现很难从床上或安乐椅上站起来,而站立时采取一种屈曲的姿势(**图 11-4**)。通常有起步困难,所以患者在原地行走时,身体可能会向前倾斜得越来越远,然后才能

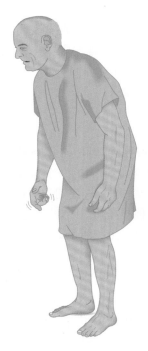

▲图 11-4　帕金森病患者典型的屈曲姿势

前进。步态本身的特点是小步、拖步和缺少正常行走伴随的手臂摆动等,转弯时通常会有一些不稳定,以及停步可能会有困难。如保留手臂摆动、宽基底的步态或早期阶段明显的不平衡提示一种非帕金森病的障碍。在晚期的病例中,由于异常的姿势导致的重心改变,患者往往愈走愈快以防摔倒[**慌张步态**(festinating gait)]。

▶其他运动异常

通常有轻微的**睑阵挛**(blepharoclonus)(闭合的眼睑的颤动)和偶尔的**睑痉挛**(blepharospasm)(眼睑的不自主闭合)。患者可能会流口水,或许由于吞咽受阻所致。腱反射通常没有改变(尽管轻度反射亢进可能出现在非对称性帕金森病受影响的一侧),而跖反射为屈性。重复叩击鼻梁(每秒钟约2 次)产生一种持续的眨眼反应[**迈尔逊征**(Myerson sign)],这种反应在正常人是不持续的。

▶非运动表现

嗅觉丧失症(anosmia)是一种早期症状(但可能由许多其他原因引起,因此不是帕金森病的特异的指征)。**认知功能下降**(cognitive decline)、执行功能障碍,以及**人格改变**(personality change)等是常见的,抑郁症和焦虑也是如此(**表 11-6**)。**冷漠**(apathy)可能是显而易见的。疲乏感可能很突出,而一些患者抱怨疼痛或感觉障碍。**自主神经功能障碍症状**(dysautonomic symptom)包括尿急与急迫性尿失禁,以及便秘等;体位性低血压最经常与多巴胺能疗法或不活动有关,但也可能反映压力感受器反射衰竭或心肌的去神经支配。延髓的病理性参与可能与这些自主功能改变有关。**睡眠障碍**(sleep disorder),包括快速眼动期(REM)行为障碍是常见的,并可能有过度日间嗜睡。频繁的醒来发生在夜间睡眠;在床上很难翻身、夜尿症、不自主运动(特别是震颤或张力障碍),

表 11-6　帕金森病的非运动症状

情感障碍
　　抑郁症
　　焦虑
　　淡漠
疲劳
认知障碍
　　轻度认知障碍
　　痴呆
睡眠障碍
　　日间过度嗜睡
　　失眠
　　睡眠片段化
　　生动的梦境
　　快速眼动期睡眠行为障碍
嗅觉缺失症
自主神经功能紊乱
　　便秘
　　膀胱功能障碍
　　体位性低血压
脂溢性皮炎
感觉障碍或疼痛

而且疼痛会让人再难以安定下来。可能发生脂溢性皮炎（seborrheic dermatitis）。

鉴别诊断

在轻症的病例可能难以作出诊断。在老年人中一定程度行动缓慢是正常的，而某些正常人故意放慢速度。

▶抑郁症

抑郁症（depression）可能伴有某种程度的无表情面容、声音调节不良，以及自主活动减少；因此它可能颇似帕金森病。此外，这两种疾病经常共存。在某些情况下，抗抑郁药治疗试验可能会有帮助的。

▶特发性（良性家族性）震颤

特发性（良性家族性）震颤［essential

（benign familial）tremor］是被分开考虑的（见前文）。它早期发病，有震颤家族史，震颤与活动有关，酒精对震颤有良性效应，以及缺乏其他神经体征来区分这一疾病与帕金森病。此外，特发性震颤通常影响头部（引起点头或摇头），帕金森病典型地影响下颌和下颏。需要时，使用单光子发射计算机断层扫描（SPECT）的多巴胺转运蛋白成像（dopamine transporter imaging）（DaT 扫描）可用于区分特发性震颤（正常结果）和帕金森病。

▶帕金森病 - 叠加综合征

这组疾病的特征是帕金森病加上更广泛的疾病的临床证据，包括退化性和其他神经元系统疾病。根据疾病的不同，它们或者是共核蛋白病（synucleinopathy），或者是 tau 蛋白病（tauopathy）。他们通常比帕金森病对多巴胺能药物反应不佳，预后较差。这些障碍包括**弥漫性路易体病**、**多系统萎缩**、**进行性核上性麻痹**和**皮质基底节变性**等，这些都在本章后面讨论。

▶张力障碍

张力障碍性震颤（dystonic tremor）也可能被误诊为帕金森病，特别是当张力障碍轻微或未被识别时。

▶威尔逊病

威尔逊病（Wilson disease）（后面讨论）可能导致帕金森综合征，但通常也存在其他异常运动的变异型。此外，早年发病和存在 K-F 环应该能区别威尔逊病与帕金森病，血清和尿铜异常以及血清铜蓝蛋白也可以鉴别。

▶亨廷顿病

亨廷顿病（Huntington disease）当它表现为强直和运动不能时，可能偶尔被误诊为帕金森病，但亨廷顿病家族史或伴发的痴呆，如果存在的话，应提示正确的诊断，这可以通过基因检查得到证实。

▶ 克雅病

克雅病(Creutzfeldt-Jakob disease,CJD),这种**朊蛋白病**(prion disease)可能伴发帕金森病的特征,但痴呆通常是存在的,肌阵挛性抽动常见,而共济失调有时很突出,可能有锥体束或小脑体征以及视觉障碍,而脑电图的周期性放电表现通常具有特征性。

▶ 正常压力脑积水

正常压力脑积水(normal pressure hydrocephalus,NPH),这种情况导致步态障碍(经常错误地归咎于帕金森病)、尿失禁,以及痴呆等。CT 扫描显示脑室系统扩张,没有皮质萎缩。本病可能由于头部创伤、颅内出血,或脑膜脑炎等,但病因经常是模糊不清的。外科分流手术绕过任何阻碍脑脊液流动的障碍通常是有益的。正常压力脑积水在第 5 章,痴呆和失忆症中较详细讨论。

治疗

早期的帕金森病不需要药物治疗,但重要的是,要与患者讨论障碍的性质,以及如果症状变得更严重时要得到医疗服务,并鼓励患者活动。当有适应证时,运动症状的治疗是针对恢复纹状体多巴胺能 - 乙酰胆碱能递质平衡,通过抗胆碱能药阻断乙酰胆碱的作用或通过增强多巴胺能的传递(**图 11-5**)。

▶ 抗胆碱能类药

毒蕈碱样抗胆碱能药(muscarinic anticholinergic drug)对缓解**震颤**(tremor)和**强直**(rigidity)方面比改善运动减少更有帮助,但通常没有多巴胺能药物那样有效(见后面)。许多制剂都可以应用,但个别的患者往往喜欢用不同的药物。在最常用的药物中,有苯海索(trihexyphenidyl)和苯托品(benztropine)(**表 11-7**)。治疗从一种抗胆碱能药小剂量开始,然后逐渐增加剂量直

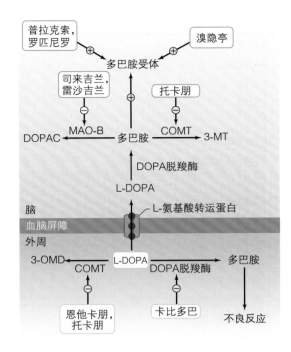

▲ 图 11-5 抗帕金森病多巴胺能疗法的药理基础(承蒙同意,引自 Aminoff MJ. Pharmacologic management of parkinsonism and other movement disorders. In:Katzung BG,Trevor AJ, eds. *Basic and Clinical Pharmacology*. 13th ed. New York,NY:McGraw-Hill;2015.)

到出现疗效或副作用限制进一步加量。如果治疗没有效应,停用此药并试用另一种抗胆碱能制剂。抗胆碱能药最好避免在老年患者中应用,由于它们的副作用,包括口干、便秘、尿潴留、瞳孔调节受损,以及意识模糊等。

▶ 金刚烷胺

金刚烷胺(amantadine)可给予轻症的帕金森病患者,或者单独地或与抗胆碱能药合用。它的精确的治疗作用模式尚不清楚,但它的药理作用包括阻断 NMDA- 偏爱的谷氨酸盐和毒蕈碱样胆碱能受体,以及刺激多巴胺释放等。金刚烷胺改善帕金森病所有的运动表现,它的副作用(坐立不安、意识模糊、皮疹、水肿和心律节律紊乱等)是相

表 11-7　用于治疗帕金森病的药物

药物	日总剂量 /mg[1]
抗胆碱能类药	
苯托品(苯扎托品)	1~6
苯海索(安坦)	6~20
金刚烷胺	100~300
左旋多巴[息宁,达灵复,口腔速溶片(Parcopa),缓释片(Rytary)]	300~10 00[2]
多巴胺受体激动剂	
麦角类	
溴隐亭(Parlodel)[3]	15~30
非麦角类	
普拉克索(Mirapex)	1.5~4.5
罗匹尼罗(Requip)	8~24
罗替戈汀(Neupro)	2~8
阿扑吗啡(Apokyn)[4]	2~6
单胺氧化酶 B- 抑制剂	
司来吉兰(Eldepryl)	10
雷沙吉兰(Azilect)	0.5~1
儿茶酚氧位甲基转移酶(COMT)抑制剂	
珂丹(Comtan)	600~1 000
答是美(Tasmar)	300~600

[1] 剂量是每日总维持量的范围,所用的药物都是分次剂量服用的,除非使用缓释剂型或 24h 皮肤贴剂(罗替戈汀)。先从较小剂量开始,再逐渐加量。药物的相互作用常见,加用一种药物可能会导致另一种药物的减少。所有这些药均都常见精神性副作用。

[2] 是指市面上可买到的卡比多巴 / 左旋多巴合剂中左旋多巴成分(如:25/250 代表左旋多巴 250mg)。

[3] 极少使用。

[4] 皮下注射给药。

对不常见的,它起效很迅速,它以标准剂量 100mg 口服,每日 2 次。然而,可惜的是,许多患者对这种药物没有反应或疗效是短暂的。金刚烷胺也可能有助于减轻一些患者体验的极度疲劳感,以及疾病晚期患者的医源性运动障碍(100mg 每日 2 次或 3 次)。

▶左旋多巴

左旋多巴(levodopa),它在体内转化为多巴胺(见图 11-5),改善帕金森病所有的主要临床症状,而它与抗胆碱能药不同,通常对**运动减少**(hypokinesia)特别有帮助。**卡比多巴**(Carbidopa)是一种通过抑制多巴脱羧酶,减少左旋多巴在脑外代谢为多巴胺的药物(见图 11-5),但它不能通过血脑屏障。因此,当左旋多巴与卡比多巴合用时,左旋多巴在脑外的破坏是有限的。卡比多巴通常是以一种固定的比率与左旋多巴结合为(1∶10 或 1∶4)卡比多巴 / 左旋多巴。关于引入这一制剂的最佳时机,仍然存在分歧。对于左旋多巴随着时间推移可能失去效应的担忧(而不是疾病的进展)是有失偏颇的,但它在使用了几年之后经常会出现药效波动,可能是特别使人失去能力。这些可能与疾病本身或与左旋多巴治疗的持续时间有关。因此,许多医生尽可能长时间地推迟使用左旋多巴,或者使用多巴胺激动剂与之结合(下文讨论),用它来降低左旋多巴的剂量。

治疗从小剂量开始,例如卡比多巴 / 左旋多巴 10/100(mg)或 25/100(mg)口服,3 次 /d,并根据反应,剂量会逐渐增加。大多数患者最终需要卡比多巴 / 左旋多巴 25/250(mg),每日 3 或 4 次。卡比多巴的总剂量至少应为 75mg/d。服药最好是在餐前 30~45 分钟或饭后 2 小时,以使吸收与摄取入脑达到最大量。一种卡比多巴 / 左旋多巴(25/100,10/100,25/250)的片剂[帕可(Parcopa)]也可使用,它在口中崩解,然后随唾液吞咽,它最好是在餐前约 1 小时服用。

左旋多巴最常见的副作用是恶心、呕吐、低血压、异常运动(运动障碍)、坐立不安,以及意识模糊等。心律失常和睡眠障碍偶可出现。当左旋多巴与卡比多巴合用时恶心、呕吐、低血压和心律不规则的发生率降低。左旋多巴的晚期运动障碍和行为副作用是以剂量相关的现象出现的,但剂量的减少可能会降低任何治疗效果。使用奥氮平(Olanzapine)、喹硫平(Quetiapine)或利培酮(Risperidone)治疗可能缓解意识模糊和精神病性精神障碍,但不阻断左旋多巴的药效或加重帕金森病。匹莫范色林(Pimavanserin)是一种新型非典型抗精神病药物,专门批准用于帕金森病的精神障碍治疗。氯氮平(clozepine),一种二苯并二氮䓬(dibenzodiazepine)衍生物,它不阻断多巴胺能药物治疗的效应,也可能减轻意识模糊和精神病性精神障碍,而且在某些情况下还改善运动障碍,但是需要定期的监测白细胞计数。

左旋多巴治疗的另一个晚期并发症或进展疾病的后果是药效波动,诸如**剂末效应**(wear-off effect),表现在下一次服药前不久出现恶化,或出现**开关现象**(on-off phenomenon),帕金森病严重程度突然的但短暂的波动在白天时频繁发生,显然与左旋多巴的最后的剂量没有任何关系。这种波动可能会使人丧失能力,并可能与大脑的多巴胺不连续(搏动的)水平有关。这种现象只能通过以下方式部分控制,包括改变给药间隔,限制膳食蛋白质摄入,使用卡比多巴 / 左旋多巴的控释剂型或新型的卡比多巴 / 左旋多巴的缓释剂型(Rytary),在药物治疗方案中加用选择性单胺氧化酶 B 型抑制剂恩他卡朋(Entacapone)或者多巴胺激动剂,或者卡比多巴 / 左旋多巴通过便携式十二指肠内泵给药等。它们通常对脑深部电刺激反应良好。

左旋多巴疗法(或单独或与卡比多巴合用)在狭角性青光眼(narrow-angle glaucoma)或精神病患者中是禁忌的,还应该在服用单胺氧化酶 A(MAO-A)抑制剂患者中避免使用。它在活动性消化性溃疡或疑诊恶性黑色素瘤患者也应慎用。

▶ 多巴胺激动剂

较老的激动剂是麦角衍生物(ergot derivative),诸如**溴隐亭**(Bromocriptine),它刺激多巴胺 D_2 受体。溴隐亭在缓解帕金森病的症状方面不如左旋多巴有效,但是也不太可能引起运动障碍。它现在已很少被使用,因为可使用更有效的多巴胺激动剂(dopamine agonist)。

较新的多巴胺激动剂不是麦角衍生物。它们似乎是如同较老的激动剂一样有效,但却没有它们潜在的与麦角有关的不良反应,并可能用于早期或晚期的帕金森病。**普拉克索**(Pramipexole)开始用 0.125mg,3 次 /d;一周后每日剂量加倍,再一周再次加倍;然后根据反应与耐受情况每周加量 0.75mg。常用的维持量是在 0.5~1.5mg 之间,3 次 /d。**罗匹尼罗**(Ropinirole)开始用 0.25mg,3 次 /d,每日总剂量以每隔一周增加 0.75mg,直至第 4 周,此后增加 1.5mg。大多数患者需要 2~8mg 之间,每日 3 次有效。**罗替戈汀**(Rotigotine)是作为一种透皮贴剂被用于清洁和健康的皮肤区域,每 24 小时换一次药,皮肤反应可能发生在用药部位。这些药物治疗的不良反应包括疲劳、嗜睡、恶心、外周水肿、运动障碍、意识模糊、幻觉,以及直立性低血压等。有时在不适当的时间出现一种不可抗拒的睡眠冲动,并可能导致创伤。冲动控制障碍可能导致诸如强迫性赌博或异常的性活动等之类的行为。普拉克索和罗匹尼罗这两种药物的缓释制剂都是可用的。

阿扑吗啡(Apomorphine)盐酸盐,一种非选择性多巴胺受体激动剂经皮下注射用药,可能帮助解救晚期帕金森病患者,以及虽然优化了口服药物治疗,仍有运动不能的严重"关期"发作患者。副作用包括严重的恶心和呕吐、嗜睡、幻觉、胸痛和多汗等,运动障碍可能会增强。不熟悉它的潜在并发症和药物相互作用的医生不应处方该药。

▶ 儿茶酚 - 氧位 - 甲基转移酶抑制剂

儿茶酚 - 氧位 - 甲基转移酶(Catechol-

O-methyltransferase，COMT）是参与多巴胺代谢性分解的两种主要的酶之一（见图 11-5），另一种是后面讨论的单胺氧化酶。COMT 抑制剂可以被用于减少左旋多巴所需的剂量和任何药效反应波动。它们的应用改善了左旋多巴运输到血液和通过血脑屏障，因此导致左旋多巴的血浆水平更为持续。副作用包括腹泻、意识模糊、运动障碍，以及肝功能测试异常等。其中两种抑制剂被广泛使用。**托卡朋**（tolcapone）每日服用剂量 100mg 或 200mg，3 次 /d。在接受这一药物治疗的患者中曾出现急性重型肝炎罕见的情况；因此，服用**恩他卡朋**（entacapone）（珂丹）200mg 与卡比多巴 / 左旋多巴，一般最好是每日多达 5 次。

　　一种名为达灵复（Stalevo）的商品化制剂现已上市，它将左旋多巴与卡比多巴和恩托卡朋结合起来。它提供了简化用药程序和需要服用更少的片剂的便利，有三种组合可以使用：Stalevo 50（左旋多巴 50mg，加卡比多巴 12.5mg 和恩他卡朋 200mg），Stalevo 100（分别为 100mg，25mg 和 200mg），以及 Stalevo 150（分别为 150mg，37.5mg 和 200mg）。左旋多巴的较持续的血浆水平可能导致更连续的向脑部运送左旋多巴，在理论上降低了药效波动和运动障碍并发症的风险。然而，用 Stalevo 启动左旋多巴疗法而不是用卡比多巴 / 左旋多巴不能推迟运动障碍发病时间或减少运动障碍的频率；甚至运动障碍可能发生得更快，也更频繁。

▶ 单胺氧化酶抑制剂

　　司来吉兰（selegiline），一种不可逆的单胺氧化酶 B 型（MAO-B）抑制剂，抑制多巴胺的代谢分解（见图 11-5）。因此，它增强了左旋多巴的抗帕金森病效应，并可能减少疗效的轻度开关波动。一些临床研究表明，司来吉兰也可能延迟帕金森病的进展，尽管这方面的证据还不充分；当用作神经保护时，司来吉兰最好用于病情较轻的患者。剂量

为 5mg 口服，2 次 /d，通常在一天的早些时候服用，以避免失眠。

　　雷沙吉兰（rasagiline）是一种更有效的、选择性更强、耐受性更好、不可逆的单胺氧化酶 B 型抑制剂，它每日服用 1 次 0.5 或 1mg 的剂量。它在早期帕金森病的初始治疗时是有效的，此外，作为较晚期疾病和对左旋多巴疗效波动患者的辅助治疗。它也可能减缓疾病进展，虽然对此的证据尚不明确。

　　沙芬酰胺（Safinamide），另一种单胺氧化酶 B 抑制剂，在这本书的写作过程中得到了 FDA 的批准。它减少了对左旋多巴的反应波动，减少了剂末效应（wearing-off effect）患者的关期或开 - 关现象。它作为治疗帕金森病的单一疗法是无效的。患者开始口服 50mg，1 次 /d，2 周后增加到 100mg，1 次 /d。

　　用单胺氧化酶 B 抑制剂治疗的患者不应该服用哌替啶、曲马朵、美沙酮、丙氧芬、环苯扎林、圣约翰草、止咳药右美沙芬，或者其他的单胺氧化酶抑制剂。在接受三环类抗抑郁药或 5- 羟色胺再摄取抑制剂患者中有促发血清素综合征的急性毒性相互作用的理论风险。左旋多巴的不良反应，特别是运动障碍、精神变化、恶心，以及睡眠障碍等可能会增加。

▶ 切开手术

　　当患者对药物治疗措施变得无反应或对抗帕金森病药物治疗产生不可耐受的不良反应时，通常会通过**丘脑切开术**（thalamotomy）或**苍白球切开术**（pallidotomy）进行帕金森病的手术治疗。单侧的苍白球切开术或丘脑切开术后重要并发症的发生率低于 5%，但双侧切开术后并发症约为 20% 或更多。切开手术（ablative surgery）目前已经很大程度地被靶结构的高频刺激所取代，发病率显著降低。

▶ 脑深部电刺激

　　内侧苍白球（globus pallidus internus）或

丘脑底核(subthalamic nucleus)的高频刺激可能帮助帕金森病所有主要运动特征达到如切开手术相似的程度,并减少反应波动患者处在关期状态的时间。步态障碍和运动不能通过刺激脚桥核(pedunculopontine nucleus)可能会有所改善。脑深部电刺激(deep brain stimulation,DBS)具有可逆性,发病率比切开手术低得多(特别是当考虑双侧手术时),以及引起脑的最小限度损伤等优势。因此,它比切开手术更成为首选。手术对象应患有典型的帕金森病(而不是非典型的帕金森综合征),认知功能完整且能合作,之前对药物治疗有很好的反应,已发生了药效波动伴有相当多的关期时间,并且对手术有现实的预期。

▶ 细胞疗法

自体的或胎儿的肾上腺髓质组织或胎儿的黑质曾被移植到壳核或尾状核,相信移植的组织会继续合成和释放多巴胺。在两项对照试验中,涉及含有多巴胺能神经元的人类胚胎中脑组织的脑内移植,出现了运动障碍并发症,有时甚至丧失运动能力。此外,路易体病理改变有时会扩展到移植的组织中。目前,研究主要集中于包括神经干细胞的潜在的细胞疗法(cellular therapy),但在可以开始帕金森病临床试验之前还需要做大量的工作。

▶ 保护疗法

人们试图通过影响涉及细胞死亡的机制来减缓帕金森病的进展。除了使用诸如司来吉兰或雷沙吉兰等单胺氧化酶抑制剂治疗(它们也有抗凋亡作用),候选的疗法还包括增强线粒体功能或细胞能量、限制谷氨酸盐毒性、抑制炎症反应或具有抗凋亡作用的疗法。然而,临床试验的结果却令人失望。伊拉地平(Isradipine),一种钙通道拮抗剂,在帕金森病的动物模型中有神经保护特性,目前正在对患者的疗效进行临床试验。

▶ 一般措施、物理疗法和对日常生活辅助

认知功能异常和精神症状服用利伐斯的明(Rivastigmine)3~12mg/d,多奈哌齐(Donepezil)5~10mg/d,或美金刚(Memantine)5~10mg/d 可能会有改善;精神错乱或幻觉通过调整多巴胺能治疗方案或加用非典型抗精神病药物(如喹硫平);过度日间嗜睡(excessive daytime sleepiness)通过服用莫达非尼(Modafinil)100~400mg/d;快速眼动睡眠行为障碍(REM sleep behavior disorder)通过使用氯硝西泮(Clonazepam),晚上服 0.5~2mg;而膀胱过度活跃使用奥昔布宁(Oxybutynin)5~15mg/d,或者托特罗定(Tolterodine)2~4mg/d。便秘对粪便软化剂或容积性泻药可能有效,而疲劳对于金刚烷胺有效。物理疗法及言语疗法[李·西尔弗曼技巧(Lee Silverman technique)]对许多患者是有益的,而生活质量通常可以通过日常生活简单的辅助得到改善。这类辅助设施可能包括放置在家中重要位置的额外栏杆或扶手,以便得到额外的支持,大手柄的桌上餐具、防滑的橡胶餐桌垫、扩音装置,以及压按扭就轻缓地弹出使用者的椅子等。

路易体病

临床表现

高达 15% 的所有痴呆患者罹患弥漫性路易体病(diffuse Lewy body disease)(也在第 5 章,痴呆和失忆症中讨论),它的发病年龄通常在 50~85 岁之间。导致痴呆的认知变化是明显的,而且通常是在帕金森病功能缺失之前或之后不久出现。认知功能可以在 24 小时期间明显地波动。常见视幻觉,但可能并不使患者感到痛苦。许多患者有不明原因的意识模糊或谵妄明显加重的时期。帕金森病功能缺失随着时间推移变得越来越严重,但是与运动迟缓和强直相比,震颤往往相对不明显。体位性低血压和晕

厥是常见的。这一疾病的特征是在皮质和皮质下结构弥漫地出现路易体。在部分病例中,曾描述了 α- 突触核蛋白(α-synuclein)或 β- 突触核蛋白(β-synuclein)基因突变;其他基因突变也可能被牵涉其中。

鉴别诊断

帕金森病与路易体病的不同之处在于,认知功能被保留到后期,而运动参与在发病时更可能是不对称的,伴有较明显的震颤。路易体病与阿尔茨海默病的区别在于,短时间内明显的变异性以及伴随的运动功能缺失。路易体病的成像表现为广泛的皮质萎缩。

治疗

路易体病的治疗是困难的,因为左旋多巴引起幻觉以及使认知和行为障碍加重,而对运动障碍只会提供有限的疗效。最好避免使用抗胆碱能药物,因为它们也可能加重认知功能障碍。痴呆和行为异常通常对胆碱酯酶抑制剂反应良好。抗精神病药物治疗通常耐受不良,然而,如果必要的话,可以给予小剂量非典型抗精神病药,诸如喹硫平(Quetiapine),每日最多 50mg。照护人员的教育和支持是很重要的。

多系统萎缩

临床表现

多系统萎缩(multiple system atrophy,MSA)是一种进行性神经退行性疾病[**突触核蛋白病**(synucleinopathy)],伴有多系统运动异常,通常有家族性自主神经异常(dysautonomia)。它在男性中更为常见,通常发生在 50~60 岁。MSA 的一种亚型,称为MSA-P,与壳核、苍白球和尾状核神经元丢失有关,并表现为运动迟缓和强直。颈前倾症(anterocollis)往往是特别明显的。另一个类型(MSA-C)与小脑变性有关(见第 8 章,

平衡障碍)。如果自主神经功能不全是显著的伴发症状,有时就使用**夏伊 - 德雷格综合征**(Shy-Drager syndrome)的同义的名称。这后一综合征的特征是帕金森病的表现,自主神经功能不全(导致体位性低血压、无汗症、括约肌控制障碍和阳痿等),以及较广泛的神经系统受累的体征(锥体束和下运动神经元体征,以及通常有小脑功能缺失等)。MRI 显示壳核低信号伴有高信号边缘。

鉴别诊断

自主的、多系统的,通常是对称性运动表现,伴明显的颈前倾症可以与经典的帕金森病鉴别。

治疗

对运动功能缺失尚无治疗方法(尽管抗帕金森因为偶尔会出现轻微的反应),但体位性低血压对不限量的盐饮食,氟氢可的松(Fludrocortisone)0.1~0.5mg/d;α- 肾上腺素能受体激动剂米多君(Midodrine)10mg,3 次 /d;穿齐腰高的弹力袜,以及夜间头高位睡眠等可能有效。屈昔多巴(Droxidopa)是一种口服的去甲肾上腺素的前体,对治疗神经源性体位性低血压也有帮助。

预后

该病是一种进展性病程,大约在 8~10年导致死亡。

进行性核上性麻痹

发病机制

进行性核上性麻痹(progressive supranuclear palsy,PSP)是一种特发性的,通常散发的变性疾病,一种主要影响脑的皮质下灰质区的 **tau 蛋白病**(tauopathy)(见第 5 章,痴呆和失忆症)。在临床上和病理上与皮质基底节变性有许多重叠(后面讨论)。主要的神经病理学表现是神经元的变性,伴有中

脑、脑桥、基底节及小脑齿状核出现**神经原纤维缠结**(neurofibrillary tangle)。相关的神经化学异常包括,尾状核和壳核中多巴胺及其代谢产物高香草酸(homovanillic acid)浓度降低。这种疾病可能有遗传易感性。

临床表现

经典的临床特征是步态障碍伴早期跌倒、核上性眼肌瘫痪、假性延髓麻痹、轴性肌张力障碍伴或不伴肢体的锥体外系强直,以及痴呆等。男性罹患通常是女性的 2 倍,本病在 45~75 岁之间发病。

核上性眼肌麻痹(supranuclear ophthal-moplegia)的特征是自主性**垂直性凝视**(vertical gaze)的显著障碍,伴随后来水平凝视麻痹,头眼和眼前庭反射被保留等。垂直性扫视可能开始是缓慢的。

姿势不稳,明显的运动不能,以及不明原因的跌倒也早期发生,并可能出现在垂直凝视麻痹之前。此外,颈部通常采取一种伸展的姿势[**轴性伸展肌张力障碍**(axial dystonia in extension)],伴有对被动屈曲的抵抗。肢体的强直和运动迟缓可能颇似帕金森病,但震颤是不太常见或不明显。同时存在的**假性球麻痹**(pseudobulbar palsy)产生面肌无力、构音障碍、吞咽困难,以及通常下颌反射及咽反射亢进,也可能有过度的不适当的情感反应[**假性球麻痹情绪**(pseudobulbar affect)]。有时可以见到反射亢进、伸性跖反射,以及小脑体征等。进行性核上性麻痹的**痴呆**(dementia)是以健忘、思维观察缓慢、情绪和人格改变,以及计算和抽象能力受损为特征。**睡眠障碍**(sleep disturbance),特别是失眠是很常见的。

一些病理证实的疾病患者表现类似帕金森的纯运动不能或临床类型,另一些病例中,疾病类似皮质基底节变性,伴有肌张力障碍、失用症和皮质感觉丧失。

MRI 可以显示**中脑萎缩**(midbrain atrophy)[**蜂鸟征**(hummingbird sign)]。

鉴别诊断

帕金森病与进行性核上性麻痹经典型的不同在于,自主性向下和水平凝视通常不会丧失,躯干的姿势趋向于以俯屈而不是伸展为特征,震颤较常见,病程不是那么暴发性,而抗帕金森病药物治疗通常是更有效。

治疗

多巴胺能药物可能对强直和运动迟缓有效,特别是在最初的 1 或 2 年。抗胆碱能药诸如阿米替林(Amitriptyline)50~75mg,睡前口服,或者苯扎托品(Benztropine)6~10mg/d 口服,可能改善言语、步态,以及病理性哭等笑。假性球麻痹情绪最好使用含有右美沙芬(Dextromethorphan)和硫酸奎尼丁(Quinidine sulfate)的商品化制剂治疗(20mg/10mg 胶囊,市场上可买到,如 Nuedexta 奎尼丁)。美西麦角(Methysergide)8~12mg/d 口服,可能改善吞咽困难。对于痴呆尚无治疗方法。治疗是支持性的。物理及职业治疗可能会有帮助。

预后

这一疾病通常遵循一种渐进性病程,在 2~12 年(通常 6~10 年)内死于误吸和营养不足。

皮质基底节变性

临床表现

皮质基底节变性(corticobasal degeneration)是一种罕见的非家族性变性疾病,发生于中老年男女的 **tau 蛋白病**(tauopathy)。它在病理上是以出现异常的含有 tau 蛋白的细胞内丝状沉积为特征。当运动迟缓和强直是显著的特征时,本病有时与帕金森病相似。姿势 - 动作性震颤也可能出现,但严重残疾的通常原因是**肢体失用**(limb apraxia)

和**笨拙**(clumsiness),而不是锥体外系功能缺失。其他临床特征包括言语障碍(失语症、失用症或构音不良),计算不能,皮质性感觉缺失(如忽视综合征),刺激 - 敏感性肌阵挛(stimulus-sensitive myoclonus),异己肢体现象(alien limb phenomenon)(肢体主人在不知情的情况下,半故意、不自主地移动肢体的倾向),吞咽困难,姿势障碍,肌张力障碍特征,以及最终认知能力下降和行为改变等。额叶释放征、腱反射活跃,以及伸性跖反射等也可能会遇到。眼扫视的潜伏期延长,但扫视的速度正常。

一些病理证实的病例出现为额叶行为 - 空间障碍,原发性进行性失语的非流利性或语法错乱的变异型,或进行性核上性麻痹的表现型。

鉴别诊断

这一疾病与帕金森病的区别是依据明显的失用症,它通常导致一个无用的肢体,睁眼或闭眼困难,或者言语障碍等。锥体束和皮质功能缺失的存在,以及任何的锥体外系功能障碍也有助于这方面的鉴别,但只有尸体解剖才能做出最终诊断。MRI 可能显示皮质、胼胝体和中脑萎缩以及第三脑室扩大。SPECT 显示在额叶和顶叶区域的低灌注。

治疗

尚无特异性治疗方法,通常为支持性治疗。抗帕金森病药物治疗有时对治疗运动迟缓和强直有帮助,但疗效往往令人失望。目前还没有治疗肢体失用症的方法。肉毒毒素可能对局部张力障碍的表现有帮助。物理疗法有时值得一试。

预后

本病遵循一种渐进性病程,导致越来越重的残疾与依赖。通常在 10 年内死亡,由于吸入性肺炎者往往会更早。

亨廷顿病

流行病学

亨廷顿病(Huntington disease)是一种神经系统的遗传性疾病,以舞蹈病和痴呆的逐渐发病和随后的进展为特征。本病发生在世界各地和所有的种族人群中。它的患病率约为每 10 万人口 5 人。症状通常到成年期(典型在 30~50 岁之间)才出现,到这个时候,这些患者通常已组建了他们自己的家庭,因此,疾病继续由一代传至下一代。

遗传学

亨廷顿病是一种常染色体显性的疾病,由于**亨廷顿蛋白**(huntingtin, *HTT*)基因突变引起的。该病显示完全的外显率,以致罹患者的后代有 50% 的发病机会。亨廷顿病遗传的其他特征包括**遗传早现**(anticipation),这意味着在连续的后代中有一种提前发病的趋势,以及**父系遗传**(paternal descent),这是指遗传早现趋势在从父亲那里遗传疾病的个体中是最明显的。这两种现象都与引起亨廷顿病突变的不稳定性有关,即编码多聚谷氨酸盐序列的 CAG 三核苷酸的重复扩增。这种重复可以在配子发生过程中扩增,特别是在雄性生殖系中。这导致一种异常蛋白质具有越来越长的多聚谷氨酸盐束。正常受试者有 9~37 个之间的 CAG 重复,而几乎所有的亨廷顿病患者都有 40 个以上的重复序列。发病年龄取决于 CAG 重复的长度,但遗传多态性亦与发病年龄有关。

如果不能得到阳性家族史,这可能是因为父母的一方早逝;而且,亲属们往往会隐瞒这种疾病的家族性质。此外,一定程度的古怪行为、笨拙或坐立不安可能被外行人和不熟悉这一疾病的医务人员视为正常。因此,在患者所有的近亲属都被医生亲自检查之前,家族史不能被视为阴性。然而,显然偶尔也会遇到散发的病例。

病理

亨廷顿病患者的尸检显示细胞丢失,特别是在大脑皮质和纹状体(见图11-6)。在纹状体区域,含 γ- 氨基丁酸(GABA)和脑啡肽(enkephalin)并投射到苍白球外侧部的中等大小的多棘神经元(spiny neurons)是最早受到影响的,但其他种类的神经元最终也会受到累及。

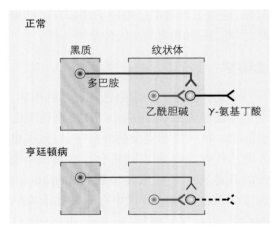

▲ 图 11-6　在亨廷顿病涉及的神经元序列的图示。上:正常起源于黑质的多巴胺能神经元(红色)抑制来自纹状体(尾状核和壳核)的 GABA 能输出,而胆碱能神经元(绿色)起到一种兴奋性作用。下:在亨廷顿病,GABA 能神经元(黑色)是优先地丧失,导致来自纹状体的抑制性输出减少。(承蒙同意,引自 Aminoff MJ. Pharmacologic management of parkinsonism and other movement disorders. In:Katzung BG,Trevor AJ,eds. *Basic and Clinical Pharmacology*. 13th ed. New York,NY:McGraw-Hill;2015.)

生化研究表明,抑制性神经递质GABA、它的生物合成酶谷氨酸脱羧酶(GAD),以及乙酰胆碱及其生物合成酶胆碱乙酰转移酶在该病患者基底节区浓度均降低。多巴胺浓度正常或略有增高。在基底节中也曾发现某些神经肽的浓度变化。PET 曾显示葡萄糖利用减少,即使在解剖学正常的尾状核中也是如此。

临床表现

症状通常在 30 多岁或 40 多岁时开始出现,而疾病为进展性的,发病后平均预期寿命约为 15 年。

▶首发症状

无论运动异常或智力改变都可能是首发的症状,但最终二者都会出现。神经退行性变早在许多年前就开始了,被可能伴随着轻微的认知、精神或运功变化,这些只有在回顾时才是明显的。

1. **痴呆**:最早的精神变化通常包括易激惹、喜怒无常,以及反社会行为等,但随后发生更明显的痴呆。这在早期阶段是以注意力和执行功能的选择性和进行性损害为特征,与额纹状体病理改变一致。

2. **舞蹈病**:运动障碍的特征最初可能只是一种明显的烦躁不安或多动,但最终会看到粗大的异常的舞蹈样或舞蹈手足徐动样动作。当病情严重时,它们可能会影响说话、吞咽和步态。其他运动障碍包括无法维持诸如伸舌等自主运动。眼球扫视运动特征性地减慢。

3. **非典型形式**:特别是儿童期发生的病例,但偶尔也发生在成人发病的病例,临床表现以进行性僵直和运动不能为主,极少或没有舞蹈病。这被称为**韦斯特法尔变异型**(Westphal variant),而其正确的诊断是由伴随的痴呆和阳性家族史提示的。癫痫和小脑性共济失调是青少年型而不是成年病例常见的表现。

▶基因检测

基因检测提供了一种确定诊断的明确方法,并可以进行疾病的症状前测试。应该在这之前和之后进行遗传咨询。

▶影像学

在确诊的病例中,CT 扫描和 MRI 检查通常显示大脑皮质和尾状核的萎缩。通过 PET 可证实纹状体代谢率降低。

鉴别诊断

表 11-2 列出了在亨廷顿病鉴别诊断中应考虑的条件。**迟发性运动障碍**(tardive dyskinesia)(后面讨论)是最常见的,通常可以从病史中确认。实验室检查可以排除大多数与舞蹈病相关的疾病。其他遗传性舞蹈病在后面讨论。

亨廷顿病样疾病[Huntington disease-like(HDL)disorder]与亨廷顿病相似,但是与亨廷顿蛋白基因的异常 CAG 三核苷酸重复数目无关。常染色体显性(HDL1 和 HDL2)和隐性(HDL3)形式都曾被描述。在朊蛋白基因(PRNP)中,HDL1 是与192- 核苷酸插入有关,导致一种八肽重复扩增。HDL2 是由亲联蛋白 -3(junctophilin-3, JPH3)基因中 CAG/CTG 重复扩增引起的。

良性遗传性舞蹈病(benign hereditary chorea)是以常染色体显性方式遗传或新出现的突变。它的特征是在儿童早期发生舞蹈样运动,在成年时期没有进展,而且不伴发痴呆。一种常染色体隐性遗传形式也可能存在。在编码甲状腺转录因子 1 的基因突变患者中,也可能出现甲状腺功能减退和肺部异常[脑 - 甲状腺 - 肺综合征(brain-thyroid-lung syndrome)]。

家族性舞蹈病(familial chorea)出现有时与循环棘红细胞(多棘红细胞)有关,但对湿血膜(wet blood film)的检查将清楚地区分这种疾病,在后面讨论。**舞蹈病 - 棘红细胞增多症**(chorea-acanthocytosis)的其他临床特征包括口舌抽搐样运动障碍、发音障碍、轻度智能衰退、癫痫发作、周围神经病,以及肌萎缩等。有时出现帕金森病表现。与某些与循环棘红细胞有关的其他疾病不同,外周血中没有 β- 脂蛋白浓度异常。

阵发性舞蹈手足徐动症(paroxysmal choreoathetosis)可能发生在家族基础上,但症状的间断性质及其与运动或情绪紧张的关系通常可将这一疾病与亨廷顿病区分开来。

威尔逊病(Wilson disease)与亨廷顿病的区分可以根据遗传方式、存在 K-F 环,以及异常的血清铜和血浆铜蓝蛋白水平等。

齿状核红核苍白球路易体萎缩(dentatorubral-pallidoluysian atrophy,DRPLA),是另一种显性遗传的 CAG 重复障碍,它在临床上与亨廷顿病相似,通过基因测定予以鉴别。除了日本血统的人以外,这种情况并不常见。

神经铁蛋白病(neuroferritinopathy)(NBIA2)在后面讨论。虽然有阳性家族史的成人以进行性舞蹈病和肌张力障碍起病为特征,但认知功能被相对保留,MRI 表现特征性异常,突变基因(FTL1)与亨廷顿蛋白(Huntingtin)基因不同。

发病年龄通常可区分亨廷顿病与某些罕见的儿童期遗传性疾病,表现以舞蹈手足徐动为特征。

当早期症状构成进行性智力衰退时,除非家族史具有特征性或运动障碍变得很明显,否则可能无法将亨廷顿病与其他类型的痴呆区分开来。

治疗和预后

亨廷顿舞蹈病目前还没有治愈的方法,一般来说,在临床发病 10~20 年后死亡。目前还没有治疗痴呆的方法,但运动障碍可能会对干扰多巴胺能抑制纹状体输出神经元的药物有反应。这些药物包括从神经末梢消耗多巴胺的药物,诸如利血平(Reserpine)0.5~5mg/d 口服,或丁苯那嗪(Tetrabenazine)12.5~50mg 口服,3 次 /d,以及多巴胺 D_2 受体阻断药,如氟哌啶醇(Haloperidol)0.5~4mg 口服,4 次 /d,或非典型抗精神病药物如喹硫平(Quetiapine)。氘代丁苯那嗪(Deutetrabenazine)是一种选择性囊泡单胺 2 转运蛋白抑制剂(vesicular monoamine 2 transporter, VMAT2), 它调节多巴胺的释放, 在本书出版时被 FDA 批准用于治疗舞蹈病。剂量从 6mg/d 逐渐增加到 24mg, 2 次 /d, 取决于疗效和耐受性。副作用包括镇静、腹泻、疲劳, 以及抑郁症和自杀风险增加。

脑深部电刺激的作用尚不确定, 但它已被成功用于少数舞蹈病患者的治疗。

预防

患者应被告知该病有传给后代的风险, 而存活的后代应接受遗传咨询。使用遗传标记检测症状前的亨廷顿病可能会引起伦理上的关注, 如关于不良的心理反应或他人可能滥用这些信息而对个人造成损害。

齿状核红核苍白球路易体萎缩

齿状核红核苍白球路易体萎缩 (dentatorubral-pallidoluysian atrophy, DRPLA) 是以常染色体显性方式遗传, 它在日本以外的国家是很罕见的。它的特征是痴呆、舞蹈手足徐动症、共济失调, 以及肌阵挛性癫痫等。突变的基因, 萎缩蛋白 1 (atrophin-1) (ATN1) 是与亨廷顿病不同的基因, 尽管临床表型有相似性。突变的 ATN1 包括一种扩增的 CAG 重复, 它的大小与发病年龄和疾病严重程度相关。治疗是对症性的, 如同对亨特顿病的治疗。

西德纳姆舞蹈病和 PANDAS

西德纳姆舞蹈病 (Sydenham chorea) 主要发生在儿童和青少年, 作为过去的溶血性链球菌 A 组感染的一个并发症。它是儿童急性发生的舞蹈病的最常见原因。潜在的病理特征很可能是一种动脉炎。在大约 30% 的病例中, 它出现在风湿热或多发性关节炎发作后 2 或 3 个月, 但在其他患者中可能查不到这类病史。通常近期无咽喉痛史, 无发热史。该病可能有急性或隐匿性起病, 通常在随后的 4~6 个月内消退。然而, 它可能在怀孕期间 [**妊娠舞蹈病** (chorea gravidarum)] 或口服避孕药的患者复发。

西德纳姆舞蹈病以异常的舞蹈样动作为特征, 有时是一侧的, 当轻微时可能被误认为坐立不安或烦躁。可能会伴发行为改变, 孩子变得易怒或不听话。强迫症的症状和情绪不稳定也会发生。30% 的病例有心脏受累的证据, 但血沉和抗链球菌素 O 滴度通常正常。根据存在风湿热的其他症状以及缺乏舞蹈病的任何其他原因, 诸如系统性红斑狼疮都支持这一诊断。脑 MRI 或 CT 检查结果通常正常。PET 和 SPECT 检查显示可逆的基底节代谢亢进。

传统的治疗方法是卧床休息、镇静和预防性抗生素治疗, 即使没有急性风湿病的其他体征。通常建议一个疗程的青霉素肌内注射, 每天连续预防性口服青霉素或每月肌内注射苄星青霉素 G, 直到大约 20 岁, 也经常建议预防链球菌感染。如有必要的话, 舞蹈病可以用氟哌啶醇、利培酮或其他多巴胺受体阻断药物治疗, 或用丙戊酸或卡马西平, 取决于病情轻重而定。在对其他措施没有反应的严重病例中, 一个疗程的糖皮质激素可能有效。预后基本上是心脏并发症的预后。

PANDAS [**与链球菌感染有关的小儿自身免疫性神经精神障碍** (pediatric autoimmune neuropsychiatric disorders associated with streptococcal infection)] 是首字母缩略词, 用于指不同严重程度的强迫症或抽动障碍与儿童链球菌感染之间的关联。此外, 张力障碍、舞蹈病以及张力障碍性舞蹈手足徐动症可能是链球菌感染的后遗症。其病因尚不清楚, 但可能与西德纳姆舞蹈病的病因相似, 与链球菌感染后的自身免疫反应有关。

孤立的全身扭转性张力障碍

肌张力障碍可通过症状学和病因学进行分类。特发性 (或原发性) 全身扭转性张力障碍（generalized torsion dystonia）以张力障碍性运动和姿势为特征，而没有其他神经系统体征。出生和发育史是正常的。在作出诊断之前，在临床的基础上和通过实验室检查，必须除外其他可能的肌张力障碍原因。

发病机制

孤立的全身性扭转性张力障碍（isolated generalized torsion dystonia）通常是以常染色体显性疾病遗传的，具有30%~40%的不同的外显率。分子遗传学技术使得可以识别torsin 1A，一种ATP结合蛋白责任缺失基因的携带者，但也有一些遗传异质性的证据。其他的张力障碍（后面讨论）是以常染色体或X-连锁隐性疾病出现的。去甲肾上腺素、血清素和多巴胺的浓度变化出现在不同的脑区中，但是它们在肌张力障碍发病机制中的作用尚不清楚。起病可能是在儿童期或以后的生活中，而这一疾病却是持续终生的痛苦。诊断是基于临床基础作出的。

临床表现

▶ 病史

当在儿童期发病时，通常可获得家族史。症状一般从两腿开始。可能是渐进性的，而该病由于全身的张力障碍通常导致严重的残疾。

随着成年生活的开始，不太可能得到阳性的家族史。首发症状通常是在双上肢或中轴结构。在约20%的成年起病的张力障碍患者中，最终可能发展为全身性张力障碍，但通常不出现严重的残疾。

▶ 检查

本病是以异常的动作和姿势为特征，通常在自主活动时加重。例如，颈部可能向一侧扭转[斜颈（torticollis）]；手臂保持在过度旋前的姿势，伴腕部屈曲和手指伸展；下肢保持伸展，伴有足跖屈和内翻；或者躯干保持一种屈曲或伸展的姿势。经常会有面部扮鬼脸，也可能遇到其他特征性的面部异常，包括[睑痉挛（blepharospasm）]（自发性不自主的被迫闭合眼睑的时间不等，睁眼困难，重复眨眼等），以及**口下颌张力障碍**（oromandibular dystonia）。这是由口周的肌肉痉挛组成，例如，引起不自主的张口和闭口，噘嘴、缩拢或缩回嘴唇，颈阔肌收缩，以及舌头的翻转或伸出动作等。睑痉挛与口下颌张力障碍的结合有时被称为**梅杰综合征**（Meige syndrome）。

鉴别诊断

在作出孤立的扭转性张力障碍的诊断之前，必须区分张力障碍的其他原因（见表11-3）。在异常运动开始前的正常发育史，缺乏其他的神经系统体征，以及实验室检查结果正常都是很重要的。药物诱发的张力障碍通过病史一般可能被除外。影像学可能显示获得性脑损伤。基因检测与遗传咨询相结合有助避免其他诊断性检查的需要，并促使30岁之前起病的孤立的扭转性张力障碍患者或有阳性家族史的老年患者的进一步管理。

治疗

药物治疗至少能部分地改善异常运动。对左旋多巴戏剧性反应提示一种扭转性张力障碍的经典变异型，它将会被单独讨论。抗胆碱能药物的最大可耐受剂量，诸如苯海索（Trihexyphenidyl）通常40~50mg/d，分次口服，可能是非常有效的。地西泮（Diazepam）偶尔会有帮助。吩噻嗪类（Phenothiazines）、氟哌啶醇（Haloperidol）或丁苯那嗪（Tetrabenazine）可能值得试用；然而，这些药物在有效剂量时通常导致轻度帕金森综合征。巴氯芬（Baclofen）和卡马西平有时是有帮助的，至少是轶事传闻。立体定向丘脑切开术对一侧为主、影响肢体的张力障碍患者可能有帮助,但是,特别是对全身性张力障碍进行双侧治疗时,可能导致诸如轻偏瘫、吞咽困难,以及构音障碍等主要的副作用。内侧苍白球的脑深部电刺激已使许多患者受益,在药物难治性病例中应予以考虑。可能的不良事件包括刺激部位的感染、导线断裂、出血、情感变化,以及构音障碍等。

病程和预后

大约三分之一的患者最终被限制在轮椅或床上,而另外三分之一的患者只受到轻微的影响。一般而言,严重的残疾更可能发生在疾病在儿童期开始时。

多巴 - 反应性肌张力障碍

多巴 - 反应性肌张力障碍(dopa-responsive dystonia)[濑川综合征(Segawa syndrome)]是以一种常染色体显性方式遗传的,具有不完全外显率(GCH1 基因),或者罕见地,作为一种常染色体隐性的性状遗传(TH 基因)。症状开始通常是在儿童期,但也可能出现较晚。女孩比男孩更容易罹患。致残性肌张力障碍可能伴有运动迟缓和僵硬,它有时导致误诊为青少年帕金森病;症状的日间恶化是常见的。可能出现伸性跖反射或上运动神经元受累的其他证据。一些患者有局灶性肌张力障碍或轻微的功能缺失,而其他患者如果不治疗就会被限制在椅子上。由于患者对左旋多巴特别敏感,使用小剂量就会出现明显的恢复。由于年龄和表现方式的差异很大,所有不明原因的锥体外系运动障碍患儿,以及所有可能与多巴反应性肌张力障碍有关症状的患者很可能都值得进行左旋多巴治疗的试验。

肌张力障碍 - 帕金森综合征

一种 X- 连锁隐性遗传形式的肌张力障碍 - 帕金森综合征(dystonia-parkinsonism)(有时称为 lubag)已经从菲律宾男性中被鉴定,并与 Xq13 的 TAF1 基因突变有关。女性杂合子曾报道有轻度的肌张力障碍或舞蹈病。药物治疗反应往往令人失望。

另一种常染色体显性遗传的变异型曾在不同种族患者中被描述,症状和体征在数小时、数日或数周内迅速进展,但此后进展缓慢;可能会看到受影响的首尾(面部、手臂和腿)梯度。该病与 19q13 号染色体上编码 NK-ATP 酶(ATP1A3)的 α-3 亚单位的基因突变有关。本病可能在儿童期或成年期首先表现症状,通常是在一段时间的压力后。左旋多巴治疗无效。

肌阵挛性张力障碍

肌阵挛性张力障碍(myoclonic dystonia)是一种不完全外显率的常染色体显性疾病,它与 DRD2 或 SGCE 基因突变有关。在不同表达的患者中,除了较持续的异常姿势外,通常可见快速的抽动。两腿经常不受累及。抽动可能对酒精有反应。脑电图是正常的。本病似乎与经典的特发性扭转性张力障碍不同。

它通常是开始于 20 岁之前,并在多年里有良性的缓慢进展的病程。遗传学研究表明,肌阵挛性张力障碍和原发性肌阵挛(essential myoclonus)是等位基因的疾病。

局部扭转肌张力障碍

某些肌张力障碍以扭转性肌张力障碍为特征,可以看作的局部现象。它们最好被看成是局限性张力障碍,在有阳性家族史患者作为特发性扭转性张力障碍的一种顿挫型出现,或者在没有家族史时作为成年起病形式的局部表现。此外,常染色体显性遗传是局限性成人肌张力障碍的主要形式。局部性肌张力障碍可被分为局灶性(即累及单一的身体区域)、节段性(即累及 2 个或更多的连续区域),或多灶性肌张力障碍(即累及至少两个不连续的区域)。

睑痉挛(blepharospasm)和口下颌张力障碍(oromandibular dystonia)都可能作为孤

立的局限性张力障碍出现。家族性睑痉挛作为一种常染色体显性特征曾被描述，但基因尚未被定位。用肉毒毒素（Botulinum toxin）治疗睑痉挛通常是有效的。

痉挛性发音困难（spasmodic dysphonia）是喉肌的局部性肌张力障碍。内收肌型是最常见的，在说话过程中声带的过度内收引起声音听起来发紧和紧绷，偶尔还会出现言语停顿。在外展肌痉挛性发音困难中，声带在说话时被不适当地外展，导致一种带呼吸、耳语的声音。通过向喉肌注射肉毒毒素治疗对痉挛性发音困难是有效的，尤其是内收肌型。

痉挛性斜颈（spasmodic torticollis）（颈部肌张力障碍）通常在 30 多岁或 40 多岁时开始，并以颈部向一侧扭转趋势为特征。这在早期阶段通常是偶然地出现的，但最终颈部持续地保持偏向一侧。在其他患者中，头部可以向一侧倾斜［侧倾斜颈（laterocollis）］、前屈［前倾斜颈（anterocollis）］，或后伸［后伸斜颈（retrocollis）］；通常，异常的动作与姿势会组合发生。感觉诡计（sensory trick）（如轻触面部）可能有助于减轻症状的强度。颈痛和肩痛是常见的，还可能出现头部震颤。虽然本病通常是终身的，但偶尔会出现自发性缓解，特别是在发病后的前 18 个月内。药物治疗一般不令人满意。用于治疗更广泛的扭转性张力障碍的药物试验是值得的。然而，最有效的治疗方法是局部注射肉毒毒素到过度活跃的肌肉中，疗效可以持续长达数月，之后根据需要重复注射。选择性切断脊髓副（XI）神经和颈上神经根有时可以帮助颈部明显偏向该侧的患者，但这种异常姿势经常有复发。对于肉毒毒素疗效不满意的颈部肌张力障碍患者，内侧苍白球的脑深部电刺激（deep brain stimulation，DBS）是有帮助的。

书写痉挛（writer cramp）的特征是手和前臂的肌张力障碍姿势，当手被用于书写和有时做其他的任务（如弹钢琴或使用螺丝刀或刀叉餐具）时出现。抗胆碱能药物治疗，巴氯芬或苯二氮䓬类可能偶尔有帮助。向受累的肌肉内注射肉毒毒素往往是有效的，但手或手臂无力可能是一个麻烦的后果。

患者可能不得不学会用另一只手书写或其他的精细动作任务，虽然在某些情况下，这只手也会受到影响。使用一个大手柄的笔有时是适合的，在其他情况下，患者可能要使用键盘。

结合性肌张力障碍

一大组疾病是以张力障碍联合其他的神经系统表现为特征，诸如痴呆、共济失调、运动障碍，或帕金森综合征等。这包括威尔逊病，它将单独讨论。

在**特发性基底节钙化**（idiopathic basal ganglia calcification）［**法尔病**（Fahr disease）］，基底节的钙化与肌张力障碍、帕金森综合征、舞蹈病、共济失调，以及行为障碍等的组合有关。常染色体显性遗传发生在一些家族中［原发性家族性脑钙化（primary familial brain calcification）］，但存在遗传异质性。颅内钙化也可以特发性地出现，但只作为偶然的发现，没有临床伴随症状。

脑铁沉积神经变性（neurodegeneration with brain iron accumulation，NBIA）指的是一组基底节铁沉积的遗传性疾病。临床表现包括锥体外系和锥体系功能缺失、神经精神病改变，以及眼部异常等。起病年龄、遗传方式以及进展速度各不相同。基因检测可识别特定的疾病。**泛酸激酶相关性神经变性**（pantothenate kinase-associated neurodegeneration）（又称 NBIA1）的特征是步态异常、肌张力障碍、痉挛状态、腱反射亢进、伸性跖反射、行为改变、构音障碍、吞咽困难，以及眼部异常等（如视网膜变性、凝视麻痹、视神经萎缩）。它通常在儿童期出现。铁和其他色素类在苍白球沉积导致一种特征性 MRI 表现，在 MRI 的 T_2 加权像上称为

"虎眼"征（图 11-7）。该病是常染色体隐性遗传，是由泛酸激酶 2（pantothenate kinase 2，*PKAN2*）基因突变所致。**神经铁蛋白病**（neuroferritinopathy）（NBIA3）是一种罕见的成人起病显性遗传的进展性疾病，与铁蛋白轻链基因（*FTL*）的突变有关。它的特征最初是舞蹈病、肌张力障碍（主要在两腿）、帕金森病，或者这些症状的组合，这些症状随后变为全身性的。认知特征最初可能很轻微，但是抑制解除和情绪不稳定即使在早期阶段就很常见。一种动作特异性面部肌张力障碍是特征性的（包括对称的额肌和颈阔肌收缩，表现出一种惊愕的表情）。MRI 显示基底节铁过量，后期尾状核和壳核空化空穴现象。

舞蹈病 - 棘红细胞增多症（chorea-acanthocytosis）是以张力障碍、舞蹈病、口面运动障碍、帕金森综合征、抽动、腱反射减低、肌萎缩，以及认知功能异常的某种组合为特征。执行功能障碍综合征（dysexecutive syndrome）、强迫症、抑郁症，以及精神病均可能发生。外周血含有循环的棘红细胞（多棘红细胞），但血脂正常。该病呈常染色体隐性遗传，是由 *VPS13A* 基因突变引起的。

某些**线粒体病**（mitochondrionopathy）也可能与肌张力障碍有关，诸如莱伯遗传性视神经萎缩（Leber hereditary optic atrophy）。

心因性张力障碍

张力障碍可能作为一种躯体形式或转换障碍发生。可能存在焦虑、抑郁、人格障碍，或者这些的组合以及其他精神障碍等。然而，焦虑和抑郁是肌张力障碍的常见后果，有器质性的基础。有助于支持心因性张力障碍（psychogenic dystonia）诊断的特征包括多变的和不一致的表现，与器质性张力障碍表现不一致的发现，一种已知的心理诱因，过度的疼痛，躯体形式障碍的既往史，其他的心因性体征（如非解剖学的感觉缺失），多重躯体化（multiple somatization），异常姿势因注意力分散而消失，缺少感觉诡计（来减轻张力障碍）和溢流肌张力障碍（overflow dystonia）（指泛化现象——译者注），在成人下肢开始，功能受损与肌张力障碍不成比例，以及选择的方式难以解释（例如，限制了工作能力而穿衣和参加其他日常活动的能力不受限）。症状通过心理治疗、建议或使用安慰剂治疗可以缓解。视频监视可以揭示报告的残疾与患者的实际临床状况之间的差异。治疗是针对潜在的心理疾病。

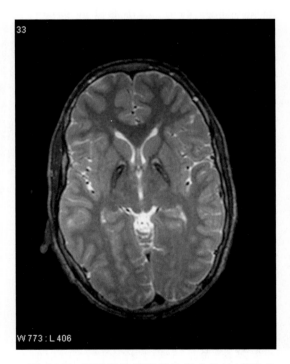

▲图 11-7　泛酸激酶相关性神经变性（以前称为 Hallervorden-Spatz 病）显示的"虎眼"征。T_2 加权像显示在前内侧苍白球双侧对称的高信号改变，代表胶质增生、脱髓鞘、神经元丢失和轴突肿胀等。苍白球周围的低信号是继发于铁沉积。（承蒙 A. DiBernardo 同意使用）

阵发性运动障碍

在这组疾病中，肌张力障碍和发育异常周期性出现，通常有家族基础（**表 11-8**）。如下所述，这种家族性疾病可根据它是否被运动诱发来分类。阵发性运动障碍（paroxysmal dyskinesias）也可能发生在基底节疾病、多

表 11-8　阵发性运动障碍

	阵发性非运动诱发性运动障碍	阵发性运动诱发性舞蹈手足徐动症	阵发性用力诱发性运动障碍
基因	*MR1*	*PRRT2*	*SLC2A1*
遗传	AD	AD 或散发性	散发性或?AD
诱发因素	咖啡因、酒精、疲劳、压力、饥饿、月经	突然运动或惊愕	运动（如步行 30 分钟）或体力活动
通常发病年龄	30 岁前	20 岁前	30 岁前
发作持续时间	数分钟、数小时	数秒、数分钟	数分钟、数小时（一般 5~30 分钟）
频率	1~3 次 /d,无发作间期可很长	不固定,可能数次 /d	1 次 /d~1 次 / 月
表现	舞蹈手足徐动症、肌张力障碍。可能单侧然后全身性	舞蹈手足徐动症、肌张力障碍。通常为单侧	运动肢体肌张力障碍,可能单侧
治疗	睡眠、氯硝西泮(抗惊厥药有时有帮助)	抗惊厥药(卡马西平、苯妥英)	通常无效应
继发性病因（罕见的）	多发性硬化、创伤、内分泌病、血管性疾病	多发性硬化、创伤、内分泌病	创伤、胰岛瘤

AD,常染色体显性。

发性硬化、脑瘫、甲状腺功能障碍,或者特发性甲状旁腺功能减退;为了澄清潜在的疾病性质,MRI、脑电图,以及实验室检查可能是随后必须的。治疗是针对潜在的疾病。**夜间阵发性运动障碍**(hypnogenic paroxysmal dyskinesia)是额叶癫痫的一种形式,以睡眠时间歇的肌张力障碍和舞蹈性手足徐动样动作为特征,它对抗癫痫药物治疗反应良好。

阵发性非运动诱发性运动障碍

阵发性非运动诱发性运动障碍(paroxysmal nonkinesigenic dyskinesia)的特征是张力障碍、舞蹈病以及手足徐动症,持续数分钟到数小时,它是以常染色体显性特征遗传,伴不完全外显率。罹病的患者可能隐匿肌纤维生成调节因子 1(myofibrillogenesis regulator 1,*MR1*)基因突变。每天可能出现数次发作,并被咖啡因、酒精、疲劳、饥饿和情绪压力等所诱发,但是不由运动诱发。它

可能在儿童期或成年早期发病。在发作之间检查是正常的。使用氯硝西泮治疗。

阵发性运动诱发性舞蹈手足徐动症

阵发性运动诱发性舞蹈手足徐动症(paroxysmal kinesigenic choreoathetosis)在散发的基础上或作为一种常染色体显性遗传特征发生。该基因(*PRRT2*)已被定位于 16 号染色体上。可能有婴儿期惊厥史。发作在几岁或十几岁时开始,持续数秒钟或数分钟,并被突然的运动诱发。本病对抗惊厥药治疗经常有效,尤其是卡马西平。

阵发性用力诱发性运动障碍

在阵发性用力诱发性运动障碍(paroxysmal exercise-induced dyskinesias)这一罕见的疾病,它可能是散发性或家族性的,张力障碍由运动所引起(如同对抗运动的开始),并影响运动的肢体。发病通常是在 30 岁以前,发作持续数分钟到数小时,并

对药物治疗反应差。该病与溶质载体家族2（solute carrier family 2）（促进葡萄糖载体）成员1基因（*SLC2A1*）的突变有关。药物治疗通常是无效的。

威尔逊病

发病机制

威尔逊病（Wilson disease）是一种铜代谢的常染色体隐性疾病，引起神经系统及肝功能障碍。受影响的基因（*ATP7B*）编码铜转运ATP酶的β多肽。虽然威尔逊病的生化异常的确切性质尚不清楚，但它的发病机制似乎涉及铜与转运蛋白**血浆铜蓝蛋白**（ceruloplasmin）的结合减少。因此，大量未结合的铜进入循环，以及随后被沉积到组织中，包括脑、肝脏、肾脏和角膜等。线粒体功能和顺乌头酸酶（aconitase）活性研究表明，自由基形成和氧化损伤或许通过线粒体的铜沉积，在发病机制中起重要作用。

临床表现

▶发病形式

威尔逊病通常在儿童期或年轻成人发病。有肝功能障碍患者平均发病年龄约为11岁，而有神经系统初始表现的患者平均发病年龄约为19岁，但该病也可晚至50多岁时发病。肝脏的和神经系统的表现大约是同样常见，而大多数患者如果不治疗，最终会发展为这两种类型的受累。罕见的表现包括关节疾病、发热、溶血性贫血，以及行为障碍等。

▶非神经系统表现

眼部的和肝脏的异常是威尔逊病最显著的非神经系统表现。最常见的眼部所见是K-F环［凯瑟-弗莱舍环（Kayser-Fleischer rings）］（图11-8），它是在后弹力膜铜沉积所致的双侧棕色角膜环。几乎所有神经系统

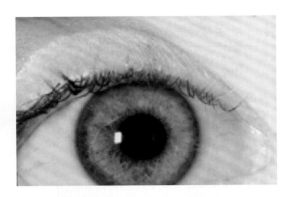

▲图11-8　威尔逊病的K-F环。这种角膜环是棕色的，位于灰蓝色的虹膜的外缘。越是靠近角膜的外缘，它的颜色愈深（承蒙 Marc Solioz 同意使用。）Usatine R，Smith MA，Mayeaux EJ Jr，Chumley H，Tysinger J，eds. *The Color Atlas of Family Medicine*. New York，NY：McGraw-Hill；2008.

受累的患者都存在K-F环，但是只能通过裂隙灯检查发现。肝脏受影响导致慢性肝硬化，可能伴有脾肿大、食管静脉曲张伴呕血，或者暴发性肝功能衰竭等。脾肿大可能引起溶血性贫血和血小板减少症。

▶神经系统表现

威尔逊病神经系统表现反映尾状核、壳核、大脑皮质以及小脑不成比例地受到影响。神经系统体征包括静止性或姿势性震颤、肢体的舞蹈样动作、面部扮鬼脸、强直、运动减少、构音障碍、吞咽困难和异常的（屈曲的）姿势，以及共济失调等。也可能发生癫痫发作。心理异常包括痴呆，以精神迟钝、注意力不集中和记忆损害，情感、行为或人格障碍，以及（罕见地）精神错乱伴有幻觉为特征。当疾病在20岁以前开始时，有一种张力障碍或帕金森病表现为主的趋势，伴有反射亢进和伸性跖反射，老年患者表现剧烈的震颤、舞蹈病或颤搐。症状可能迅速进展，特别是在年轻的患者中，但更常见的是逐渐发展伴有缓解期和恶化期。

鉴别诊断

当威尔逊病表现为神经系统功能障碍

时,在鉴别诊断中必须考虑的其他疾病,包括其他原因的运动障碍、多发性硬化,以及青少年起病的亨廷顿病等。

辅助检查

辅助检查可能发现肝功能血液测试异常,氨基酸尿症作为肾小管损伤的后果,以及 Coombs 试验阴性溶血性贫血。**血清铜**(serum copper)和**血浆铜蓝蛋白**(ceruloplasmin)(一种 α_2 球蛋白,90% 的循环铜与之结合)水平降低,以及 24 小时**尿铜排泄**(urinary copper excretion)一般是增加的。肝脏活检显示大量的铜,它通常也会发现肝硬化。没有一个单独的实验室特征是可靠的。脑 CT 扫描或 MRI 检查(**图 11-9**)可能显示大脑皮质萎缩和基底节异常。MRI 异常包括中脑的"大熊猫脸"征("face of the giant panda"sign),以及有时脑桥被盖的"小熊猫脸"("face of the miniature panda")征。

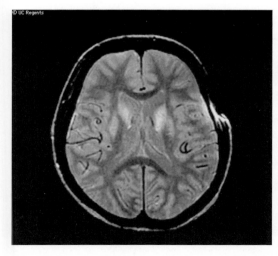

▲ 图 11-9　一例 31 岁威尔逊病女性的 MRI 检查。显示 T_2 高信号影响双侧的基底节和丘脑。其他影像表现为背侧中脑和中央脑桥的 T_2 高信号,影响双侧基底节的 T_1 信号变短,以及弥漫性大脑萎缩(承蒙 A. Gean 同意使用)

治疗

治疗包括建立一个铜的负平衡,抑制组织中铜的沉积,并从受影响的器官中清除多余的铜。从脑和其他器官清除铜的最佳的方法存有争议。大多数医生应用一种铜-螯合剂**青霉胺**(Penicillamine),促使从组织沉积部位去除铜,即使曾描述过青霉胺诱发病情恶化的实例。治疗应尽可能早地开始,习惯上使用约 1.5g/d 口服青霉胺,在餐前约 1~2 小时分次服用,使之最大程度地吸收。治疗的反应可能需要几个月才显现,并可以通过裂隙灯检查及血液化学监测。青霉胺的副作用包括恶心、肾病综合征、重症肌无力、关节病、天疱疮、不同的血液恶液质,以及狼疮样综合征等。

另一种螯合剂**盐酸曲恩汀**(Trientine hydrochloride),可使用每日剂量 1~1.5g,分为 2 或 3 次服,它应比青霉胺可能更少引起药物反应或神经系统症状的恶化。应用**四硫钼酸盐**(Tetrathiomolybdate)可能更有效地保护神经功能,但它的安全性和有效性仍处于临床试验阶段。

限铜饮食(restriction of dietary copper)(低至每日 2mg)是重要的,但是不足以作为唯一的治疗。服用**醋酸锌**(zinc acetate)(150mg/d,分次口服),或者**硫酸锌或葡萄糖酸锌**(zinc sulfate or gluconate)可减少铜的吸收。与其他驱铜剂相比,锌的主要优点是毒性较低,但在使用时可能会引起胃部不适。

治疗必须持续患者的终生。大多数早期治疗患者可望完全或几乎完全恢复。在暴发性肝衰竭病例可能需要做肝移植。

罹病患者的同胞应对症状前威尔逊病进行筛查,通过神经系统检查和裂隙灯检查,以及测定血清铜蓝蛋白水平等。如果未发现异常,应测定血清铜和尿铜排泄量。如有必要可以做肝脏活检。当先证者有一种已知的突变时,应考虑对家族成员中的突变进行筛查。如果这些测试检测到临床前威尔逊病,就应开始对上述的症状性疾病进行治疗。

药物诱发的运动障碍

帕金森综合征

帕金森综合征(Parkinsonism)通常使得多巴胺耗竭剂(dopamine-depleting agent)诸如利血平(Reserpine),或多巴胺-受体拮抗剂(dopamine-receptor antagonist)诸如吩噻嗪类(Phenothiazine)及丁酰苯类(Butyrophenone)的治疗复杂化。在使用抗精神病药物时,如果使用的药物是强效的D_2受体拮抗剂,几乎没有抗胆碱能效应,诸如哌嗪吩噻嗪类、丁酰苯类和噻吨类等,则这一并发症的风险是最大的(**表11-9**)。此外,女性和老年患者的风险似乎有所增加。震颤相对少见。运动减少往往是对称性的,而且是最显著的神经系统特征。这些特点,以及药物摄入的历史,往往暗示了这种疾病的医源性本质。体征通常在开始服用违禁药物后3个月内出现,并在停药后数周或数月消失。

根据症状的严重程度和连续抗精神病药物治疗的必要性,有几种策略可用于治疗药物引起的帕金森综合征。这些策略包括缓慢逐渐减量和最终停用抗精神病药物,替换一种不太可能引起锥体外系反应的抗精神病药物(见表11-9),或者加用一种抗胆碱能药物诸如苯海索、苯扎托品等(**图11-10**)。如果继续使用神经安定药,左旋多巴是无效的;如果停用这些药物,左旋多巴可能会有效,但可能加剧原本就给处方的精神障碍。

急性张力障碍或运动障碍

急性张力障碍或运动障碍(acute dystonia or dyskinesia)(诸如睑痉挛、斜颈或面部扮鬼脸)是多巴胺受体拮抗剂治疗的一种偶发并发症,一般出现在应用这类药物治疗

表11-9　抗精神病药诱发的锥体外系副作用

药物		相对EPS风险[1]
第一代(典型)抗精神病药		
氟奋乃静(Fluphenazine)	氟奋乃静(Prolixin)	高
氟哌啶醇(Haloperidol)	好度(Haldol)	高
奋乃静(Perphenazine)	奋乃静(Trilafon)	高
替沃噻吨(Thiothixene)	替沃噻吨(Navane)	高
三氟拉嗪(Trifluoperazine)	三氟拉嗪(Stelazine)	高
氯丙嗪(Chlorpromazine)	氯丙嗪(Thorazine)	居中
甲硫哒嗪(Thioridazine)	硫利达嗪(Mellaril)	居中
第二和第三代(非典型)抗精神病药		
利培酮(Risperidone)	维思通(Risperdal)	居中
阿立哌唑(Aripiprazole)	安律凡(Abilify)	低
氯氮平(Clozapine)	可致律(Clozaril)	低
奥氮平(Olanzapine)	再普乐(Zyprexa)	低
喹硫平(Quetiapine)	思瑞康(Seroquel)	低
齐拉西酮(Ziprasidone)	卓乐定(Geodon)	低

[1]EPS,锥体外系症状(张力障碍、帕金森综合征、静坐不能、迟发性运动障碍)。

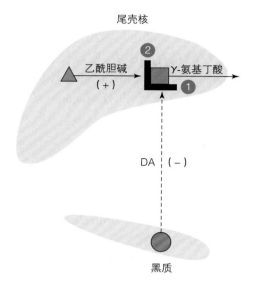

尾壳核

乙酰胆碱
（＋）

γ-氨基丁酸

DA （－）

黑质

▲图 11-10　药物诱发的帕金森综合征的机制和治疗。症状是由抗精神病药物(1)对多巴胺受体的药理阻滞作用引起的，它模仿在特发性帕金森病中所见的黑质纹状体多巴胺(DA)神经元的变性(虚线)。通过服用毒蕈碱样抗胆碱能药(2)或使用具有抗胆碱能特性的抗精神病药可以重新缓解症状。这些措施恢复了纹状体中多巴胺能与胆碱能(ACh)传递之间的正常平衡

后 1 周之内，并经常在 48 小时内。男性和年轻患者表现对这一并发症的易感性增加。这种紊乱的病理生理学基础尚不清楚，但使用静脉滴注抗胆碱能药物(如苯扎托品 2mg 或苯海拉明 50mg)治疗通常会使之减轻。

静坐不能

静坐不能(akathisia)是一种运动不宁状态，是以一种不能坐下或站立不动，通过来回走动来缓解为特征。它是一种很常见的运动障碍，由抗精神药物长期治疗所诱发，女性比男性更常见。它可以被看作停用神经安定药后的迟发性现象。静坐不能的治疗与药物引起的帕金森综合征的方式相同。

迟发性运动障碍

迟发性运动障碍(tardive dyskinesia)可能发生在使用抗精神病的多巴胺受体拮抗

剂或使用甲氧氯普胺(metoclopramide)(胃复安)长期治疗后。与最近新研发的"非典型"抗精神病药物相比，它在较老的第一代药物中更为常见(见表 11-9)。这在长期住院的精神病患者中很常见，而发生迟发性运动障碍的风险似乎随年龄增长而增加。它通常在减少剂量或停用违规药物后的首发症状，而在这个阶段，如果停药几周或几个月后症状就会消失，特别是在年轻患者中。

▶ 发病机制

潜在的病理生理学仍未可知。药物诱发的纹状体多巴胺受体的超敏感性已被提出，但它不可能是由于几种病因。超敏感性始终伴随长期的抗精神病药物治疗，而迟发性运动障碍并非如此。超敏感性可能出现在治疗过程的早期，而迟发性运动障碍至少在 3 个月时才发生。此外，当停药时超敏感性总是可能逆转的，迟发性运动障碍却不可逆。

迟发性运动障碍的临床特征，特别是它的持续性质更提示一种潜在的退行性异常。这种异常可能与 GABA 神经元有关，因为 GABA 及其合成酶、谷氨酸脱羧酶在用抗精神病药长期治疗动物后在基底节中被耗竭，迟发性运动障碍患者脑脊液(CSF)中 GABA 水平降低。

▶ 病理

在迟发性运动障碍患者的脑中并没有发现一致的病理特征，尽管在一些病例中曾描述下橄榄体萎缩、黑质变性，以及尾状核中大神经元的肿胀等。

▶ 临床表现

这种临床障碍是以异常的舞蹈手足徐动症样运动为特征，这在成年人的面部及嘴部周围特别显著，在儿童的四肢往往更为明显。运动障碍的发病通常是在开始服用责任药物后数月或数年才发病。如果不获知

患者的用药史,迟发性运动障碍可能无法与诸如亨廷顿病或特发性扭转性张力障碍这类疾病鉴别,除非获得了药物接触史。

▶ 预防

迟发性运动障碍的预防比治疗容易。甲氧氯普胺(Metoclopramide)的使用时间不应超过 3 个月。抗精神病药物只应在明确的适应证时使用,而它们的长期用药应进行监测,采取定期药物假日(periodic drug holidays)确定是否需要继续治疗。药物假日也有助于揭开早期运动障碍的面纱,奇怪的是,运动障碍在撤药时往往会加重。如果可能,在药物假日期间出现运动障碍,应逐渐地停用抗精神病药物治疗,因这可能使病情出现缓解。不应该处方抗胆碱能药物来防止患者发生迟发性运动障碍,因为它实际上可能会使疾病恶化。

▶ 治疗

治疗已确立的障碍通常是不令人满意的,尽管这种障碍在停用因果药物后可能自行解决,特别是在儿童或年轻人中。抗多巴胺能制剂诸如氟哌啶醇和吩噻嗪类抑制这种异常的动作,但它们用于这一目的是不推荐的,因其可能加重潜在的疾病。服用利血平 0.25mg 治疗,逐渐地增至 2~4mg/d 口服,或者丁苯那嗪 12.5mg,逐渐增至多达 200mg/d,分次口服,可能是有帮助的;在这本书出版时,美国食品和药物管理局(FDA)批准了氘代丁苯那嗪(Deutetrabenazine)的治疗。

许多其他药物方法已被建议使用,在个别的病例可能有帮助。这些药物包括应用卡马西平、巴氯芬、丙戊酸、锂剂、氯硝西泮及阿普唑仑等治疗。钙通道阻滞剂也被提倡使用。然而,应用这些不同药物的疗效证据还不确定。抗胆碱能药物应避免使用,迟发性肌张力障碍患者除外(见下文),因为它们可能加重运动障碍。

偶有严重运动障碍患者曾接受苍白球或丘脑底核脑深部电刺激治疗。对于需要继续治疗的精神病患者,应该使用氯氮平(Clozapine)、利培酮(Risperidone)、奥氮平(Olanzapine)或喹硫平(Quetiapine)等以取代典型的抗精神病药物。

其他迟发性综合征

在抗精神病药物治疗过程中可能出现其他各种晚发的和通常持续的运动障碍。

迟发性张力障碍(tardive dystonia)通常呈节段性分布,影响 2 个或以上的相邻的身体部位,诸如面部和颈或手臂以及躯干。它通常是不太局限的,在这种情况下,头和颈部特别易于受到影响,产生睑痉挛、斜颈或口下颌肌张力障碍。全身性张力障碍是最不常见的,往往发生在较年轻的患者。治疗如同针对迟发性运动障碍,只是抗胆碱能药物也可能有效,局限性张力障碍也可能对肉毒毒素 A 局部注射有反应。

迟发性静坐不能(tardive akathisia)(以一种不安感和需要四处走动,不能坐下或站着不动为特征)也可能发生,它可以用如药物引起的帕金森综合征相同的方式治疗。

迟发性抽动(tardive tic)是一种药物引起的疾病,类似吉勒·德·拉·图雷特综合征(Gilles de la Tourette syndrome)(见后面),以多灶性运动和发声抽动为特征。如果症状不能自发地缓解,可以用如同吉勒·德·拉·图雷特综合征相同的方法治疗。

迟发性震颤(tardive tremor)和**迟发性肌阵挛**(tardive myoclonus)也可能发生,但是比其他迟发综合征要少见得多。

兔综合征(rabbit syndrome)是一种神经安定药诱发的疾病,特征是嘴部有节奏的垂直运动,类似兔子咀嚼动作,舌不受累及。抗胆碱能药可能有助于它的治疗。

神经安定药恶性综合征

神经安定药恶性综合征(neuroleptic

malignant syndrome），这种因抗精神病药物（神经安定药）治疗的罕见并发症表现为**强直、发热、精神状态改变以及自主神经功能障碍**等。氟哌啶醇（Haloperidol）是最常见的，但该综合征可能使任何抗精神病药物治疗复杂化，与锂剂和抗胆碱能药联合治疗是否会增加风险尚不确定。症状通常在 1~3 天出现，可能在治疗过程中的任何时间出现。

鉴别诊断包括感染，这在任何发热的患者都必须排除。神经安定药恶性综合征与恶性高热（malignant hyperthermia）相似（见第 9 章，运动疾病），但后者疾病在数分钟到数小时而不是数日发病，而且与应用吸入麻醉药或神经肌肉阻滞剂有关，而不是与抗精神病药物有关。

神经安定药恶性综合征的治疗包括停用抗精神病药、锂剂和抗胆碱能药物，应用解热药或人工降温来降低体温，以及补液等。当出现明显的体温升高时，患者最好在重症监护病房接受治疗。丹曲林（Dantrolene）可能是有益的，多巴胺激动剂、左旋多巴制剂或金刚烷胺等也可能有效，特别是对高热患者和那些对支持性措施和停用致病药物治疗反应不充分的患者。死亡率高达 20%。

在神经安定药恶性综合征发作后，恢复抗精神病药物治疗的效果是不可预测的，但复发确实可能会发生，并要求在这种情况下对患者进行仔细的监测。

其他药物诱发的运动障碍

左旋多巴作为一种剂量相关的现象，在帕金森病患者中产生多种异常运动。它们通过退出药物治疗或减少剂量就可能逆转。接受各种药物治疗患者也可能出现**舞蹈病**（chorea），包括多巴胺激动剂、抗胆碱能药、丁螺环酮、苯妥英、卡马西平、苯丙胺类、哌醋甲酯、锂剂，以及口服避孕药等，症状随着停用责任药物而消除。**张力障碍**（dystonia）是由服用多巴胺激动剂、锂剂、5-羟色胺再摄取抑制剂、卡马西平和甲氧氯普胺所致，

而**姿势性震颤**（postural tremor）是由服用茶碱、咖啡因、锂剂、甲状腺素、三环类抗抑郁药、丙戊酸，以及异丙肾上腺素等导致。

吉勒·德·拉·图雷特综合征

吉勒·德·拉·图雷特综合征（Gilles de la Tourette syndrome）的特征是慢性的，通常是终生的，多发性运动和言语的抽动症，原因不明，而且与社会阶层、种族、围产期的异常、产伤或出生顺序等无关。症状在 21 岁前出现，最常见是在 11 岁，病程呈缓解和复发性的。大多数病例是散发性的，尽管偶然有家族史，并且患者的同胞或后代中可能出现部分的性状表达。遗传已被归因于常染色体显性基因，有可变的外显率，但遗传特性复杂，风险等位基因一直难以识别。美国的患病率曾估计为 0.05%。该病在男性较女性更常见。

发病机制

本病发病机制尚不清楚，但皮质纹状体-丘脑皮质通路似乎参与其中。曾推测吉勒·德·拉·图雷特综合征患者脑内多巴胺能过剩，主要由于多巴胺阻断药物对抽搐的有益效应。然而，使用多巴胺受体激动剂通常不能产生从这一假说可能预期的症状恶化。一个两代谱系的连锁分析曾确认一种罕见的 *HDC* 基因突变，它编码组胺生物合成限速酶即组氨酸脱羧酶。这些发现表明，组胺能的神经传递在吉勒·德·拉·图雷特综合征及抽动中的发病机制和调制作用。目前尚未确认这种临床障碍的结构性基础。

临床表现

首发体征在 80% 的病例包括运动抽动，而 20% 的病例是发声抽动；可能有或单个的或多发的抽动。当首发体征是运动抽动时，它最常影响面部，如同嗅闻、眨眼或迫使闭眼等。在这一阶段通常不可能作出诊断。

所有的患者最终都出现各种不同的运

动抽动和不自主的发声抽动,后者通常包括咕噜声、犬吠声、嘶嘶声、清喉或咳嗽等。发声抽动有时采取说话的方式,包括**秽语症**(coprolalia)(粗俗或淫秽的语言),它最终出现在大约半数的患者中。也可能有**模仿语言**(echolalia)(模仿他人的讲话)、**模仿动作**(echopraxia)(模仿他人的动作),以及**言语重复**(palilalia)(重复单词或短语)。

运动抽动症可能由一些简单的动作组成,诸如眨眼、做鬼脸或嗅探等,但也可以出现较复杂的动作或动作序列,诸如一系列奇特的蹦跳、跳跃和踢腿动作,身体回转和复杂的猥亵手势等。

抽动症的严重程度、特征,以及受影响的肌群等随着时间而不同,在40%~50%的病例中,一些抽动涉及自残行为,如严重的咬指甲癖、拽头发、抠鼻孔,或者咬嘴唇或舌等这类活动。**感觉抽动**(sensory tic),包括压力感、发痒感,以及热感和冷感等也会出现。

这种抽搐通常可能被强烈的意志所抑制,通常伴有一种解脱感。行为障碍,包括**强迫症**(obsessive-compulsive disorder)、**注意力缺陷障碍**(attention deficit disorder)、**学习困难**(learning difficulty),以及**冲动控制障碍**(impulse control disorder)等在吉勒·德·拉·图雷特综合征患者中是常见的,但它们与抽动障碍的确切的关系还不确定。

检查通常不能发现其他的异常,因此病史具有首要的重要性。患者在家庭环境中的录像带可能会有帮助。左利手或双利手者的发病率要比预期的高。在约50%病例中,EEG显示轻微的非特异性异常,与诊断无关联。

鉴别诊断

鉴别诊断包括在儿童期可能出现的各种运动障碍。其他以抽动为特征的疾病(见前面讨论)可通过抽动在成年早期消除、抽动的次数有限,或者抽动发生的背景等加以鉴别。由于抽动的多变性、因压力而加重、

以及抽动被自主努力抑制等,因而可能被误诊为心因性疾病。实验室检查通常是正常的,但为了排除其他的病因应考虑做湿血膜(wet blood film)检查棘红细胞,甲状腺功能试验,以及血清铜和血浆铜蓝蛋白测定等。影像学检查通常是不必要的,除非在神经系统检查时有抽动以外的异常。

威尔逊病可能模拟吉勒·德·拉·图雷特综合征,它必须予以除外,因为它对药物治疗反应良好。除了运动障碍,威尔逊病还累及肝脏、K-F角膜环,以及血清铜和血浆铜蓝蛋白异常,这些在吉勒·德·拉·图雷特综合征均不存在。

西德纳姆舞蹈病,如果没有近期风湿热或多发性关节炎的病史,以及没有心脏受累的临床证据,可能很难确认,但本病是一种自限性疾病,通常在3~6个月消退。

轻摇头综合征(bobble-head syndrome),与吉勒·德·拉·图雷特综合征可能很难区分开来,它的特征是在进行性脑积水患儿头部的快速、有节律的摆动。

并发症

吉勒·德·拉·图雷特综合征通常许多年都未被确认,抽动被归因于精神疾病、寻求注意行为(attention seeking behaviour),或被误诊为一些其他类型的异常运动。它们也可能被误诊为一般的内科疾病,如当嗅探和清喉咙被归因于过敏。实际上,在许多情况下,正确的诊断最终是由家庭而不是医生作出的。因此,在疾病的真正性质被认识之前,患者经常要蒙受不必要和昂贵的治疗。精神障碍有时达到顶点导致自杀,可能由于抽动引起的容貌和社交的尴尬。药物治疗可能导致许多的副作用,将在下面讨论。

治疗

治疗是对症性的,如果有效,就必须无限期地连续服药。对患者、家庭成员和老师的教育是很重要的。学校额外的休息时间

和额外的考试时间通常是有帮助的。认知行为疗法或其他形式的行为干预可能是有效的。当抽动较轻和不具破坏性时,可能不需要药物治疗。

一种 α_2-肾上腺素能受体激动剂,可乐定(Clonidine)曾报道在约50%的治疗患儿中改善运动或发声抽动。它可能通过减少由蓝斑产生的去甲肾上腺素能神经元的活动而起作用。它开始使用 $2\sim3\mu g/(kg\cdot d)$ 的剂量,2周后增至 $4\mu g/(kg\cdot d)$,以后如果有必要,增至 $5\mu g/(kg\cdot d)$,每日服用最大剂量0.3mg 或 0.4mg,分次服。它可能会引起初期血压暂时下降。最常见的副作用是镇静。其他不良反应包括唾液分泌减少或过多以及腹泻。胍法辛(Guanfacine)也可以服用,从睡前0.5mg开始,增加至最大剂量2mg,每日2次。这些 α-肾上腺素能激动剂比典型抗精神病药的令人棘手的副作用小,这是被美国食品和药品管理局批准用于这一疾病的唯一疗法。有报道称托吡酯(Topiramate)或丁苯那嗪(Tetrabenazine)也可能有帮助。

非典型抗精神病药(antipsychotic),包括利培酮(Risperidone)和阿立哌唑(Aripiprazole)有时是有效的,并可能优于典型抗精神病药。当需要典型抗精神病药时,氟哌啶醇(Haloperidol)通常被视为首选药物。它开始时每日剂量很小(0.25mg),每4或5天逐渐增加0.25mg,直到有最大疗效和最小的副作用,或者副作用限制进一步增量。每日 $2\sim8mg$ 的总剂量通常是最佳的,但有时必须用更大的剂量。副作用包括锥体外系运动障碍、镇静作用、口干、视物模糊,以及胃肠道紊乱等。另一种多巴胺能受体拮抗剂匹莫齐特(Pimozide),在对氟哌啶醇没有反应或不能耐受的患者可能有效。治疗从 1mg/d 开始,剂量每5天增加1mg,大多数患者需要 $7\sim16mg/d$。酚噻嗪类(Phenothiazine)诸如氟奋乃静(Fluphenazine)有时也是有效的。丁苯那嗪(Tetrabenazine)等多巴胺耗竭药物也可用于棘手的抽动症

患者的初始对症治疗。

在最有问题的局灶性抽动的部位注射肉毒毒素 A(Botulinum toxin A)可能是值得的。

任何相关的注意缺陷障碍(attention deficit disorder)的治疗可能包括使用可乐定贴片(Clonidine patch)、胍法辛(Guanfacine)、哌醋甲酯(Methylphenidate)、右旋苯丙胺(Dextroamphetamine)、地昔帕明(Desipramine)或阿托西汀(Atomoxetine)等,而强迫症(obsessive-compulsive disorder)可能需要选择性5-羟色胺再摄取抑制剂或氯丙咪嗪(Clomipramine)。

患者偶尔对氯硝西泮(Clonazepam)或卡马西平有良好的反应,但地西泮、巴比妥类、苯妥英,以及胆碱能激动剂如地阿诺(Deanol)通常是无效的。

神经外科治疗,例如,前额叶白质切断术(prefrontal leucotomy)、前扣带回切开术,或丘脑切开术是没有帮助的,但曾报道不同靶点的双侧脑深部电刺激在其他方法难治性病例是值得试用的。

获得性肝脑变性

获得性肝脑变性(acquired hepatocerebral degeneration)引起神经系统紊乱伴有锥体外系、小脑和锥体系体征以及痴呆等。锥体外系体征包括强直、静止性震颤、舞蹈病、手足徐动症,以及张力障碍等。这一疾病在第5章,痴呆和失忆症中讨论。

下肢不宁综合征

下肢不宁综合征(restless leg syndrome)是以一种令人不愉快的蠕动、爬行、瘙痒或刺痛的不适感为特征,它被感觉是起源于小腿深部,偶尔也出现在手臂上。当患者放松时,尤其是躺着或坐着的时候,症状往往会出现,并使得患者需要到处走动。这样的症状趋向出现于在患者放松,特别是在躺下或坐位时,并导致需要来回走动。症状

通常在夜间特别令人困扰,可能会延迟入睡。睡眠障碍伴有睡眠周期性活动(periodic movements during sleep)也可能发生,并可以用多导睡眠描记来记录。病因尚不清楚,尽管该病可能有遗传易感性,有几个基因位点已与这一综合征有关联。这种疾病在孕妇中似乎特别常见,在尿毒症或糖尿病伴有神经病患者中也不少见。然而,大多数患者没有明显的诱发原因。

症状有时会在纠正了共存的缺铁性贫血或减少咖啡因的摄入量后消失,这些症状可能对药物治疗有效,诸如加巴喷丁,普瑞巴林,多巴胺激动剂(普拉克索、罗匹尼罗或罗替戈汀),左旋多巴,或者阿片类等。苯二氮䓬类(特别是氯硝西泮,0.5~2mg/d)有时也会有效果,特别是对只需要间断治疗的患者。然而,开始治疗的决定至少在一定程度上是基于症状出现的频率。

加巴喷丁(gabapentin)每日服用 1~2 次,通常在晚上和睡前。它的开始剂量是每日 300mg,然后根据反应和耐受来增加剂量(到每天约 1 800mg)。普瑞巴林(pregabalin)每日剂量 150~300mg,分次服用,通常也是有效的。

多巴胺能疗法是严重病例的首选治疗方法,但具有 **加重**(augmentation)的风险。加重一词是指更早起病或症状的程度更重,当休息时症状开始的潜伏期缩短,以及对药物疗效时间较短。加重似乎特别是出现在与左旋多巴疗法有关(左旋多巴 / 卡比多巴 100/25 或 200/50,睡前约 1 小时服用),促使许多人当需要多巴胺能治疗时使用多巴胺激动剂代替左旋多巴。当接受左旋多巴治疗患者出现加重时,每日剂量应分次服用;另一选择是,应该用多巴胺激动剂替代,如普拉克索(pramipexole)0.125~0.75mg 或罗匹尼罗(ropinirole)0.25~4.0mg,1 次 /d。当症状加重出现于服用一种激动剂时,每日剂量应分次服用,或者患者改用另一种激动剂或其他药物治疗。在有冲动控制障碍或成瘾史的患者中,最好避免使用多巴胺激动剂。

如果需要用阿片类(opiate)药物,最好选用半衰期长或成瘾可能性低的药物。羟考酮(oxycodone)经常是有效的,剂量因患者而异。阿片类治疗最好用于那些有其他方面难治性症状患者,或只需要间歇性治疗患者。

(焦虹 朱延梅 译 王化冰 校)

痫性发作和晕厥
Seizures & Syncope

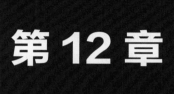

第 12 章

发作性意识丧失

当大脑半球或脑干网状激活系统的功能受损时就会出现意识丧失。这些解剖区域的发作性功能障碍会引起短暂的和经常发生的意识丧失。发作性意识丧失有两个主要病因:痫性发作和晕厥。

痫性发作

痫性发作(seizure)是以脑部**异常的、发作性和超同步的神经元电活动**所致的短暂性神经体征或症状为特征的障碍。

晕厥

晕厥(syncope)是由于**大脑半球或脑干的血流量减少**导致的意识丧失。它可能由于血管迷走反射、直立性低血压或心脏输出量减少引起全脑低灌注,或者由于椎基底动脉缺血导致脑干选择性低灌注所致。

诊断路径

痫性发作和晕厥有不同的病因、诊断方法和治疗。

首先确定事件发生的背景,或相关的症状和体征是否提示是一种需要迅速引起注意的疾病的直接后果,诸如**低血糖、脑膜炎、头部创伤、心律失常或急性肺栓塞**等。评估发作的次数以及发作的相似性或不同。如果所有的发作都是相同的,那么就可以假定是单一的病理生理过程。主要的鉴别特征应予以确定,如以下所讨论的。

发作的起始事件

▶前驱症状(先兆)

询问有关前驱症状和初始症状。目击者可能是关键。在有些痫性发作开始时,通常短暂的、刻板的前驱症状[先兆(aura)]可能定位引起痫性发作的中枢神经系统(CNS)异常。须注意,在一个患者身上可能出现一种以上类型的先兆。恐惧感、嗅幻觉或味幻觉,或内脏感觉或似曾相识感觉(déjà vu sensation)通常与起源于颞叶的癫痫发作有关。进展性头晕目眩、视觉变暗,以及虚弱等暗示脑血流量减少(例如单纯晕倒、心律失常和直立性低血压等)。

▶发生意识丧失时姿势

直立性低血压(orthostatic hypotension)和单纯晕倒(simple faint)出现于直立位或坐位时。也出现在卧位或仅出现于卧位的发作提示痫性发作或心律失常是可能的原因,尽管由强烈的情绪刺激(如静脉切开术)引起的晕厥也可发生于卧位。

▶与体力活动的关系

因用力诱发的晕厥通常是由于心律失常或心脏流出道阻塞(如主动脉狭窄、梗阻性肥厚性心肌病,或心房黏液瘤等)。

▶局灶性症状

局灶运动或感觉现象(如一只手的不自主抽动、半侧面部的感觉异常或强迫性头转向等)提示起源于对侧额顶叶皮质的痫性发作。恐惧感、嗅幻觉或味幻觉,或内脏感觉或似曾相识感通常与起源于颞叶的痫性癫痫发作有关。

发作期间事件

▶强直性僵硬和阵挛性运动

全面性强直-阵挛(大发作,或运动为主)发作以意识丧失为特征,开始伴有肢体强直性僵硬和随后伴有肢体阵挛性(抽动)运动(见**图 12-2**)。

▶弛缓

大脑的低灌注通常引起弛缓的无反应性。

▶短暂性僵硬或抽动

由于低灌注的意识丧失极少会持续 10~20 秒以上，而且没有随后的发作后意识模糊，除非发生了严重的和迁延的脑缺血。大脑的低灌注也可能导致僵硬或颤抖动作，特别是如果低灌注时间延长，例如，因患者被阻止跌倒或相反采取半卧位姿势。这种现象，有时被称为**惊厥性晕厥**（convulsive syncope），是自限性和无须抗惊厥治疗的。

发作后事件

▶意识迅速恢复

从单纯晕倒（simple faint）恢复的特征是，迅速恢复意识，在 20~30 秒内完全清醒。

▶发作后意识模糊

在全面性强直 - 阵挛发作后有一段时间的意识模糊、定向障碍，或烦乱[**发作后状态**（postictal state）]。意识模糊的时期通常持续几分钟。虽然这类的行为表现对目击者通常是显而易见的，但是患者却不能回忆。

▶长时间意识模糊

长时间的意识改变[**延长的发作后状态**（prolonged postictal state）]可能发生在癫痫持续状态后。它也可能出现在弥漫性结构性大脑疾病（如痴呆、其他认知障碍、头部创伤或脑炎）患者的一次发作后，代谢性脑病，或者持续的非惊厥性癫痫发作。

▶舌咬伤

舌的侧面咬伤对于全面性强直 - 阵挛发作是高度特异的，在这样的发作后可能被患者注意到。

▶尿失禁

尿失禁可以发生在癫痫发作或晕厥期间。便失禁是癫痫发作的不常见的后果。

痫性发作

痫性发作（seizure）是由异常的神经元放电引起的大脑功能短暂的紊乱。**癫痫**（epilepsy）是以**反复的病性发作**为特征的一组疾病，是发作性意识丧失的常见原因，被定义为两次无原因的痫性发作，或者当临床因素或调查显示复发风险高于平均水平时的一次发作。在一般人群中癫痫的患病率约为 2%~3%，但一生中经历痫性发作的可能性约为 10%。

频繁惊厥的患者或在已知的癫痫患者记录到痫性发作通常不会有诊断困难。然而，由于大多数痫性发作都发生在医院外，没有被医务人员观察到，因此最常见的诊断必须是回顾性确立的。最容易使人联想到癫痫发作的两个病史特征是，与局灶性开始的痫性发作有关的**先兆**（aura），以及在全面性强直 - 阵挛发作后的**发作后意识模糊状态**（postictal confusional state）。

病因

痫性发作可能由于原发性中枢神经系统功能障碍、潜在的代谢紊乱，或者系统性疾病所致。这一区别是至关重要的，因为治疗必须针对潜在的疾病以及控制癫痫发作。**表 12-1** 列出了一系列引起痫性发作的常见神经疾病和系统性疾病。患者的年龄对确定痫性发作的病因可能有帮助（**图 12-1**）。

遗传对癫痫的促发影响及其对治疗的反应是复杂的。一种单一的癫痫综合征（如青少年肌阵挛性癫痫）可能是由几种不同的基因突变引起的；相反地，一个单一基因（如 *SCN1A* 钠通道亚单位）突变可能引起几种癫痫表现型。涉及癫痫易感性的基因包括编码钠、钙、钾以及氯离子通道，烟碱型胆碱能受体、GABA 受体和 G 蛋白 - 偶联受体，以及酶类等。

表 12-1　新发病的痌性发作的常见原因

原发性神经疾病
儿童期良性发热性惊厥
特发性 / 隐源性癫痫发作
大脑发育不全
症状性癫痫
头部创伤
卒中或血管畸形
占位病变
CNS 感染
脑炎
脑膜炎
脑囊虫病
HIV 脑病
系统性疾病
低血糖症
低钠血症
高渗状态
低钙血症
尿毒症
肝性脑病
卟啉病
药物中毒
药物戒断
全脑缺血
高血压脑病
子痫
高热

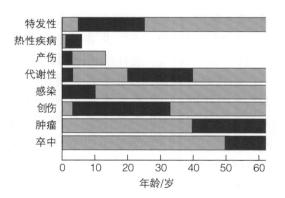

▲图 12-1　发病年龄在痌性发作病因中的作用。条形图显示由特定原因引起的癫痫发作通常开始的年龄范围，暗影表示发病率高峰

原发性神经疾病

▶ 良性热性惊厥

良性热性惊厥（benign febrile convulsion）发生在 2%~5% 的 6 个月到 5 岁的儿童，通常在热性疾病的第 1 天期间（体温高于 100.4 ℉ 或 38 ℃），而且没有中枢神经系统感染（脑膜炎或脑炎）。可能有良性热性惊厥或其他类型癫痫发作的家族史。一些基因突变与热性惊厥有关联，包括 G 蛋白 - 偶联受体 MASS1，肌醇单磷酸酶 IMPA2，SCN1A、SCN1B 和 SCN2A 钠通道亚单位，KCNQ2、KCNQ3 和 KCNQ1 钾通道亚单位，以及 GABRG2 和 GABRD GABA 受体亚单位等。

良性热性惊厥通常持续时间不超过 10~15 分钟，并缺乏局灶性表现。大约 2/3 的患儿经历单次的发作，有 3 次以上的发作的不到 1/10。18 个月以下患儿或有热性惊厥家族史患儿在发热的第一小时期间发生痌性发作与复发风险增加有关，90% 的复发出现在首次发作的 2 年内。任何 MRI 异常都会增加随后发热状态下的风险。鉴别诊断包括脑膜炎和脑炎（见第 4 章，意识模糊状态）；如果存在的话，这些情况应该参照本书相应章节的描述进行处理。

由于良性热性惊厥通常是自限性的，通常不需要治疗，长时间的惊厥（≥15 分钟）可以用地西泮 0.3mg/kg 口服、肌内注射或静脉注射，或 0.6mg/kg 灌肠，或含服咪达唑仑（0.5mg/kg，最大量 10mg）。这样的治疗可降低复发的风险。当复发发生时，父母会特别忧虑，在发热性疾病开始时，间歇的口服地西泮可能预防进一步复发。发生慢性痌性发作疾病的概率为 2%~6%，其中持续性神经系统异常患者，以及长期、局灶或多次发作，或非热性癫痫发作家族史患者概率是最高的。长期服用苯巴比妥（phenobarbital）或丙戊酸（valproic acid）来降低以后的无热性痌性发作风险通常没有提示，因为非热性痌性发作的风险并不能改变,而且抗惊厥药物的使用与显著的发病率有关。

▶特发性(隐源性)痫性发作

特发性(隐源性)痫性发作[idiopathic (cryptogenic) seizure]在一般人群中占新发生癫痫的2/3。开始的年龄范围很广,从10多岁到60多岁(见图12-1)。在第一次无原因的癫痫发作后,在接下来的5年里复发的风险约为35%。第二次发作可使复发风险增加到约75%。大多数的复发都发生在第一年。涉及特发性全面性癫痫的基因包括线粒体NAD-依赖性苹果酸酶*ME2*,以及*CACNA1A*和*ACANB₄*钙通道亚单位。

▶头部创伤

头部创伤(head trauma)是癫痫的常见病因,特别是当它发生在围产期或是伴发于**凹陷性颅骨骨折**(depressed skull fracture)或**脑内的或硬膜下血肿**(intracerebral or subdural hematoma)时。然而,非贯通性头部创伤后第一周内发生的痫性发作并不能预示慢性痫性发作疾病。虽然严重的头部创伤患者经常使用抗惊厥药进行预防性治疗,但这样治疗的患者创伤后癫痫发作的发生率降低并没有得到一致的结果。

▶卒中

影响大脑皮质的卒中在5%~15%的患者中会导致痫性发作,并可能发生在**血栓性或栓塞性梗死**或**脑出血**后(见第13章,卒中)。如同头部创伤一样,早期痫性发作并不一定表明为慢性癫痫,而且可能不需要长期的抗惊厥疗法。**血管畸形**(vascular malformation)即使没有破裂,也可能伴发痫性发作,推测可能是由于畸形对邻近脑组织刺激性作用的结果。

▶占位病变

占位病变,诸如**脑肿瘤**(见表6-4)或**脑脓肿**(见表3-7)可能出现痫性发作。胶质母细胞瘤、星形细胞瘤,以及脑膜瘤等是最常伴发痫性发作的肿瘤,反映了它们在影响大脑半球的肿瘤中的高患病率。

▶脑膜炎或脑炎

细菌性(如嗜血流感杆菌或结核性)、**病毒性**(如单纯疱疹)、**真菌性**或**寄生虫性**(如囊虫病)感染(见第4章,意识模糊状态)也可能导致痫性发作。艾滋病患者的癫痫发作最经常是与HIV相关性痴呆有关,但也可能发生于弓形体病或隐球菌性脑膜炎。

▶发育异常

皮质发育不全(cortical dysgenesis)和**神经元移行异常**(neuronal migration disorder)可能易于发生癫痫。

系统性疾病

代谢性及其他系统性疾病,包括药物过量和药物戒断综合征都可能与痫性发作有关,发作可能会随着潜在的异常的纠正而减轻。在这些病例,患者不应被认为罹患癫痫。其中的许多疾病在第4章,意识模糊状态中详细讨论。

1. **低血糖**(hypoglycemia)可能会引起痫性发作,特别是当血糖水平在20~30mg/dl时,但低血糖的神经系统表现也与血糖水平下降的速度有关。

2. **低钠血症**(hyponatremia)在血钠水平低于120mmol/L(平均110mmol/L)或自较高的水平快速下降后可能伴发痫性发作。

3. **高渗状态**(hyperosmolar state),包括高渗性非酮性高血糖症和高钠血症,当血清渗透压升至约330mmol/L以上时可能导致痫性发作。

4. **低钙血症**(hypocalcemia)当血清钙水平在4.3~9.2mg/dl时可能引起痫性发作,伴或不伴手足抽搐。

5. **尿毒症**(uremia)可能引起痫性发作,

特别是当它迅速进展时,但这种倾向与血清尿素氮的绝对水平关系不大。

6. **肝性脑病**(hepatic encephalopathy)有时伴有全面性或多灶性癫痫发作。

7. **卟啉病**(porphyria)是一种血红素生物合成的障碍,它可能导致神经病(见第9章,运动疾病)以及痫性发作。痫性发作治疗可能很困难,因为大多数抗惊厥药可能加重代谢异常。病例报告证明加巴喷丁、劳拉西泮和左乙拉西坦在卟啉病中是安全和有效的。

8. **药物过量**(drug overdose)可能加重癫痫或在非癫痫患者中引起发作。全面性强直 - 阵挛发作是最常见的,但也可出现局灶性或多灶的部分性发作。最常见的与痫性发作相关的药物是抗抑郁药、抗精神病药、可卡因、胰岛素、异烟肼、利多卡因,以及甲基黄嘌呤类(茶碱类—译者注)(**表 12-2**)。

表 12-2　据报道引起癫痫发作药物的主要类别

抗生素(喹诺酮类,青霉素,异烟肼)
抗胆碱酯酶药(有机磷、毒扁豆碱)
抗抑郁药(三环类,单环类,杂环类,选择性 5- 羟色胺再摄取抑制剂)
抗组胺药
抗精神病药(吩噻嗪类,丁酰苯类,非典型性)
化疗药物(依托泊苷、异环磷酰胺、顺铂)
环孢霉素、FK506(他克莫司)
降糖药(包括胰岛素)
低渗性肠道外溶液
锂剂
局部麻醉药(布比卡因、利多卡因、普鲁卡因、依替卡因)
甲基黄嘌呤(茶碱、氨茶碱)
麻醉性镇痛药(芬太尼、哌替啶、喷他佐辛、丙氧芬)
苯环己哌啶
拟交感神经药(苯丙胺、可卡因、摇头丸[1]、麻黄碱、苯丙醇胺、特布他林)

[1] 亚甲基二氧甲基苯丙胺(Methylenedioxymethamphetamine,MDMA)。

9. **药物戒断**(drug withdrawal),尤其酒精或镇静药戒断可能伴发一次或多次全面性强直 - 阵挛发作,通常会自行消退。在 90% 的病例中,酒精戒断痫性发作出现于停止或减少酒精摄入后 48 小时内,并以出现 1~6 次短暂快速的发作和在 12 小时内消退为特征。急性戒除镇静药物也可导致习惯服用 600~800mg/d 以上剂量司可巴比妥(secobarbital)或同等剂量的其他短效镇静剂患者的癫痫发作。由镇静药戒断的痫性发作通常出现在戒断后 2~4 天,但也可延迟长达 1 周。局灶性发作极少是由于单独酒精或镇静药戒断,这类事件表明一种需要评估的另外的局灶性大脑病变。

10. **全脑缺血**(global cerebral ischemia)是由心脏骤停、心律失常或低血压引起的(见第 13 章,卒中),发病时可能引起一些类似痫性发作的强直或强直 - 阵挛运动,但它们很可能只反映了异常的脑干活动。全脑缺血也可伴发自发性肌阵挛(第 11 章,运动障碍)或者在意识恢复后伴发由运动促发的肌阵挛(动作性肌阵挛)。部分性或全面性强直 - 阵挛发作也可出现,这些可能仅表现面部和眼的细微动作,但必须被识别和治疗。然而,全脑缺血后孤立的癫痫发作不一定意味着预后不良。

11. **高血压脑病**(hypertensive encephalopathy)(见第 4 章,意识模糊状态)可能伴发全面性强直 - 阵挛性或部分性发作。

12. **子痫**(eclampsia)是指妊娠妇女患有高血压、蛋白尿和水肿出现痫性发作或昏迷[**子痫前期**(preeclampsia)]。如同在非妊娠的高血压脑病患者,脑水肿、缺血和出血可能促使神经系统并发症。硫酸镁(magnesium sulfate)已被广泛地用于治疗子痫性发作,而它对子痫的治疗可能优于苯妥英(phenytoin)等抗惊厥药。

13. **高热**(hyperthermia)可由感染、暴露(中暑)、下丘脑病变引起,或者药物诸如苯环己哌啶(phencyclidine),抗胆碱能药或神经安定药[**神经安定药恶性综合征**（neuroleptic malignant syndrome），见第 11 章，运动障碍]以及吸入麻醉剂或神经肌肉阻滞剂等[**恶性高热**（malignant hyperthermia），第 9 章，运动疾病]。严重高热（42℃或 107°F）的临床表现包括痫性发作、意识模糊状态或昏迷、休克和肾衰竭等。治疗可使用解热剂和人工降温以立即使体温降至 39℃（102°F），以及有指征时用抗惊厥药和更特异的治疗[如感染用抗生素，丹曲林（Dantrolene）用于恶性高热]。存活的患者可能遗留共济失调，是小脑神经元对高热特殊的易损伤性的后果。

非痫性发作

类似于痫性发作的发作（非痫性发作或心因性发作）可能是精神障碍的表现，诸如转换障碍，躯体化障碍，人为障碍伴身体症状或诈病。

非痫性发作（nonepileptic seizure）通常可根据临床和脑电图的表现加以鉴别。在类似强直 - 阵挛发作的非痫性发作患者，在发作前可能有警告和准备，通常没有强直期，而阵挛期表现杂乱的抖动动作，发作期间患者极少发生伤害或失禁。常见发作性眼闭合。在有些情况下，所有的肢体都有异常运动，没有意识丧失；在另一些情况下，在表面上意识丧失的时候，却有喊叫，说下流话，或者有目标导向的行为。发作后没有发作后意识模糊，也没有异常的临床体征。脑电图如果在一次发作期间被记录下来，不会发现有序的痫性活动，也不出现发作后的慢活动。鉴别诊断应包括额叶癫痫发作，它可能表现为不常见的中线运动（如骨盆的推挤动作或骑单车动作）和非常短暂的发作后状态。发作的脑电图异常可能不易捕捉到。

重要的是要认识到，许多非痫性发作患者也有真性的癫痫发作，并需要抗惊厥药物治疗，但这些患者应给予经验性的适宜剂量。转诊到精神科治疗可能会有帮助。

分类和临床表现

分类

痫性发作被分类如下：

▶ **全面性发作**（generalized seizures）

1. **强直 - 阵挛性**（tonic-clonic）[大发作（grand mal）]

2. **失神**（absence）[小发作（petit mal）]

3. **其他类型**（强直性、阵挛性、肌阵挛性、失张力性）

▶ **部分性（局灶性）发作**

1. **单纯部分性**（simple partial）（意识保留，病灶开始有意识的发作）。

2. **复杂部分性**（complex partial）（部分受损的有意识发作，颞叶癫痫，精神运动发作，或有认知障碍表现的局灶性癫痫）。

3. **部分性发作伴继发的泛化**（partial seizures with secondary generalization）（局灶的到双侧的强直阵挛的）。

全面性发作

▶ **全面性强直 - 阵挛发作**

全面性强直 - 阵挛发作（generalized tonic-clonic seizure）是发作时意识丧失，通常没有先兆或其他的预警。当确实出现预警时，它通常包含非特异性症状。

1. **强直期**（tonic phase）：最初的表现是意识丧失和肢体肌肉强直性收缩，持续 10~30 秒，产生先屈曲而后伸展，特别是背部和颈部（图 12-2）。呼吸肌的强直性收缩可能产生一种呼气诱发的声音（喊叫或呻吟）以及发绀，咀嚼肌收缩可能引起舌咬伤。患者摔倒在地并可能会受伤。

2. **阵挛期**（clonic phase）：强直期过后是阵挛期，表现对称性肢体抽动（交替性肌肉收缩与松弛），再持续 30~60 秒或更长时间。

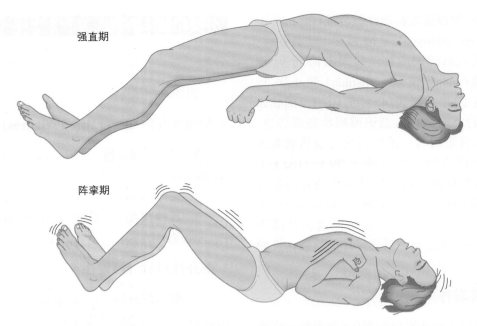

强直期

阵挛期

▲图 12-2　全面性强直 - 阵挛发作,说明患者在强直(僵硬)期和阵挛(颤抖)期的表现

强直期终止后,通气作用立即恢复,而发绀消除。口可吐白沫与口水。抽动逐渐变得频率减慢,直至最后所有的运动停止,肌肉弛缓。括约肌松弛或逼尿肌收缩可能导致尿失禁。

3. **恢复期**(recovery):当患者意识恢复,会有发作后意识模糊和经常有头痛。完全定向力在癫痫持续状态患者(见下面小节)或已存在结构性或代谢性脑病变患者常需要 10~30 分钟或甚至更长的时间。特发性癫痫或代谢性起源的痫性发作,在发作后状态期间体格检查通常各方面是正常的,除了跖反射可能暂时是伸性的(巴宾斯基征)。瞳孔对光反应始终存在,甚至患者是无意识时。

4. **癫痫持续状态**(status epilepticus):癫痫持续状态被随意地定义为痫性发作持续 5~30 分钟或更长时间的癫痫发作,而没有自发地停止,或者癫痫发作的复发如此频繁,以至于在连续的发作之间意识从未完全恢复。癫痫持续状态是一种内科急症,因为如果不治疗,可能导致永久性脑损害,由于过度发热、循环衰竭或兴奋毒性神经元损伤等。

▶ 失神发作(小发作)

失神发作(absence seizures)[小发作(petit mal)]是基因传递的痫性发作,它们总是在儿童期开始,罕有持续到青春期。与儿童期失神癫痫(childhood absence epilepsy)关联的基因包括电压门控钙离子通道和 $GABA_A$ 受体亚单位、苹果酸酶 2(malic enzyme 2),以及抑制素 α 前体等。发作是以短暂的意识丧失(持续 5~10 秒),不伴姿势性张力丧失为特征。细微的运动表现,诸如常见眨眼或轻微转头。较复杂的自动性运动[自动症(automatism)]不常见。完全定向力在痫性发作停止后立即恢复。

每天可能会有多达数百次发作,导致学业或社会交往受到影响,以致患儿可能被错误地认为是智力迟钝。这些发作典型地被过度换气或被间歇性光刺激诱发。癫痫发作时脑电图模式是特征性的 **3 次 /s 棘慢波活动**(3-Hz spike-wave activity)(**图 12-3**)。在大多数正常智力和脑电图背景活动正常患者,失神发作仅出现在儿童期,不太常见

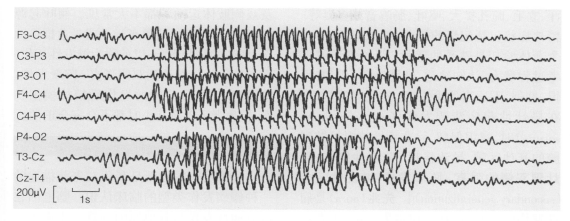

▲图 12-3　一例典型失神发作(小发作)患者的脑电图,显示广泛的 3Hz 棘波活动的爆发,它是双侧对称的和双同步的(记录的中心)。奇数编号导联表示电极安放在左侧头部,偶数表示在右侧头部

地,这些发作持续到成年期,或者是单独发作或者是与其他类型的癫痫发作有关。

▶其他类型的全面性发作

这些发作包括强直性发作(随后不伴阵挛期)、阵挛性发作(之前不伴强直期),以及肌阵挛发作等。

1. **强直性发作**(tonic seizure)是以连续的肌肉收缩为特征,它可能导致四肢固定和中轴肌群屈曲或伸展,并且是跌倒发作的一个原因。伴随的通气运动的受阻导致发绀。患者意识丧失,这些发作没有阵挛期。

2. **阵挛性发作**(clonic seizure)是以反复的阵挛性抽动伴有意识丧失为特征。没有初始的强直的成分。

3. **肌阵挛性发作**(myoclonic seizure)是以突然的、短促的、电击样收缩为特征,这可能局限于少数肌肉或一个或多个肢体,或者可能有更广泛的分布导致摔倒。青少年肌阵挛癫痫(juvenile myoclonic epilepsy)是最常见的原因,通常在青春期发病。然而,并非所有的肌阵挛性抽动都有癫痫的基础,正如在第 11 章,运动障碍中所讨论的。1/3 的肌阵挛性发作患者有癫痫发作的家族史。该病在遗传上是异质性的,不同的家族连锁于钙通道 β4 亚单位、CASR 钙通道传感器受体、GABA$_A$ 受体 α1 和 δ 亚单

位,以及肌阵挛蛋白 1(myoclonin1)等。肌阵挛性发作也可能与各种罕见的遗传性神经变性疾病有关,包括翁弗里希特 - 伦德伯格病(Unverricht-Lundborg disease)[半胱氨酸蛋白酶抑制剂 B(cystatin B)突变],拉福拉小体病(Lafora body disease)[laforin 突变],神经元蜡样脂褐质沉积症(neuronal ceroid lipofuscinosis),以及线粒体脑肌病(mitochondrial encephalomyopathy)(肌阵挛性癫痫在骨骼肌活检显示蓬毛样红纤维)。

4. **失张力发作**(atonic seizure)是由姿势性张力丧失所致,有时在肌阵挛性抽动之后,导致跌倒或跌倒发作。发作在发育障碍性疾病最常见,诸如伦诺克斯 - 加斯托综合征(Lennox-Gastaut syndrome)。

部分性发作

▶局灶性开始清醒发作(简单部分性发作)

局灶性发作(focal seizure)以运动、感觉或自主神经的表现开始,取决于受影响的皮质区。例如,在面部、一个肢体或咽部可能发生单一肌群的阵挛性运动,并可能是自限性的;阵挛可能为复发或连续性的,或者可能扩散影响邻近的运动皮质区[杰克逊扩展(Jacksonian march)]。

自主神经症状可能包括苍白、潮红、多

汗、立毛、瞳孔扩大、呕吐、肠鸣音或多涎等。精神症状包括记忆的扭曲（如似曾相识，一个新体验却是熟悉的感觉），强迫思维或思考过程费力，认知缺陷，情感障碍（例如，恐惧、抑郁、不适当的愉悦感），幻觉或错觉等。在局灶性起病清醒发作（focal onset aware seizure）时，意识保留，除非痫性放电扩散到脑的其他区域，导致强直 - 阵挛性发作[**局灶到双侧的强直 - 阵挛发作，继发性泛化**（secondary generalization）]。**先兆**（aura）是痫性发作的一部分，在意识丧失之前，患者对此保留一些记忆。先兆有时是癫痫放电的唯一表现。

在发作后状态下，诸如轻偏瘫[**托德瘫痪**（Todd paralysis）]等局灶性神经功能缺失可能持续 30 分钟至 36 小时，并提示潜在的局灶性脑病变。

▶局灶性意识障碍发作（复杂部分性发作）

现在被描述性称为局灶性意识障碍发作（focal impaired awareness seizure），以前称为复杂部分性发作、颞叶癫痫、边缘叶或精神运动性发作（psychomotor seizure）等。这些是部分性发作，发作时意识、反应性或记忆受损。危险因素包括儿童期持续长时间的热性癫痫发作、头部创伤或脑部感染等。许多原因尚不清楚。痫性放电通常起源于颞叶或额叶内侧，但也可起源于其他的部位。这些症状有多种形式，但对于个体的患者通常是刻板的。发作可能从先兆开始。上腹部感觉是最常见的，但情感的（恐惧）、精神的（似曾相识），以及感觉的（嗅幻觉）症状也可能出现。然后出现意识受损。痫性发作通常持续 1~3 分钟，那些起源于额叶的癫痫发作比较简短。运动表现为是以协调的不随意运动活动为特征，称为**自动症**（automatism），它在约 75% 的患者中采取口颊舌运动（orobuccolingual movement）的形式，在约 50% 患者中是其他的面部或颈部或手的动作。端坐或站立、摸索物体，以

及双侧肢体运动等都不太常见。额叶起源的发作，可以发生骑单车运动或骨盆推挤动作。双侧的脑受影响，以前称为继发性泛化，现在被称为局灶性到双侧强直 - 阵挛发作。接着有大约 15 分钟的发作后精神模糊状态，但患者可能有几小时都不会完全正常。

诊断

痫性发作的诊断是基于对先前描述的一种癫痫发作类型的临床认识。脑电图在区分痫性发作与其他原因的意识丧失中可能是一种有帮助的确证性测试（**图 12-4**）。然而，正常的或非特异性异常的发作间期 EEG 从来不能排除癫痫的诊断。提示癫痫的特异性 EEG 表现包括异常的棘波、多棘波放电，以及棘慢综合波等。

近期发病的痫性发作患者的标准的诊断评估被列于**表 12-3**。可能引起痫性发作的代谢性和中毒性疾病（见表 12-1）应予除外，因为这些疾病不需要抗惊厥药治疗。

表 12-3　病情稳定患者新发的痫性发作疾病的评估

病史（包括药物治疗和用药史）
一般体格检查
全面的神经系统检查
血液检查
空腹血糖
血清电解质
血清钙
肾功能检查
肝功能检查
全血细胞计数
血清 FTA-ABS（荧光梅毒密螺旋体抗体吸收试验）
EEG（首次 EEG 异常率 20%~60%，复查 EEG 为 60%~90%）
脑部 MRI（特别是神经系统检查异常，进展性疾病，或 25 岁后发病的癫痫发作）

有明显的局灶性发病或 25 岁后发病的病性发作需要迅速进行评估,以排除存在结构性脑病变。为此,磁共振成像(MRI)检查对于这一目的是必要的[电子计算机断层扫描(CT)检查是不充分的]。如果没有发现病因,决定开始长期的抗癫痫药治疗应根据复发的可能性。在一次全面性强直 - 阵挛发作后,30% 的未经治疗的成年患者在 3~4 年内可能预期会复发一次或多次癫痫(图 12-5)。

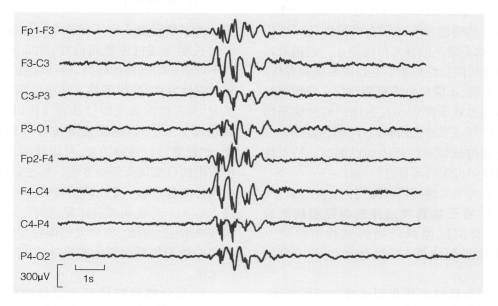

▲图 12-4 特发性(原发全面性)癫痫患者脑电图。在相对正常背景下可见广泛的癫痫样活动的爆发(中段)。这些表现是在患者没有癫痫发作时得到的,支持癫痫的临床诊断。奇数导联表示电极安放在头部左侧,偶数表示在头部右侧

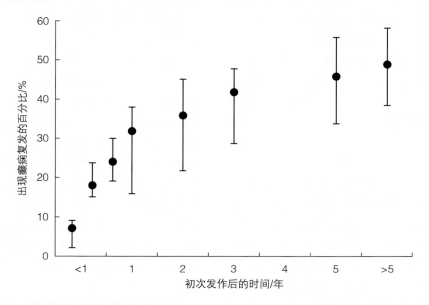

▲图 12-5 第一次癫痫发作患者随时间出现复发性癫痫发作的百分比(承蒙同意,引自 Krumholz A,Wiebe S,Gronseth GS,et al. Evidence-based guideline management of an unprovoked first seizure in adults. *Neurology.* 2015;84(16):1705-1713.)

治疗

治疗原则

如果已知痫性发作的病因,治疗应是针对性的(见表 12-1)。与代谢性和系统性障碍有关的痫性发作通常对抗惊厥药反应较差,但纠正潜在的异常可能终止。酒精及其他镇静药的急性戒断引起自限性癫痫发作,一般来说,不需要抗惊厥药治疗。导致痫性发作的急性头部创伤及其他结构性脑损伤必须得到适当的诊断和治疗,而伴发的癫痫发作通过抗惊厥药疗法加以控制。特发性癫痫使用抗惊厥药物进行治疗。

有四项关键的管理原则:

1. **在开始药物治疗前确定癫痫的诊断**:想要用抗惊厥药物的试验治疗确立或排除癫痫诊断,可能会产生不正确的诊断。

2. **为痫性发作类型选择正确的药物**:例如,失神发作对大多数用于局灶性或全面性发作的药物是无效的。

3. **根据癫痫发作的控制,而不是血清药物水平来调节治疗**:在不同的患者中,在不同的药物水平上可以控制痫性发作。

4. **每次评价一种药物**:在大多数情况下,癫痫发作可以用单一的药物控制。因此,用多种药物开始治疗可能使患者的药物毒性增加而未增加治疗效果。

抗惊厥药

大多数抗惊厥药物是通过增强抑制性(GABA 能的)突触传递,抑制兴奋性(谷氨酸能的)突触传递,或者通过钠通道阻滞减弱突触后的动作电位传递。作用于 GABA 能突触的药物及其分子靶点在**图 12-6** 中加以图解,作用于谷氨酸能突触的药物及其分子靶点在**图 12-7** 中给予图解。

常用的抗惊厥药及其剂量和服用方法列于**表 12-4**。

治疗策略

大多数癫痫患者归于下列的治疗类别之一。

▶ 新发的癫痫发作

大多数癫痫学家不推荐在一次痫性发作后长期使用抗惊厥药治疗,除非发现一种不可纠正的潜在的病因,而且可能引起反复的痫性发作(如原发性或转移性脑肿瘤)。然而,复发性癫痫发作(2 次或 2 次以上,间隔超过 2 个小时)确实需要抗惊厥药物治疗,如果要进行这种治疗,可以使用表 12-4 中列出的口服负荷剂量方案。须注意,以每日维持剂量开始一个用药治疗时,只有在经过大约 5 个半衰期过后才能达到稳定的血清药物浓度。因此,在频繁的癫痫发作的患者只应给予负荷剂量才能迅速达到药物治疗浓度。

1. **局灶性发作伴意识受损或局灶性到双侧强直-阵挛发作**:作为治疗这些癫痫发作类型适当的首选药物,**左乙拉西坦、拉莫三嗪或丙戊酸钠**是首选的,**苯妥英、卡马西平、奥卡西平、托吡酯,或唑尼沙胺**等也是适宜的。除了乙琥胺[也或许有卢非酰胺(rufinamide)],目前所有可用的癫痫药物治疗都被证明治疗部分性发作有效。由于没有最新的药物[包括拉科酰胺(Lacosamide)、吡仑帕奈(Perampanel)和艾司利卡西平(Eslicarbazepine)]显示出优越的功效或副作用表现,所以它们不应用于初始治疗。加巴喷丁通常不用于最初的癫痫发作治疗,因为它的短半衰期是一个显著的限制。噻加宾、氨己烯酸、巴比妥酸盐,以及苯二氮卓类药物由于它们的副作用表现而不被用于初始治疗。在有限的比较性试验中,拉莫三嗪优于卡马西平。

2. **全面性发作**:丙戊酸对所有类型的原发性全面性发作都有效,但是不建议作为育龄妇女的初始治疗,因为它具有潜在的

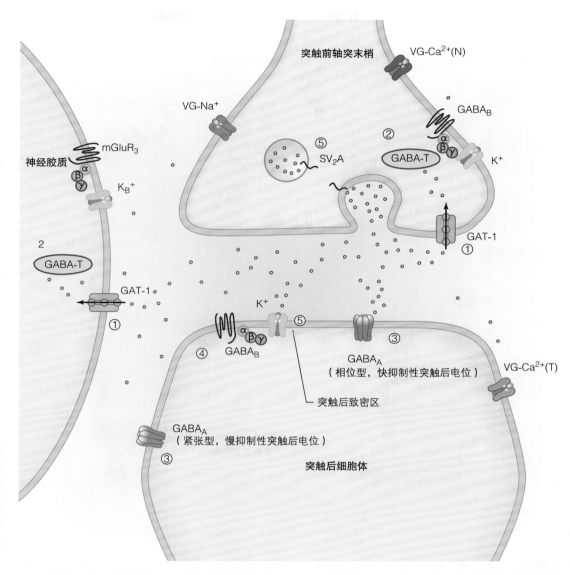

▲图 12-6　抗惊厥药物在抑制性 GABA 能突触上已知和可能的作用位点：①GABA 转运体（噻加宾）；②GABA 转移酶（氨己烯酸）；③GABA$_A$ 受体（苯二氮䓬类，巴比妥类）；④GABA$_B$ 受体。缩写：GABA-T：GABA 转移酶；GAT：GABA 转运体；VG：电压门控离子通道；(N) 和 (T)：钙离子通道亚型。细胞间隙的小圆环代表 GABA 分子。（承蒙同意，引自 Katzung BG, Masters SB, Trevor AJ. eds. *Basic and Clinical Pharmacology*. 11th ed. New York, NY：McGraw-Hill；2009.）

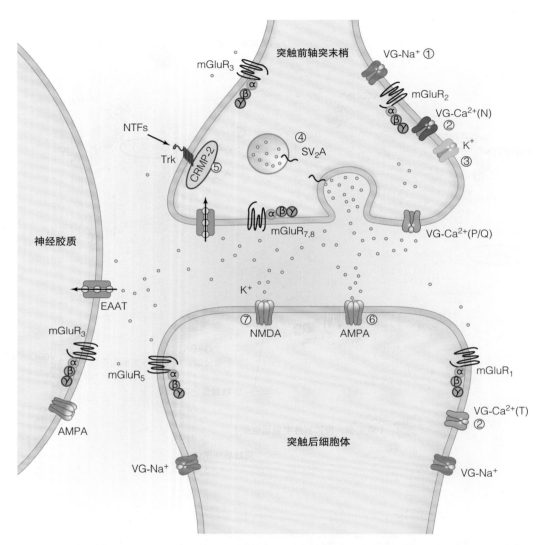

▲图 12-7　抗惊厥药物在兴奋性谷氨酸能突触上已知和可能的作用位点：①电压门控钠离子通道（苯妥英钠，卡马西平，拉莫三嗪）；②电压门控钙离子通道（乙琥胺，拉莫三嗪，加巴喷丁，普瑞巴林）；③电压门控钾离子通道（瑞替加滨）；④突触囊泡糖蛋白2A（左乙拉西坦、布瓦西坦）；⑤脑衰蛋白相关调节蛋白-2；⑥AMPA-优先谷氨酸受体（苯巴比妥，托吡酯，拉莫三嗪，吡仑帕奈）；⑦NMDA-优先谷氨酸受体（非尔氨酯）。缩写：EAAT（excitatory amino acid transporter）：兴奋性氨基酸转运体；mGluR（metabotropic glutamate receptor）：代谢型谷氨酸受体；(N)，(P/Q)和(T)：钙离子通道亚单位；NTFs：神经营养因子。细胞间隙的小圆环代表谷氨酸分子。（承蒙同意，引自 Katzung BG，Masters SB，Trevor AJ. eds. Basic and Clinical Pharmacology. 11th ed. New York，NY：McGraw-Hill；2009.）

表 12-4 抗惊厥药物疗法的概要

药物	常用剂型	负荷量或起始剂量 [1]	维持剂量 [1]	血清半衰期（肝和肾功能正常）	血药浓度	适应证
苯妥英（Phenytoin）（大仑丁）	100mg；也有 30mg，50mg	口服负荷量：1 000mg 在 12~24h 分 2~4 次服用。静脉负荷量：1 000~1 500mg（15~18mg/kg），不超过 50mg/min。磷苯妥英（Fosphenytoin）是肌内注射或静脉用药的前体药物形式	300~400mg/d，单次或分次服用	口服：18~24h，静脉：12h 动力学是剂量依赖性，可能差别很大	10~20μg/ml	F，G，S
卡马西平（Carbamazepine）（得理多）	200mg，300mg；缓释片：100mg，200mg，400mg	100mg，2 次/d；每日增加 200mg 至维持剂量	400~1 600mg/d 分 3~4 次口服，或缓释片服用 2 次	12~18h（单药治疗）	4~12μg/ml	F，S
奥卡西平（Oxcarbazepine）（曲莱）	150mg，300mg，600mg	300g，2 次/d	600~2 400mg/d 分 2 次服用	8~10h	12~30μg/ml*	F，S
苯巴比妥（Phenobarbital）（鲁米那）	15mg，30mg，60mg，100mg	180mg，2 次/d，持续 3 天，或与维持剂量相同	90~180mg，顿服	3~5d	20~40μg/ml	F，G，S
丙戊酸（Valproicacid）（德巴金）	250mg	与维持剂量相同	750~3 000mg/d，分 2~3 次服用	6~18h	50~150μg/ml	G，M，A，F，S
乙琥胺（Ethosuximide）（Zarontin）	250mg	15mg/（kg·d），每隔一周增加 25mg/d 至维持剂量	15~40mg/（kg·d），分 2~3 次服用	24~36h（儿童）；60h（成人）	40~100μg/ml	A
氯硝西泮（Clonazepam）（克诺平）	0.5mg，1mg，2mg	儿童：0.01~0.03mg/（kg·d），分 2~3 次服用。成人：0.5mg/d	儿童：0.01~0.02mg/（kg·d）分 2~3 次服，成人：1.5~2.0mg/d 分 2~3 次服用	20~40h	0.02~0.10μg/ml	F，G

续表

药物	常用剂型	负荷量或起始剂量[1]	维持剂量[1]	血清半衰期（肝和肾功能正常）	血药浓度	适应证
加巴喷丁 (Gabapentin)(Neurontin)	100mg,300mg,400mg	300mg,3 次/d	900~4 800mg/d，分 3 次服用	5~7h	未确定	F,S
拉莫三嗪 (Lamotrigine)(利必通)	50mg,100mg,200mg	25mg,2 次/d,然后缓慢加量[2]	200~500mg/d,分 2 次服用[2]	12~60h[2]	5~15µg/ml*	G,F,S,A,LGS
左乙拉西坦 (Levetiracetam)(开浦兰)	250mg,500mg,750mg	250~500mg,2 次/d	1 000~3 000mg/d,分 2 次服用	8~10h	10~40µg/ml*	G,F,M
氨己烯酸 (Vigabatrin)(喜保宁)	500mg	500mg,2 次/d,每周增加 500mg 至维持剂量	2~4g/d,分 2 次服用	5~8h	未确定	F
托吡酯 (Topiramate)(妥泰)	25mg,100mg,200mg	25mg/d,每 2 周增加 25~50mg 至维持剂量	100~400mg/d,分 2 次服用	16~30h	4~12mg/ml*	G,F,S,A
噻加宾 (Tiagabine)(Gabitril)	4mg,12mg,16mg,20mg	4mg/d,每周增加 4~8mg 至维持剂量	12~56mg/d,分 3 次服用	5~13h	未确定	F,S
唑尼沙胺 (Zonisamide)(Zonegran)	100mg	100mg/d	300~600mg/d,分 1 或 2 次服用	52~69h	10~40mg/ml*	G,F,S,M
普瑞巴林 (Pregabalin)(乐瑞卡)	25mg,50mg,75mg,100mg,150mg,200mg,225mg,300mg	100~150mg/d,分 2 次服用	150~600mg/d	6h	未确定	F

续表

药物	常用剂型	负荷量或起始剂量[1]	维持剂量[1]	血清半衰期（肝和肾功能正常）	血药浓度	适应证
艾司利卡西平（Eslicarbazepine）（Aptiom）	200mg, 400mg, 600mg, 800mg	400mg/d; 每周增加 400mg/d 至维持剂量	1 200mg/d	13~20h	未确定	F
拉科酰胺（Lacosamide）（Vimpat）	50mg, 100mg, 150mg, 200mg, 10ml 溶胶, 静脉用药	50mg, 2次/d; 每周增加 100mg/d 至维持剂量	400mg, 分2次服用	13h	未确定	F 天
Perianal（吡仑帕奈）（Fycompa）	2mg, 4mg, 6mg, 8mg, 10mg, 12mg	晚上 2mg（4mg 时添加酶诱导的抗癫痫药）, 每周增加 2mg/d 至维持剂量	8~12mg 睡前服	105h	未确定	F
卢非酰胺（Rufinamide）（Banzel）	200mg, 400mg	200~1 600mg 分2次服用, 隔日增加 400~800mg 至最大量 3 200mg	3 200mg, 分2次服用	6~10h	未确定	LGS
布瓦西坦（Brivaracetam）（Briviact）	10mg, 25mg, 50mg, 75mg, 100mg	50mg, 2次/d	调整至 50~200mg/d	9h	未确定	F

A, 失神; F, 局灶(部分性); G, 全面性强直-阵挛发作; LGS, (成人)林诺克斯-戈斯多综合征 (Lennox-Gastaut Syndrome); M, 肌阵挛; S, 继发全面性强直-阵挛发作; *, 临时的。

[1] 口服给药, 除非另有说明。

[2] 根据与共同服用抗痉厥药的相互作用而变化; 服用丙戊酸时, 负荷剂量为隔日 25mg, 持续 2 周。

致畸性。然而,在比较性试验中,丙戊酸钠比托吡酯有更好的耐受性,比拉莫三嗪更有效。左乙拉西坦、托吡酯、拉莫三嗪,以及唑尼沙胺等也可以在全面性发作中得到成功的应用。

3. **失神发作**:小发作变异型的失神发作是使用**丙戊酸钠**(sodium valproate)或**乙琥胺**(ethosuximide)治疗。前者还具有能预防强直 - 阵挛性发作的优势,但是在 10 岁以下的儿童(通常 <2 岁)由于肝脏损害曾引起意外死亡。左乙拉西坦、托吡酯、唑尼沙胺,以及拉莫三嗪等也可以用于失神发作。与丙戊酸一样,它们对强直 - 阵挛发作也有保护作用。

4. **肌阵挛发作**:这些发作使用**丙戊酸钠**、**左乙拉西坦**(levetiracetam)、**唑尼沙胺**(zonisamide)或**氯硝西泮**(clonazepam)治疗。

▶反复发作的药物治疗

1. **确定血清药物浓度**:一直在服用抗惊厥药物患者应在预设的剂量之前采集样本测定抗惊厥药的血液水平。对于单次突发的癫痫发作,即使药物治疗没有中断,而且抗惊厥药水平是在治疗范围内,就不要急于改变药物治疗,但是可以考虑少量增加用药剂量。如果病史或血药浓度表明治疗已被中断,对新的痫性发作应重新启动处方药物。

2. **换用一种不同的药物**:只有当最初的药物已达到最大疗效后,癫痫发作仍继续出现才应考虑引入不同的抗惊厥药。这意味血药浓度是在治疗范围内,而药物毒性妨碍进一步增加剂量。一旦新药已达到了治疗浓度,就应逐渐停用不能改变癫痫发作频率的药物。在试用两种药物联合治疗之前,建议换用不同的药物单药治疗。作为第二组或联合治疗药物,拉莫三嗪或丙戊酸钠(单独或组合)是首选的,左乙拉西坦、唑尼沙胺,或者托吡酯也是合适的。两种适当的抗惊厥药物在治疗血浆浓度失败后,患者被

认为是药物难治的。在特殊情况下的药物建议按如下解决(**表 12-5**)。

表 12-5 特殊情况的用药

老年 *	拉莫三嗪	左乙拉西坦	加巴喷丁
肾脏疾病	拉莫三嗪	左乙拉西坦	
肝功能衰竭	左乙拉西坦		
免疫抑制剂	左乙拉西坦		
脑肿瘤,放疗化疗	左乙拉西坦		
抑郁	左乙拉西坦	丙戊酸(男性)	

* 所有药物剂量都比常规剂量低。

3. **治疗难治性癫痫发作**:在一些患者中,尽管试用主要的抗惊厥药,单独地和联合使用,达到患者可耐受的最大剂量,但严重的癫痫发作仍然持续。当不能找到可治疗的病因时,痫性发作不是由进行性神经变性疾病所致,而药物治疗至少 2 年已经无效,应考虑评估可能的**外科治疗**(surgical therapy)。

术前评估从详细的病史和神经系统检查开始,以寻找痫性发作的病因以及发作在脑内的起源部位,并研究先前内科治疗尝试的充分性。进行 MRI 和电生理检查以确认脑内的致痫区(epileptogenic zone)。可以应用几种电生理技术:**脑电图**从头皮非侵袭性地记录脑部的电活动;**颅内的或侵入式 EEG** 通过插入脑内的电极(深部电极)或放置于脑表面的电极(硬膜下电极)记录脑电活动;以及**脑皮质电图**(electrocorticography),它涉及手术中从脑表面记录。当致痫区用这种方式可能被确认时,并预期切除病灶不会产生过度的神经损害,手术切除可能是治疗适应证。

起源于单一颞叶的局灶性意识障碍发作(复杂部分性发作)患者是最常见的手术

候选者,一侧的前颞叶切除术或立体定向激光间隙热疗法(对神经认知影响较小)在约50%的这些患者中消除痫性发作和先兆,并显著降低了另外25%的患者的发作频率。大脑半球切除术和胼胝体切开有时也用于治疗难治性癫痫(intractable epilepsy)。

左侧迷走神经刺激(left vagal nerve stimulation)已被证明在成人和儿童难治性癫痫中减少多达50%的发作频率。反应率在12~18个月内增加。其作用机制尚未明了,但从迷走神经的传入反应在延髓孤束核中被接受并广泛地投射。

经颅磁刺激(transcranial magnetic stimulation)和脑深部电刺激(deep brain stimulation,DBS)是正在发展的试验性治疗方法。

作为**饮食疗法**(diet therapy),生酮饮食(ketogenic diet)(4:1脂肪/碳水)已经在儿科癫痫人群中使用了一个世纪。合成酮体可能影响GABA合成或谷氨酸释放。这种饮食很难以持续,但是阿特金斯饮食(Atkins diet)可能会使癫痫发作有相似的频率降低(三分之一的患者癫痫发作减少50%)。

▶多次痫性发作或癫痫持续状态

1. **早期处理**:癫痫持续状态是内科急症,因其有引起不可逆性脑损伤和死亡的可能性。

a. 应立即注意确保气道通畅,并使患者处于防止胃内容物误吸的体位。

b. 应毫不耽搁地安排在**表12-6**中列出的实验室检查。

c. 应静脉给予50%葡萄糖溶液50ml。

d. 应考虑到脑膜炎和脑炎,特别是存在发热或脑膜体征时,如果有指征应进行腰椎穿刺。须注意,在没有感染的情况下,大约2%的单次的全面性强直-阵挛发作患者(以及约15%的癫痫持续状态患者)在CSF中可检出**发作后脑脊液淋巴细胞增多**(postictal pleocytosis)。白细胞计数可能高达80/μl,或有多形核或单个核细胞的优势。血

清蛋白含量可能轻度增高,但糖含量正常,革兰氏染色阴性。发作后的脑脊液淋巴细胞增多在2~5天内消退。

表12-6 连续发作或癫痫持续状态的急诊评估

应立即开始抗惊厥药物治疗(见表12-7),同时采取以下措施:
生命体征: 　血压:排除高血压脑病和休克 　体温:排除高热 　脉搏:排除威胁生命的心律失常
采取静脉血检测血糖、血钙、血清电解质,肝肾功能检查,全血细胞计数,红细胞沉降率和毒物检查
建立静脉通路
静脉注射葡萄糖(50%葡萄糖50ml)
获取任何可用的病史
快速体格检查,特别是: 　创伤的体征 　脑膜刺激征或系统性感染征象 　视乳头水肿 　局灶性神经体征 　转移瘤、肝脏或肾脏疾病的证据
动脉血气分析
腰椎穿刺,除非痫性发作的病因已被确定,或存在颅内压增高的体征或局灶性神经体征
心电图
计算血浆渗透压:2(血清钠浓度)+(血清葡萄糖/20)+(血清尿素氮/3);正常范围:270~290mmol/L
尿标本作毒物学检查

2. **药物治疗以控制癫痫发作**:必须尽一切努力建立确切的病因学诊断,以便可能开始潜在的疾病的治疗。由于全面性痫性活动本身就会损伤脑,如果发作持续2小时以上,就应立即开始药物治疗以终止癫痫发作。**表12-7**列出了快速的药物控制多次痫性发作的要点。

表 12-7　成人癫痫持续状态的药物治疗

药物	用量 / 途径	优点 / 缺点 / 并发症
劳拉西泮或 咪达唑仑或 地西泮或 地西泮凝胶	0.1mg/kg IV 速率不超过 2mg/min 10mg IM 10mg IV 2min 0.2mg/kg 直肠给药	起效快。有效半衰期地西泮 15min，劳拉西泮 14h。5% 的患者突发呼吸抑制或低血压，尤其与其他镇静剂合用。50% 的患者痫性发作复发；因此必须加用维持药物(磷苯妥英、苯妥英或苯巴比妥)
持续立即开始用磷苯妥英钠或苯妥英钠		
磷苯妥英或 苯妥英	磷苯妥英：1 000~1 500mg(20mg/kg) 加入盐或葡萄糖静脉滴注，150mg(苯妥英当量)/min 速度，苯妥英：1 000~1 500mg(20mg/kg) 缓慢输注，不超过 50mg/min(不能加入葡萄糖溶液中)	静注滴注后 10~20min 达到血浆峰浓度几乎无或无呼吸抑制。静注结束时脑中药物浓度达到治疗量。维持用药有效。可出现低血压和心律失常
若痫性发作持续存在，可再用磷苯妥英钠或苯妥英钠 10mg/kg；若仍持续发作，立即给予苯巴比妥		
苯巴比妥	1 000~1 500mg(20mg/kg) 缓慢 IV(50mg/min)	30min 内达到脑峰值浓度。维持用药有效。较大剂量常见呼吸抑制和低血压(应立即进行插管和通气支持)
若上述措施无效，立刻进行全身麻醉		
异丙酚或 戊巴比妥或 咪达唑仑	1~2mg/kg IV 推注和 2~10mg/kg.h IV 滴注 15mg/kg 缓慢 IV，随后 0.5~4mg/kg.h 滴注 0.2mg/kg 缓慢 IV，随后 0.75~10μg/(kg·min) 滴注	需要气管内插管和通气支持。低血压为一种限制因素。可能需要升压药以维持血压(多巴胺可用至 10μg/(kg·min)

IM，肌内注射；IV，静脉给药。

3. **体温过高的处理**：癫痫持续状态的全身性生理后果是与增强的运动活动和高水平的循环儿茶酚胺有关，它们包括过高热〔在没有感染的情况下，体温升至 42~43℃(108~109℉)〕、乳酸酸中毒(pH<7.00)，以及外周血白细胞增多(升至 30 000/μl)。这些紊乱在发作停止后消退。只有过高热需要特殊的关注，因其已知会增加由于癫痫持续状态引起脑损伤的风险。严重的过高热必须用冷却毯处理，而有必要，使用神经肌肉阻断剂诱导运动麻痹。轻度或中度高热(101~102℉)不需要特殊的干预，在发作停止后可能持续 24~48 小时。乳酸酸中毒经 1 小时自行消退，而且也无需治疗。当然，感染应被排除在外。

停用抗惊厥药

癫痫患者(通常是儿童)在用药物治疗 2~5 年已无痫性发作，可望停用抗惊厥药物。在智力正常和神经系统检查正常的患者中，痫性发作的复发风险可能低至 25%。复发的危险因素包括在 EEG 上的慢波或棘波(最大的风险是两者都存在)。当抗惊厥药想要停药时，一次只停用一种药物，并在大约 6 周里缓慢地逐渐减量。曾报道在约 20% 的患儿和 40% 的成人在药物治疗撤出之后痫性发作复发，在这种情况下，应该在以前有效的水平上重新开始先前的药物治疗。

癫痫的并发症和抗惊厥药物疗法

▶癫痫的并发症

当作出癫痫的诊断时,应警告患者不要靠近运行的机械周围或在高处工作,并提醒单独游泳的风险。驾驶的问题也必须得到解决。当作出癫痫的诊断时,许多州政府有告知要求。

癫痫突发意外死亡(sudden unexpected death in epilepsy,SUDEP)每年影响 1 000 分之一的癫痫患者,如果癫痫发作是不受控制的,在一次全面性发作后死亡的风险是 1/150。在癫痫患者的所有死亡中,SUDEP 占了 8%~17%。原因是不确定的,但似乎与癫痫发作有关,是由心脏节律不正常或呼吸异常引起的。

骨矿物质密度的降低,可能导致**骨质疏松症**(osteoporosis),使用 P450- 诱导的抗惊厥药物(苯巴比妥、苯妥英、卡马西平,以及扑痫酮等)可使之发生,很可能也与丙戊酸有关。较新的抗惊厥药物更安全。在应用这些药物时,是否需要定期评估骨密度是有争议的。

▶抗惊厥药的副作用

抗惊厥药物治疗的副作用在**表 12-8** 中做了总结。几乎所有的抗惊厥药均可能导致**血液恶液质**(blood dyscrasias),而有些具有**肝脏毒性**(hepatic toxicity)。由于这一原因,在开始服用这些药物之前和治疗过程的间隔应检查全血细胞计数和肝功能。作者们建议在最初的数周至数月做 2 次这些测试,以后每 6~12 个月进行一次检测。拉莫三嗪在最初的 8 周内有 1∶1 000 的史蒂文斯 - 约翰逊综合征(Stevens-Johnson syndrome)(一种多形性红斑病——译者注)的发病率。大多数抗惊厥药(特别是巴比妥酸盐类)在一定程度上影响认知功能,即使在治疗剂量时。

表 12-8　抗惊厥药物的副作用

药物	剂量相关的	特异质的
苯妥英 (Phenytoin)	复视 共济失调 多毛症 面貌粗糙 多发性神经病 骨质疏松 巨幼红细胞性贫血 镇静作用	皮疹 发热 淋巴样组织增生 肝功能障碍 血液恶病质 Stevens-Johnson 综合征 齿龈增生
卡马西平 (Carbamazepine)	复视 共济失调 骨质疏松 低钠血症	皮疹 血液恶病质 肝功能障碍 Stevens-Johnson 综合征
奥卡西平 (Oxcarbazepine)	低钠血症	皮疹
苯巴比妥 (Phenobarbital)	镇静作用 失眠 行为障碍 复视 共济失调 骨质疏松	皮疹 Stevens-Johnson 综合征 杜普伊特伦(Dupuytren)挛缩症
丙戊酸 (Valproic acid)	胃肠不适 震颤 镇静作用 体重增加 脱发 血小板减少	肝功能障碍 周围性水肿 胰腺炎 致畸作用
乙琥胺 (Ethosuximide)	胃肠不适 镇静作用 共济失调 头痛	皮疹 血液恶病质
氯硝西泮 (Clonazepam)	镇静作用 复视 共济失调 行为障碍 多涎	

续表

药物	剂量相关的	特异质的
加巴喷丁 （Gabapentin）和 普瑞巴林 （Pregabalin）	困倦 疲劳 麻醉的感觉 体重增加	皮疹 水肿
拉莫三嗪 （Lamotrigine）	头晕 共济失调 失眠 复视	1%~2% 的皮疹 （合用丙戊酸 治疗发生率 增加，剂量 逐渐增加而 减少） Stevens-Johnson 综合征 肌阵挛发作可 能恶化
左乙拉西坦 （Levetiracetam）	抑郁 心境变化 头晕 疲劳 失眠	
氨己烯酸 （Vigabatrin）	镇静作用 眩晕 精神错乱	周边视野缩小 （不可逆性）
托吡酯 （Topiramate）	厌食 智力迟缓 感觉异常 焦虑 体重减轻	肾结石 青光眼 致畸作用
噻加宾 （Tiagabine）	头晕 镇静作用 恶心	皮疹
唑尼沙胺 （Zonisamide）	困倦 厌食 抑郁	肾石病 皮疹
艾司利卡西平 （Eslicarbazepine）	头晕 复视	
拉科酰胺 （Lacosamide）	头晕 记忆改变 情绪障碍	房室传导阻滞
吡仑帕奈 （Perampanel）	困倦 头晕	精神错乱 行为障碍

▶药物的相互作用

各种药物在合并用药时会改变抗惊厥药的吸收或代谢。在**表 12-9** 中总结了抗惊厥药浓度改变。一些抗惊厥药（卡马西平、扑痫酮、苯妥英、苯巴比妥、托吡酯、非尔氨酯和奥卡西平等）诱导细胞色素 P450 系统，它可能导致口服避孕药降低药效。口服避孕药物可减少拉莫三嗪的血浆浓度。

表 12-9　一些主要抗惊厥药相互作用

药物	因其血药 浓度增加	因其血药 浓度降低
苯妥英	苯二氮䓬类 氯霉素 双硫仑 乙醇 异烟肼 保泰松 磺胺类 托吡酯 甲氧苄啶 华法林 唑尼沙胺	卡马西平 苯巴比妥 吡哆醇 氨己烯酸
卡马西平	红霉素 非尔氨酯[1] 异烟肼 右丙氧芬 丙戊酸	苯巴比妥 苯妥英钠 奥卡西平 唑尼沙胺
苯巴比妥	扑痫酮 丙戊酸	—
丙戊酸	—	托吡酯 噻加宾 拉莫三嗪 苯妥英 卡马西平
乙琥胺	丙戊酸钠	
氯硝西泮	—	—
加巴喷丁	—	—
拉莫三嗪	丙戊酸	卡马西平 苯巴比妥 苯妥英

药物	因其血药浓度增加	因其血药浓度降低
氨己烯酸	—	—
托吡酯	—	卡马西平 苯妥英 丙戊酸钠
噻加宾	—	卡马西平 苯妥英 苯巴比妥
唑尼沙胺	拉莫三嗪	卡马西平 苯妥英
依佐加宾	—	苯妥英 卡马西平
艾司利卡西平	—	苯妥英 卡马西平 苯巴比妥
吡仑帕奈	—	苯妥英 卡马西平 奥卡西平
拉科酰胺	艾司利卡西平	—

[1] 母体化合物浓度降低，但活性代谢产物浓度增高

▶妊娠期癫痫和抗惊厥治疗（口服避孕药比未服者失败率更高）

1. **癫痫的致畸作用**（teratogenic effects of epilepsy）：癫痫的母亲生的孩子中死胎、小头畸形、精神发育迟滞，以及痫性发作疾病的发病率增高。

2. **抗惊厥药治疗的致畸作用**（teratogenic effects of anticonvulsant treatment）：在妊娠期间抗惊厥药治疗也与先天性畸形发生率比正常更高有关，尤其腭裂、唇裂和心脏异常等。这类畸形在药物治疗母亲的后代中要比未用药物治疗母亲的后代常见大约2倍，但是由于更严重的癫痫患者更可能得到治疗，因此很难知道癫痫或其治疗二者孰是更重要的危险因素。

3. **抗惊厥药致畸性差异**（differences in teratogenesis among anticonvulsants）：在未

服用抗惊厥药物妇女中，先天性畸形出现1.1%。在服用常见的抗惊厥药物妇女中，2.2%~9%的新生儿出现畸形。相对的风险（最高到最低的）是与丙戊酸、苯巴比妥、托吡酯、卡马西平、苯妥英、左乙拉西坦，以及拉莫三嗪等有关。在妊娠早期，口服托吡酯与口裂畸形有关。从目前的数据看，怀孕期间最安全的抗惊厥药是拉莫三嗪和左乙拉西坦。

4. **叶酸缺乏**（folate deficiency）：几种抗惊厥药可能降低血清叶酸水平。由于叶酸的膳食缺乏与神经管缺陷有关，所有服用抗癫痫药的孕龄期妇女均应予补充叶酸（1mg/d）。

5. **妊娠前停用抗惊厥药**（withdrawing anticonvulsants before pregnancy）：当一个癫痫患者已几年没有痫性发作而想要怀孕时，应尝试进行评估能否在怀孕前安全地停用抗癫痫药。与全面性强直-阵挛发作不同，部分性和失神发作对胎儿几乎没有风险，而在妊娠期间为避免胎儿接触药物，可能要容忍这些痫性发作控制不完全。如果在妊娠期间要继续抗惊厥药治疗，最好选用对患者的发作有效的一个单药维持治疗，应用避免临床毒性作用剂量。癫痫持续状态治疗如同以前对非妊娠患者的描述。

6. **妊娠时抗惊厥药水平**（anticonvulsant levels in pregnancy）：在妊娠期间由于患者的药物代谢增强，抗癫痫药的血浆浓度可能降低，要维持控制发作可能需要较大的剂量。因此，在这种情况下，密切监测血药浓度是重要的。这对于拉莫三嗪来说尤其重要，因为在怀孕期间要维持足够的血液水平，剂量通常需要加倍或三倍。

预后

在一次无诱因的痫性发作后，不到半数的患者在3~5年内会有复发（即发生癫痫）。然而，如果发生第2次痫性发作，随后的复发率就接近75%，因此应开始抗癫痫药治

疗。在预期的评估中,47% 的患者在第一种药物后癫痫发作消失,13% 要加用第二种药物,而 4% 使用第三种或多种药物。如用适当的抗惊厥药治疗,病性发作可能得到很好的控制,尽管在大多数癫痫患者不能总是被终止。在治疗开始时,患者应每几个月看来医生,以监测癫痫发作频率并进行剂量调整。

▼ 晕厥

晕厥(syncope)是发作性意识丧失伴有姿势张力的丧失。病理生理学与痫性发作的情况不同,它涉及脑或脑干的全面性低灌注。晕厥最常见的病因被列于**表 12-10**。

表 12-10　晕厥常见的病因及其患病率

	患者百分率 /%
神经调节病因	
血管迷走性	8~41
情境性	1~8
排尿	
排便	
吞咽	
咳嗽	
颈动脉窦性晕厥	0.45
直立性低血压	4~10
心输出量减少流出道阻塞	1~8
心律失常	4~38
神经性和精神性疾病	3~32
原因不明	13~41

承蒙同意,引自 Simon RP. Syncope. In: Goldman L, Ausiello DA, eds. *Cecil Textbook of Medicine.* 23rd ed. Philadelphia, PA: Saunders; 2008: 2687-2691. Originally adapted from Kapoor W. Approach to the patient with syncope. In: Braunwald E, Goldman L, eds. *Primary Cardiology.* 2nd ed. Philadelphia, PA: Saunders; 2003.

血管迷走性晕厥(单纯晕倒)

血管迷走性晕厥(vasovagal syncope)发生于所有的年龄组。遗传因素可能是相关的。促发因素包括情绪刺激、疼痛、见血、疲劳、医疗器械、失血,或者长时间站立不动等。迷走神经调节降低动脉血压和心率,从而共同引起中枢神经系统低灌注和随后的晕厥。可能出现脑缺血导致的短暂的强直 - 阵挛性运动。

血管迷走性发作一般发生在当患者处于站立或坐位时开始,而发生于水平的位置只是罕见的情况(如在静脉切开术或置入宫内避孕器时)。持续 30~60 秒的前驱症状通常出现在晕厥前,并可能包括明显的面部苍白、疲乏、打哈欠、头晕目眩、恶心、出汗、流涎、视力模糊和心动过速等。

患者随后丧失知觉,摔倒在地,面色苍白、大汗并有瞳孔散大。呼吸继续。两眼仍然睁开,眼球有一个向上的旋转。当意识丧失时,心动过缓代替心动过速。在无意识期间,可能会出现异常动作,特别是如果患者仍保持相对直立位时;这些主要是强直的或角弓反张的,但偶见痫性发作样强直 - 阵挛性活动,这可能导致误诊为癫痫,尿失禁也可能发生。

在患者取平卧位后,意识非常迅速地恢复(20~30 秒),但是可注意到遗留的紧张不安、头晕、头痛、恶心、苍白、出汗,以及一种急于便意感等。一种发作后意识模糊状态,以痫性发作伴有定向障碍和烦乱为特征,要么没有发生,要么非常短暂(<30 秒)。晕厥可能复发,特别是如果患者在随后的 30 分钟内站立时。

使患者安心和建议避免诱发因素通常是唯一的必要的治疗。

复发性血管迷走性晕厥〔也称为**神经介导的**(neutrally mediated)或**神经 - 心源性晕厥**(neurocardiogenic syncope)〕通过在头直立倾斜试验(head-up tilt-testing)时诱发晕厥可被诊断。晕厥的心动过缓和低血压通过 α- 激动剂米多君(Midodrine)(2.5~10mg, 3 次 /d)或 α-β 肾上腺素激动剂屈昔多巴(Droxidopa)(开始 100mg, 3 次 /d)可以被改善。倾斜训练可能有好处。人工起搏是无效的。

心血管性晕厥

当晕厥发生在卧位、体力活动期间或之后，或者在已知的心脏病患者时提示是心血管性病因。与心脏病有关的意识丧失最经常是由于心输出量突然减少，导致大脑的低灌注。这种心脏功能障碍可能由心脏骤停、心律失调（或为缓慢或快速心律失常）、心脏流入道或流出道阻塞、心内的右向左分流、渗漏或夹层主动脉瘤，或者急性肺栓塞等引起的（表 12-11）。该诊断是通过电生理检查和 / 或长程事件记录确定的。患者在出现症状时进行的活动监测可能是有帮助的，可植入式心电监测器提供连续的心电图记录长达 3 年，在无法解释的晕厥中有很高的诊断率。

表 12-11　晕厥的心血管性病因

心脏骤停
心律失常
快速型心律失常
室上性
阵发性房性心动过速
心房扑动
心房颤动
加速型交界区心动过速
姿势性心动过速综合征（POTS）
室性
室性心动过速
尖端扭转型
心室纤颤
Brugada 综合征
二尖瓣脱垂（咔哒声 - 杂音综合征）
Q-T 间期延长综合征
缓慢型心律失常
窦性心动过缓
窦性停搏
Ⅱ度或Ⅲ度心脏传导阻滞
植入起搏器失效或故障
病窦综合征（心动过速 - 心动过缓综合征）
药物中毒（如洋地黄、奎尼丁、普鲁卡因胺、普萘洛尔、吩噻嗪类、三环类抗抑郁药、钾等）

续表

心脏流入道阻塞
左房黏液瘤或血栓
高度二尖瓣狭窄
缩窄性心包炎或心脏压塞
限制型心肌病
张力性气胸
心脏流出道阻塞
主动脉狭窄
肺动脉狭窄
肥厚型心肌病
主动脉夹层动脉瘤
严重的肺血管疾病
肺动脉高压
急性肺栓塞

心脏骤停

由任何原因引起的心脏骤停（cardiac arrest）（心室颤动或心搏停止），如患者站立时会导致 3~5 秒钟的意识丧失，如患者卧位时会引起 15 秒以内的意识丧失。当大脑低灌注的持续时间延长时，可能见到病性发作样活动以及尿便失禁。

快速心律失常

▶室上性快速心律失常

室上性快速心律失常（supraventricular tachyarrhythmias）（**房性或交界区心动过速，心房扑动或心房颤动**）可能是阵发性或慢性的。晕厥的先兆最多为突发的短暂性心悸，或不太常见的头晕或呼吸困难。

心率快于 160~200 次 /min，由于减少心室充盈期或引起心肌缺血而减少心输出量。180~200 次 /min 或更快的长时间心动过速在 50% 的正常人直立位时将会引起晕厥，在潜在的心脏病患者，心率 135 次 /min 可能损害心输出量，足以诱发意识丧失。窦房结功能障碍患者在他们的快速心律失常终止时可能发生严重的心动过缓或甚至心搏停止。在一次症状发作期间,如心律失常被证实就可以确定诊断。

体位性心动过速综合征(postural tachy-cardia syndrome,POTS)是一种系统疾病,主要发生于 15~45 岁的女性。它的主要症状是直立性心率增加,每分钟 30 次或以上,一般不会有显著的血压变化,发生于从仰卧位站立时。相关的症状包括心悸、发抖、胃肠道症状、疲劳、睡眠障碍和偏头痛等。症状由于脱水、酒精和运动而加重。诱导的心率增加随着年龄的增长会减慢。

▶室性快速心律失常

室性快速心律失常(ventricular tachyarr-hythmias)(**特发性室性心动过速**或多形的、频发的或成对的**室性期前收缩**)在一些晕厥患者长程 ECG 监测时被发现。与室性心动过速相关的晕厥是以非常短暂的前驱症状(<5 秒)为特征。晕厥和心律失常的持续时间是密切地关联的。频繁或重复的室性早搏单独并不常与晕厥症状同时发生,但是成为猝死的预兆。在年轻成年人的右侧心前区 ST 段抬高,没有结构性心脏疾病[**布鲁加达综合征**(Brugada syndrome)],易患室性心律失常和猝死。多个基因,特别是涉及钠离子通道的,都被牵涉其中。

▶二尖瓣脱垂

二尖瓣脱垂(mitral valve prolapse)[**喀喇音 - 杂音综合征**(click-murmur syndrome)]是一种常见的疾病,它在少数患者中可能与室性快速心律失常和导致晕厥有关。其他症状包括非运动性胸痛、呼吸困难以及疲劳等。ECG 可能正常或显示非特异性 ST-T 波改变,或者频发的室性早搏。诊断是根据超声心动图。

▶ QT 间期延长综合征

先天性 QT 间期延长综合征(prolonged QT-interval syndrome)包括阵发性室性心律失常[通常是尖端扭转型(torsades depointe)]、晕厥(通常在运动期间)和猝死等。它是以常染色体隐性形式遗传,伴有耳聋,或者以常染色体显性形式,没有耳聋。心脏事件在青少年早期到 20 岁中期时是最常见的。与 QT 间期延长综合征相关的基因包括钾通道(KCNE1,KCN2,KCNH2,KCNJ2,KCNJ5,KCNQ1),钠通道(SCN4B,SCN5A),钙通道(CACNA13),A 激酶锚定蛋白 9(AKAP9),锚定蛋白 2(ANK2),小窝蛋白(CAV3),以及 α-1 互养蛋白(SNTA1)等。散发的病例也会发生。抗心律失常药物和电解质紊乱(低镁血症、低钙血症、低钾血症)也能产生 QT 间期延长。遗传性病例可能对 β- 阻滞剂有反应。

缓慢心律失常

▶窦房结疾病

窦房结疾病(sinoatrial node disease)[即**病窦综合征**(sick sinus syndrome)]是一种老年人的紊乱,通常与晕厥有关,由严重的窦性心动过缓、长时间的窦性停搏,或者窦性停搏伴缓慢的房性、交界区或自主室性逸搏节律(idioventricular escape rhythm)引起的。诊断是通过心电图描记的节律确认的。病窦综合征可作为一种常染色体隐性或显性疾病遗传,它分别由 V 型电压门控性钠通道 α 亚单位(SCN5A)或超极化激活的环核苷酸门控性钾通道 4(HCN4)基因突变变异引起的。患者应立即由心脏病专家进行评估,因为在许多情况下,永久性心脏起搏器是必需的。在病窦综合征的一种类型,**心动过速 - 心动过缓综合征**(tachycardia-bradycardia syndrome),两种类型的心律失常都发生了。

▶完全性心脏传导阻滞

完全性心脏传导阻滞(complete heart block)[**Ⅲ度房室传导阻滞**(third-degree atrioventricular block)]是导致无前驱症状的复发性晕厥的一种常见的原因。永久性房性传导异常在常规心电图上很容易被发现，但是间歇性(阵发性)传导异常可能不会出现在随机的追踪中。发作后获得的 ECG 上正常的 PR 间期并不能排除短暂的完全性心脏传导阻滞的诊断。

晕厥患者并有证据或疑似完全性心脏传导阻滞应迅速住院治疗。急性下壁心肌梗死患者有房室传导阻滞的高度风险。

心脏流入阻塞

心房或心室**黏液瘤**(myxomas)和**心房血栓**(thrombi)通常伴有栓塞事件，但它们也可能引起左心室流入或流出阻塞，导致心输出量骤然减少，随之发生晕厥。在改变位置时出现晕厥的病史是经典的，但并不常见。超声心动描记可能确定诊断。手术切除黏液瘤是适应证。

缩窄性心包炎(constrictive pericarditis)或**心包填塞**(pericardial tamponade)表现呼吸困难、胸痛，以及心脏衰竭等征象。此时，任何降低心率或静脉回流的操作或药物都会导致骤然心输出量不足和晕厥。

心脏流出阻塞

▶主动脉瓣狭窄

由先天性或获得性严重的主动脉瓣狭窄(aortic stenosis)引起的意识丧失通常发生于运动后，通常伴有呼吸困难、心绞痛和出汗。病理生理学可能涉及急性左心室衰竭，导致冠状动脉灌注不足和随后的心室颤动，或者左心室压力突然升高刺激压力感受器，导致周围血管扩张。超声心动图可以帮助确诊。

症状性主动脉狭窄需要瓣膜置换，如果不进行治疗，主动脉狭窄导致晕厥后的存活时间为 18 个月至 3 年。

▶肺动脉瓣狭窄

大多数肺动脉瓣疾病是先天性的。严重的肺动脉瓣狭窄(pulmonary stenosis)可能引起晕厥，伴有呼吸困难和心绞痛，尤其在用力后。血流动力学过程类似于在主动脉狭窄出现的原因。通过超声心动图进行诊断。

肥厚性心肌病

肥厚性心肌病(hypertrophic cardiomyo-pathy)是由一组先天性心肌病组成，以常染色体显性疾病方式遗传，严重程度不同。许多不同的基因被牵涉其中。症状通常在 10 多岁到 30 多岁之间开始。呼吸困难是最常见的主诉，可能伴有胸痛和心悸。晕厥出现于 30% 的患者中，是 10% 的患者的主诉，特征是在运动期间或运动后发生，但也出现直立性和咳嗽后发作。晕厥可能是由于左心室流出道阻塞、流入道阻塞或短暂性心律失常所致。诊断可以通过超声心动图确定。普萘洛尔(Propranolol)可能控制症状。植入式复律除颤器(implantable cardioverter defibrillator)可以终止可能的致命性室性心律失常。

主动脉夹层动脉瘤

虽然急性发病的剧烈胸痛或背痛是最常见出现的症状，但约 5%~10% 的急性主动脉夹层患者(通常是近端夹层)出现孤立的晕厥。在 15% 的患者中，夹层是无痛性的。其他的神经系统异常(卒中、昏迷、脊髓缺血)可能出现或可能不出现。在多数出现晕厥的患者中存在心包填塞，并可能是病因。经胸超声心动图可以诊断。

肺动脉高压和肺栓塞

晕厥，通常是劳累性的，可能是肺动脉高压出现的症状。常有用力性呼吸困难的病史，而血气分析显示低氧血症，甚至在休息时。在约 20% 的正发生大面积肺动脉栓塞患者中，晕厥是出现的症状。晕厥的机制是肺血管闭塞伴心输出量降低，导致了脑灌注减少。快速心律失常或缓慢心律失常可能与之相关。一旦病情恢复，这类患者有低血压，经常主诉胸膜炎性胸痛、呼吸困难和忧虑等。低血压、心动过速、呼吸急促、咯血，以及动脉低氧血症（血氧饱和度不充分）常伴发于这些大的栓塞。静脉血栓形成是常见的栓子来源，在某些病例中，栓塞可能是由排便诱发的。

脑血管性晕厥

脑血管疾病（第 13 章，卒中）是发作性意识丧失的一种经常被怀疑的，但实际上不常见的病因。

基底动脉供血不全

基底动脉短暂性缺血发作通常发生于第六个十年（50 岁）之后，缺血性心脏病和高血压的男性最常罹患。晕厥的发作出现约 10%，并出现在其他脑干缺血症状中：复视、眩晕、共济失调、吞咽困难、构音障碍、感觉异常，以及跌倒发作等。晕厥的发作通常突然开始和持续时间短暂（数秒至数分钟），但如果意识丧失时，恢复通常要长一些时间（30~60 分钟或更长）。孤立的意识丧失不伴脑干缺血的其他症状极少是由于基底动脉供血不全（basilar artery insufficiency）。2/3 的患者有反复性发作，而卒中最终发生在约 1/5 的患者。基底动脉症状也可能是由于相关的锁骨下动脉盗血。治疗在第 13 章，卒中中讨论。

锁骨下动脉盗血综合征

锁骨下动脉盗血综合征（subclavian steal syndrome）系因锁骨下动脉或无名动脉狭窄所致，引起椎动脉中血流逆行，从脑干转移血流和产生灌流不足。头部突然转向患侧可导致眩晕、晕厥，以及上肢的间歇性跛行。

引起症状的锁骨下动脉狭窄的程度是可变的，但即使是轻微的（~40%）狭窄有时也可能发生。测量两个手臂的血压之间的差异几乎总会被发现，在狭窄血管供血的手臂收缩压平均差值是 45mmHg。脑血管的危险因素应予调解，卒中是罕见的。动脉造影和血管重建的程序是可以考虑的。

偏头痛

在不到 10% 的偏头痛（migraine）患者中，在头痛期间出现晕厥，通常是在快速起身到直立位时，提示意识丧失是由于直立性低血压；自主性神经病可能共存。偏头痛可出现在晕厥发作之前或之后。在大多数情况下，发生偏头痛不伴有晕厥。晕厥性偏头痛比单独晕厥有更长时间的意识不清和更长的恢复时间。在偏头痛与晕厥之间存在家族相关性。在一些患者中，**基底性偏头痛**（basilar migraine）产生的症状与基底动脉短暂性缺血发作的症状类似。抗偏头痛的预防性药物（见第 6 章，头痛和面部疼痛）在预防发作中通常是有效的。

高安病

高安病（Takayasu disease）有时称为**无脉性动脉炎**（pulseless arteritis），是一种主动脉及其主要分支的全动脉炎，它在亚洲年轻女性中最为常见。跛行的症状是最常见的，其次是疲劳、头痛、视力障碍，以及呼吸困难等。晕厥发生在 10% 的患者，促发因素包括运动、站立或头部动作。血管的检查显示脉搏消失或减弱、肢体之间血压不同、杂音、高血压、卒中、心力衰竭，以及主动脉回流。红细胞沉降率和 C 反应蛋白可能升高。尽管可用药物治疗，包括糖皮质激素或甲氨蝶呤，但血管成形术（angioplasty）是治疗的选择。

颈动脉窦性晕厥

颈动脉窦性晕厥（carotid sinus syncope）并不常见。男性罹患通常比女性常见 2 倍，而且大多数受影响的人是在 60 岁以上。已知容易发生颈动脉窦性晕厥的药物包括普萘洛尔、洋地黄和甲基多巴等。颈动脉窦性晕厥的诊断是,当颈动脉窦按摩 10 秒(在任何一侧,以及仰卧位和直立位)导致心动过缓和低血压并存(颈动脉窦超敏性)并重现自发性晕厥。在老年男性中,常见颈动脉窦超敏性不伴晕厥。对症状性患者治疗可应用起搏器。

当正常颈动脉受压,而对侧的颈内动脉闭塞时产生的症状,可能被误诊为颈动脉窦性晕厥。在最近的 TIA 或卒中或有颈动脉杂音患者身上,不应做颈动脉窦按摩。

直立性低血压

直立性低血压(orthostatic hypotension)患者约占晕厥患者的 15%。症状性体位性低血压通常在男性发病要比女性常见,并最常见于 50~60 多岁的人,但即使在青少年中也会出现。意识丧失通常发生在快速起立到直立位、长时间站立不动(特别在活动后),或者在长时间卧位后站立时(尤其在老年人)。

许多情况可能引起直立性低血压(表12-12),这通常是由低血容量或自主神经功能障碍所致。后者可能是由于药物、自主性神经病,或者影响下丘脑、脑干或脊髓中交感神经通路的中枢神经系统紊乱引起的。

表12-12　直立性低血压的原因

血容量减少或出血
肾上腺功能不全
药物引起的低血压
抗抑郁药(三环类,单胺氧化酶抑制剂)
α 和 β 受体阻滞剂
降压药
多巴胺能药物(多巴胺激动剂,左旋多巴)
钙通道拮抗剂
利尿剂
血管舒张药(硝酸甘油,西地那非)
吩噻嗪类

续表

多发性神经病
淀粉样神经病
糖尿病性神经病
Guillain-Barré 综合征
卟啉样神经病
其他神经系统疾病
特发性直立性低血压
多发性硬化
帕金森综合征(帕金森病、路易体痴呆、多系统萎缩)
后颅窝肿瘤
脊髓损伤伴截瘫
外科交感神经切断术
脊髓空洞症 / 延髓空洞症
脊髓痨
韦尼克脑病
心脏泵故障
长时间卧床休息

直立性低血压也可能是神经变性疾病的一种表现。**特发性直立性低血压**(idiopathic orthostatic hypotension)是与节后的交感神经元孤立的变性有关。在**多系统萎缩**(multiple system atrophy,MSA)[**夏伊 - 德雷格综合征**(Shy-Drager syndrome)]中,节前的交感神经元变性与帕金森病、锥体束、小脑或下运动神经元体征联合出现。这些疾病在第 11 章,运动障碍中讨论。

经典的直立性低血压诊断的确立是通过证明患者从卧位站立 3 分钟内血压降低,收缩压至少降低 20mmHg 或舒张压降低10mmHg。与心率增加(120 次 /min)相关的严重的直立性不耐受,没有显著的低血压或晕厥被称为**体位性直立性心动过速综合征**(postural orthostatic tachycardia syndrome,POTS),在年轻女性中最常见(见上面)。

详细的一般体格检查和神经学检查以及实验室检查(血细胞比容、便潜血、血清葡萄糖及电解质、FTA-ABS、神经传导速度检查)应针对确定疾病的病因。任何可能引起体位性低血压的药物治疗(特别是利尿剂、如硝酸盐类血管扩张剂,以及如α-受体激动剂的血管舒张剂)如果可能都应该停药。患者应被指导逐渐起立,将床头用木块抬高,并穿齐腰的弹力支撑袜。醒来起床之前快速摄入500ml水,会提高血压持续1小时。其他治疗是由低血压的特定原因决定的。

在停用了导致低血压的药物治疗,提高水合作用和添加饮食盐之后,有持续症状患者可以采取生活规则处理,这包括米多君(Midodrine)(起始剂量2.5mg,每日2或3次,如需要时增加到10mg,3次/d),以及屈昔多巴(Droxidopa)作为血压增强剂。吡斯的明(Pyridostigmine)和氟氢可的松(Fludrocortisone)是二线用药,小剂量的阿托莫西汀(Atomoxetine)可能对中枢自主神经功能衰竭是有效的。

其他各种原因的晕厥

咳嗽性晕厥

咳嗽性晕厥(cough syncope)主要出现在患慢性阻塞性肺病的中年男性,但是在儿童中也曾有报道。咳嗽不需要很长时间,就在意识丧失之前。咳嗽性晕厥可能发生在患者仰卧时。没有前驱症状,而无意识的持续时间很短,通常只有几秒钟。迅速出现意识完全恢复。常有类似的发作史,让患者按要求咳嗽,可能使症状再现。原因可能是由于颅内压增高使脑血流量减少,这是由咳嗽引起的胸腔内压力明显增高,经由脑脊液或静脉连接传递到颅腔引起的。其他数据支持由咳嗽引起压力反射-调节的全外周阻力下降。

这种情况通常是良性的,除了止咳药物,如右美沙芬(dextromethorphan),没有特效的治疗。具有类似咳嗽的病理生理的晕厥发作包括**大笑**(laughter)诱发的晕厥,以及由**打喷嚏**(sneezing)或**举重**(weightlifting)诱发的晕厥。

排尿性和排便性晕厥

排尿性晕厥(micturition syncope)是一种大脑的低灌注事件,几乎只是发生在男性,很可能由于排尿时站立体位,并且由于外周的血液淤积加上迷走神经诱发的心动过缓。发作可能在排尿前、排尿中或排尿后立即出现。发作更可能发生在夜间,在长时间卧床睡眠后。在坐着的位置排尿通常会消除症状。排便时晕厥更常发生于老年女性和在夜间,但它在全天都可能发生。病因是推测性的,但曾提出直肠膨胀后血管舒张和心动过缓。边缘带脑缺血曾有过报告。

舌咽神经痛

舌咽神经痛(glossopharyngeal neuralgia)(见第6章,头痛和面部疼痛)是一种罕见的综合征,以间断性痛苦难忍的发作性疼痛为特征,局限于扁桃体弓或偶尔在外听道。疼痛是由接触扁桃体弓或扁桃体弓的运动诱发,特别是在吞咽或讲话时。晕厥是由舌咽-迷走反射弧的激活作用引起的,产生短暂的缓慢性心律失常,导致大脑的低灌注。在大多数患者中,口服卡马西平400~1 000mg/d,将会预防疼痛和心动过缓。建议对脑神经IX或X行微血管减压术。

心因性晕厥

心因性晕厥(psychogenic syncope)是一种排除性诊断,而且经常是被诊断错误。可能需要用可植入式循环记录器来记录一段发作。提示性临床特征是缺乏任何前驱症状、可能的附带获益、奇异的姿势和动作、缺少苍白,频繁发作,以及长时间的外表无反应性。发作时眼睛是闭合的。心因性发作(psychogenic spell)在患者独处时极少发生,而且伴有失禁或损伤罕见。大多数患者都很年轻或有证据充分的转换障碍(conversion disorder)病史。若没有这类的病史,第三个十年(20多岁)后的诊断是可疑的。

在心因性意识不清期间脑电图是正常的,没有通常出现在大脑低灌注时的慢活动,以及由痫性发作后的无意识状态。冷热水试验(caloric testing)(见第3章,昏迷),在意识清醒患者产生眼球震颤,而在意识不清患者引起强直性眼球偏斜(tonic eye deviation),它可能鉴别心因性无反应性与代谢性或结构性病变引起的昏迷。确定心因性假性晕厥的诊断是与发作频率减少相关。

发作性睡病

日间嗜睡的严重发作,发生在夜间睡眠充足的情况下,可能会模拟晕厥。在发作性睡病,一种在10到20岁开始的散发性疾病,诱导的睡眠发作是短暂的,并且在特定的患者身上遵循固定的模式。快速眼动(REM)睡眠是紊乱的,且在清醒状态下出现REM成分。这些成分包括睡眠麻痹(sleep paralysis)和入睡前幻觉(hypnogogic hallucinations),描述为清醒时做梦(都发生在睡眠与觉醒之间的过渡),以及猝倒症(cataplexy)的运动麻痹(在数秒中形成,持续1~2分钟,在影响躯干和肢体之前先影响面部和颈部,且可由情绪诱发,通常是大笑)。在大多数发作性睡病和所有的猝倒发作患者都发现了外侧下丘脑的下视丘分泌素(hypocretin)神经元减少和脑脊液中下视丘分泌素减少。发作性睡病诊断是根据病史和夜间的多导睡眠图作出的,要排除夜间睡眠障碍,记录到2个或以上的睡眠开始REM期,并显示短暂的睡眠延迟(少于8分钟)。发作性睡病(narcolepsy)治疗从清晨和下午的短暂的小睡开始。莫达芬尼(Modafinil)是一线药物治疗,100~400mg,每日上午,或者200mg每日2次。猝倒发作可以通过三环类抗抑郁药减轻,如氯丙咪嗪(clomipramine),10~150mg/d。睡眠麻痹和入睡前幻觉通常是通过教育来解决的。

(朱雨岚 译 王维治 校)

卒中
Stroke

卒中是美国第五位的主要死因(列于心脏病、癌症、慢性肺疾病,以及创伤和意外事故之后)和最常见的致残性神经疾病。在美国,每年新发的卒中约有 80 万人,死于卒中约 13 万人。

卒中的发病率随着年龄而增高,其中约 2/3 的卒中患者发生在 65 岁以上的老年人。卒中可改变的危险因素包括收缩期或舒张期高血压、心房颤动、糖尿病、血脂异常、缺乏运动,以及阻塞性睡眠呼吸暂停等(表 13-1)。遗传因素,通常是多基因的也会增加卒中风险。近几十年来,卒中的发病率已有所下降,主要由于高血压、血脂异常和糖尿病治疗的改善,以及吸烟的减少。

▼ 诊断方法

卒中(stroke)是具有四种主要特征的综合征:

1. **突然起病**:突然出现症状是有病史记录的。

2. **中枢神经系统的局灶性受累**:受影响的部位是通过症状和体征提示的,通过神经系统检查可以更精确地定位,并通过影像学检查,如计算机断层扫描(CT)或磁共振成像(MRI)来证实。

3. **不能迅速消退**:神经功能缺失的持续时间被记录下来。卒中的经典定义要求功能缺失持续至少 24 小时,为了区分卒中与短暂性缺血发作(后面讨论)。然而,任何的这样的时间点都是任意的,而短暂性缺血发作通常在 1 小时内就会消失。

4. **血管性病因**:一种血管性原因可以从症状的急性起病和通常从患者年龄、存在的卒中危险因素,以及出现的症状和体征可归因于特定的脑血管供血区来推断。辅助检查通常可以确定更具体的病因,诸如动脉血栓形成、心源性栓子或凝血障碍等。

急性发病

卒中突然开始。神经功能缺失在起病时可能达到高峰,或者可能在数秒钟至数小时(或偶尔数日)进展。

一种活跃进展的卒中作为潜在血管性疾病的直接后果(而不是由于相关的脑水肿),或者在最近几分钟里已进展的被称为**进展性卒中**(stroke in evolution)或**进行性卒中**(progressing stroke)(图 13-1)。

表 13-1　卒中的危险因素

不可改变的危险因素
年龄增长
男性
出生低体重
卒中的家族史

可改变的危险因素
血管性
高血压(收缩压 >140mmHg 或舒张压 >90mmHg)
吸烟
无症状性颈动脉狭窄(>60% 直径)
周围性动脉疾病
心源性
心房颤动(伴有或不伴有瓣膜病)
充血性心力衰竭
冠心病
内分泌
糖尿病
绝经后激素疗法(雌激素 ± 孕酮)
应用口服避孕药
代谢性
血脂异常
高总胆固醇(上限 20%)
低 HDL 胆固醇(<40mg/dl)
肥胖(尤其腹型肥胖)
血液系统
镰状细胞病
生活方式
缺乏身体活动
阻塞性睡眠呼吸暂停

注:BP,血压;HDL,高密度脂蛋白。
数据来自 Goldstein LB, et al. Guidelines for the primary prevention of stroke. A guideline for healthcare professionals from the American Heart Association/American Stroke Association. *Stroke*. 2011;42:517-584.

　　缓慢发生的(在数周至数月)局灶性脑功能缺失提示是卒中以外的其他原因,诸如肿瘤或炎症性或变性疾病等。

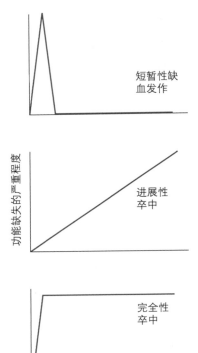

▲图 13-1　大脑缺血事件的时间进程。短暂性缺血发作(TIA)引起神经功能缺失在短时间内,通常在 1 小时内完全消退。进展性卒中或进行性卒中,引起功能缺失甚至在患者来诊时仍继续恶化。完全性卒中被定义存在持续的功能缺失,这并不一定意味着受累血管的整个支配区都受到影响,或从发病以来没有改善

局灶性受累

　　卒中引起的局灶性症状和体征,是与受影响的血管的供血脑区相对应的。

　　在**缺血性卒中**(ischemic stroke)中,血管的闭塞阻断了向特定脑区的血流,干扰取决于该脑区的神经功能,并产生或多或少的刻板模式的功能缺失。

　　出血(hemorrhage)产生一种很少可预测的局灶性受累的模式,因为并发症诸如颅内压增高、脑水肿、脑组织和血管受压,或者血液通过蛛网膜下腔或脑室分散等,可能损伤远离出血部位的脑功能。

全脑缺血（global cerebral ischemia）（通常由于心脏停搏）和蛛网膜下腔出血（subarachnoid hemorrhage，SAH）（已在第 6 章，头痛和面部疼痛中讨论），会以较弥散的方式影响脑部和产生全脑功能障碍；在这些情况下通常不应用**卒中**这个术语。

在大多数卒中病例中，病史和神经系统检查提供了足够的信息，将病变定位于**脑的一侧**（如定位于轻偏瘫或偏身感觉缺失的对侧，或如存在失语则定位于左侧半球），以及定位于**大脑的前循环或后循环**（anterior or posterior cerebral circulation）。

前（颈动脉）循环

大脑前循环供应大部分**大脑皮质**和**皮**质下白质、基底节，以及内囊等。它是由颈内动脉和其分支：脉络膜前（anterior choroidal）、**大脑前**（anterior cerebral）和**大脑中动脉**（middle cerebral artery）组成的。大脑中动脉又依次发出深穿的豆状核纹状体（lenticulostriate）支（**图 13-2**）。这些血管的每一支特定的供血区列于**表 13-2**。

前循环卒中通常是与半球的功能障碍症状和体征相关联的（**表 13-3**），诸如**失语症**（aphasia）、**失用症**（apraxia）或**失认症**（agnosia）等（在第 1 章，神经系统病史和检查中描述）。前循环卒中通常也引起轻偏瘫、偏身感觉障碍，以及视野缺损等，但这些也可能出现于后循环卒中。

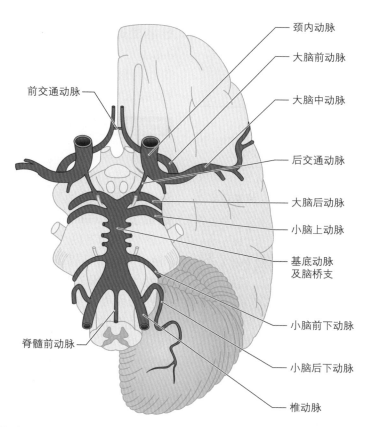

前交通动脉

脊髓前动脉

颈内动脉
大脑前动脉
大脑中动脉
后交通动脉
大脑后动脉
小脑上动脉
基底动脉及脑桥支
小脑前下动脉
小脑后下动脉
椎动脉

▲图 13-2　主要的脑动脉。大脑前循环和后循环分别由起始于后交通动脉之前与之后的动脉组成。Willis环是由前交通动脉和大脑前动脉、颈内动脉、后交通动脉和大脑后动脉组成（承蒙同意，引自 Waxman S. *Clinical Neuroanatomy*. 26th ed. New York，NY：McGraw-Hill；2010.）

表13-2 主要的大脑动脉的供血区

动脉	供血区域
前循环	
颈内动脉分支	
脉络膜前动脉	海马、苍白球、内囊下部
大脑前动脉	额叶内侧和顶叶皮质和其下方白质、胼胝体前部
大脑中动脉	额叶外侧、顶叶、枕叶和颞叶皮质和其下方白质
豆纹动脉	尾状核、壳核和内囊上部
后循环	
椎动脉分支	
小脑后下动脉	延髓和小脑下部
基底动脉分支	
小脑前下动脉	脑桥中下部,小脑前部
小脑上动脉	脑桥上部、中脑下部,小脑上部
大脑后动脉	枕叶内侧和颞叶皮质和其下方白质,胼胝体后部,中脑上部
丘脑穿通支	丘脑
丘脑膝状体支	丘脑

表13-3 前循环和后循环缺血的症状和体征

症状和体征	发生率 /%[1]	
	前循环	后循环
头痛	25	3
意识改变	5	16
失语症[2]	20	0
视野缺损	14	22
复视[2]	0	7
眩晕[2]	0	48
构音障碍	3	11
跌倒发作[2]	0	16
轻偏瘫或单瘫	38	12
偏身感觉缺失	33	9

[1] 多数患者有多个症状和体征。

[2] 最有用的鉴别特征。

修改自 Hutchinson EC、Acheson EJ. *Strokes：Natural History*，Pathology and Surgical Treatment. Philadelphia，PA：Saunders；1975.

后(椎基底动脉)循环

大脑后循环供应脑干、小脑、丘脑以及部分的**枕叶和颞叶**等。它是由成对的**椎动脉、基底动脉**和其分支：**小脑后下动脉**(posterior inferior cerebellar)、**小脑前下动脉**(anterior inferior cerebellar)、**小脑上动脉**(superior cerebellar)和**大脑后动脉**(posterior cerebral artery)组成的(见图13-2)。大脑后动脉还发出**丘脑穿通**(thalamoperforate)和**丘脑膝状体支**(thalamogeniculate branch)。这些动脉的供血区列于表13-2中。

后循环卒中导致脑干或小脑功能障碍或二者皆有的症状和体征(见表13-3),包括**昏迷、跌倒发作**(不伴意识丧失的突然跌倒)、**眩晕、恶心和呕吐,脑神经麻痹、共济失调**,以及影响一侧面部和对侧肢体的**交叉性感觉运动功能缺失**(crossed sensorimotor deficit)。轻偏瘫、偏身感觉障碍和视野缺损等也可能出现,但对后循环卒中不是特异性的。

功能缺失的持续时间

卒中导致持续的神经功能缺失。当症状和体征在短时间(通常在1小时内)完全消退时,没有脑梗死的证据,就使用**短暂性缺血发作**(transient ischemic attack,TIA)的术语(见图13-1)。大约15%的卒中先出现TIAs。具有相同临床特征的复发性TIAs(刻板性TIAs)通常是由脑循环内相同部位的血栓形成或栓塞引起的。事件与事件的特征不同的TIAs提示复发性栓子来自远处的(如心脏)或多个部位。尽管TIAs本身并不引起持久的神经功能障碍,但识别它们很重要,因为3%~10%的TIAs患者将在2天内罹患卒中,9%~17%将在90天内罹患卒中,也因为通过治疗可能会降低这种风险。

血管起源

虽然低血糖、其他代谢障碍、创伤和癫

病发作可能引起局灶性中枢神经功能缺失，它突然开始和持续至少 24 小时，但**卒中**一词只是在血管性疾病引起的这类事件时才会使用。

卒中潜在的病理过程可能为**缺血**或为**出血**，通常起源于动脉的病变。缺血和出血分别占卒中的 90% 和 10%。通过病史和神经系统检查也许不可能区分二者，但 CT 扫描或 MRI 检查能够确定诊断。在缺血性卒中中，约有 35% 是被归因于大动脉闭塞，25% 是小动脉闭塞，20% 是心源性栓子，15% 原因未知（隐源性的），以及 5% 是其他过程。

缺血

脑部血流的中断剥夺神经元、神经胶质和含葡萄糖和氧气的血管细胞。除非血流迅速恢复，这将导致**缺血核心**（ischemic core）内的脑组织死亡[**梗死**（infarction）]，此处血流通常少于正常的 20%。细胞死亡的模式取决于缺血的严重程度。在轻度缺血时，如心搏骤停伴随快速再灌注，可以观察到某些神经元群的**选择性易损性**（selective vulnerability）。更严重的缺血会产生**选择性神经元坏死**（selective neuronal necrosis），此时大部分或全部神经元死亡，但神经胶质和血管细胞被保存。完全的、永久性的缺血，诸如发生在卒中时没有再灌注，将导致**全坏死**（pannecrosis），影响所有细胞类型和导致慢性空洞病变。

在不完全缺血区（正常血流的 20%~40%），如在缺血性**边缘带**（border zone）或**半影区**（penumbra），细胞损伤是潜在可逆的，细胞存活可能会延长。然而，除非通过闭塞血管的再通或来自其他血管的侧支循环而使血流恢复，否则可逆性损伤的细胞也开始死亡，梗死范围也会扩大。半影区组织的死亡与恶化的临床转归有关。

脑水肿（brain edema）是卒中预后的另一个决定性因素。缺血导致血管源性水肿，液体从血管内渗漏到脑实质。水肿通常在卒中后约 2~3 天达到高峰，也可能严重到足以产生占位效应，引起脑疝（颅内室间的脑组织移位）和死亡。

两种致病机制可以引起缺血性卒中，血栓形成和栓塞。然而，在临床的基础上作出这一鉴别经常是困难的或不可能的。

▶ 血栓形成

血栓形成（thrombosis）通过堵塞大的脑动脉（尤其颈内动脉、大脑中动脉或基底动脉），小的深穿支动脉（如腔隙性梗死），脑静脉或静脉窦引起卒中。症状通常在数分钟到数小时内进展。血栓性卒中通常先出现 TIAs，它往往产生相似的症状，因为缺血会反复地影响相同的供血区。

▶ 栓塞

栓塞（embolism）引起卒中，是由于大脑的动脉被来自心脏、主动脉弓或大的脑动脉的血栓阻塞远端通道所致。大脑前循环的栓子最常阻塞大脑中动脉或它的分支，因为大多数半球血流是由这一动脉供应的。后循环的栓子通常停留在基底动脉尖端或大脑后动脉。栓塞性卒中通常引起发病时即最大的神经功能缺失。当 TIAs 出现于栓塞性卒中之前，特别是起源于心源性的栓塞，由于不同的血管供血区受到影响，症状通常在发作之间会有所不同。

出血

出血可能通过各种机制干扰大脑的功能，包括脑组织的破坏和受压、血管结构受压，以及水肿。颅内出血依据它的部位被分类为脑出血、蛛网膜下腔出血、硬膜下出血或硬膜外出血，除了硬膜下出血，所有的这些出血通常都是由动脉出血引起的。

▶ 脑出血

脑出血（intracerebral hemorrhage）通过破坏或压迫脑组织而引起症状。与缺血性卒中不同,脑出血往往引起较严重的头痛和意识水平下降,以及神经功能缺失不一定对应于任何单一的血管分布。

▶ 蛛网膜下腔出血

蛛网膜下腔出血(subarachnoid hemorrhage,SAH)由于颅内压增高产生低灌注、直接的组织破坏以及蛛网膜下腔的毒性成分导致脑功能障碍。蛛网膜下腔出血可能并发血管痉挛(导致缺血)、再出血、血液扩展到脑组织(产生脑内血肿)或脑积水等。蛛网膜下腔出血通常出现头痛,而不是局灶性神经功能缺失,因此在第 6 章,头痛和面部疼痛中讨论。

▶ 硬膜下或硬膜外出血

硬膜下或硬膜外出血(subdural or epidural hemorrhage)产生一种占位性病变,它可能压迫下面的脑。这些出血通常是创伤性起源的,通常表现为头痛或意识改变。因为硬膜下和硬膜外出血作为昏迷原因的重要性,它们在第 3 章,昏迷中讨论。

局灶性脑缺血

病理生理

局灶性脑缺血(focal cerebral ischemia)的病理生理是复杂的,因其随着时间推移而进展,对脑产生不均质的影响,并针对多种细胞类型。然而,某些可能重要的潜在机制已被确认,其中有些机制可能早期就开始运作,而另一些可能在卒中病程晚期起作用。此外,一些机制促使缺血性损伤,而其他机制促使组织存活或修复。

损伤机制

▶ 能量耗竭

神经元依赖于氧化代谢产生大量的三磷酸腺苷(ATP),以满足它们的高能量需求。血流量的减少干扰这一过程的两个关键底物,氧气和葡萄糖的传递,引起 ATP 水平下降。细胞可以通过糖酵解(glycolysis)途径生成 ATP 进行有限程度的代偿,但是,如果没有及时恢复再灌注,细胞停止运作并最终死亡。像其他缺血性损伤机制一样,能量衰竭在缺血核心区是最显著的,而在周边的半影区就不那么严重。

▶ 离子梯度

细胞能量的一个主要用途是维持跨膜离子梯度。随着能量衰竭,这些梯度都被驱散了。Na^+/K^+-ATP 酶,它占了神经元能量消耗的大部分,并对维系细胞内的高钾离子浓度是有反应的,但却没有做到。K^+ 从细胞中漏出,并使邻近的细胞去极化,激活电压门控离子通道和神经递质释放。细胞外的 K^+ 和神经递质谷氨酸引发了皮质扩展抑制(cortical spreading depression,CSD),进一步导致神经元和星形胶质细胞去极化。这消耗了额外的能量,并可能使梗死扩展。

▶ 钙调节异常

细胞内 Ca^{2+} 正常时维持在低水平,但缺血性细胞外 K^+ 升高,引起膜的去极化和触发细胞外 Ca^{2+} 向神经元内流。分解代谢酶被激活,线粒体功能受损,以及细胞死亡途径被动员起来。

▶ 兴奋性毒性

兴奋性毒性(excitotoxicity)是指兴奋性神经递质,特别是谷氨酸的神经毒性作用。缺血通过刺激神经元的谷氨酸释放、逆转星形细胞谷氨酸摄取,以及激活谷氨酸盐受体偶联离子通道等促进兴奋性毒性。Ca^{2+} 通过这些通道的内流促使 Ca^{2+} 调节异常,并激活神经元的一氧化氮合成酶,产生潜在的神经毒性的一氧化氮。

▶氧化和硝化损伤

缺血的一些毒性作用是通过高度活性的氧化物和硝基化合物介导的,包括超过氧化物和一氧化氮,它们主要是在缺血后的再灌注期间起作用。它们的效应包括抑制线粒体酶和功能、破坏 DNA、激活离子通道,引起蛋白质的共价键改变,以及触发细胞死亡途径等。

▶细胞死亡级联反应

缺血性细胞死亡在梗死核心区出现最迅速,而在半影区和再灌注期间较缓慢。快速的细胞死亡包括坏死,在坏死区细胞和细胞器肿胀、膜破裂,以及细胞内成分溢出到细胞外间隙,而较延迟的(程序性)细胞死亡(如凋亡)在半影区和再灌注期间占据优势。

▶炎症

脑缺血引发炎症反应,涉及固有免疫系统的定居细胞和血源细胞。前者包括星形细胞和小神经胶质细胞,而后者包括中性粒细胞、淋巴细胞以及单核细胞。适应性免疫反应可能在这一过程的后期出现。缺血诱导的炎症的分子介质包括黏附分子、细胞因子、趋化因子,以及蛋白酶等。缺血引起的早期炎症反应会加重损伤,但随后的炎症事件可能是神经保护的或有助于修复的。

存活和修复机制

▶侧支循环

侧支循环(collateral circulation)是抵御局部缺血的第一道防线,如果有足够的侧支循环,可以绕过动脉的阻塞。大脑的循环包括数目众多的侧支分支,这也解释了主要血管完全闭塞的患者有时却是无症状的观察。然而,情况并非总是如此,特别是当闭塞是突然发生时。动脉阻塞期间脑血流的侧支通路包括以下的这些:

1. **双侧椎动脉闭塞**,通过脊髓前动脉。
2. **颈总动脉闭塞**,通过对侧的颈总动脉经由同侧的颈外动脉,或者椎动脉经由同侧的枕动脉。
3. **颈内动脉闭塞**,通过同侧的颈外动脉经由眼动脉或 Willis 环。
4. **大脑中动脉闭塞**,通过同侧的大脑前或大脑后动脉经由软脑膜的吻合支。

▶抑制性神经递质

通过突触外的 $GABA_A$ 受体介导的增强的强直性抑制,可能减轻卒中病程早期的兴奋性毒性损伤。然而,后来持续的抑制可能会损害恢复。

▶转录的缺氧反应

缺氧激活蛋白的转录,促使细胞存活和组织恢复,这些蛋白包括糖酵解酶、促红细胞生成素,以及血管内皮生长因子。缺血后诱导的其他细胞保护蛋白包括抗凋亡蛋白、生长因子,以及热休克蛋白等。

▶神经发生

脑缺血刺激神经发生(neurogenesis),而一些新生的神经元迁移到缺血的脑区。在这里,它们可以通过释放生长因子、抑制炎症或其他效应来促进存活和修复。

▶血管发生

缺血也刺激毛细血管芽生以增加局部的血液供应,这一过程[血管发生(angiogenesis)]在卒中急性期的影响是不确定的,但是它可能有助于预防以后的缺血性发作。

▶缺血耐受

缺血可能通过缺血耐受(ischemic tolerance)对继发性缺血提供似是而非的保护,在这种情况下,轻微的缺血使脑组织得到预处理,并获得了相对的缺血抵抗。缺血耐受包括基因表达广泛改变和数目众多的分子介质。

▶修复机制

大多数患者在卒中后会得到一定程度的恢复,反映了自发性缺血后修复的能力和脑的天生的可塑性。可塑性的变化发生在梗死周围区和在远隔的部位,诸如对侧的大脑半球,并包括基因表达变化、神经元兴奋性增强、轴突的萌芽、突触发生、躯体定位的重组,以及新的神经元回路的形成等。

病理

大动脉闭塞

大体检查时,最近由大动脉闭塞引起的梗死是一个肿胀的、软化的脑区,通常包括灰质和白质(图13-3)。显微镜下显示神经元急性缺血性改变(皱缩、小空泡形成、暗染等),神经胶质细胞破坏,小血管坏死,神经轴突和髓磷脂的破坏,以及间隙积液等。血管周围出血也可能观察到。脑水肿也可能存在,取决于梗死与死亡之间的时间间隔。水肿在卒中后的头 4~5 天期间是最显著的,并可能引起超越正中线的扣带回疝或者小脑幕下的颞叶疝(见第 3 章,昏迷)。在慢性期,梗塞部位表现为空腔样病灶。

小动脉闭塞

小动脉闭塞的梗死很少引起死亡,所以只有在尸检时通常才会发现慢性病变。这些包括腔隙(lacunes)或直径不超过 15mm 的小空腔,通常位于皮质下白质(如内囊)或深部灰质(如基底节和丘脑)(见图 13-4);白质(包括脑室周围的)病变表现为斑点状或连续的髓鞘变薄、胶质增生和轴索缺失,以及微出血(microbleed)等。小血管阻塞可能与动脉粥样硬化、脂质透明变性(lipohyalinosis)(胶原变厚和血管壁炎症),或

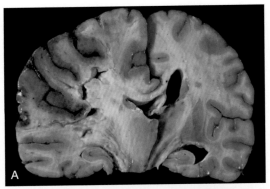

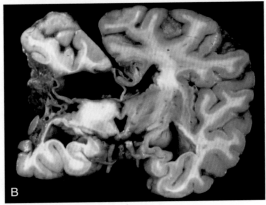

▲图13-3　大血管(左侧大脑中动脉)在缺血性卒中的急性和慢性阶段。急性(A),缺血组织变色、水肿、占位效应,这一病例扣带回越过中线疝出。随时间推移(B),坏死的脑组织被空洞的病灶取代(承蒙同意,引自 Reisner HM. *Pathology: A Modern Case Study.* New York, NY: McGraw-Hill; 2015. Fig. 21-19.)

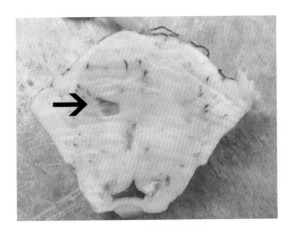

▲图13-4　脑桥腔隙性梗死(箭头)(承蒙同意,引自 Kemp WL, Burns DK, Brown TG. *Pathology: The Big Picture.* New York, NY: McGraw-Hill; 2008. Fig. 11-15.)

纤维蛋白样坏死（fibrinoid necrosis）（血管壁破坏伴有血管周围炎症）。

临床解剖相关性

不同的脑动脉分布区的梗死导致不同的临床综合征，它们可能促使解剖和病因学的诊断，并有助于指导治疗。

大脑前动脉

▶解剖

大脑前动脉（anterior cerebral artery）供应旁矢状面的大脑皮质（**图 13-5 和图 13-6**），包括与对侧的小腿相关的运动和感觉皮质，所谓的膀胱抑制性或排尿中枢（micturition center），以及前部胼胝体等。

▶临床综合征

大脑前动脉卒中引起对侧的瘫痪和感觉缺失，唯一或主要影响小腿。也可能有意志力丧失（淡漠）、失联综合征诸如异己手（alien hand）（复杂的运动活动的非自主表现）、经皮质表达性失语（见第 1 章，神经系统病史和检查），以及尿失禁等。

大脑中动脉

▶解剖

大脑中动脉（middle cerebral artery）供血大脑半球的其余的大部分和深部皮质下结构（见图 13-5 和图 13-6）。皮质支包括**上部分支**（superior division），它供应面部、手和

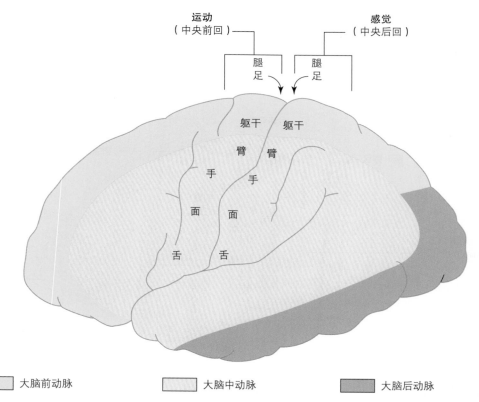

▲图 13-5　初级运动和感觉皮质的动脉血液供应（侧面观）。大脑中动脉供血支配与面部和上肢功能有关的初级运动和感觉皮质部分，而大脑前动脉供应与小腿功能有关的初级运动和感觉皮质部分。这解释何以大脑中动脉卒中影响面部和上肢最严重，而大脑前动脉卒中影响下肢（承蒙同意，引自 Waxman S. *Clinical Neuroanatomy*. 26th ed. New York, NY: McGraw-Hill; 2010.）

手臂的运动和感觉代表区,以及优势半球的**表达性语言**(Broca)**区**(见图13-7)。**下部分支**(inferior division)供应视放射、与黄斑视力有关的视皮质区,以及优势半球的**感受性语言**(Wernicke)**区**。从大脑中动脉最近端部分(干)发出的豆纹支(Lenticulostriate

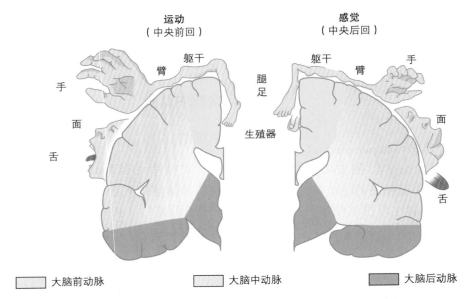

▲图13-6 初级运动和感觉皮质的动脉血液供应(冠状面观)(承蒙同意,引自 Waxman S. *Clinical Neuroanatomy*. 26th ed. New York, NY: McGraw-Hill; 2010.)

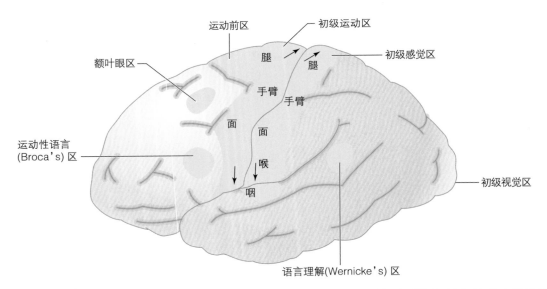

▲图13-7 大脑中动脉综合征的解剖基础。大脑中动脉分布区的卒中引起特别影响对侧面部和上肢的轻偏瘫(由于累及初级运动区),特别影响面部和上肢的偏身感觉缺失(由于累及初级感觉区),向受累的半球侧的凝视优势(由于额叶视区受累),失语症(如果是在优势半球,由于 Broca 区、Wernicke 区,或二者均受累),以及偏盲(由于通往初级视觉区的视辐射的受累)(承蒙同意,引自 Waxman S. *Clinical Neuroanatomy*. 26th ed. New York, NY: McGraw-Hill; 2010.)

branch)供应基底节,以及到面部、手、手臂和下肢的运动纤维,因为这些纤维在内囊膝部和后肢中下行。

▶临床综合征

根据受影响的部位,可能发生几种临床综合征。

1. **上部分支卒中**(superior division stroke)导致对侧的轻偏瘫,影响到面部、手和手臂,但下肢不受累,以及对侧相同分布区的偏身感觉缺失,但没有同向性偏盲。如果优势半球受到影响,可有布罗卡(Broca)(表达性)失语,它是以语言表达受损而理解力完整为特征。

2. **下部分支卒中**(inferior division stroke)导致对侧的同向性偏盲,偏盲可能下部视野较重;身体对侧的皮质感觉功能(如图形觉和实体辨别觉)受损,以及空间思维障碍,例如,病觉缺失(anosognosia)(未觉察到功能缺失)、肢体和对侧的外部空间忽略、穿衣失用症(dressing apraxia),以及结构性失用症(constructional apraxia)等。如果优势半球受到影响,出现韦尼克(Wernicke)(感受性)失语,表现为理解受损,以及流利的但经常是无意义的言语。在非优势半球受累时,可能出现急性意识模糊状态。

3. **大脑中动脉的双分叉或三分叉闭塞**(occlusion at the bifurcation or trifurcation of the middle cerebral artery)兼有上部分支与下部分支卒中的特征,包括对侧轻偏瘫和偏身感觉缺失,影响面部和手臂重于下肢,对侧同向性偏盲,以及如果优势半球受累,出现**完全性**(global)(兼有表达性和感受性)失语症。

4. **大脑中动脉主干闭塞**(occlusion of the stem of the middle cerebral artery)发生在豆纹支起始部的近端,导致一种临床综合征与三分叉闭塞后的所见相似。此外,内囊的受累引起对侧下肢的瘫痪,所以偏瘫和感觉丧失影响面部、手、手臂和下肢等。

颈内动脉

▶解剖

颈内动脉(internal carotid artery)起始于颈部的颈总动脉分叉部。除了大脑前动脉和大脑中动脉,它还发出眼动脉,为视网膜供血。

▶临床综合征

颈内动脉闭塞可以是无症状的,也可以引起严重程度极其不同的卒中,这取决于侧支循环的充分性。症状性闭塞导致的综合征与大脑中动脉卒中相似(对侧偏瘫、偏身感觉缺失以及同侧的同向性偏盲等,如果优势半球受影响会伴有失语症)。单眼盲也很常见。

大脑后动脉

▶解剖

成对的大脑后动脉(posterior cerebral artery)起始于基底动脉的尖端(**图 13-8**),供应枕叶脑皮质、颞叶内侧、后部胼胝体、丘脑,以及背侧中脑等。基底动脉的栓子往往停留在它的尖端,并阻塞一侧或两侧大脑后动脉;随后分裂为碎片可能引起不对称或斑片状大脑后动脉梗死。

▶临床综合征

大脑后动脉闭塞产生影响对侧视野的同向性偏盲,除了黄斑视力可能被保留。与大脑中动脉供血区梗死导致的视野缺损不同,大脑后动脉闭塞引起的视野缺损可能上部较重。在中脑水平的大脑后动脉起始部附近闭塞,可能出现眼部异常,包括垂直性凝视麻痹、动眼神经(Ⅲ)麻痹、核间性眼肌麻痹,以及垂直性眼球反向偏斜(vertical skew deviation)等。优势半球的枕叶受影响,可能引起命名性失语(命名物品困难)、

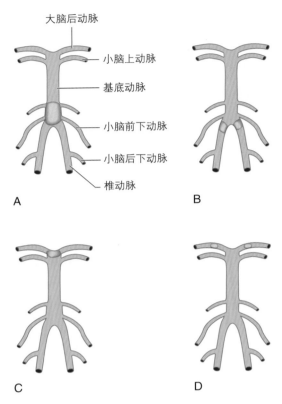

大脑后动脉

小脑上动脉

基底动脉

小脑前下动脉

小脑后下动脉

椎动脉

A　　　　　　　　B

C　　　　　　　　D

▲图 13-8　在椎基底动脉循环中的血栓形成的或栓塞性闭塞的部位。A. 基底动脉的血栓性闭塞。B. 双侧椎动脉的血栓性闭塞。C. 基底动脉尖的栓塞性闭塞。D. 双侧大脑后动脉的栓塞性闭塞

失读不伴失写(不能阅读,没有书写受损),或视觉失认症(visual agnosia)等。后者是不能识别呈现在左侧视野的物体,是由于胼胝体病变引起的,它使得左侧半球语言区与右侧视觉皮质失联。双侧的大脑后动脉梗死可能导致皮质盲、记忆损害(由于颞叶受影响),或不能识别熟悉的面孔[面容失认症(prosopagnosia)],以及各种奇异的视觉和行为综合征。

基底动脉

▶解剖

基底动脉(basilar artery)起源于成对的椎动脉的接合部(见图 13-8),在脑干的腹侧面走行,终止于中脑的水平,在此它分支形成大脑后动脉。基底动脉的分支供应枕叶和内侧颞叶、内侧丘脑、内囊的后肢、脑干,以及小脑等。

▶临床综合征

1. **血栓形成**(thrombosis):基底动脉或两侧椎动脉的血栓性闭塞(见图 13-8)通常是危及生命的。它引起脑干和小脑功能障碍的双侧症状和体征,是由于多个分支动脉受影响(**图 13-9**)一侧或两侧的椎动脉的暂时闭塞导致短暂的脑干功能障碍,在颈椎病患者也可能是由于转头引起的。

基底动脉血栓形成通常影响近端的基底动脉(见图 13-8),它为脑桥供血。背侧脑桥(被盖)受累产生一侧或两侧的展(Ⅵ)神经麻痹,水平性眼球运动受损,但可能存在垂直性眼球震颤和眼球浮动(ocular bobbing)。瞳孔缩小是由于影响下行性交感神经的散瞳纤维,但可能有光反应。通常存在偏瘫或四肢瘫,而昏迷是常见的。脑 CT扫描和 MRI 检查可以鉴别基底动脉闭塞与脑桥出血。

在一些患者中,腹侧脑桥(桥基底部)发生梗死,而被盖部被保留。这类患者仍然是意识清楚的,但四肢瘫痪[**闭锁综合征**(locked-in syndrome)]。闭锁的患者可能能够依照指令睁眼或垂直地运动他们的眼球。正常的常规脑电图(EEG)进一步区分闭锁状态与昏迷(见第 3 章,昏迷)。

2. **栓塞**(embolism):基底动脉的栓子通常停留在它的尖端(见图 13-8),阻断到中脑和丘脑的上行性网状结构血流引起即刻的意识丧失或受损。一侧或两侧的动眼(Ⅲ)神经麻痹是特征性的。偏瘫或四肢瘫伴有去脑强直或去皮质强直姿势是影响中脑的大脑脚引起的。因此,**基底动脉尖综合征**(top of the basilar syndrome)可能会与小脑幕沟回疝引起的中脑损伤相混淆。不太常见的是,栓子可能停留在基底动脉较近端,产生一

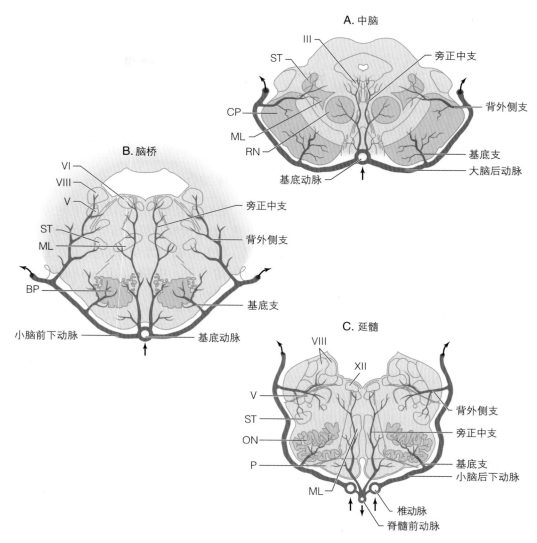

A. 中脑

III
ST
旁正中支
CP
背外侧支
ML
RN
基底支
基底动脉
大脑后动脉

B. 脑桥

VI
VIII
V
旁正中支
ST
背外侧支
ML
BP
基底支
小脑前下动脉
基底动脉

C. 延髓

VIII
XII
V
ST
背外侧支
ON
旁正中支
P
基底支
小脑后下动脉
ML
椎动脉
脊髓前动脉

▲图13-9　脑干的血液供应。A. 中脑。基底动脉发出旁中线支供应动眼神经（Ⅲ）核和红核（RN）。较大的分支大脑后动脉向外侧走行绕过中脑，发出基底支供应大脑脚（CP）和背外侧支供应脊髓丘脑束（ST）和内侧丘系（ML）。大脑后动脉（上面的箭头）继续供应丘脑、枕叶和颞叶内侧面。B. 脑桥。基底动脉的旁中线支供血展神经（Ⅵ）核和内侧丘系（ML）。小脑前下动脉在进入小脑之前（上面的箭头）发出基底支至脑桥基底部的下行性运动通路，以及发出背外侧支至三叉神经（Ⅴ）核、前庭神经（Ⅷ）核和脊髓丘脑束（ST）。C. 延髓。椎动脉的旁中线支供血锥体（P）的下行性运动通路、内侧丘系（ML）和舌下神经（Ⅻ）核。另一椎动脉的分支，小脑后下动脉在其向小脑走行的途中（上面的箭头），发出基底支至橄榄核（ON）以及背外侧支供应三叉神经（Ⅴ）核、前庭神经（Ⅷ）核和脊髓丘脑束（ST）（承蒙同意，引自 Waxman S. *Clinical Neuroanatomy*. 26th ed. New York，NY：McGraw-Hill；2010.）

种与基底动脉血栓形成难以区分的综合征。

　　较小的栓子在破碎和进入一或两个大脑后动脉之前，可能暂时阻塞头端的基底动脉（见图 13-8）。在这种情况下，中脑、丘脑和颞叶，以及枕叶的部分可能发生梗死。患者可能表现为视觉（同向性偏盲、皮质盲），视觉运动（会聚受损、向上或向下凝视麻痹、复视），以及行为异常（特别是意识模糊），没有明显的运动功能障碍。瞳孔光反应迟钝是中脑受累的一个有帮助体征。

椎基底动脉长旋支

▶解剖

椎动脉和基底动脉的长旋支(long circumferential branch)是小脑后下动脉、小脑前下动脉和小脑上动脉(见图13-2)。它们供应背外侧脑干,包括背外侧脑神经核(Ⅴ、Ⅶ和Ⅷ)以及在小脑脚进出小脑的传导路径。

▶临床综合征

长旋支的闭塞引起背外侧延髓或脑桥梗死。

1. **小脑后下动脉闭塞**(posterior inferior cerebellar artery occlusion)导致**延髓外侧**(Wallenberg)**综合征**[lateral medullary (Wallenberg) syndrome](见第8章,平衡障碍)。它的表现各不相同,但可能包括同侧的小脑性共济失调、Horner综合征、面部感觉缺失、对侧的痛温觉受损,以及眼球震颤、眩晕、恶心、呕吐、吞咽困难、构音障碍、呃逆等。运动系统特征性地不受影响,因其在脑干的腹侧部位。

2. **小脑前下动脉闭塞**(anterior inferior cerebellar artery occlusion)导致尾端脑桥的外侧部梗死,产生许多相同的表现。Horner综合征、吞咽困难、构音障碍,以及呃逆不会出现,但是同侧的面部无力、凝视麻痹、耳聋和耳鸣是常见的。

3. **小脑上动脉闭塞**(superior cerebellar artery occlusion)引起头端脑桥外侧梗死,类似小脑前下动脉病变,但可能出现两眼的视动性眼球震颤(optokinetic nystagmus)(通过追踪移动物体诱发的眼震)受损,或者眼球反向偏斜(skew deviation)(垂直性共轭失调),听力不受影响,而对侧的感觉缺失可能影响触觉、振动觉和位置觉,以及痛觉和温度觉等。

椎基底动脉旁正中长穿支

▶解剖

旁正中动脉长穿支动脉(long penetrating paramedian artery)为内侧脑干供血,包括大脑脚内侧部、感觉传导路、红核、网状结构,以及中线脑神经核(Ⅲ、Ⅳ、Ⅵ、Ⅻ)等。

▶临床综合征

长穿支动脉闭塞引起脑干的旁正中的梗死,如果大脑脚受到影响导致对侧的轻偏瘫。相关的脑神经受累取决于发生闭塞的脑干的水平。**中脑**(midbrain)血管闭塞导致同侧的动眼(Ⅲ)神经麻痹,它可能伴有对侧的震颤或共济失调,由于连接红核和小脑的通路受累。**脑桥**(pons)病变时可见同侧的展(Ⅵ)神经和面(Ⅶ)神经麻痹;而**延髓**(medulla)病变时可能出现舌下(Ⅻ)神经受累。

椎基底动脉短基底支

▶解剖

椎基底动脉短基底支(short basal vertebrobasilar branch)从长旋动脉发出(前面讨论的),穿经腹侧脑干为脑干运动传导路供血。

▶临床综合征

最显著的表现是对侧的轻偏瘫,是由大脑脚或脑桥基底的皮质脊髓束受累引起的。从脑干腹侧面穿出的脑神经(如Ⅲ、Ⅵ、Ⅶ)也可能受到影响,引起同侧的脑神经麻痹。

腔隙性梗死

▶解剖

小血管闭塞影响脑深部穿通动脉,可能引起壳核梗死,或者不太常见的,引起丘脑、尾状核、脑桥、内囊的后肢，或其他部位的梗死（见**图 13-10**），这些被称为**腔隙性梗死**（lacunar infarcts）或**腔隙**（lacunar）。

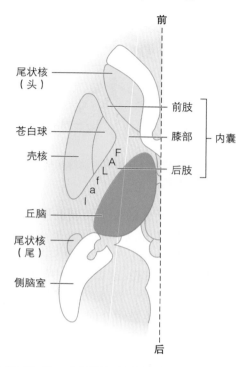

前

尾状核
（头）

苍白球

壳核

F
A
L
f
a
l

丘脑

尾状核
（尾）

侧脑室

前肢

膝部 ｝内囊

后肢

后

▲图 13-10　大脑深部结构的动脉血液供应常涉及腔隙性梗死。基底节（尾状核、壳核和苍白球，右侧蓝色）和内囊是由前循环供血（大脑中动脉的豆纹支和脉络膜前动脉）。丘脑（深蓝）由后循环供血（大脑后动脉的丘脑穿通支和丘脑膝状体支）。在内囊后肢中显示至面部（F）、上肢（A）和下肢（L）的下行性运动纤维，以及来自面部（f）、上肢（a）和下肢（l）的上行性感觉纤维（承蒙同意，引自 Waxman S. *Clinical Neuroanatomy*. 26th ed. New York, NY: McGraw-Hill; 2010.）

▶临床综合征

许多腔隙性梗死在临床上没有被识别，只是在影像学检查或尸检时被偶然发现。然而，在其他的情况下，它们会产生独特的临床综合征。腔隙性卒中（lacunar stroke）的在数小时到数日内进展，没有头痛或很轻微，而意识水平没有变化。高血压和糖尿病被认为是腔隙性卒中的易患因素，但这些和其他的心血管疾病危险因素可能是不存在的。从腔隙性卒中恢复的预后良好，但复发性卒中很常见。虽然可能产生各种功能缺失，但是有四种经典的和独特的腔隙综合征。

1. 纯运动性轻偏瘫（pure motor hemiparesis）：包含影响面部、手臂和腿的程度大致相同的轻偏瘫，不伴有感觉、视觉或语言障碍。引起这一综合征的腔隙通常是位于对侧的内囊或脑桥。纯运动性轻偏瘫也可能由颈内动脉或大脑中动脉闭塞、硬膜下血肿或脑内的占位病变引起。

2. 纯感觉性卒中（pure sensory stroke）：此型是以偏身感觉丧失为特征，它可能伴有感觉异常，是由对侧的丘脑的腔隙性梗死所致。它可能被大脑后动脉闭塞或者丘脑或中脑的小量出血所模拟。

3. 共济失调性轻偏瘫（ataxic hemiparesis）：有时称为**同侧共济失调和脚（小腿）轻瘫**［ipsilateral ataxia and crural（leg）paresis］，包括纯运动性轻偏瘫伴有轻偏瘫侧的共济失调，通常主要影响小腿。症状是由对侧的脑桥、内囊或皮质下白质病变引起的。

4. 构音障碍-手笨拙综合征（dysarthria-clumsy hand syndrome）：包括构音障碍、面部无力、吞咽困难，以及在面部受累侧的手轻度无力和笨拙等。引起这一综合征的腔隙位于对侧的脑桥或内囊。然而，在不同部位的梗死和小灶脑出血都可能引起相似的综合征。与前面描述的腔隙性综合征不同，先兆性 TIAs 是不同寻常的。

病因学

局部脑缺血可能由主要影响血液、血管或心脏的潜在的疾病引起（见**表 13-4**）。

血管性疾病

▶动脉粥样硬化

在大多数病例中，颈部和脑底的大的颅外动脉和较小的颅内动脉的动脉粥样硬化

表 13-4　与局部性脑缺血相关的疾病

血管疾病
动脉粥样硬化
其他炎症性疾病
巨细胞动脉炎
系统性红斑狼疮
结节性多动脉炎
中枢神经系统原发性血管炎
梅毒性动脉炎
艾滋病
纤维肌性发育不良
颈动脉或椎动脉夹层
腔隙性梗死
药物滥用
多发性进行性颅内闭塞（Moyamoya 综合征）
偏头痛
静脉或静脉窦血栓形成

心脏疾病
附壁血栓
风湿性心脏病
心律失常
心内膜炎
二尖瓣脱垂
反常性栓子
心房黏液瘤
人工心脏瓣膜

血液疾病
血小板增多症
红细胞增多症
镰状细胞病
白细胞增多症
高凝状态

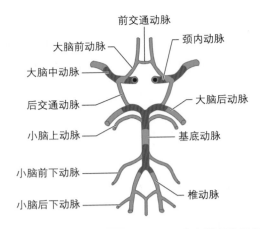

▲ 图 13-11　在颅内动脉循环中动脉粥样硬化的好发部位（深红色区）

（atherosclerosis）是局部性脑缺血的最常见病因。在脑内循环，易患的部位（见图 13-11）是颈总动脉起始部、颈内动脉恰在颈总动脉分叉部上方和在海绵窦内、大脑中动脉的起始部、椎动脉起始部和恰在其进入颅部上方，以及基底动脉等。

动脉粥样硬化的发生机制尚不完全了解，但内皮细胞功能障碍被认为是一个早期的步骤（见图 13-12）。这往往发生在血流速慢或受到干扰的部位，诸如大或中等口径动脉的弯曲或分叉处。内皮功能障碍使得循环中单核细胞发生黏附并向内皮下移行，壁内的脂质积聚。炎症发生后，由单核细胞来源的巨噬细胞吞噬脂质，产生含脂质泡沫细胞，由此形成早期动脉粥样硬化病变，即**脂纹**（fatty streak）。

在这一阶段，由内皮细胞和巨噬细胞释放的生长因子和趋化因子刺激内膜平滑肌细胞增生，以及额外的平滑肌细胞从血管中膜迁移到内膜。这些细胞分泌细胞外基质成分，导致在**动脉粥样硬化斑块**（atherosclerotic plaque）上**纤维帽**（fibrous cap）的形成，在此形成一个坏死的核心（见图 13-13）。在某些情况下，纤维帽的破裂导致**斑块分裂**（plaque rupture），是一种与促凝血因子释放和随后的血栓形成相关的严重的并发症。可能的转归包括血管腔的血栓性闭塞或栓塞。

动脉粥样硬化导致卒中的主要危险因素包括收缩期或舒张期的高血压、血清低密度脂蛋白（LDL）胆固醇升高，以及糖尿病等。动脉硬化性脑血管疾病的治疗在本章后面的预防和治疗部分讨论。

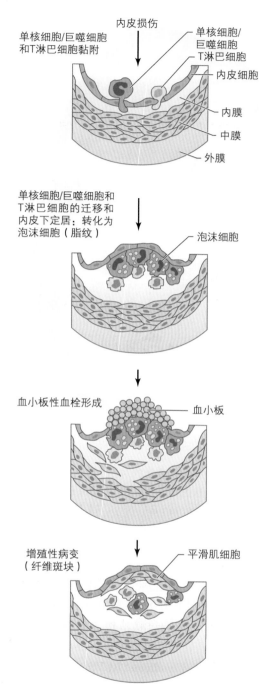

内皮损伤

单核细胞/巨噬细胞
和T淋巴细胞黏附

单核细胞/
巨噬细胞

T淋巴细胞

内皮细胞

内膜

中膜

外膜

单核细胞/巨噬细胞和
T淋巴细胞的迁移和
内皮下定居：转化为
泡沫细胞（脂纹）

泡沫细胞

血小板性血栓形成

血小板

增殖性病变
（纤维斑块）

平滑肌细胞

▲图 13-12　动脉粥样硬化的动脉病变。内皮的损伤使得低密度脂蛋白胆固醇和循环中的单核细胞进入血管壁，在此它们形成脂纹。随后在这一病灶内血小板附着和平滑肌细胞增生，导致形成一种纤维斑块，斑块可能侵占动脉管腔或破裂使血管闭塞和提供栓子的来源

▶高血压

高血压，通常（但并非普遍地）被定义为全身血压 >140mmHg 收缩压或 >90mmHg 舒张压，是卒中的一个主要危险因素。近几十年来，对高血压的筛查和治疗在降低卒中发病率方面发挥了关键性作用。测量血压应该让患者坐下来休息 5 分钟，每间隔 1 分钟测量 3 次，并计算最后两次读数的平均值。在临床上测得的值可能会因抽样误差或患者焦虑而被混淆，导致虚假地低［面具高血压（masked hypertension）］或高的［白大褂高血压（white coat hypertension）］读数。因此，24 小时流动的或自动无人值守的血压测量有时被用来提高诊断的准确性。

慢性高血压引起小动脉和微小动脉壁的退行性变化，这些变化包括脂质透明变性（lipohyalinosis）（胶原质增厚和炎症）和纤维蛋白样坏死（fibrinoid necrosis）［变性伴血管周围炎症］。在大脑的循环中，这些影响在皮质下白质、基底节、丘脑、脑桥以及小脑的深穿支小动脉是最明显的。高血压性血管疾病对缺血性卒中（见本章前面腔隙性梗死）和脑出血都是易患的（见本章后面高血压性出血）。

▶糖尿病

1 型和 2 型糖尿病（diabetes mellitus）与缺血性卒中和脑出血的风险增高有关，糖尿病影响大的和中等口径的动脉，它会加重动脉粥样硬化，以及小动脉和微小动脉，诸如参与腔隙性梗死的动脉（本章前面讨论过）。很难证实控制糖尿病患者的血糖对于降低卒中发生率有用，但对糖尿病的治疗可预防其他副作用。抗高血压药物和他汀类药物在糖尿病患者中，如同非糖尿病患者可以降低卒中风险。

▶血管炎

血管炎（vasculitis）是卒中的一种不常

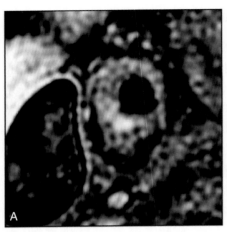

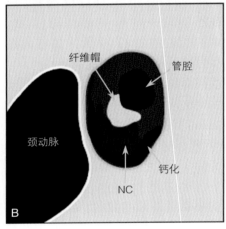

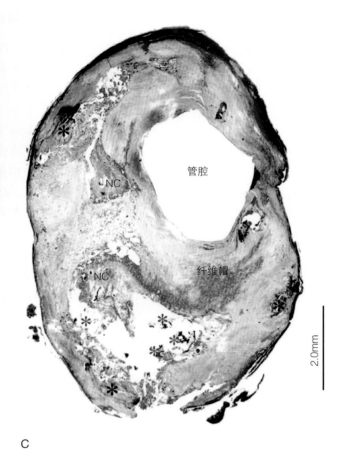

▲图13-13　颈总动脉粥样硬化的活体影像和组织病理学。颈总动脉粥样硬化的对比-增强黑血MRI（A）显示出狭窄的管腔、厚纤维帽、出血坏死核心（NC）和局部钙化，如示意图（B）。相应的莫瓦特五氯苯酚染色动脉内膜切片（C）显示相同的特性（*，钙化）。（承蒙同意，引自Wasserman BA, Wityk RJ, Trout HH 3rd, Virmani R. Low-grade carotid stenosis: looking beyond the lumen with MRI. *Stroke*. 2005; 36: 2504-2513.）

见病因，但识别它很重要，因为它是可治疗的。卒中可能是由原发性中枢神经系统血管炎或系统性血管炎引起的，并可能是该病的最早的表现。

1. 原发性中枢神经系统血管炎（primary central nervous system vasculitis）是一种特发性炎症性疾病，它影响脑和脊髓的小动脉和静脉，并可能引起短暂的或进行性多灶性缺血（progressive multifocal ischemia）。临床特征包括头痛、轻偏瘫和其他局灶性神经功能异常，以及认知障碍等。脑脊液（CSF）可能发现蛋白升高和淋巴细胞增多，但红细胞沉降率通常是正常的。诊断是通过血管造影术，它显示小动脉和静脉的局部性和节段型狭窄，或通过脑活检。鉴别诊断包括可逆性脑血管收缩综合征（reversible cerebral vasoconstriction syndrome, RCVS）（在本章后面讨论），治疗在第4章，意识模糊状态中讨论。

2. 巨细胞动脉炎（giant cell arteritis）产生炎症性改变，它影响颈外动脉、颈部的颈内动脉、睫状后动脉、椎动脉颅外段，以及颅内动脉等分支。动脉壁的炎症性改变会刺激血小板黏附和聚集，导致血栓形成或远端的栓塞。体格检查可能发现触痛的、结节状或无搏动的颞动脉。实验室发现包括红细胞沉降率增加,以及在血管造影或彩色双通道超声检查的血管狭窄或闭塞的证据。确诊是通过颞动脉活检。在短暂性单眼失明或短暂性脑缺血发作患者,特别是老年人应考虑到巨细胞动脉炎,因为糖皮质激素治疗可能避免它的并发症,特别是永久性失明。治疗在第 6 章,头痛和面部疼痛中讨论。

3. **系统性红斑狼疮**(systemic lupus erythematosus,SLE) 是 与 一 种 血 管 病 变(vasculopathy)有关,它影响小的脑血管,并导致多发性微梗死(multiple microinfarcts),但是没有真性血管炎。伴发于系统性红斑狼疮的利布曼 - 萨克斯心内膜炎(Libman-Sacks endocarditis)可能也是心源性栓子的一个来源。

4. **结节性多动脉炎**(polyarteritis nodosa)是一种小和中等口径动脉的节段性血管炎,它影响多个脏器。脑缺血的短暂症状,包括短暂性单眼失明的典型发作可能会发生。

5. **梅毒性动脉炎**(syphilitic arteritis)发生在原发性梅毒感染后的 5 年内,并可能引起卒中。中等口径的穿通支血管通常会受到累及(图 13-14),引起大脑深部白质斑点状梗死,这在 CT 扫描或 MRI 上可以看到。治疗(在第 4 章中讨论)对于预防三期神经梅毒(一般的轻偏瘫或脊髓痨)是很重要的。

6. **艾滋病**(AIDS)与 TIAs 和缺血性卒中发病率增高有关。在一些病例中,艾滋病的脑血管并发症是与心内膜炎或机会感染,诸如弓形体病或隐球菌性脑膜炎相关的。

▶其他的血管病

1. **纤维肌性发育不良**(fibromuscular dysplasia)造成大动脉(特别是肾动脉、颈动脉和椎动脉)中膜节段性纤维增生,并与动脉夹层(见下文)和动脉瘤有关。家族性病例表明常染色体显性遗传伴不完全外显率。卒中在儿童、年轻人和中年人中最常见,特别是女性。在血管造影上特征性的"串珠

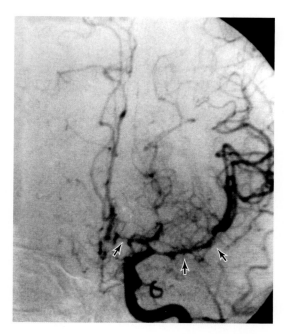

▲图 13-14　梅毒性动脉炎的左侧颈动脉血管造影(前后位)显示,大脑中动脉(右侧箭头)和大脑前动脉近端显著的狭窄(左侧箭头)(承蒙同意,引自 BMJ Group. From Lowenstein DH, Mills C, Simon RP. Acute syphilitic transverse myelitis:unusual presentation of meningovascular syphilis. *Genitourin Med.* 1987;63:333-338.)

样"外观在诊断上是有帮助的。症状性颈动脉疾病通常使用抗血小板药物和受影响的血管内腔扩张治疗。

2. **颈动脉或椎动脉夹层**(dissection of the carotid or vertebral artery)发生在微小创伤时或之后,在中年最常见。多由血管中层变性继发出血进入血管壁引起,因阻塞血管或易于发生血栓栓塞而引发卒中。颈动脉夹层常伴随前驱性短暂的半球缺血或单眼失明、下颌或颈部的疼痛以及视觉异常,这些亦见于偏头痛或者 Horner 综合征。椎动脉夹层可出现头痛、颈部疼痛和脑干功能障碍的体征。治疗主要是抗血小板治疗,有时需结合血管内修复。

3. **多发性进行性颅内动脉闭塞**(multiple progressive intracranial arterial occlusion)〔烟雾(moyamoya)〕产生远端的颈内动脉和邻近

的大脑前动脉和大脑中动脉主干的双侧狭窄或闭塞。反应性动脉生成在脑底部形成一个侧支循环通路的精细网络,这可以通过血管造影看到(图13-15)。Moyamoya 可能是特发性的[烟雾病(moyamoya disease)],或由于动脉粥样硬化、镰状细胞病或其他的动脉病所致。此病在儿童或中年人中最为常见,女性比男性更常见,但可发生于所有的种群,而且可以是散发的或遗传性的。儿童往往表现为缺血性卒中,而成人易出现脑出血、硬膜下出血或蛛网膜下腔出血等。治疗包括抗血小板药物和外科血管重建术。

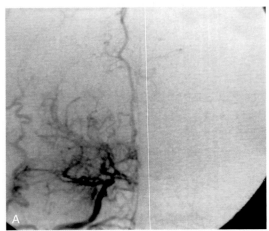
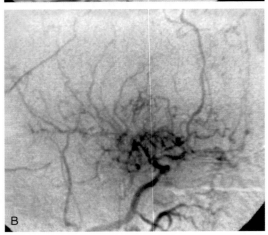

▲图13-15 Moyamoya 病的右侧颈动脉血管造影。大脑中动脉和其分支被呈现一团烟雾外观的弥散的毛细血管模式所代替。A. 前后位像;B. 侧位像

4. **药物滥用**(drug abuse)尤其涉及可卡因、苯丙胺类、其他兴奋剂[如苯丙醇胺、麻黄素或摇头丸(ecstasy)],或者海洛因等,均为卒中的危险因素。静脉注射吸毒者可能发生感染性心内膜炎,导致栓塞性卒中,但是,卒中也发生在没有心内膜炎的吸毒者,包括那些只口服、滴鼻或吸入药物的人。在这些情况下,卒中通常在吸入药物后几小时内就开始发病。**盐酸可卡因**(cocaine hydrochloride)和苯丙胺类最常见与脑出血相关,而由于使用**生物碱可卡因**[alkaloidal (crack) cocaine]引起的卒中通常是缺血性的;提出的机制包括药物诱发的内皮功能障碍导致血栓前状态、血管痉挛、先前就存在的动脉瘤或血管畸形破裂,以及血管炎等。也有使用合成大麻类(synthetic cannabinoid)后发生卒中的报道。

5. 有先兆的(而不是无先兆的)偏头痛是缺血性卒中的一种罕见的病因,最常见于女性,65岁以下的患者、吸烟者以及口服避孕药使用者。血栓形成和心源性栓塞机制都曾被提出。偏头痛患者表现后循环亚临床的白质病变、卵圆孔未闭和颈动脉夹层的发生率较高,但它们与临床的卒中之间的关系尚不确定。散发性或家族性(常染色体显性的)偏瘫性偏头痛与发作时局部脑水肿和小脑萎缩有关,但与卒中无关。

6. **可逆性脑血管收缩综合征**(reversible cerebral vasoconstriction syndrome,RCVS)是以复发性**霹雳性头痛**(thunderclap headache)为特征(剧烈疼痛在发病后1分钟内达到高峰),多灶性脑动脉重建,以及在大多数情况下,在3个月内自发消退。女性比男性更容易受到影响,而最近使用血管收缩药,特别是5-羟色胺能的抗抑郁药是很常见的。局部神经症状和体征,包括轻偏瘫、失语症、视觉障碍和癫痫发作出现在约半数的病例。CT 或 MRI 可能显示多发的病灶,包括半球的边缘带梗死、蛛网膜下腔出血、脑出血和血管源性水肿等。血管造影显示双侧异常,

以同心圆的平滑变细和节段性扩张最常见。脑脊液通常正常。治疗使用尼莫地平(如60mg 口服,每 4~8 小时一次,连用 4~12 周);糖皮质激素似乎并无帮助,甚至可能是有害的。鉴别诊断包括原发性中枢神经系统血管炎(在本章前面讨论过)和动脉瘤性蛛网膜下腔出血(见第 6 章,头痛和面部疼痛),但这两者都不会引起复发性霹雳性头痛,在 CT 或 MRI 上的边缘带梗死和血管源性水肿也不支持这些诊断。

7. **静脉或静脉窦血栓形成**(**图 13-16**)是卒中的一种不常见的病因。它最常影响年轻女性,可能与易患疾病有关,诸如中耳炎或鼻窦炎、妊娠和产褥期、脱水、癌症或凝血病等。临床特征包括头痛、视乳头水肿、意识受损、癫痫发作,以及局灶性神经功能缺失等。脑脊液压力通常增加,在脓毒性血栓形成的情况下,可能会发生脑脊液淋巴细胞增多。CT 扫描可显示上矢状窦水肿、梗死、出血或充盈缺损。MRI 和 MRI 血管造影(MRA)是最确切的诊断手段。治疗方法是应用抗凝剂,而对脓毒性血栓形成则使用抗生素。

8. 罕见的**孟德尔病**(Mendelian disorder)

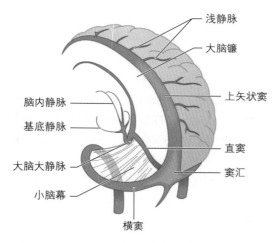

浅静脉
大脑镰
脑内静脉
基底静脉
上矢状窦
大脑大静脉
直窦
小脑幕
窦汇
横窦

▲图 13-16 易于发生血栓性闭塞的主要的大脑静脉和静脉窦(承蒙同意,引自 Waxman S. *Clinical Neuroanatomy*. 26th ed. New York, NY: McGraw-Hill; 2010.)

也可能与卒中有关。**大脑常染色体显性动脉病伴皮质下梗死和白质脑病**(cerebral autosomal dominant arteriopathy with subcortical infarcts and leukoencephalopathy, CADASIL)是由于 *NOTCH3* 基因突变引起小血管卒中、偏头痛、脑病和痫性发作等。小血管和大血管卒中都可能见于 α- 半乳糖苷酶 A [**法布里病**(Fabry disease),X- 连锁隐性遗传],ATP 结合盒(ATP-binding cassette),亚目 C (subfamily C),成员 6(member 6)[弹性假黄瘤(pseudoxanthoma elasticum),常染色体隐性遗传],神经纤维瘤蛋白(neurofibromin)[神经纤维瘤病 1(neurofibromatosis 1),常染色体显性遗传],以及胱硫醚 β- 合成酶(cystathionine β-synthase)[高胱氨酸尿症(homocystinuria),常染色体隐性遗传]等突变。动脉夹层(arterial dissection)导致卒中可能涉及 3 型胶原 α-1 链常染色体显性突变[**埃勒斯 - 当洛斯综合征**(Ehlers-Danlos syndrome),Ⅳ 型]或原纤蛋白 -1(fibrillin-1)突变[**马方综合征**(Marfan syndrome)]。

心脏疾病

▶心房颤动

心房颤动(atrial fibrillation)很常见,其患病率着年龄而增加,65 岁时可达近 5%。以前与风湿性心脏病有关,现在通常由缺血性或高血压性心脏病所致。心房颤动增加卒中的风险 2 倍到 7 倍,当同时存在瓣膜性心脏病时,增加约 17 倍。其他的风险因素包括年龄 >75 岁、高血压病或糖尿病,以及心力衰竭等。心房颤动易于罹患栓塞性卒中,由于血液淤滞在左心耳形成血栓。治疗方法是口服抗凝药物(见本章后面预防和治疗)。心动过速 - 心动过缓[病窦(sick sinus)]综合征也与心脏栓塞性卒中有关,但大多数其他心律失常更易引起全脑低灌注和晕厥(见第 12 章,痫性发作和晕厥)。

▶心肌梗死

在将近 2.5% 的患者中,在心肌梗死(myocardial infarction)一个月内发生卒中,通常是心源性栓塞。与增高的风险相关的因素包括左心室功能障碍伴心输出量减低、左心室血栓或动脉瘤,以及心房颤动等。治疗使用阿司匹林、其他抗血小板药物、华法林,或者这些药物的组合,可以降低心肌梗死后卒中的风险,但是也有出血的风险。

▶人工心脏瓣膜

置入人工心脏瓣膜(prosthetic heart valve)患者罹患栓塞性卒中的风险增加,这与瓣膜的构成成分和位置有关。机械瓣膜(mechanical valve)出现的风险最高,并需要长期服用华法林,无论是否服用了阿司匹林。**经导管的瓣膜**(transcatheter valve)合并较少的血栓栓塞性并发症,瓣膜置换术后使用小剂量阿司匹林和氯吡格雷抗血小板治疗 6 个月被认为是足够的。**人造生物瓣膜**(bioprosthetic valve)(牛的或猪的)是最少发生血栓形成的,通常服用 3 个月的华法林或小剂量阿司匹林治疗。二尖瓣人工瓣膜伴发血栓栓塞性并发症的风险通常比主动脉瓣人工瓣膜更高。

▶扩张性心肌病

扩张性心肌病(dilated cardiomyopathy)可由遗传疾病(如肌营养不良)、药物(如酒精或细胞毒性制剂)、病毒感染,或者自身免疫机制等引起。卒中是由心室内的栓子引起的,但其他因素(如心房颤动或瓣膜性心脏病)可能有助于解释这种联系。对于正常窦性节律的扩张性心肌病患者,无论抗血小板疗法还是抗凝治疗都未显示出明显的效益。

▶风湿性二尖瓣狭窄

风湿性心脏病患者卒中发病率是增加的,尤其是二尖瓣狭窄和心房颤动患者。确定诊断是通过经胸的或经食管心动超声检查。治疗包括抗凝,而对于严重症状性狭窄,采用经皮二尖瓣球囊瓣膜成形术(balloon valvuloplasty)或手术瓣膜修补或瓣膜置换术。

▶感染性心内膜炎

感染性(细菌性或真菌性)心内膜炎与 25%~50% 的全身性栓塞发生率有关,高达 2/3 的栓塞事件影响脑部,通常在大脑中动脉分布区内。栓塞事件累及大脑,且主要在大脑中动脉供血区。感染性心内膜炎(infectious endocarditis)的易患因素包括静脉注射毒品、血液透析、静脉内置入导管,瓣膜性心脏病,以及人工心脏瓣膜等。金黄色葡萄球菌(Staphylococcus aureus)和草绿色链球菌(Streptococcus viridans)是天然瓣膜和社区获得性心内膜炎患者最常见的病原体,而金黄色葡萄球菌主要存在于静脉注射吸毒者、医院获得性感染,以及最近接受人工心脏瓣膜的患者。真菌性心内膜炎(fungal endocarditis)罕见,通常是由念珠菌属(Candida)或曲霉菌属(Aspergillus)引起的,而且预后较差。

感染性心内膜炎栓塞的风险在二尖瓣感染和挑剔的革兰氏阴性菌(嗜血杆菌属、聚合杆菌、心杆菌属、艾肯菌属或金氏杆菌属)中是最高的。感染性心内膜炎可以引起心源性栓塞性卒中,或者由于**细菌性动脉瘤**(mycotic aneurysm)破裂导致脑出血或蛛网膜下腔出血,这通常在抗生素治疗开始之前或之后不久最为常见。

感染性心内膜炎的体征包括心脏杂音、出血点、指甲下碎片形出血、视网膜罗斯斑(Roth spot)(中心为白色的红色斑点)、奥斯勒结节(Osler node)(痛性的红色或紫色指趾小结节)、詹韦病变(Janeway lesion)(手掌或足底的红色斑点),以及手指或足趾的杵状变(clubbing)等。诊断是通过从血液中培养出责任病原体和超声心动图显示赘生物。治疗方法是使用抗生素,对于复发性栓子或大的左侧瓣膜赘生物,应采用瓣膜修补或置换术。抗凝、溶栓药物以及启动抗血小板药物均应予避免,因为有颅内出血的风险,虽然在没有出血并发症时,在某些情况下可以继续长期抗血小板治疗。

▶非细菌性血栓性心内膜炎

非细菌性血栓性(消耗性)心内膜炎[nonbacterial thrombotic(marantic)endocarditis]在癌症患者中是最常见的,并且在这一人群中引起大多数的缺血性卒中。最常与这一类型卒中相关的肿瘤是肺、胃肠道或前列腺的腺癌。赘生物存在于二尖瓣或主动脉瓣,但伴随的杂音是罕见的。赘生物可以通过经食管超声心动图被检出,但是没有发现赘生物并不能排除诊断。阿司匹林、其他抗血小板药物,以及抗凝疗法等似乎都能降低癌症患者罹患卒中后复发性血栓栓塞事件。

▶心房黏液瘤

心房黏液瘤(atrial myxoma)是一种罕见的心脏良性肿瘤,可能引起栓塞性卒中,尤其是当它位于左心房时。它通常出现在年轻患者中,在女性中更常见。可见多发性、双侧半球的卒中。心房黏液瘤也可能阻塞左室流出道,引起晕厥。诊断是通过超声心动图检查。治疗包括外科切除肿瘤,以及在某些情况下,也包括抗凝或抗血小板药物。

▶反常性栓子

先天性心脏畸形伴有左右两侧之间的病理性沟通,诸如卵圆孔未闭(patent foramen ovale)和房间隔或室间隔缺损,可使得栓子从全身的静脉循环经由"反常的"通道进入脑内。然而,卵圆孔未闭是常见的,而它的存在并不一定意味着与卒中有因果关联(见本章后面的,隐源性卒中)。

血液疾病

▶血红蛋白病

1. **镰状细胞病**(sickle cell disease)[**血红蛋白S病**(hemoglobin S disease)]是由血红蛋白β链基因的一个GLU-6VAL突变引起的,最常影响西非裔的患者。当血液中氧分压降低时,该突变引起红细胞的镰刀状变形,导致血管淤滞和内皮损伤。临床特征包括溶血性贫血和血管闭塞,这可能是极其痛苦的[镰状细胞危象(sickle cell crisis)]。纯合子比杂合子受影响更严重。

镰状细胞病的脑血管并发症在儿童和成人中均会发生,包括隐性脑梗死(silent cerebral infarction)、缺血性卒中(通常影响颅内的颈内动脉或近端的大脑中或大脑前动脉)、动脉瘤性蛛网膜下腔出血,以及脑静脉或静脉窦血栓形成等。经颅多普勒检查(从2~16岁开始应每年都做)可以识别出风险增加的患者,他们可能从长期输血疗法中获益,以维持血红蛋白S水平<30%。

镰状细胞病患者的卒中不应只被假定是由血红蛋白病(hemoglobinopathy)所致,其他的原因(如心源性栓子)也应该去查找。急性期治疗包括辅助供氧、静脉输液以纠正脱水,交换输血以使血红蛋白水平达到10g/L和血红蛋白S水平<30%。符合抗凝或溶栓标准的患者应进行相应地治疗(见本章后面的预防和治疗)。先前卒中患者的二级预防包括每3~4周输血一次,将血红蛋白S水平降至<30%。羟基脲(hydroxyurea)可用作输血的替代或辅助手段应用。

2. **β-珠蛋白生成障碍性贫血**(β-thalassemia)可能由各种干扰血红蛋白β链合成的常染色体隐性突变引起。这在地中海和某些南亚人群中最常见。该病临床表现是多样的,有较早发病和较严重的重型β-地中海贫血(β-thalassemia major),以及较晚发病和不太严重的中间型 β- 地中海贫血（β-thalassemia intermedia）表型。两种表型均与高凝状态和脾切除术诱发的血小板增多症有关，这可能易于罹患卒中。临床上，明显的缺血性卒中在重型 β- 地中海贫血中更常见，而隐性脑梗死在轻型 β- 地中海贫血（β-thalassemia minor）中更常见。抗血小板药物和输血在治疗中可能起作用。

▶ **高凝状态**

高凝状态可能与卒中有关。它的原因包括**副蛋白血症**（paraproteinemia）[特别是**巨球蛋白血症**（macroglobulinemia）]，**雌激素疗法**（estrogen therapy），**口服避孕药**（oral contraceptives），**产后和术后状态**（postpartum and postoperative state），**癌症**（cancer），以及**抗磷脂抗体综合征**（antiphospholipid antibody syndrome）等。治疗是针对基础疾病，如果适用则停用可疑的药物治疗，或者对于抗磷脂抗体综合征，服用阿司匹林。

▶ **骨髓增殖性疾病**

骨髓增殖性疾病（myeloproliferative disorder），特别是**真性红细胞增多症**（polycythemia vera）和**特发性血小板增多症**（essential thrombocythemia），是与缺血性卒中、短暂性缺血发作，以及脑静脉或静脉窦血栓形成的风险增高有关。风险与血小板和白细胞计数增加的相关性不明显，可能是因为这些异常也会影响血小板功能和凝血路径；而极高的血小板计数反而可以防止血栓形成，因为 von Willebrand 因子的相关缺陷。相反地，卒中的最佳预测指标是年龄 >65 岁，以前的动脉血栓事件，以及红细胞比容 >45% 等。治疗方法是放血疗法、阿司匹林，以及在有些情况下使用细胞减少药物。

▶ **继发红细胞增多症**

红细胞增多症（polycythemia）不仅可能发生在骨髓增殖性疾病，也可以是慢性阻塞性肺病或产生促红细胞生成素（erythropoietin）肿瘤的并发症。红细胞比容 >45% 的红细胞增多症与脑血流减少和卒中风险增加有关。治疗包括放血疗法、抗血小板药物、应用羟基脲使细胞减少，以及 Janus 激酶 2 抑制剂等。

隐源性卒中

在许多卒中患者中，不能确定病因。此种情形被称为隐源性卒中（cryptogenic stroke）。与已知原因的卒中患者相比，那些隐源性卒中患者往往更年轻、受损不那么严重，以及经历较少的复发。作出隐源性卒中诊断，是在成像时根据病变大小和位置排除腔隙性卒中，受影响区域动脉供应显示 <50% 的管腔狭窄，没有高风险心源性栓子来源（如心房颤动、最近的心肌梗死、机械人工心脏瓣膜、二尖瓣狭窄、心内膜炎、心房黏液瘤），也没有其他具体的卒中原因可以被确定。

隐源性卒中与**卵圆孔未闭**（patent foramen ovale）的高发生率相关，这是一种先天性房间隔缺损，这可能形成了一条从静脉循环到脑部的反常性栓塞的通路。隐源性卒中其他可能的病因包括从动脉粥样硬化的（而非狭窄的）颈内或颅内血管的动脉到动脉栓塞，检测不到的间断性心房颤动，二尖瓣脱垂，以及主动脉狭窄或钙化等。

隐源性卒中患者应该进行卒中风险因素的评估和治疗（见表 13-1），并给予阿司匹林（如每日 325mg 口服）。有些隐源性卒中和卵圆孔未闭患者，诸如那些年龄 ≤60 岁伴中等或大的心房间分流或房间隔动脉瘤患者，可能从间孔封闭术中有额外的获益。如果有卵圆孔未闭的 TIA 或卒中患者有栓塞的静脉来源，治疗选择包括抗凝、下腔静脉过滤器，以及经导管封闭心脏缺损等。

临床表现

病史

▶易患因素

危险因素（见表 13-1），诸如 TIAs、高血压、糖尿病、血脂异常、缺血或瓣膜性心脏病、心律失常、吸烟，以及口服避孕药等都应加以询问。血液和其他系统性疾病（见表 13-4）也可能增加卒中的风险。对于几乎全脑血管闭塞和侧支循环不良的患者，如果抗高血压药物使血压过度降低，就可能促发脑血管症状。

▶起病和病程

病史应确定症状开始的时间，以前是否有类似的症状发生，以及临床表现是否为 TIA、进展性卒中或完全性卒中（见图 13-1）。病史也可能提示血栓性抑或栓塞性的病因。

1. **提示血栓性卒中的特征**包括阶梯性进展的神经功能缺失，与先前的 TIA 相同的症状，以及腔隙性梗死等。

2. **提示栓塞性卒中的特征**包括起病 5分钟内出现最大的神经功能缺失，起病时意识受损，神经症状突然消退，多灶性脑梗死，韦尼克（Wernicke）或完全性失语不伴轻偏瘫，基底动脉尖综合征，梗死的出血性转化，或者相关的瓣膜病、心脏肥大、心律失常或心内膜炎等。然而，这些特征都不是决定性的。

▶相关的症状

1. **头痛**（headache），约 25% 的缺血性卒中患者发病时出现头痛，特别是在颅内动脉夹层和静脉或静脉窦血栓形成时常见。

2. **癫痫发作**（seizure）可以伴发于卒中起病时发生或伴随卒中数周至数年，但不能明确区分栓塞性卒中与血栓性卒中。

体格检查

▶一般体格检查

一般体格检查应着重查找脑血管疾病下列潜在的系统性（尤其可治性）病因：

1. 应测量**血压**，以检出高血压病，卒中的主要危险因素。

2. **比较两侧的血压和脉搏**，可能会发现有差异，这与主动脉弓或主动脉缩窄性动脉粥样硬化疾病有关。

3. 视网膜的**眼底镜检查**，可能以视网膜血管内可见的栓塞物质的形式，提供前循环中栓塞的证据。

4. **颈部检查**，可能发现颈动脉搏动消失或有颈动脉杂音。然而，在颈部，颈动脉搏动减弱是颈内动脉疾病的一个不良指征，显著的颈动脉狭窄可以不伴可闻及的杂音，而响亮的杂音也可以出现在没有狭窄时。

5. **心脏检查**，可检出心律失常，或与瓣膜病有关的杂音，该病易罹患心脏栓塞性卒中。

6. **颞动脉触诊**，在诊断巨细胞动脉炎中是有用的，此时这些血管可有触痛、小结节或无脉症等。

7. **皮肤检查**，可能显示凝血障碍的体征，诸如瘀斑或出血点等。

▶神经系统检查

脑血管疾病患者可能有，也可能没有异常的神经系统表现。例如，短暂性缺血发作（TIA）消退后，检查正常是意料之中的。在发现了神经功能缺失之处，目标是要确定病变的解剖部位，这可能会提示卒中的病因和最佳的治疗方法。例如，前循环受累的证据可能采用血管造影评估，考虑颈内动脉病变手术治疗的可能，而提示椎基底动脉或腔隙性梗死的体征将采取不同的治疗路线。

1. **认知功能缺失**(cognitive deficit),诸如失语症、偏侧忽视,或结构性失用症提示前循环皮质病变,并排除椎基底动脉病变或腔隙性卒中。昏迷意味着脑干或双侧的半球受累。

2. **视野异常**(visual field abnormality),可排除腔隙性梗死,但偏盲可能发生在大脑中动脉或大脑后动脉闭塞,它们分别供应视辐射和视皮质。孤立的偏盲提示大脑后动脉卒中,因为大脑中动脉卒中会产生额外的(运动和躯体感觉)缺失。

3. **眼肌麻痹**(ocular palsy)、**眼球震颤**(nystagmus)或**核间性眼肌麻痹**(internuclear ophthalmoplegia,INO),表明潜在的病变是在脑干,并因此涉及后循环。

4. **轻偏瘫**(hemiparesis),可能是由前循环供血的脑皮质区病变,由椎基底动脉系统供血的脑干下行性运动通路病变,或者皮质下或脑干部位腔隙性梗死所致。轻偏瘫影响面部、手和手臂比对腿部明显是大脑中动脉病变的体征。轻偏瘫影响面部、手臂和腿部的程度一致符合于颈内动脉或大脑中动脉主干的大血管的卒中,或椎基底动脉分布区或符合腔隙性梗死。交叉性轻偏瘫(crossed hemiparesis),影响一侧面部与对侧身体的其余部分,意味着病变是在脑干,在脑桥的面神经(Ⅶ)核与延髓的锥体交叉之间。

5. **皮质感觉功能缺失**(cortical sensory deficit),诸如实体觉缺失和图形觉缺失而初级感觉形式保留,意味着大脑中动脉供血区皮质功能缺失。偏身感觉缺失(hemisensory deficit)不伴相关的运动受累通常是由于腔隙性梗死。交叉性感觉缺失(crossed sensory deficit)是由延髓病变所致,如见于延髓外侧综合征(Wallenberg综合征,第8章,平衡障碍)。

6. **偏身共济失调**(hemiataxia),通常是指同侧的脑干或小脑病变,但也可能由内囊的腔隙性卒中引起。

辅助检查

血液检查

▶ 血糖

低血糖或高血糖都可能出现局灶性神经体征,并酷似卒中。低血糖(hypoglycemia)需要立即给予葡萄糖以避免永久性脑损伤。高血糖(hyperglycemia)(高渗性非酮性高血糖或糖尿病酮症酸中毒)也需要及时的特殊治疗。

▶ 全血细胞计数

全血细胞计数能确定卒中的可能原因,例如,红细胞增多症、血红蛋白病导致的贫血,或者提示伴随的感染,这可能使病程变得复杂化。血小板计数低于 $100\,000/\mu l$ 是卒中溶栓治疗的禁忌证(见下文)。

▶ 凝血功能检查

由于抗凝药物或肝功能障碍引起的凝血缺陷可能会影响溶栓疗法的候选资格和其他方面的管理。凝血酶原时间(prothrombin time,PT)和国际标准化比值(internationalized normal ratio,INR)对于检测华法林效应和评价肝脏疾病是有用的,但其他的测试(如凝血酶时间或蝰蛇毒凝血时间)可能需要通过直接凝血酶[达比加群(Dabigatran)]或Xa因子[利伐沙班(Rivaroxaban)、阿哌沙班(Apixaban)、依多沙班(Edoxaban)]抑制剂来检测抗凝血作用。

▶ 炎症性标志物

红细胞沉降率(erythrocyte sedimentation rate,ESR)增高见于巨细胞动脉炎和其他的系统性血管炎病(systemic vasculitide)。

▶ 梅毒血清学试验

血清密螺旋体试验(FTA-ABS 或 MHA-

TP)呈阳性,阴性试验排除过去或现在的梅毒感染。脑脊液血清学(VDRL)阳性表明未经治疗或治疗不充分的神经梅毒,并提示梅毒性动脉炎是卒中的病因。

► 循环肌钙蛋白水平

需要特殊管理的心肌梗死,需要通过检测作为心肌缺血标记物的肌钙蛋白(troponin),以及根据心电图而加以排除。

心电图

应常规地检查心电图(ECG),以检出未被发现的心肌梗死或心律失常,诸如易诱发卒中的心房颤动。

腰椎穿刺

腰椎穿刺(lumbar puncture)(见第2章,辅助检查)只应该在选择的病例进行,以除外蛛网膜下腔出血(表现脑脊液黄变和红细胞),或者证明脑膜血管性梅毒(反应性脑脊液 VDRL),可能是卒中的病因。

脑成像

应常规地获取 **CT 平扫或 MRI 检查**(见**图 13-17**)(而且总是在溶栓治疗之前),以区别作为卒中病因的梗死和出血,排除可能颇似卒中的其他病变(如肿瘤或脓肿),并对病变进行定位。非增强的 CT 通常是初步诊断的首选,因为它被广泛应用并快速获取。然而,它在最初 6 小时内敏感性是有限的,而 MRI 对于证明早期梗死和脑干或小脑梗死,以及检测静脉窦的血栓性闭塞可能更为优越。

弥散加权 MRI(diffusion-weighted MRI,DWI)**和灌注加权磁共振成像**(perfusion-weighted MRI,PWI)是附加的成像技术,它可能有助于早期发现和预测卒中预后。DWI 在发病后最初 12 小时检出卒中优于 CT,并可能帮助预测前循环卒中最终的梗死体积。然而,弥散缺失有时见于 TIAs,而小卒中或脑干卒中可能检测不到。DWI 与 PWI 异常之间的差异[**弥散 - 灌注不匹配**(diffusion-perfusion mismatch)]可能代表处于梗死边缘,但通过溶栓治疗潜在地可挽救的组织,它大致地相当于缺血半暗带(ischemic penumbra)。

血管成像

各种成像技术可能识别脑血管疾病的潜在病因(如颈动脉狭窄、血管炎、纤维肌性发育不良、动脉夹层、动脉瘤、动静脉畸形等),包括可手术的颈动脉颅外段病变。

多普勒超声检查(Doppler ultrasonography)可以检测可手术的颅外段颈内动脉的狭窄,是无创性的。然而,它不能区分狭窄与闭塞,也不能看到血管周围的解剖,所以被用于进行初步筛查。

数字减影 X 线血管造影(digital subtraction X-ray angiography,DSA)是更敏感和特异的,但是带有很小的(<1%)严重并发症的风险,包括卒中。

CT 血 管 成 像[CT angiography(CTA)]**和 磁 共 振 血 管 造 影**(magnetic resonance angiography,MRA)是对数字减影血管造影的无创性替代方法,并可以高敏感性和特异性检测颅外和颅内的脑血管疾病。CTA 涉及辐射暴露,并可能被动脉粥样硬化斑块中钙质的伪影所掩盖。

超声心动图

超声心动图(echocardiography)有助于证明可能是栓塞性卒中病因的心脏病变,例如,附壁血栓、心脏瓣膜病、心房黏液瘤,或卵圆孔未闭等。

鉴别诊断

在表现突然发病的局灶性中枢神经系统功能障碍患者中,必须排除可模拟缺血性卒中的结构和代谢性过程。当神经功能缺失不符合任何一支大脑动脉的分布区时,或者在没有严重局灶性功能缺失的情况下意

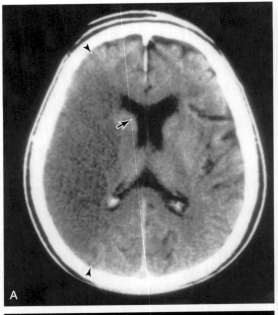

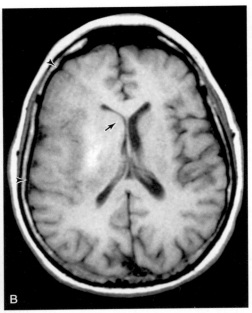

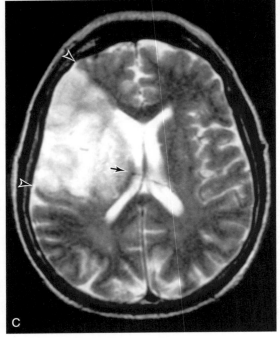

▲图 13-17　在右侧大脑中动脉供血区的缺血性卒中的影像学检查。A. CT 扫描显示低密度和脑沟消失（箭头之间），以及侧脑室前角受压（箭头）。B. MRI 扫描 T₁ 加权像显示脑沟纹理消失（箭头之间）和侧脑室前角受压（箭头）。C. MRI 扫描 T₂ 加权像显示信号强度增强（箭头之间）和侧脑室受压（箭头）

识受损时，就应该怀疑存在这种过程。

有时被误诊为缺血性卒中的疾病包括脑出血、硬膜下或硬膜外血肿、蛛网膜下腔出血、脑肿瘤，以及脑脓肿等。这些可以通过 CT 扫描或 MRI 检查排除。代谢紊乱诸如低血糖和高渗性非酮症性高血糖可能以卒中样的方式出现，但血糖水平是诊断性的。

预防和治疗

用于预防或治疗脑血管疾病的抗血栓药物列于 **表 13-5**。在本章前面的病因学小节中，讨论了与卒中相关的特定的潜在性血管、心脏和血液方面病因治疗（例如，抗炎药、抗生素或抗心律失常药物）。

表 13-5　治疗血栓性脑血管病的药物

药物	给药途径	剂量
抗凝剂		
抗凝血酶活化剂		
肝素	IV	使 aPTT=1.5~2.0× 对照组
维生素 K 拮抗剂		
华法林	PO	使 INR=2.0~3.5
直接凝血酶抑制剂		
达比加群（Dabigatran）[1]	PO	150mg bid
因子Xa 直接抑制剂		
阿哌沙班（Apixaban）	PO	5mg bid
依度沙班（Edoxaban）	PO	60mg qd
利伐沙班（Rivaroxaban）	PO	20mg qd
抗血小板药物		
阿司匹林	PO	81~325mg/d
阿司匹林 / 双嘧达莫 [2]	PO	25/200mg bid
氯吡格雷（Clopidogrel）	PO	75mg qd
溶栓药		
重组的组织纤溶酶原激活物（r-tPA）	IV	0.9mg/kg　一次
	IA	不确定

IA，动脉内；IV，静脉内；PO，口服。

[1] 达比加群与辛伐他汀或洛伐他汀联合使用会增加大出血（包括脑出血）的风险。应更换不同的抗凝血剂或不同的他汀类药物。

[2] 缓释剂。

一级预防

▶生活方式

推荐每天进行 30~40 分钟中等到剧烈的有氧运动，每周 3~4 次。低钠和低饱和脂肪饮食，富含水果、蔬菜、低脂的日常食品，以及坚果等也可降低卒中风险，超重或肥胖患者减轻体重，戒烟和重度饮酒者适量饮酒也均有裨益。

阻塞性睡眠呼吸暂停（obstructive sleep apnea）与心房颤动和卒中风险增高有关。应用在睡眠时提供持续气道正压通气的设备可能降低这种风险，但这种功效尚未被证实。

▶他汀类

推荐使用他汀类药物（如阿托伐他汀每日 20mg 口服）治疗有或没有血脂异常的患者，这些患者处于心血管事件，包括卒中的 10 年高风险（>10%）中。风险评估是基于性别、年龄、种族、总胆固醇和高密度脂蛋白（HDL）-胆固醇、收缩压、抗高血压治疗、糖尿病，以及吸烟史等（参见 http://tools.acc.org/ASCVD-Risk-Estimator/）。这种方法反映出他汀类药物除了它们的降脂效应外，还具有血管保护(如抗炎)作用。

▶ 血压控制

对于高血压患者(收缩压 >140mmHg 或舒张压 >90mmHg),应通过生活方式调整、抗高血压药物或两者兼有方式来降低血压。

▶ 血糖控制

糖尿病增加卒中风险,应该进行治疗,虽然血糖控制强度与卒中发病率之间的关系还不清楚。除了血糖控制可能产生的任何效应,通过他汀类和抗高血压治疗可以降低糖尿病患者的卒中风险。

▶ 抗血小板药物

小剂量阿司匹林(aspirin)(81~100mg/d),在这类事件 10 年风险增加(>10%)的患者中可以降低卒中的风险(见 http://tools.acc.org/ASCVD-RiskEstimator/)。

▶ 抗凝治疗

抗凝治疗(anticoagulation)适用于易患卒中的某些心脏疾病患者,假定出血性并发症的可能性低得可以接受的话。有时应用 CHA_2DS_2-VASc 评分这类的算法来评估心房颤动的卒中风险:年龄 ≥75 岁、TIAs 或卒中病史各评 2 分;而充血性心力衰竭、经治的或未治疗的高血压、糖尿病、外周动脉疾病或主动脉斑块或心肌梗死病史、年龄 65~74 岁,以及女性各评 1 分。然而,这种评分并没有考虑到所有的卒中风险因素,而治疗决定始终应该是按照个体患者量身定制。**瓣膜性心房颤动**(valvular atrial fibrillation)患者和 CHA_2DS_2-VASc 评分 ≥2 分通常指定接受长期华法林治疗,使国际标准化比值(INR)为 2.5 ± 0.5;对于那些 CHA_2DS_2-VASc 评分 =1 的患者选项包括华法林、阿司匹林或不治疗;对于 CHA_2DS_2-VASc 评分 =0 的患者可能适宜于不治疗。对于**非瓣膜性心房颤动**(nonvalvular atrial fibrillation)和 CHA_2DS_2-VASc 评分 ≥2 的患者,达比加群、利伐沙班、阿哌沙班和依度沙班可以替代华法林。**二尖瓣狭窄**(mitral stenosis),伴有栓塞史或相关的左房血栓也是华法林的适应证,某些患者在**机械主动脉瓣或二尖瓣置换术**(mechanical aortic or mitral valve replacement)后还应使用华法林和阿司匹林治疗。抗凝治疗在降低与其他心脏疾病相关的卒中风险的作用尚不太清楚,这些风险诸如人造生物瓣膜置换术、心力衰竭、严重的二尖瓣狭窄,或者伴有附壁血栓或心尖运动障碍的 ST 段抬高型心肌梗死等。

▶ 无症状性颈动脉狭窄

狭窄率 70%~99% 的无症状性颅外段颈内动脉或颈动脉球部狭窄(但不是颈动脉完全闭塞)也与卒中的风险增加有关,无症状性狭窄患者应使用小剂量**阿司匹林**和**他汀类药物**治疗。有些狭窄 >70% 的病例可以采取**颈动脉内膜剥脱术**(endarterectomy)或颈动脉**支架置入术**(stenting)(后面讨论),假设手术并发症发生率可预期为 3% 或更低。

短暂性缺血发作和急性缺血性卒中

短暂性缺血发作(transient ischemic attack,TIA),是一种局灶性脑缺血发作,通常在 1 小时内完全和迅速地消退,没有脑梗死的证据。治疗的目的是预防后续的卒中,3%~10% 的患者在 2 天内发生卒中,而 9%~17% 的患者于 90 天内发生。与 TIA 相比较,**急性缺血性卒中**(acute ischemic stroke)意味着持续的局灶性神经功能缺失,在患者就诊时可能会改善、平稳或恶化(进展性卒中或进行性卒中)。评估和治疗在这两种情况下是相似的;主要区别是 TIA 通常不考虑溶栓疗法,因为导致症状的血管闭塞被认为随着症状的缓解而消退。

已经开发了几种算法来预测 TIA 患者

发生卒中的急性风险(因此,评估和治疗的紧迫性)。ABCD2量表,主要是为急诊室分流而设计的,它考虑了年龄、血压、临床表现(局灶性无力或语言障碍)、事件的持续时间,以及并发的糖尿病,以确定紧急住院和诊断评估的需要。像ABCD3-I量表这种变异包括额外的考虑因素,诸如多发性TIAs的发生和影像学表现,而且是为TIA已被确诊后的专家们量身定制的。然而,对TIA患者的评估和治疗决定应该始终是个体化的。

▶ **辅助检查**

疑似TIA或急性缺血性卒中患者应及时做**血液检测**(blood test)进行评估(全血细胞计数、凝血酶原和部分凝血活酶时间、红细胞沉降率、梅毒密螺旋体试验、血糖等)以及**心电图**(ECG)等,以确定脑血管疾病的潜在病因和易混淆疾病,并指导后续的治疗。

应立即进行**CT平扫**或**MRI检查**,以排除脑出血和其他模拟缺血性卒中的疾病。

症状或影像学表现符合前循环缺血的患者,应进行**CT血管造影**或**MR血管造影**以检测与临床一致的颈内动脉或近端大脑中动脉狭窄或闭塞,这可能有利于动脉内拉栓,或者颈动脉颅外段可手术的病变(在本章后面讨论)。

如果有易患心脏疾病或如果症状提示心源性栓塞(如复发性TIA,具有不同血管的供血区相关症状),应进行**超声心动图**(echocardiography)检查。

▶ **药物治疗**

1. **血压**(blood pressure)通常不应被急骤地降低,除非急性缺血性卒中患者血压水平太高(收缩压>185mmHg或>舒张压110mmHg),使得其他方面适合的候选者没有资格接受溶栓治疗(见下文)。当需要进行急性降压治疗时,推荐的药物包括静脉注射拉贝洛尔(Labetalol)或尼卡地平(Nicardipine)。

2. **高热**(hyperthermia)可以给预后带来不良的后果,应予以纠正,并查明任何感染原因。

3. **缺氧**(hypoxia)(氧饱和度≤94%)应接受补充氧气处理。

4. **低血糖**(hypoglycemia)(血糖<60mg/dl)应予以纠正。

5. **肝素**的**抗凝治疗**(anticoagulation),通过给予连续的静脉滴注,使激活的部分凝血活酶时间(aPTT)达到对照组的1.5~2.5倍,如果TIA或急性缺血性卒中的病因看似心源性栓子(如心房颤动、二尖瓣狭窄或机械瓣置换),随后每日给予**华法林**口服是适应证,使国际标准化比值(INR)达到2.5±0.5,或用**另一种口服抗凝剂**(见表13-5)。

6. 阿司匹林的**抗血小板疗法**(antiplatelet therapy),对于推测的非心源性TIA或急性缺血性卒中,推荐325mg口服一次,随后每日口服81~325mg,除非患者正在进行溶栓治疗。

7. 接受长期**他汀类**治疗的患者,应继续服用他汀类药物。

▶ **介入治疗**

介入治疗(interventional treatment)对于选择的急性缺血性卒中患者是一个选项,但不被用于TIA治疗。

1. **静脉内溶栓**(intravenous thrombolysis):在症状出现4.5小时内静脉注射重组的组织型纤溶酶原激活剂[r-tPA或阿替普酶(Alteplase)]可降低急性缺血性卒中的致残率和死亡率。给药剂量是0.9mg/kg,最大总剂量达到90mg;10%的剂量先行静脉注射,其余的剂量在超过60分钟持续静脉滴注。治疗应在患者到达医院后60分钟内开始,这为诊断和评估可能的禁忌证提供了时间。无论是否考虑随后的动脉内血栓摘除术(intraarterial thrombectomy),都应静脉注射r-tPA。当本地没有适合的专家,卒中的远程诊断和经由电视远程医疗（telemedicine）监控静脉溶栓可以可以提供类似质量的护理。

溶栓禁忌证是被设计为，避免对患者不必要的治疗，这些患者会自行恢复或不能受益，或加剧出血并发症（包括脑出血）。禁忌证设计为避免不必要或无效的治疗，包括仅存在轻微的神经功能缺失，以及开始治疗前症状出现超过6小时。与出血并发症相关的禁忌证包括近期的头部创伤、颅内或脊髓损伤、胃肠道恶性肿瘤或近期的出血、目前严重失控的高血压，以及出血素质等。

在使用r-tPA后最初24小时内，不应给予抗凝药物和抗血小板药物，应仔细地监测血压，避免做动脉穿刺和放置中心静脉导管、导尿管和鼻饲管等。

2. 动脉内溶栓（intraarterial thrombolysis）：动脉内给予r-tPA对于不适合静脉溶栓的急性缺血性卒中患者可能是有益的，诸如那些在出现症状后4.5~6小时或近期有重大手术史患者，以及静脉溶栓治疗不成功的患者。

3. 拉栓治疗（clot retrieval）：用扩张取栓器（stent retriever）行机械性血栓摘除术，通常与静脉注射r-tPA合用，可以提高前循环近端颅内动脉（颈内动脉或近端大脑中动脉）狭窄或闭塞患者的功能预后。那些不适合静脉溶栓或溶栓失败的患者也能从此中获益，这个手术应在症状出现后6小时内开始。

▶手术治疗

1. 颈动脉内膜剥脱术（carotid endarterectomy）（从颈部狭窄的颈总动脉或颈内动脉手术摘取血栓）适合于前循环TIA和重度的（70%~99%）颈内动脉颅外段狭窄患者，也适用于有中度（50%~70%）狭窄患者，位于与症状相适应的一侧。动脉内膜切除术的净效益假定围手术期组合发病率和死亡率低于6%。

2. 颈动脉支架置入术（carotid artery stenting）如同动脉内膜切除术，对治疗颅外段颈动脉狭窄同样有效，推测围手术期的发病率和死亡率相似。支架置入术伴发围手术期卒中和死亡的风险增加，但是降低了围手术期心肌梗死的风险。考虑到卒中对生活质量的不良影响通常大于心肌梗死，颈动脉内膜剥脱术很可能总体上仍处于优势，尽管支架置入术对一些（如较年轻的）患者可能更可取。

3. 硬膜扩张减压性颅骨切除术（decompressive craniectomy with dural expansion）（在骨缺损上松弛缝合硬膜和皮肤），通常与脑室造口引流术一起治疗脑积水，这在小脑梗死引起脑干受压和意识水平下降时可以挽救生命。减压性颅骨切除术有时也被用来防止60岁以下患者大面积半球的卒中后48小时内病情恶化，从而导致小脑幕切迹疝和死亡。

二级预防

二级预防（secondary prevention）（即预防先前的TIA或缺血性卒中患者随后发生脑血管事件）涉及许多措施与在一级预防中采用的相似，但有以下的例外：

▶他汀类

所有罹患过TIA或缺血性卒中患者都推荐使用他汀类治疗（如阿托伐他汀80mg每日口服）。

▶血压控制

在降低复发性卒中风险方面，血管紧张素转化酶抑制剂和利尿剂似乎比其他的降压药更有效。

▶抗血小板药物

所有以前罹患非心源性栓塞性TIA或缺血性卒中患者都应接受阿司匹林（81~325mg/d），阿司匹林/双嘧达莫（25/200mg，每日2次）或氯吡格雷（75mg/d）单独治疗，是一种替代的选择。对于正在服用阿司匹林时发生 TIA 或卒中患者，目前尚不清楚增加剂量或替代另一种抗血小板药物是否会带来额外的获益。在这种情况下，没有证据表明抗凝治疗或抗血小板疗法与抗凝联合是有效的。

▶ 抗凝治疗

以前患有 TIA 或缺血性卒中以及**瓣膜性心房颤动**（valvular atrial fibrillation）或**机械主动脉瓣或二尖瓣置换术**（mechanical aortic or mitral valve replacement）患者应长期给予华法林治疗，使 INR 值维持 2.5 ± 0.5。对出血合并症风险低的机械瓣患者加用小剂量阿司匹林。**非瓣膜性心房颤动**（nonvalvular atrial fibrillation）应给予华法林（INR 2.5 ± 0.5）、阿哌沙班、达比加群、利伐沙班或依度沙班治疗。短期（不足 3 个月）使用华法林抗凝治疗，对既往罹患 TIA 或缺血性卒中合并**急性心肌梗死或心肌病**，并有附壁血栓患者是适应证。华法林治疗 3~6 个月，随后长期服用小剂量阿司匹林被推荐用于**生物合成瓣膜**（bioprosthetic valve）受者。抗血小板药物或华法林抗凝治疗均可用于**风湿性瓣膜病**（rheumatic valvular disease）不伴心房颤动。

▶ 手术治疗

对于 TIA 或卒中的二级预防的手术治疗（**颈动脉内膜剥脱术或支架置入术**）与之前对 TIA 或急性缺血性卒中治疗的描述相同。

并发症

卒中后的临床并发症是常见的，并会严重地影响预后。它们可能出现于疾病早期或在慢性恢复期。

1. **失语症**（aphasia）和**构音障碍**（dysarthria）可能会对语言和言语训练以及通信设备的使用做出反应。

2. **尿失禁和便失禁**（bladder and bowel incontinence）应予检查和处理，如有可能，入院后 24 小时内应将留置导尿管取出。

3. 卒中后**认知障碍**（cognitive impairment）可能得益于环境的丰富多彩、体育锻炼，以及限制精神活性药物的使用。

4. **深静脉血栓形成**（deep vein thrombosis）应使用皮下注射小分子量或未分级肝素预防，如果行走功能受损，可采用或不采用间歇性气动压缩腿部。

5. 卒中后**抑郁症**（depression）很常见，随着身体残疾、卒中严重程度、先前的抑郁症，或者认知功能受损会增加患病的风险。卒中后抑郁症可能对抗抑郁药、兴奋剂（如哌甲酯）、运动或短期社会心理治疗有反应。

6. **吞咽困难**（dysphagia）见于大约半数卒中后的患者，并可导致吸入性肺炎、营养不良和脱水。吞咽困难的筛查应在病程早期进行，如果出现的话，应通过电视透视检查或纤维内窥镜进行评估。当卒中后吞咽受损时，应在 1 周内开始鼻胃管喂养，并可持续长达 3 周。如鼻饲需要持续更长的时间，应采用经皮胃造口术。

7. **摔倒**（fall）可以通过平衡训练、运动规划，以及辅助设备（如手杖或步行器）等来减少。

8. **偏瘫性肩痛**（hemiplegic shoulder pain）应通过定位和运动范围练习来缓解。

9. **感染**（infection），尤其肺炎和尿路感染，在 25%~65% 的患者中使卒中复杂化。促发因素包括卒中诱发的免疫力下降以及如吸入性和导尿等因素。然而，预防性抗生素治疗并不能改善卒中患者的预后。

10. **骨质疏松症**（osteoporosis）和伴发的骨折风险会使卒中复杂化，因卒中后骨矿物质密度通常会下降，特别是在偏瘫侧和卧床的患者。可能需要补充钙和维生素 D。

11. 卒中后**中枢性疼痛**（post-stroke central pain）[Dejerine-Roussy 或**丘脑痛综合征**

(thalamic pain syndrome)]在影响丘脑腹后部脊髓丘脑系统的卒中后最为常见。它通常在卒中后数月开始,在感觉缺失区域会体验到。疼痛可能对使用阿米替林、拉莫三嗪,或者电刺激或运动皮质的重复经颅磁刺激有反应。

12. 多达 25% 的患者在卒中后最初几天内出现**癫痫发作**(seizure),在最初的 24 小时最常见,特别是在皮质的卒中后。然而,不推荐应用抗惊厥药常规的预防卒中后癫痫发作。

13. **性功能障碍**(sexual dysfunction)在卒中后很常见,男性表现为性欲下降、勃起和射精减弱,女性表现润滑和性高潮缺乏。干预措施包括处理可能的心理因素,限制使用干扰性功能的药物,以及药物治疗[如西地那非(Sildenafil)]。

14. **皮肤破坏和挛缩**(skin breakdown and contracture)应该通过翻身和固定功能位、注意皮肤护理、使用气垫或靠垫,以及在适合时使用矫正装置加以防护。

15. **痉挛状态**(spasticity)通过使用肉毒毒素、口服抗痉挛药物(如巴氯芬、丹曲林或替扎尼定),或者鞘内注射巴氯芬可能缓解。

康复治疗

大多数患者在卒中后 3~6 个月出现神经功能自发性改善,反映了脑部适应之可塑性。然而,最佳的急性卒中后护理应包括住院患者的康复设施的治疗。运动能力和肢体功能的恢复可以通过训练和练习来提高。有效的康复措施包括健身和力量训练、地面上步态训练、痉挛状态的药物调整、口语和语言治疗,以及可能的非侵入性经皮质磁刺激或直接电刺激等。限制诱导运动疗法(constraint-induced movement therapy)的疗效尚不确定。建议尽早开始康复治疗和高强度的治疗方案,患者的积极性是一个重要因素。

预后

卒中后的转归受到许多因素的影响,最重要的是导致神经功能缺失的性质和严重程度以及患者的年龄。卒中的病因和并存的内科疾病也影响预后。约半数卒中幸存者可以从医院直接回家,而其余的患者需要在医院康复中心或专业护理机构接受临时看护。大约 50% 的患者卒中后 6~12 个月就恢复了工作。卒中后死亡率在 30 天时不足 10%,1 年时不足 20%,而 5 年时不足 40%。

脑出血

脑出血(intracerebral hemorrhage)是指脑实质内出血,以区别于脑部的硬膜外、硬膜下或蛛网膜下腔的出血。症状性脑出血通常表现为如同局灶性卒中,除非通过影像学检查,否则很难与缺血性脑卒中区分开来。相反地,硬膜外、硬膜下和蛛网膜下腔出血往往更广泛地影响脑部,头痛和意识改变是最突出的特征,而局灶性神经体征却不那么明显。然而,对这些疾病的明确诊断也需要进行影像学检查。

最特征性的,**大量脑出血**(cerebral macrobleed)是肉眼可见的,几乎总是有症状的,往往是神经破坏性的,最常见是由头部创伤或慢性高血压引起的。近年来,另一种类型的脑出血,**大脑微出血**(cerebral microbleed)已被发现,主要是基于影像学检查。大脑微出血直径是 1~10mm,个别地无症状,反映大脑的小血管疾病。最常确定的病因是高血压,它与深部皮质下灰质和脑干微出血,以及脑淀粉样血管病(cerebral amyloid angiopathy)有关(下面讨论),这往往在皮质的灰-白质交界处引起脑叶微出血。不太常见的微出血原因包括 CADASIL、烟雾病和感染性心内膜炎(在前面作为局灶脑缺血原因讨论过),以及脂肪栓塞和脑型疟疾(cerebral malaria)等。微出血与认知功能障碍和大量脑出血风险增高有关,非脑叶微出血(nonlobar microbleed)也可预测缺血性卒中。微出血的治疗包括控制高血压,存在高血压并不妨碍使用抗血小板药物、抗凝药物、溶栓药物或他汀类治疗同时发生的缺血性脑血管病,除非另外有说明。

除了特别指出外,下面讨论的与较大的脑出血,即大量脑出血(macrobleed)有关。

高血压性脑出血

流行病学

脑出血占卒中不到10%,而不论年龄如何。高血压病是非创伤性脑出血最常见的潜在的病因。

病理生理

▶慢性高血压

慢性高血压促使皮质下白质、基底节、丘脑、脑桥和小脑的穿支小动脉和微小动脉的动脉壁变化。这些变化包括**脂质透明变性**(lipohyalinosis)(血管壁的胶原增厚和炎症)和**纤维素样坏死**(fibrinoid necrosis)(血管壁破坏伴血管周围炎症),这些是与缺血性(腔隙性)卒中相关联,也可能导致形成**粟粒状动脉瘤**(miliary aneurysm)[也称为夏科特-布沙尔(Charcot-Bouchard)动脉瘤],容易引起出血。

▶急性高血压

急性血压升高在脑出血中的作用还不确定。大多数患者在脑出血后血压升高,但这可能是由于基线长期高血压和对颅内压增高的血管加压反应[库欣反射(Cushing reflex)]的组合。一些脑出血患者并没有高血压病史,也缺少高血压终末器官疾病的体征,提示急性高血压可能是一种诱发因素,就像在应用拟交感神经药物(如苯丙胺或可

卡因)后脑出血的情形一样。

▶血肿效应

高血压性脑出血引起脑组织的破坏和受压。此外,外渗血液的分解产物可能引起炎症和继发性损伤。血肿周围水肿与血肿大小有关,预示预后不良。颅内压升高会导致血管破裂的填塞,但也可能导致脑疝和死亡。

▶脑积水

脑积水(hydrocephalus)可由血肿挤压脑室系统或由于脑室内或蛛网膜下腔出血引发的梗阻所致。这种并发症在小脑出血后尤其常见。

▶再出血

再出血(rebleeding)出现于高达近15%的病例,且与临床恶化有关。

病理

大多数高血压性脑出血起源于长的、狭窄的穿通动脉分支,尸检时发现沿着动脉的脂质透明变性、纤维素样坏死,以及夏科特-布沙尔(Charcot-Bouchard)动脉瘤等。这些包括大脑中动脉的尾状核支和壳核支,基底动脉供应脑桥的分支,大脑后动脉供应丘脑的分支,小脑上动脉供应齿状核和小脑的深部白质分支,以及大脑动脉的一些白质分支,特别是顶枕叶和颞叶等。在脑出血后急性期,围绕血肿周围会有水肿,并经常使邻近的脑结构移位和使脑室消失(见**图13-18**)。约半数的脑出血,尤其那些发生在壳核和丘脑出血会扩展进入脑室。在脑出血后的慢性期,唯一的异常可能是与吸收的血肿相对应的裂隙样缺损,色素沉着的边缘含有含铁血黄素的巨噬细胞。

临床表现

高血压性脑出血(hypertensive hemorr-

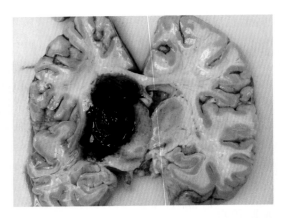

▲图13-18　基底节区高血压性脑出血,占位效应影响邻近脑室。(承蒙同意,引自 Kemp WL,Burns DK,Brown TG. *Pathology*:*The Big Picture*. New York,NY:McGraw-Hill;2008. Fig. 11-16.)

hage)毫无预兆地发生,最常见于患者清醒时。头痛出现于将近50%的患者,并可能很剧烈,呕吐很常见。血压是升高的,因此正常或低血压的卒中患者不太可能诊断高血压性脑出血。

出血之后,水肿加重使得临床症状在数分钟至数日内恶化,并可能发生再出血。临床体征可因出血的部位而异(表13-6)。

▶ 深部脑出血

高血压性脑出血的最常见的部位是**壳核**(putamen)和**丘脑**(thalamus),它们被内囊后肢所分隔。内囊的这一段是由下行的运动纤维与上行的感觉纤维所穿行,包括视辐

射(**图13-19**)。因此,来自扩张的外侧(壳核)或内侧(丘脑的)血肿压力引起对侧的感觉运动功能缺失。

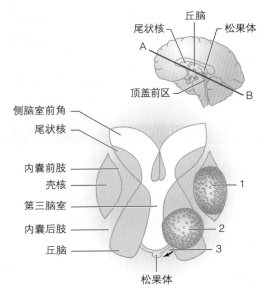

▲图13-19　深部脑出血的解剖关系。上图:纵切面。下图:壳核(1)和丘脑(2)出血可能压迫或横断邻近的内囊后肢。丘脑出血也可能扩展到脑室或压迫下丘脑或中脑上视中枢(3)

壳核出血通常导致较严重的运动功能缺失,而丘脑出血导致较明显的感觉障碍。同向性偏盲在丘脑出血后可能短暂地出现,而壳核出血通常是持续的。壳核出血产生向病灶侧的脑强直性眼球偏斜,而丘脑出血可能引起强直性向下和向内侧偏斜,是由于

表13-6　高血压性脑出血临床特征

部位	昏迷	瞳孔	眼球运动	感觉运动障碍	偏盲	癫痫发作
壳核	常见	正常	同侧偏斜	轻偏瘫	常见	少见
丘脑	常见	小,光反射迟钝	可出现内下偏斜	偏身感觉缺失	可短暂出现	少见
脑叶	少见	正常	正常或同侧偏斜	轻偏瘫或偏身感觉缺失	常见	常见
脑桥	早期出现	针尖样瞳孔	无水平运动	四肢瘫	无	无
小脑	延迟出现	小,光反射存在	晚期受损	步态共济失调	无	无

中脑上视中枢受压。如果壳核或丘脑出血施压到皮质的语言区可能出现失语症。

▶ 脑叶出血

高血压性脑出血也发生在额叶、顶叶、颞叶以及枕叶下面的皮质下白质。症状和体征因位置而异，但可能包含头痛、呕吐、轻偏瘫、偏身感觉缺失、失语症，以及视野缺损等。癫痫发作要比其他部位的出血更常见，而昏迷不太常见。

▶ 脑桥出血

脑桥出血会在数秒至数分钟内导致昏迷，通常在 48 小时内就会死亡。关键的发现是**针尖样瞳孔**（pinpoint pupils）和水平性眼球运动缺失或受损，垂直性眼球运动可能保留。可能有**眼球浮动**（ocular bobbing），即两眼以大约 5 秒钟间隔的下跳性偏移。患者通常有四肢瘫伴去大脑强直姿势，并可能存在高热。脑桥出血通常破入第四脑室，并经常延伸到中脑，产生中间位固定的瞳孔。小量脑桥出血保留网状激活系统，使得功能缺失不太严重，而且恢复良好。

▶ 小脑出血

小脑出血（cerebellar hemorrhage）起病突然，引起头痛、头晕和呕吐，以及在几分钟内**不能站立或行走**（inability to stand or walk）。患者可能最初是警觉的或仅有轻度意识模糊，但在大多数情况下，大量出血会在 12 到 24 小时内导致昏迷。当发病即出现昏迷时，小脑出血可能与脑桥出血难以区分。

发现包括向病变侧凝视受损或强制地偏离病灶，由于压迫脑桥侧视中枢所致。**眼球反向偏斜**（skew deviation）可能出现，表现病变同侧的眼球被压低。瞳孔缩小而光反应存在。向上凝视受损表明小脑蚓部和中脑的**上行性小脑幕切迹疝**（upward transtentorial herniation），并预示着预后不良。在将近 50% 的病例中，出现同侧下运动神经元型的面肌无力，但肢体力量正常。尽管明显的步态共济失调，但肢体共济失调通常很轻。跖反射早期是屈肌反应，但随着脑干受压而变为伸肌反应。

早期诊断小脑出血尤其重要，因为它是可治疗的（见下文）。要避免的主要错误是当肢体没有共济失调和没有测试步态时就不要考虑这一诊断。因此，任何出现剧烈头痛、头晕或呕吐患者都应检查姿势和步态。

辅助检查

为了确定脑出血的诊断，并评估慢性高血压以外原因的可能性，应进行 CT 平扫。脑叶出血、非典型部位的深部出血、不成比例的蛛网膜下腔出血或血肿周围水肿应促使寻找此类的其他病因，例如，应用 CT 血管造影或 MR 血管造影来发现颅内动脉瘤或动静脉畸形等。传统的脑血管造影可以用来更好地显示潜在可手术的病变。

应进行血液检测，以确定凝血障碍或血小板减少症作为出血或并发因素的可能原因。应测定血糖，以检测可能需要治疗的高血糖或低血糖。腰穿可见血性脑脊液，但由于脑疝的风险，不应进行。

鉴别诊断

壳核、丘脑和脑叶的高血压性脑出血可能与同一部位的脑梗死难以区分。然而，严重的头痛、恶心和呕吐，以及意识受损提示出血。CT 或 MRI 检查（**图 13-20**）提供了明确的诊断。

脑干卒中或小脑梗死可能模拟小脑出血，但通过 CT 扫描或 MRI 检查是易于区别的。急性周围性前庭病（acute peripheral vestibulopathy）也产生恶心、呕吐和步态共济失调，但不会引起头痛或意识受损。

高血压性出血也必须与其他病因的脑出血区分开来，这将在本章后面讨论。

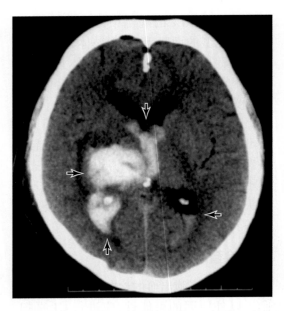

▲图 13-20 高血压性脑出血的 CT 扫描。在丘脑出血的部位（左侧箭头）可见出血的高密度信号，以及出血扩展到第三脑室（顶部箭头）以及同侧的枕角（底部箭头）和对侧的侧脑室（右侧箭头）

治疗

▶内科治疗

1. 脑出血的**初始治疗**（initial management）包括气道支持和必要时的辅助通气。

2. **高血压**（hypertension）的治疗是通过静脉注射尼卡地平（Nicardipine）将收缩压降至 140~179mmHg，而如果需要，静脉注射拉贝洛尔（Labetalol）。这更强地降低血压到 110~139mmHg，改善临床预后同样有效。

3. **凝血障碍**（coagulopathy）通过凝血酶原复合体浓缩物或新鲜冷冻血浆替代凝血因子应会使得逆转。如果凝血病是由于应用华法林抗凝引起的，应停用华法林和给予维生素 K。严重的**血小板减少症**（thrombocytopenia）应通过血小板输注予以纠正。

4. **高血糖**（hyperglycemia）和**低血糖**（hypoglycemia）都应避免，必要时应使用胰岛素或葡萄糖。

5. **发热**（fever）应使用退热剂控制；感染病因被排除后，发热可能由于血肿或其向蛛网膜下腔或脑室扩展。

6. **脑水肿**（brain edema）不应应用糖皮质激素或渗透性药物治疗，这对改善预后方面是无效的。

7. **痫性发作**（seizure）可能发生，尤其是在脑叶出血，但不推荐预防性使用抗惊厥药物。

▶手术治疗

1. **小脑出血**（cerebellar hemorrhage）：神经功能恶化、脑干受压和脑积水是后颅窝减压手术的适应证，这可能避免致命的后果，在有意识的患者中疗效最好。

2. **脑叶出血**（lobar hemorrhage）：手术清除对脑叶血肿也可能是有用的，特别是体积大于 30ml 和位于脑表面约 1cm 内的血肿。神经功能良好的患者开始恶化时是最佳的候选者。预后与术前意识水平相关。

3. **深部出血**（deep hemorrhage）：手术对于脑桥或深部大脑的高血压性脑出血是没有好处的。

并发症

并发症和其治疗方法与以前描述的缺血性卒中相似，只是在急性期不推荐皮下注射肝素预防深静脉血栓形成。

康复

康复与以前描述的缺血性卒中一致。

预后

脑出血后神经功能会有相当程度的恢复，取决于出血部位和大小。一个月时死亡率是 30%~40%，大多数死亡发生在最初几天。出院时，大约 75% 的患者有明显的残疾。

其他原因

创伤

脑出血是闭合性头部创伤的一个常见的后果。外伤性出血可能发生于撞击部位（击伤）或就在撞击的对侧部位（对冲损伤）。最常见部位是额叶和颞叶。外伤性出血是通过 CT 或 MRI 诊断的。

脑梗死的出血转化

出血进入梗死灶是常见的，通常对转归没有影响。出血转化（hemorrhagic transformation）的易罹患因素包括溶栓治疗、抗凝治疗、心脏栓塞性卒中、大面积梗死、皮质灰质梗死，以及血小板减少症等。在可行的情况下，治疗包括停用溶栓或抗凝药物。

抗凝和溶栓疗法

接受抗凝剂或溶栓剂的患者发生脑出血的风险增加。

凝血障碍

脑出血可使得涉及凝血因子（如肝衰竭、血友病、弥散性血管内凝血病）或血小板（如免疫性血小板减少性紫癜）等疾病复杂化。

大脑淀粉样血管病

大脑淀粉样（嗜刚果红）血管病［cerebral amyloid（congophilic）angiopathy］是以软脑膜和皮质毛细血管、微小动脉和小动脉壁上 β- 淀粉样沉积物为特征。这种疾病在老年患者中最常见，通常在多个部位引起脑叶出血，包括微出血。危险因素包括载脂蛋白 ε4 和 ε2 等位基因，抗凝或抗血小板治疗，头部创伤，以及高血压等。罕见的遗传性病例（例如，淀粉样 βA4 前体蛋白突变）是以常染色体显性方式遗传的。

血管畸形

脑血管畸形可能影响动脉（囊状的或浆果样**动脉瘤**），静脉［**海绵状血管畸形**（cavernous malformation）］或它们的相互连接［**动静脉畸形**（arteriovenous malformation，AVM）］，破裂可导致脑出血。

AVM 通常是散发的，但也可以是孟德尔遗传病的特征，诸如遗传性出血性毛细血管扩张症［奥斯勒 - 韦伯 - 朗迪病（Osler-Weber-Rendu disease）］。它们由迂曲的动脉和扩张的静脉组成，当介于中间的毛细血管床不能形成时，它们就会发育起来，但在一生中都会继续进行重构（图 13-21）。它们可以是无症状的，或者可能引起出血、癫痫发作、头痛或局灶性神经功能缺失等。对于未破裂的 AVM，破裂的风险为每年 1%~3%。然而，当发生破裂时，死亡率为 10%~30%，对于幸存者来说，在下一年再破裂的风险是 6%。当 AVM 出现癫痫发作时，抗惊厥药是治疗的首选。然而，在出血的情况下，手术切除、血管内栓塞或放射手术可以预防再出血。

海绵状血管畸形（cavernous malformation）可以散发的，也可以是家族性的。在后一

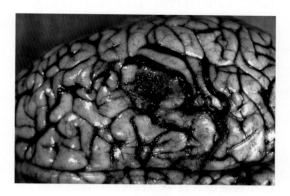

▲图 13-21　皮质表面动静脉畸形（AVM），引流静脉扩张（中心）（承蒙同意，引自 Peter Anderson D.V.M.,Ph.D.,PEIR Digital Library Image 9386. © University of Alabama at Birmingham, Department of Pathology.）

种情况下,它们是由三种基因之一的常染色体显性突变引起的:Krev 相互作用陷阱 1(*KRIT1* 或 *CCM1*)、脑血管畸形蛋白(malcavernin)(*CCM2*)、程序性细胞死亡蛋白 10(*PDCD10* 或 *CCM3*)。与 AVM 类似,海绵状血管畸形可能出现出血、癫痫发作、头痛或局灶性神经功能缺失。以前未破裂的病变每年出血的风险将近 1%,但是一旦发生了出血,每年出血风险增加到 5%。治疗方法包括保守治疗(如对癫痫发作患者使用抗惊厥药)、显微外科手术切除和放射外科手术等。

囊状动脉瘤(saccular aneurysm)是动脉壁的后天性损伤,特别是发生在 Willis 环周围的分支点上。当动脉瘤出血时,通常表现为蛛网膜下腔出血,但是在某些部位(如大脑中动脉),动脉瘤可能出血进入脑实质,形成脑内血肿。动脉瘤将在第 6 章,头痛和面部疼痛中讨论。

苯丙胺或可卡因滥用

苯丙胺(Amphetamine)或可卡因(Cocaine)的使用可能引起脑出血,通常在服用药物后数分钟至数小时。大多数这类出血位于皮质下白质,并可能与急性血压升高、先前存在的血管异常破裂或药物引起的动脉炎有关。

肿瘤出血

原发性或转移性脑肿瘤出血是脑出血的一种偶发原因。与出血相关的肿瘤包括黑色素瘤(melanoma)、肺癌、神经胶质瘤、乳腺癌、肾细胞癌和少突胶质细胞瘤等。当已知癌症患者发生急性神经功能恶化时,应考虑肿瘤出血,但它也可能是癌症的表现形式。

急性出血性白质脑炎

急性出血性白质脑炎(acute hemorrhagic leukoencephalitis)是罕见的单相病程脱髓鞘和出血性疾病,通常发生在儿童呼吸道感染后。在脑部可见多发性小的血管周围出血。临床特征包括发热、头痛、意识模糊状态和昏迷等。脑脊液显示多形核细胞增多,CT 或 MRI 可显示出血。经典的临床表现是一种暴发性病程,会在数日内导致死亡,但有些患者对糖皮质激素或血浆交换有反应。

全脑缺血

病因

全脑缺血(global cerebral ischemia)发生于血流量不足以满足脑的代谢需要,如**心搏骤停**(cardiac arrest)时。全脑缺血时引起的脑损伤比保持循环的纯缺氧(如原发性呼吸骤停或一氧化碳中毒)更严重,大概是因为它还会损害葡萄糖的输送和有毒代谢物的清除。

病理

大脑病理学的严重程度由全球缺血持续时间决定的,它的分布受到某些神经元群组和动脉**分水岭**(watershed)[**边缘带**(border zone)]区的优先脆弱性控制。优先脆弱的神经元包括海马的 CA1 锥体神经元,小脑浦肯野细胞,新皮质 3、5 和 6 层锥体神经元,丘脑网状神经元,以及尾状核和壳核中等大小的神经元等。动脉分水岭区位于大脑前动脉、中动脉和后动脉之间的边界(图 13-22)。颅颈动脉的叠加性疾病可能导致全脑缺血造成的脑损伤的分布不对称。

临床表现

短暂性缺血

可逆性脑病(reversible encephalopathy)在短暂的循环骤停后很常见。在这样的情况下,昏迷持续不足 12 小时。短暂的意识

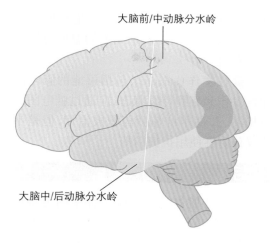

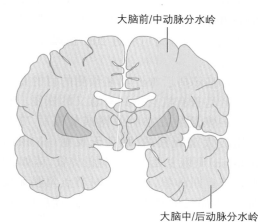

▲图 13-22　与全脑缺血相关的脑分水岭(交界区)梗死(蓝色区)

模糊或遗忘症可能在觉醒时发生,但恢复通常是迅速和完全的。有些患者表现出严重的顺行性或不同程度的逆行性遗忘,以及一种漠不关心的情感伴或不伴有虚构症。这一综合征可能反映了对丘脑或海马的可逆性双侧损伤。

长时间的缺血

▶昏迷

心搏骤停后持续 12 小时以上的昏迷可能会苏醒后持续的局灶性或多灶性运动、感觉和认知功能缺失。它在第 3 章,昏迷中讨论。

▶局灶性脑功能障碍

心搏骤停后局灶性神经体征包括部分性或完全性皮质盲、双上肢无力(双臂麻痹),以及四肢轻瘫等。**皮质盲**(cortical blindness)通常是短暂的,是由于大脑中与大脑后动脉之间的边缘带缺血所致。**双臂轻瘫**(bibrachial paresis)[**桶中人综合征**(man-in-a-barrel syndrome)]是由于大脑前与大脑中动脉之间交界区运动皮质的双侧梗死的结果。

▶肌阵挛和痫性发作

心搏骤停后**缺氧后动作性肌阵挛**(postanoxic action myoclonus)[**兰斯-亚当斯综合征**(Lance-Adams syndrome)]产生多灶性肌阵挛,有时伴有小脑疾病的体征,包括构音障碍、辨距不良、共济失调,以及意向性震颤等。它发生在没有严重的缺血性损伤的意识清醒的患者中,通常随着时间而改善。用氯硝西泮(Clonazepam)、丙戊酸(Valproic acid)或左乙拉西坦(Levetiracetam)治疗可能有效。**肌阵挛状态**(myoclonic status),它发生于昏迷患者,表现全身的、双侧的同步颤搐,通常影响面部和躯干。通常,但不总是伴有不良预后。部分或全身性**癫痫发作**(seizure),包括癫痫持续状态也可见于心脏停搏后,应给予抗惊厥药物治疗。

▶持续性植物状态或最低应答状态

一些心搏骤停后起初昏迷而存活下来并清醒过来的患者,但功能上仍然是去皮质和不认识周围环境。他们通常会恢复自发的睁眼、睡眠-觉醒周期、巡回眼球运动,以及脑干和脊髓反射等。因此,这种**持续性植物状态或最低应答状态**(persistent vegetative or minimally responsive state)(见第 3 章,昏迷)与昏迷不同,似乎与新皮质的**层状坏死**(laminar necrosis)有关。然而,在一些明显无意识患者,功能 MRI 和脑电图却显示有响应能力。大多数这样的患者是创伤性而非缺血性脑损伤，但是，对于没有明显行为反应患者仍然具有亚临床意识和反应性的可能，应该始终进行探索。持续性植物状态伴有等电位（低平的）脑电图被称为**新皮质死亡**（neocortical death）。持续性植物状态必须与**脑死亡**（brain death）鉴别（见第 3 章，昏迷），在这种情况下，大脑和脑干功能都不存在。

▶脊髓综合征

由低灌注引起的脊髓损伤通常只有在严重的大脑受累时才会出现。虽然动脉分水岭区在中段胸髓水平，但尸检研究表明，心脏停搏后缺血性损伤对腰髓的前角大神经元影响最显著。这可能是由于这些神经元体积大，代谢活性高，也与心脏停搏后脊髓损伤伴发的弛缓性截瘫的临床表现相一致。

治疗

全脑缺血的治疗包括恢复脑循环、消除心律失常、维持全身的血压和纠正酸 - 碱或电解质异常，以及检测和治疗临床和脑电图上的痫性发作。辅助通气和辅助供氧可能是必要的。

通过体表或血管内冷却**诱导降温**（induced hypothermia）至 32~34℃，维持 12~24 小时，可能提高院外心搏骤停伴心室颤动后 6 个月生存率和神经功能转归。然而，一些数据表明，保持 36℃ 的温度可能是同样有效。

痫性发作（seizure），包括可能的脑电图痫性发作和癫痫持续状态，应通过脑电图进行检测，并使用抗惊厥药积极治疗，但是不建议预防性使用抗惊厥药。

预后

院外心脏停搏的出院生存率约为将近 10%，院内心脏停搏将近 20%。心室颤动或无脉性室性心动过速（出院生存率将近 40%）患者的预后优于心搏停止或无脉性电活动（电机械分离）（将近 20% 出院生存率）患者。

心脏停搏后神经功能预测的目的是区分患者是否有机会得到有意义的恢复。有意义的恢复是在心脏停搏或复温后 72 小时用放大镜观察的，**瞳孔无反射**（pupillary areflexia）则恢复无望。其他的体征，诸如 24 小时节点肌阵挛，或 72 小时节点角膜无反射、对疼痛反应缺失或去大脑运动反应，都不那么可靠。

在接受过低温治疗的患者中，低温本身的效应、低温治疗方案中使用的药物（如镇静剂和麻痹剂），以及低温诱发的药物代谢变化都可能会延迟恢复。脑电图、体感诱发电位或神经成像结果的预后价值尚不确定。

（王丽华　岳卫东 译　王维治 校）

附录：常见的孤立的周围神经疾病临床检查

Appendix：Clinical Examination of Common Isolated Peripheral Nerve Disorders

常见的孤立周围神经疾病临床检查：引言

伴随的插图是检查某些周围神经的感觉功能和选择性运动功能的指南：桡神经（图 A-1）、正中神经（图 A-2）、尺神经（图 A-3）、腓神经（图 A-4）和股神经（图 A-5）。

还显示了股外侧皮神经和闭孔神经的感觉分布（图 A-6 和 A-7）。它的目的不是说明在任何特定的神经层次上病变的所见。感觉缺失可能没有神经全部的感觉区域那么广泛，由于两个神经的区域重叠，由于远端的神经病变仅影响部分感觉区域，或者由于不同的感觉模式被不同程度地受累。

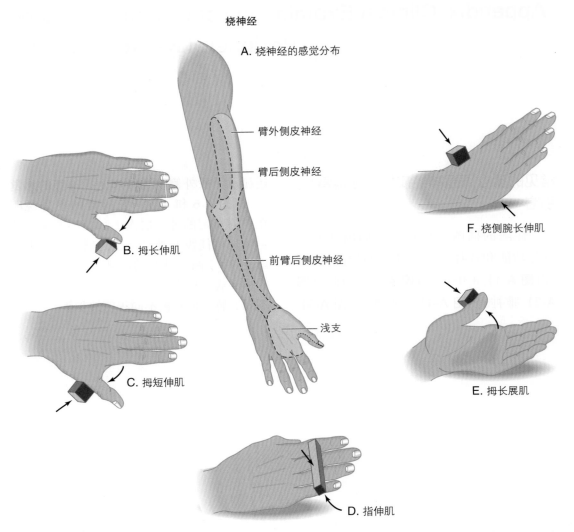

桡神经

A. 桡神经的感觉分布

臂外侧皮神经

臂后侧皮神经

前臂后侧皮神经

浅支

B. 拇长伸肌

C. 拇短伸肌

D. 指伸肌

E. 拇长展肌

F. 桡侧腕长伸肌

▲图 A-1　测试桡神经。A. 感觉分布：桡神经支配上臂、前臂、腕部和手的背外侧面，拇指的背侧面，示指和中指的背侧面远端指间关节以上，以及环指背侧面外侧半远端指间关节以上。B. 拇长伸肌：拇指在指间关节对抗阻力伸展。C. 拇短伸肌：拇指在掌指关节对抗阻力伸展。D. 指伸肌：手指在掌指关节对抗阻力伸展。E. 拇长展肌：拇指在腕掌关节对抗阻力外展（与掌面呈 90°角抬高）。F. 桡侧腕长伸肌：腕部向桡侧（拇指）对抗阻力伸展

正中神经

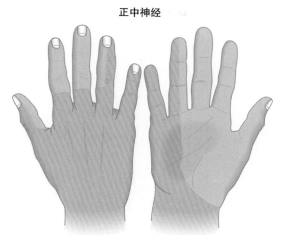

A. 正中神经的感觉分布

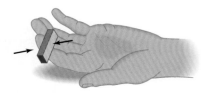

B. 指深屈肌 I 和 II（C7，8，T1）

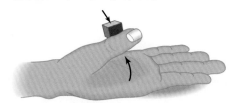

C. 拇短展肌（C8，T1）

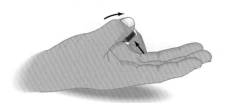

D. 拇指对掌肌（C8，T1）

▲图 A-2　测试正中神经。A. 感觉分布:正中神经支配示指和中指的背侧面,环指的背侧面外侧半,手掌的外侧 2/3,拇指、示指和中指的掌面,以及环指掌面的外侧半。B. 指深屈肌 I 和 II:示指和中指在远端的指间关节对抗阻力屈曲。C. 拇短展肌:拇指在掌指关节对抗阻力外展(与掌面呈 90 度角抬高)。D. 拇指对掌肌:拇指抵抗阻力越过手掌触到小指

尺神经

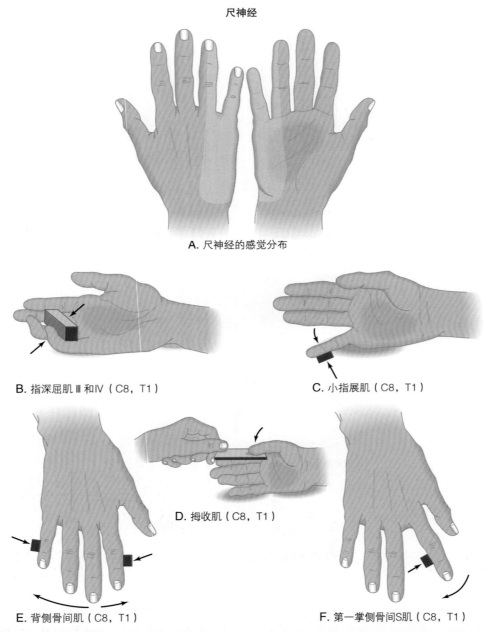

A. 尺神经的感觉分布

B. 指深屈肌 Ⅲ 和 Ⅳ（C8，T1）

C. 小指展肌（C8，T1）

D. 拇收肌（C8，T1）

E. 背侧骨间肌（C8，T1）

F. 第一掌侧骨间 S 肌（C8，T1）

▲图 A-3 测试尺神经。A. 感觉分布：尺神经支配手内侧 1/3 的背面和掌面，小指的背面和掌面，以及环指内侧半的背面和掌面等。B. 指深屈肌 Ⅲ 和 Ⅳ：示指和中指在远端指间关节对抗阻力屈曲。C. 小指展肌：小指对抗阻力外展。D. 拇收肌：在拇指与手掌之间，用拇指甲在与掌面呈 90 度角夹住一张纸，此时检查者试图将纸抽走。E. 骨间背侧肌：手指对抗阻力外展。F. 第一骨间掌侧肌：外展的示指对抗阻力内收

腓神经

A. 腓神经的感觉分布

腓肠外侧皮神经

腓浅神经

腓深神经

B. 拇长伸肌
（L5，S1；腓深神经）

C. 趾长伸肌
（L5，S1；腓深神经）

D. 胫骨前肌（L4，5；腓深神经）

E. 腓骨长、短肌（L5，S1；腓浅神经）

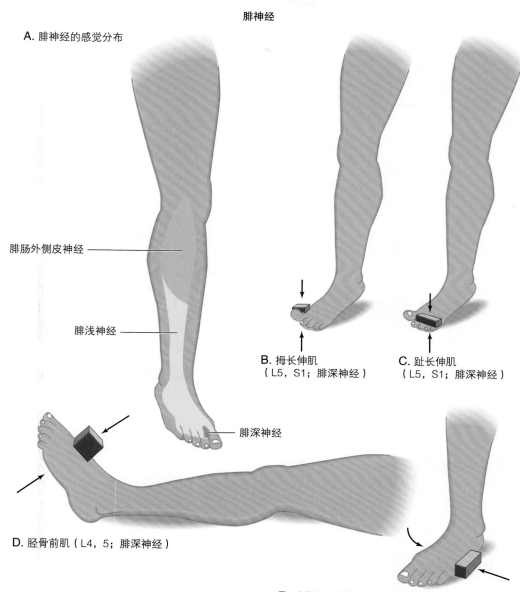

▲图 A-4　测试腓神经。A. 感觉分布：腓总神经有三个主要的感觉分支。腓肠外侧皮神经支配小腿的外侧面，腓浅神经支配小腿下部外侧面和足背，以及腓深神经支配第一与第二趾之间的足背皮肤粗略的三角形区域。B. 拇长伸肌：拇趾对抗阻力伸展(背屈)。C. 趾长伸肌：第二、第三、第四和第五趾对抗阻力伸展。D. 胫前肌：足在踝部对抗阻力背屈。E. 腓长肌和腓短肌。足在踝部对抗阻力外翻(外旋)

股神经

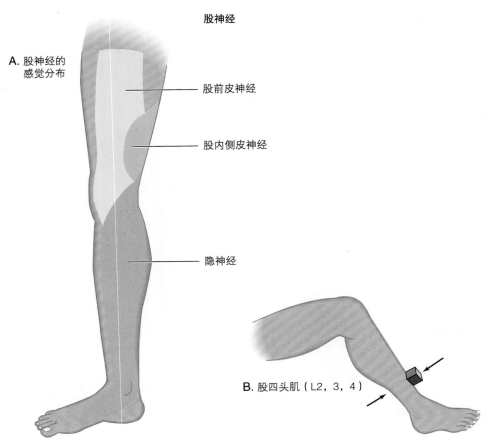

A. 股神经的
   感觉分布

股前皮神经

股内侧皮神经

隐神经

B. 股四头肌 (L2, 3, 4)

▲图 A-5　测试股神经。A. 感觉分布:股神经有三个主要的感觉分支。股前皮神经支配大腿的前面,股内侧皮神经支配大腿的前内侧面,以及隐神经支配小腿下部、踝部和足的内侧面。B. 股四头肌:腿在膝部抵抗阻力伸展

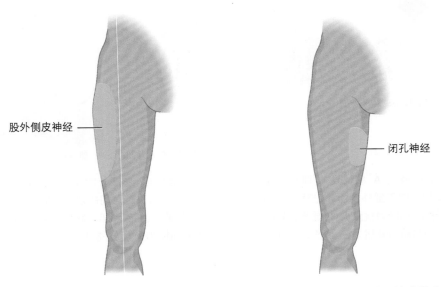

股外侧皮神经

闭孔神经

▲图 A-6　股外侧皮神经的感觉分布

▲图 A-7　闭孔神经的感觉分布

索 引

485

K